R. Schweitzer
Herz-Kreislauf-System
Die Heilpraktiker-Akademie Band 3

Rudolf Schweitzer

Herz-Kreislauf-System

Die Heilpraktiker-Akademie Band 3

3. Auflage

ELSEVIER

ELSEVIER

Hackerbrücke 6, 80335 München, Deutschland
Wir freuen uns über Ihr Feedback und Ihre Anregungen an books.cs.muc@elsevier.com

ISBN 978-3-437-58032-1
eISBN 978-3-437-18217-4

Alle Rechte vorbehalten
3. Auflage 2018
© Elsevier GmbH, Deutschland

Wichtiger Hinweis für den Benutzer
Ärzte/Praktiker und Forscher müssen sich bei der Bewertung und Anwendung aller hier beschriebenen Informationen, Methoden, Wirkstoffe oder Experimente stets auf ihre eigenen Erfahrungen und Kenntnisse verlassen. Bedingt durch den schnellen Wissenszuwachs insbesondere in den medizinischen Wissenschaften sollte eine unabhängige Überprüfung von Diagnosen und Arzneimitteldosierungen erfolgen. Im größtmöglichen Umfang des Gesetzes wird von Elsevier, den Autoren, Redakteuren oder Beitragenden keinerlei Haftung in Bezug auf die Übersetzung oder für jegliche Verletzung und/oder Schäden an Personen oder Eigentum, im Rahmen von Produkthaftung, Fahrlässigkeit oder anderweitig, übernommen. Dies gilt gleichermaßen für jegliche Anwendung oder Bedienung der in diesem Werk aufgeführten Methoden, Produkte, Anweisungen oder Konzepte. Obwohl alle Werbemittel mit ethischen (medizinischen) Standards übereinstimmen, stellt die Erwähnung in dieser Publikation keine Garantie oder Anerkennung der Qualität oder des Wertes dieses Produkts oder der Aussagen der Herstellerfirmen dar.

Für die Vollständigkeit und Auswahl der aufgeführten Medikamente übernimmt der Verlag keine Gewähr.
Geschützte Warennamen (Warenzeichen) werden in der Regel besonders kenntlich gemacht (®). Aus dem Fehlen eines solchen Hinweises kann jedoch nicht automatisch geschlossen werden, dass es sich um einen freien Warennamen handelt.

Bibliografische Information der Deutschen Nationalbibliothek
Die Deutsche Nationalbibliothek verzeichnet diese Publikation in der Deutschen Nationalbibliografie; detaillierte bibliografische Daten sind im Internet über http://www.d-nb.de/ abrufbar.

18 19 20 21 22   5 4 3 2 1

Für Copyright in Bezug auf das verwendete Bildmaterial siehe Abbildungsnachweis.

Das Werk einschließlich aller seiner Teile ist urheberrechtlich geschützt. Jede Verwertung außerhalb der engen Grenzen des Urheberrechtsgesetzes ist ohne Zustimmung des Verlages unzulässig und strafbar. Das gilt insbesondere für Vervielfältigungen, Übersetzungen, Mikroverfilmungen und die Einspeicherung und Verarbeitung in elektronischen Systemen.

Um den Textfluss nicht zu stören, wurde bei Patienten und Berufsbezeichnungen die grammatikalisch maskuline Form gewählt. Selbstverständlich sind in diesen Fällen immer Frauen und Männer gemeint.

Planung: Ingrid Puchner, München
Projektmanagement: Ulrike Kriegel, Dagmar Wiederhold, München
Redaktion: Dr. Nikola Schmidt, Berlin
Bildredaktion: Adriane Andreas, München
Herstellung: Ute Landwehr-Heldt, Bremen
Satz: abavo GmbH, Buchloe
Druck und Bindung: Printer Trento, Trento/Italien
Umschlaggestaltung: SpieszDesign, Neu-Ulm
Titelfotografie: © fotolia

Aktuelle Informationen finden Sie im Internet unter **www.elsevier.de**

Vorwort zur 1. Auflage

Das wichtigste Ziel der vorliegenden Lehrbuchreihe besteht darin, den Heilpraktiker-Studenten auf eine Weise zur Prüfung zu begleiten, dass der Weg dorthin trotz aller Anstrengungen Spaß macht. Die Heilpraktikerprüfung hat sich in den zurückliegenden Jahren verändert. Sie wurde um zahlreiche Krankheitsbilder erweitert und hinsichtlich abgefragten Detailwissens erheblich erschwert. Während zuvor vergleichsweise einfache medizinische Grundkenntnisse zum Bestehen der Prüfung ausreichten, geht es nun darum, Erkrankungen unterschiedlichster Fachbereiche nicht nur hinsichtlich ihrer Symptome zu kennen, sondern sie tatsächlich auch in all ihren Aspekten verstanden zu haben. Überprüft wird zunehmend medizinisches Verständnis. Dies muss man nicht bedauern. Der berufliche Alltag des Heilpraktikers kann nur gewinnen, wenn eher vage medizinische Vorstellungen durch Sachverstand ersetzt werden.

Die Heilpraktikerprüfung setzt sich aus einem schriftlichen und einem mündlichen Teil zusammen, wobei in beiden Teilen nahezu ausschließlich schulmedizinische Inhalte abgefragt werden. Es kann demzufolge in der üblichen zwei- bis dreijährigen Ausbildung nicht darum gehen, Teilbereiche der komplementären oder Ganzheitsmedizin zu erlernen. Vielmehr reicht diese Zeitspanne gerade dazu aus, sich die Prüfungsinhalte anzueignen – als Fundament für angestrebte Spezialisierungen im Anschluss an die Prüfung.

Die Lehrbuchreihe ist aus Skripten hervorgegangen, die unterrichtsbegleitend beständig und über viele Jahre an die sich verändernde Prüfungssituation und damit an die jeweils neu zu optimierende Ausbildung angepasst worden sind. Ihr Zweck besteht darin, dem angehenden Heilpraktiker medizinische Lehrbücher an die Hand zu geben, die es ihm ermöglichen, sich den vollständigen Prüfungsstoff aus einem einzigen Werk zu erarbeiten. Die Lehrbuchreihe erhebt den Anspruch, auf jede Frage, die jemals in den Prüfungen gestellt worden ist, eine vollkommen ausreichende Antwort zur Verfügung zu stellen. Sie geht zusätzlich immer dann über dieses Ziel hinaus, wenn ein vollständiges Verständnis medizinischer Inhalte andernfalls nicht hätte erreicht werden können. Von daher werden Sachverhalte so manches Mal eingehender als unbedingt notwendig erörtert, denn Medizin wird genau dann interessant bzw. geradezu spannend, wenn man die Zusammenhänge ganz versteht. Und sie wird mühsam und unbefriedigend, wenn verlangt wird, endlose Auflistungen von Fakten auswendig zu lernen – ganz abgesehen davon, dass auswendig Gelerntes, Unverstandenes sehr schnell in Vergessenheit gerät. Zusätzlich soll das angestrebte Verständnis Reserven für die Heilpraktikerprüfung wie für den nachfolgenden medizinischen Alltag schaffen.

Die Vollständigkeit der Lerninhalte ermöglicht es dem ausgebildeten Therapeuten gleichzeitig, das Lehrbuch in den Folgejahren zum schnellen Nachschlagen zu benutzen, um verloren gegangenes Wissen wieder aufzufrischen. Diesem Ziel dienen zusätzlich einzelne Kapitel, die sich mit wichtigen medizinischen Themen befassen, die (noch) nicht prüfungsrelevant, jedoch auf besondere Weise praxisorientiert sind. Um den Lernenden im Hinblick auf die Prüfung nicht zu überfordern, sind solche Themenbereiche gesondert gekennzeichnet.

Einzelne medizinische Fächer kann man als Puzzlesteinchen betrachten. Sie müssen, um ein Bild zu ergeben, zusammengesetzt werden. Dies beinhaltet auch, dass die Einzelteile zunächst noch kein vollständiges Verständnis erzeugen können, weil dieses Verständnis im Ganzen liegt und nicht in seinen Teilen. Fächer wie Herz/Kreislauf, Atmung, Endokrinologie oder Hämatologie müssen getrennt voneinander erarbeitet werden, doch greifen sie ineinander, sind abhängig voneinander, können im wachsenden Verständnis nicht isoliert bleiben. Von daher benötigt der Studierende zunächst nicht nur Fleiß, sondern auch sehr viel Geduld. Nicht alles wird auf Anhieb verstanden werden. Erst wenn das Bild beginnt, Gestalt anzunehmen, wenn in nachfolgenden Fächern bereits gelernte Inhalte aus neuer Perspektive betrachtet werden, beginnt der eigentliche medizinische Denk- und Lernprozess. Und so besteht ein weiteres Ziel dieser Lehrbuchreihe darin, den Lernenden bis zum Ende seiner Ausbildung dorthin zu führen, wo er begreift, dass Medizin nicht nur spannend ist, sondern letztendlich auch äußerst logisch und in weiten Teilen fast naiv in dem Sinne, dass alles aufeinander aufbaut, das eine aus dem anderen folgt und der Studierende die Symptome einer Krankheit selbst formulieren kann, sobald er ihr Wesen ganz verstanden hat.

Aus dem Erreichen dieses Ziels resultiert gleichzeitig die Befähigung zu medizinisch verantwortlichem Handeln. Ich wünsche den Studenten auf dem Weg dorthin Fleiß und Ausdauer, aber auch sehr viel Freude beim Betrachten des entstehenden Bildes.

Es ist mir ein Bedürfnis, an dieser Stelle denjenigen Dank zu sagen, die auf besondere Weise zum Gelingen der Lehrbuchreihe beigetragen haben. Treffender formuliert wäre sie ohne die Mitwirkung dieser Personen nicht zustande gekommen. Auf Seiten des Verlags ist dies Frau Ingrid Puchner, die das anspruchsvolle Werk von Anfang an in verantwortlicher Position begleitet und mit großem Sachverstand und menschlicher Kompetenz an allen Hindernissen vorbei zum Ziel geführt hat. In besonderer Dankbarkeit blicke ich auch auf die Redaktionsarbeit, für die in Gestalt der geschätzten Kollegin Dr. Gräfin v. Pfeil eine dem Anspruch der Reihe höchst angemessene, ungewöhnlich kompetente Redakteurin gefunden wurde. Die menschliche und fachliche Kompetenz beider Persönlichkeiten finden sich schließlich auch in meiner geliebten Frau Florentine wieder. Sie hat dieses Werk viele Jahre lang mitgetragen, fachliche und sprachliche Unsauberkeiten aufgedeckt, Unverständliches angeprangert und nicht zuletzt klaglos auf zahllose Stunden gemeinsamer Zeit verzichtet.

Bad Wurzach, im Oktober 2011
Rudolf Schweitzer

Vorwort zur 2. Auflage

Die Heilpraktiker-Akademie hat sich in erstaunlich kurzer Zeit zu einem neuen Standard in der Heilpraktiker-Ausbildung entwickelt. Das neuartige Konzept mit der Aufteilung in handliche Einheiten, den zahlreichen Info-Kästen und Zusammenfassungen wurde neben der hochwertigen Ausstattung besonders lobend herausgestellt. Eine geradezu begeisterte Resonanz erfuhr die Tatsache, dass neben der Vollständigkeit der Lerninhalte nun erstmals ein Lehrwerk zur Verfügung steht, welches das Verständnis der Medizin in den Vordergrund rückt, als Alternative zum eher mühsamen Auswendiglernen.

Der Erfolg der Lehrbuchreihe führte dazu, dass früher als geplant eine Neuauflage notwendig wurde. Diese Gelegenheit wurde dazu genutzt, weitere Verbesserungen vorzunehmen, ohne das Konzept des Werkes zu verändern. Besonderes Augenmerk wurde darauf gelegt, die Verständlichkeit der Erklärungsmodelle und medizinischen Zusammenhänge nochmals besser herauszuarbeiten. Die Berücksichtigung der neu hinzugekommenen Prüfungsfragen machte einzelne zusätzlich eingefügte Kapitel und Themenbereiche notwendig. Daneben wurden kleinere Fehler, die scheinbar unumgänglich zu einer 1. Auflage gehören, berichtigt. Zusätzliche Abbildungen dienen dem Verständnis, einzelne fehlerhafte bzw. schwer durchschaubare Abbildungen wurden ausgetauscht. Ergänzt wird die Lehrbuchreihe nun durch einen Gesamtindex, sodass sich die Themen schneller auffinden lassen.

Mein besonderer Dank gilt auf Seiten des Verlags Frau Ingrid Puchner, die auch die 2. Auflage begleitet hat und für die unverändert vertrauensvolle und fruchtbare Zusammenarbeit zwischen Verlag und Autor verantwortlich zeichnet. Für die redaktionelle Bearbeitung der 2. Auflage konnte Frau Dr. Nikola Schmidt gewonnen werden. Ihre fachliche Kompetenz und menschlich angenehme Art erwiesen sich als Bereicherung und Garant harmonischer Zusammenarbeit.

Bad Wurzach, im Mai 2014
Rudolf Schweitzer

Vorwort zur 3. Auflage

Auch für die dritte Auflage wurde die Heilpraktiker-Akademie umfassend überarbeitet und ergänzt, um den aktuellen und zu erwartenden Veränderungen der Heilpraktiker-Prüfung Rechnung zu tragen. Außerdem galt es, die sich in rasantem Tempo entwickelnde Medizin mit ihren faszinierenden Möglichkeiten abzubilden – mit einem Schwerpunkt auf Themen, die für den angehenden Heilpraktiker von Bedeutung sind oder werden könnten.

Das bewährte Konzept der Lehrbuchreihe blieb unangetastet. Ganz im Vordergrund stand deshalb wiederum die ausführliche Darstellung der medizinischen Zusammenhänge, damit dieselben in all ihren Aspekten verstanden werden können. Das dient bekanntermaßen der Freude am Lernen und schafft gleichzeitig Reserven im Hinblick auf kommende Heilpraktiker-Prüfungen.

Zur großen Freude des Autors blieb das bisherige Team beieinander. Mein besonderer Dank gilt deshalb Frau Ingrid Puchner auf Seiten des Verlags und Frau Dr. Nikola Schmidt, die für die redaktionelle Arbeit verantwortlich war. Abgerundet wurde die wiederum ungewöhnlich harmonische und kompetente Zusammenarbeit durch Frau Adriane Andreas, die der umfangreichen Bebilderung des Werks einen bewundernswerten Feinschliff verpasste.

Bad Wurzach, im April 2018
Rudolf Schweitzer

Optimale Nutzung des Buches

Fachbegriffe

Der Einstieg in die medizinische Terminologie ist für den Anfänger schwierig. Dennoch wird von ihm erwartet, dass er sich die Begriffe aneignet. In diesem Buch werden die fachspezifischen Begriffe erklärt und sowohl die deutsche als auch fremdsprachige Bezeichnung angegeben. Im Text wird dann zwischen den Begriffen gewechselt, wenn beide gebräuchlich sind.

Aus didaktischen Gründen werden in diesem Buch außerdem unterschiedliche Schreibweisen bzw. Abkürzungen verwendet (z.B. „s" oder „Sek." oder „Sekunden").

Im Unterkapitel Terminologie des > Bandes Basiswissen sind die wichtigsten Bezeichnungen mit Erklärungen erläutert. In diesem Band finden sich:
- auf der Innenseite des Rückumschlags: die allgemeinen Lagebezeichnungen und Ebenen des menschlichen Körpers
- auf S. IX: alle wichtigen Bezeichnungen für das Herz-Kreislauf-System

Abbildungen und Tabellen

Die Abbildungen und Tabellen sind getrennt voneinander innerhalb jedes Kapitels fortlaufend nummeriert.

Die große Menge an Abbildungen zeichnet dieses Buch aus. Nutzen Sie diese zusätzlichen Informationsquellen – ein Bild sagt häufig mehr als viele Worte, ist einprägsam und macht schwierige Zusammenhänge anschaulicher.

Bei den Abbildungen zusätzlich enthaltene Informationen oder auch Diskrepanzen, die im seltenen Einzelfall gegenüber dem Text entstehen, sollten nicht beachtet werden. Von Bedeutung im Hinblick auf die Heilpraktiker-Prüfung wie auch im Sinn des angestrebten Verständnisses sind allein die Ausführungen des Textes.

Querverweise

Der menschliche Körper ist ein überaus fein abgestimmter Organismus, bei dem unzählige Rädchen ineinander greifen, damit er funktioniert. Verweise finden sich daher auch auf andere Bände dieser Reihe und sind z.B. mit > Fach Dermatologie gekennzeichnet.

Abkürzungen

Die verwendeten Abkürzungen finden sich auf S. VIII.

Kurzlehrbuch

Das Studium der Kästen „Merke" und „Zusammenfassung" ermöglicht stichpunktartig ein rasches Wiederholen des Stoffes kurz vor der Prüfung. Damit können Sie überprüfen, ob Sie die wichtigsten Fakten parat haben.

Kästen

Ein System aus farbigen Kästen erleichtert das Lernen.

Einführung
Hinführung zum Thema

ACHTUNG
Hinweise auf unverzichtbare Notfall- oder Vorsichtsmaßnahmen

PATHOLOGIE
direkter Bezug zu Krankheitsbildern

HINWEIS PRÜFUNG
wichtige Anmerkungen zur Prüfung

MERKE
Informationen zum Einprägen, hilfreiche, interessante Tipps, Hinweise oder Merksätze

Zusammenfassung
fasst die einzelnen Abschnitte kurz zusammen und bildet mit den Merke-Kästen ein optimales stichpunktartiges „Kurzlehrbuch" zur schnellen Wiederholung aller wichtigen Fakten

EXKURS
interessante Informationen, die über das Thema hinausgehen, um Zusammenhänge aufzuzeigen oder herzustellen

HINWEIS DES AUTORS
Erfahrungen des Autors, die über das allgemeine schulmedizinische und prüfungsrelevante Wissen hinausgehen

Abkürzungsverzeichnis

A(a).	Arteria(e)
ANF	atrialer natriuretischer Faktor (= ANH oder ANP)
ANH	atriales natriuretisches Hormon (= ANF oder ANP)
ANP	atriales natriuretisches Peptid (= ANF oder ANH)
ASS	Acetylsalicylsäure
BSG	Blutkörperchensenkungsgeschwindigkeit
BWS	Brustwirbelsäule
CRP	C-reaktives Protein
CT	Computertomographie/Computertomogramm (geschichtete Röntgenaufnahmen werden im Computer zu einem Bild hoher Auflösung zusammengesetzt)
EKG	Elektrokardiographie
ES	Extrasystole(n)
HMV	Herzminutenvolumen
HWS	Halswirbelsäule
HZV	Herzzeitvolumen
ICR	Interkostalraum (Zwischenrippenraum)
IFSG	Infektionsschutzgesetz
KHK	koronare Herzkrankheit
LWS	Lendenwirbelsäule
M(m).	Musculus (Musculi)
MCL	Medioklavikularlinie (senkrechtes Lot von der Mitte der Clavicula nach kaudal)
min/Min.	Minute(n)
MÖT	Mitralöffnungston
MRT	Magnetresonanztomographie (Kernspintomographie)
N(n).	Nervus (Nervi)
Nl(l).	Nodus lymphaticus (Nodi lymphatici)
NSTEMI	Non-STEMI
OP	Operation
R(r).	Ramus (Rami) (Ast, Zweig, z.B. Gefäßast einer Arterie)
RAAS	Renin-Aldosteron-Angiotensin-System
s/Sek.	Sekunden
SSW	Schwangerschaftswoche
STEMI	ST-Strecken-Elevation eines Myokard-Infarkts; Elevation = Hebung
SVES	supraventrikuläre Extrasystolen
TBC	Tuberkulose
V(v).	Vena(e)
VES	ventrikuläre Extrasystolen
WHO	Weltgesundheitsorganisation mit Sitz in Genf (World Health Organization)
ZNS	Zentralnervensystem

Abbildungsverzeichnis

Der Verweis auf die jeweilige Abbildungsquelle befindet sich bei allen Abbildungen im Werk am Ende des Legendentextes in eckigen Klammern.

[E288]	Forbes C.D., Jackson W.F.: Colour Atlas and Text of Clinical Medicine. Elsevier/Mosby, 3. Aufl. 2004
[E402]	Drake R. L. et al.: Gray's Anatomy for Students. Elsevier/Churchill-Livingstone, 2005
[E437]	Salvo, S. G.: Mosby's Pathology for Massage Therapists. Elsevier/Mosby, 2. Aufl. 2009
[E944]	Kanski, J. J.: Clinical Ophthalmology. Elsevier/Butterworth-Heinemann, 6. Aufl. 2007
[K115]	Andreas Walle, Hamburg
[K183]	Eckhard Weimer, Aachen
[L106]	Henriette Rintelen, Velbert
[L107]	Michael Budowick
[L108]	Rüdiger Himmelhan, Mannheim
[L115]	Rainer Dunkel, Berlin
[L123]	Jonathan Dimes
[L157]	Susanne Adler, Lübeck
[L190]	Gerda Raichle, Ulm
[L252]	Formelsatz im Auftrag von Elsevier/Urban & Fischer
[M180]	Prof. Dr. Viola Hach-Wunderle, Frankfurt a. M.
[M375]	Prof. Dr. Ulrich Welsch, München
[M741]	Prof. Dr. Andreas Creutzig, Hannover
[M742]	Dr. med. Dietmar Kühn, Demmin
[M743]	Prof. Dr. Hanns Martin Seitz, Bonn
[O170]	Frank Flake, Oldenburg
[R168]	Gruber G., Hansch A.: Interaktiver Atlas der Blickdiagnostik (CD-ROM). Elsevier/Urban & Fischer, 2. Aufl. 2006
[R186]	Gruber G., Hansch A.: Kompaktatlas Blickdiagnosen in der Inneren Medizin. Elsevier/Urban & Fischer, 2006
[R235]	Böcker W. et al.: Pathologie. Elsevier/Urban & Fischer, 4. Aufl. 2008
[S007-22]	Sobotta: Atlas der Anatomie. Elsevier/Urban & Fischer, 22. Aufl. 2007
[S107]	Roche Lexikon Medizin. Urban & Schwarzenberg, München, 4. Aufl. 1998
[S149]	Roche Lexikon Medizin. Urban & Fischer, München, 5. Aufl. 2003
[T127]	Prof. Dr. Peter C. Scriba, München
[U223]	B. Braun, Melsungen AG
[V112]	St. Jude, Medical GmbH
[V153]	Sarstedt AG, Nürmbrecht
[V572]	AGA-Sanitätsartikel GmbH
[W860]	Deutsche Herzstiftung e.V., Frankfurt a. M.

Glossar zum Herz-Kreislauf-System

Abdomen	Bauch (Aorta abdominalis = Bauchaorta)
akut	plötzlich einsetzend, kurz dauernd (Gegenteil: chronisch)
Anamnese	Krankengeschichte (eigentlich „Erinnerung")
Anastomose	Verbindung zwischen zwei Gefäßen
anti	gegen, entgegen (Antihypertonika = Medikamente gegen hohen Blutdruck; Antiallergika = Medikamente gegen Allergien)
Aorta	Hauptschlagader
Arcus	Bogen (Arcus aortae = Aortenbogen)
Arteria (A.)	Arterie (Plural: Aa. = Arterien)
ascendens	aufsteigend (Aorta ascendens = aufsteigender Teil der Aorta)
Atlas	1. Halswirbel
Atrium	Vorhof (des Herzens)
Axilla	Achselhöhle (Axillarlinie = senkrechte Linie seitlich am Thorax)
Brachium	Arm, Oberarm (A. brachialis = Oberarmarterie)
bradys	langsam (Bradykardie = langsamer Herzschlag)
chronisch (von Chronos = Zeit)	chronische Krankheiten sind über längere Zeit oder auf Dauer anhaltende Krankheiten (Gegenteil: akut), sie können primär chronisch beginnen oder sich aus der akuten Erkrankung heraus entwickeln
Clava; Clavicula	Keule, Knüppel; kleine Keule bzw. Knüppel (= Schlüsselbein)
coeliacus	zur Bauchhöhle gehörend (Truncus coeliacus)
communis	gemeinsam (A. carotis communis = gemeinsame Kopfarterie)
Cor, Kardia	Herz
Costa	Rippe (Aa. intercostales = Zwischenrippenarterien)
Crus, cruris	Unterschenkel (Ulcus cruris = Unterschenkelgeschwür)
Cubitus	Ellenbogen (A. cubitalis = Ellenbogenarterie)
descendens	absteigend (Aorta descendens = absteigender Teil der Aorta)
dexter	rechts (A. subclavia dextra)
Diaphragma	Zwerchfell (muskuläre Platte zwischen Thorax und Abdomen)
Ductus	Gang, Kanal (Ductus thoracicus = Milchbrustgang)
Dys-	das Fehlerhafte, Missempfundene (Dyspnoe = erschwerte Atmung, Dysphagie = Missempfindung beim Schlucken)
epi	auf, obendrauf gelegen (Epikard = Struktur auf dem Herzen)
essenziell	notwendig, lebenswichtig (u.a. sind Vitamine und zahlreiche Mineralien essenziell)
et	und
Femur	Oberschenkelknochen (A. femoralis = Oberschenkelarterie)
Fibrose	Vermehrung von Bindegewebe (auch Fibrosierung)
Fibula	Wadenbein
Foramen	Loch (Foramen venae cavae = Loch für die Hohlvene)
Gaster	Magen (A. gastrica = Magenarterie)
Hepar	Leber (Hepatitis = Entzündung der Leber, A. hepatica = Leberarterie)
Hiatus	Lücke, Spalt (Hiatus aorticus = Zwerchfelllücke für die Aorta)
hyper	darüber (hinaus) (Hyperthyreose = Überfunktion der Schilddrüse)
Hyperplasie	Gewebevergrößerung durch Zunahme der Zellzahl
Hypertrophie	Gewebevergrößerung durch Vergrößerung der vorhandenen Zellen
hypo	unterhalb, unter (Hypothyreose = Unterfunktion der Schilddrüse; Hypoglykämie = erniedrigter Glukosespiegel im Serum)
HZV = HMV	Herzzeitvolumen (Herzminutenvolumen) = Menge des Blutes, die vom linken Ventrikel in einer Minute in die Aorta ausgeworfen wird
idiopathisch	eigengesetzlich, aus unklarer Ursache heraus (zahlreiche Krankheiten entstehen idiopathisch, sind also ursächlich unbekannt)
iliakal	im Bereich des Darmbeins gelegen (IIiakalarterien)
inapparent	unbemerkt, symptomlos
Infarkt	ischämisch bedingte Nekrose eines Gewebes (Herzinfarkt, Hirninfarkt)
Insuffizienz	unzureichende Funktion (Herzinsuffizienz = Herzschwäche)
inter	dazwischen (Interkostalraum = Zwischenrippenraum)
Ischämie	Mangeldurchblutung eines Gewebes
Isthmus	Engstelle (Isthmus aortae = physiologische Verengung am Ende des Aortenbogens)
Jugulum	Drosselgrube (die Einsenkung oberhalb des Brustbeins)
kardial	zum Herzen gehörend, das Herz betreffend
Lien = Splen	Milz
livide	blau-rötliche Verfärbung
lyein, -lyse	auflösen, Auflösung (Thrombolyse = Auflösung eines Thrombus)
magnus, magna	groß (V. saphena magna = große Saphenavene)
Mesenterium	Dünndarmgekröse (die A. mesenterica verläuft im Gekröse)
mollis, molle	weich (Pulsus molle = weicher, gut unterdrückbarer Puls)
Morbus	Krankheit, Erkrankung (Morbus Bechterew = Bechterew-Krankheit)
Myo-	Muskel (Myokard = Herzmuskel)
N. vagus	parasympathischer Hauptnerv (= 10. Hirnnerv)
Nekrose	Gewebeuntergang; geht in Restitutio ad integrum, eine Narbe oder eine Gangrän über
Nervus (N.)	Nerv (Plural: Nn. = Nerven)
Noxe	Schadstoff, schädigende Ursache
Nucha, nuchal	Nacken, der Bereich des Nackens (nuchale Lymphknoten)
Nykturie	nächtliches Wasserlassen (von Nyktos = Nacht und Uron = Urin)
Ödem	Schwellung, Flüssigkeitsansammlung
Ösophagus	Speiseröhre (Hiatus ösophageus = Lücke für die Speiseröhre)
Palpation	Untersuchung durch Betasten mit den Händen
para	neben (parasternal = neben dem Brustbein)
Parästhesie	Missempfindung, Sensibilitätsstörung
Parasympathikus	Teil des vegetativen Nervensystems, Gegenspieler des Sympathikus
parvus, parva	klein (Pulsus parvus = kleiner Puls)
-pathie	von Pathos = Krankheit (Kardiomyopathie = Erkrankung des Herzmuskels; Enzephalopathie = Erkrankung des Gehirns; pathologisch = krankhaft; pathogen = krankmachend)
peri	außen herum gelegen (Perikard = Herzbeutel)
Pleura	Lungenhaut (Pleura visceralis = inneres Blatt der Lungenhaut)
-pneu, -pnoe	Wortstamm für Luft, Atem und Atmung (Dyspnoe, Tachypnoe; Pneumothorax = Luft im Pleuraspalt)
Poplitea	Kniekehle (A. poplitea = Kniekehlenarterie)
Porta	Türe, Pforte (V. portae = Pfortader)
prä	davor (prätibiale Ödeme = Wasseransammlung vor der Tibia)
Pulmo	Lunge (Aa. pulmonales = die beiden Lungenarterien)

recurrere	zurücklaufen (N. laryngeus recurrens = aus dem Mediastinum zum Kehlkopf zurücklaufender Nerv)	**Thorax**	knöcherner Brustkorb (A. thoracica = Brustkorbarterie)
retro	dahinter (retroaurikulär = hinter dem Ohr)	**Tibia**	Schienbein (A. tibialis = Unterschenkelarterie)
Rezidiv	Rückfall, Wiederkehr einer Krankheit, eines Leidens	**Tonus**	Spannung, Anspannung (hypertone Muskeln sind vermehrt angespannte Muskeln; arterielle Hypertonie = hoher Blutdruck)
rheo	fließen, strömen (Diarrhö = das „Durchfließen" = Durchfall; Steatorrhö: „das Fett fließt" = Fettstuhl)	**Trauma**	Verletzung, Wunde, belastendes Ereignis
Septum	Scheidewand (Ventrikelseptum = Scheidewand zwischen den Herzkammern)	**Truncus**	Gefäßstamm (Truncus pulmonalis = Lungengefäßstamm)
sinister	links (A. subclavia sinistra)	**ubiquitär**	überall, allgegenwärtig (entspricht in etwa „generalisiert")
Sinus	Bucht, Ausbuchtung (Karotissinus = Erweiterung der A. carotis; Sinusoide = besonders weite Blutkapillaren, z.B. in Leber und Milz)	**Ulcus, Ulkus**	Geschwür (Ulcus cruris = Unterschenkelgeschwür)
		Umbilicus	Bauchnabel (V. umbilicalis = Nabelvene des Feten)
		Vas	Gefäß (Vasa vasorum = Gefäße zur Versorgung der Gefäße)
Splen = Lien	Milz	**Vena (V.)**	Vene (Plural: Vv. = Venen)
Sternum	Brustbein (das Herz liegt retrosternal)	**Ventriculus**	Herzkammer, Ventrikel (Ventriculus dexter et sinister)
sub	unter, unterhalb (A. subclavia = Unterschlüsselbeinarterie, sublingual = unterhalb der Zunge)	**Vertebra**	Wirbel (A. vertebralis = in der Wirbelsäule laufende Arterie)
Sympathikus	Teil des vegetativen Nervensystems, Gegenspieler des Parasympathikus	**Zyanose**	livide (= blau-rötliche) Verfärbung der Haut und Schleimhaut
tachys	schnell (Tachykardie = schneller Herzschlag)		

Inhaltsverzeichnis

1	**Anatomie**	1
1.1	Herz	1
1.1.1	Lage	2
1.1.2	Aufbau	6
1.1.3	Herzklappen	9
1.1.4	Druckverhältnisse und Phasen der Herzaktion	10
1.1.5	Ventilebene und Herzskelett	11
1.1.6	Herztöne und -geräusche	11
1.1.7	Aufbau der Herzwand	12
1.1.8	Binnenraum der Herzhöhlen	15
1.2	Blutgefäße und Kreislauf	16
1.2.1	Arterien des Körperkreislaufs	16
1.2.2	Venen des Körperkreislaufs	28
1.2.3	Wandaufbau der Blutgefäße	36
1.2.4	Lungenkreislauf	39
1.2.5	Fetaler Kreislauf	41
1.3	Lymphsystem	43
1.3.1	Aufbau der Lymphgefäße	43
1.3.2	Lymphbahnen	44
1.3.3	Lymphknotenstationen	45
2	**Physiologie**	49
2.1	Herz	49
2.1.1	Erregungsbildung	49
2.1.2	Reizbildung und Reizleitung	57
2.1.3	Phasen des Herzzyklus	59
2.1.4	Regulation der Herztätigkeit	60
2.1.5	Regulation der Koronardurchblutung	64
2.1.6	Das Herz als „endokrine Drüse"	66
2.2	Gefäße und Kreislauf	66
2.2.1	Anpassung des Kreislaufs an körperliche Arbeit	66
2.2.2	Hoch-, Niederdrucksystem und Mikrozirkulation	69
2.2.3	Strömungswiderstand im Gefäßsystem	71
2.2.4	Neubildung von Gefäßen	72
3	**Untersuchung**	73
3.1	Anamnese	73
3.2	Inspektion	74
3.3	Auskultation	74
3.3.1	Auskultation der Herzklappen	75
3.3.2	Herztöne	75
3.3.3	Herzgeräusche	77
3.4	Blutdruckmessung	79
3.4.1	Grundlagen	79
3.4.2	Durchführung	79
3.4.3	Blutdruckwerte	83
3.4.4	Ursachen der beiden Blutdrücke	85
3.5	Palpation	87
3.5.1	Herzspitzenstoß	87
3.5.2	Tasten der peripheren Pulse	88
3.6	Perkussion	92
3.7	EKG	93
3.7.1	Grundlagen der EKG-Ableitung	93
3.7.2	Analyse des EKG	95
3.7.3	Veränderungen im EKG	96
3.7.4	Belastungs- und Langzeit-EKG	98
3.8	Weitere Untersuchungsmöglichkeiten	99
4	**Injektionstechniken**	101
4.1	Grundlagen und Vorbereitung	101
4.2	Intrakutane Injektion	104
4.3	Subkutane Injektion	105
4.4	Intramuskuläre Injektion	106
4.5	Blutentnahme und intravenöse Injektion	110
4.6	Infusion	113
4.7	Zwischenfälle nach Injektionen	116
4.7.1	Paravasale Injektionen	116
4.7.2	Intraarterielle Injektionen	117
4.7.3	Weitere Zwischenfälle	117
5	**Krankheitsbilder**	119
5.1	Angeborene (kongenitale) Erkrankungen des Herzens	119
5.1.1	Angeborene Vitien mit Shuntvolumen	120
5.1.2	Angeborene Vitien ohne Shuntvolumen	125
5.2	Erworbene Erkrankungen des Herzens	127
5.2.1	Herzklappenfehler	127
5.2.2	Herzhypertrophie	134
5.2.3	Herzinsuffizienz	136
5.2.4	Koronare Herzkrankheit (KHK)	143
5.2.5	Akutes Koronarsyndrom (ACS) – Herzinfarkt und instabile KHK	147
5.2.6	Karditis	155
5.2.7	Kardiomyopathie und Myokarditis	159
5.2.8	Herzrhythmusstörungen	161
5.2.9	Herzneurose	166
5.3	Erkrankungen der Arterien	167
5.3.1	Aneurysma	167
5.3.2	Arteriosklerose	168
5.3.3	Arterielle Hypertonie	175
5.3.4	Pulmonale Hypertonie	181
5.3.5	Hypotonie	182
5.3.6	Schock	184
5.3.7	Entzündliche Gefäßerkrankungen	188
5.3.8	Morbus Raynaud	191
5.3.9	Arterielle Embolie	192

5.3.10	Arterielle Verschlusskrankheit	195	5.5	Erkrankungen des Lymphsystems	208
5.4	**Erkrankungen der Venen**	197	5.5.1	Lymphödem	208
5.4.1	Venöse Insuffizienz	197	5.5.2	Lymphangitis und Lymphadenitis	210
5.4.2	Phlebothrombose	203		**Register**	211
5.4.3	Thrombophlebitis	207			

KAPITEL 1

Anatomie

1.1	**Herz**	1	1.2	**Blutgefäße und Kreislauf** ... 16
1.1.1	Lage ... 2		1.2.1	Arterien des Körperkreislaufs ... 16
1.1.2	Aufbau ... 6		1.2.2	Venen des Körperkreislaufs ... 28
1.1.3	Herzklappen ... 9		1.2.3	Wandaufbau der Blutgefäße ... 36
1.1.4	Druckverhältnisse und Phasen der Herzaktion ... 10		1.2.4	Lungenkreislauf ... 39
1.1.5	Ventilebene und Herzskelett ... 11		1.2.5	Fetaler Kreislauf ... 41
1.1.6	Herztöne und -geräusche ... 11		1.3	**Lymphsystem** ... 43
1.1.7	Aufbau der Herzwand ... 12		1.3.1	Aufbau der Lymphgefäße ... 43
1.1.8	Binnenraum der Herzhöhlen ... 15		1.3.2	Lymphbahnen ... 44
			1.3.3	Lymphknotenstationen ... 45

1.1 Herz

Einführung

Die Zellen vielzelliger Lebewesen haben keinen direkten Kontakt zur Außenwelt und sind deshalb auf ein Milieu (= Interstitium) angewiesen, in das sie eingebettet sind, das sie mit Nährstoffen, Sauerstoff und Informationen versorgt und das möglichst konstant gehalten wird. Zur Konstanterhaltung des Interstitiums dienen beim Menschen das Blut, das über ein spezifisches **Leitungssystem**, die Arterien und Venen, zum Interstitium bzw. zu jeder einzelnen Zelle hin- und wieder abtransportiert wird, sowie das **Herz als Pumpe**, das den ständigen Fluss des Blutes durch dieses System aufrechterhält.

Alle Organe und Gewebe des Körpers erhalten unter Ruhebedingungen zur Versorgung und Erfüllung ihrer jeweiligen Aufgabe immer nur einen **prozentualen Anteil** des im Körper umlaufenden Blutes (> Abb. 1.1): So erhält bei einem Umlauf das Gehirn etwa 15 %, die Nieren 20 %, der Bauchraum einschließlich aller Organe mit Ausnahme von Nieren und Leber 25 %, passiver und aktiver Bewegungsapparat 20 %, die Leber 10 %, die Haut 5 % und der Herzmuskel selbst ebenfalls 5 % des gesamten Blutes.

Ganz anders verhält sich das bei der **Lunge**, welche die Aufgabe hat, den gesamten Organismus mit Sauerstoff zu versorgen und das angefallene Kohlendioxid zu entsorgen. Würde durch dieses Organ ebenfalls nur ein prozentualer Anteil des Blutes fließen und mit Sauerstoff aufgesättigt werden, würde der Gehalt an Sauerstoff nach der Durchmischung mit dem Blut der übrigen Organe auf einen so geringen Wert absinken, dass dies mit dem Leben nicht mehr vereinbar wäre. Deshalb gibt es einzig bei diesem Organ eine Sonderlösung: Neben dem sogenannten **großen Kreislauf**, der sämtliche Körpergewebe anteilig mit Blut versorgt, gibt es einen weiteren Kreislauf, über den dieses Gesamtblut, nachdem es zum Herzen zurückgeströmt ist, **vollständig** in die **Lunge** geleitet wird, um hier mit Sauerstoff aufgesättigt zu werden. Da dieser Weg sehr viel kürzer ist und das Lungengewebe nur einen Bruchteil des gesamten Organismus ausmacht, nennt man den **Lungenkreislauf** auch **kleinen Kreislauf**.

Großer und kleiner Kreislauf sind vollständig voneinander getrennt, benötigen also auch **getrennte Pumpen**. Aus ökonomischen Gründen und zum Zwecke der perfekten Koordinierung sind beide Pumpen im Herzen nebeneinander gelagert (linkes und rechtes Herz) und erfahren hier eine gemeinsame Steuerung.

Damit das Blut nach seinem Lungendurchlauf, bei dem es mit Sauerstoff gesättigt (oxygeniert) worden ist, zur Versorgung des gesamten Körpers in den großen Kreislauf gelangen kann, benötigt der Körper eine Schnittstelle, wo dies geschehen kann, und ebenso eine weitere, wo das sauerstoffarme Blut der Körpervenen nach seinem Durchfluss durch sämtliche Körperstrukturen wieder in die Lunge gelangen kann. Auch diese Schnittstellen befinden sich im Herzen.

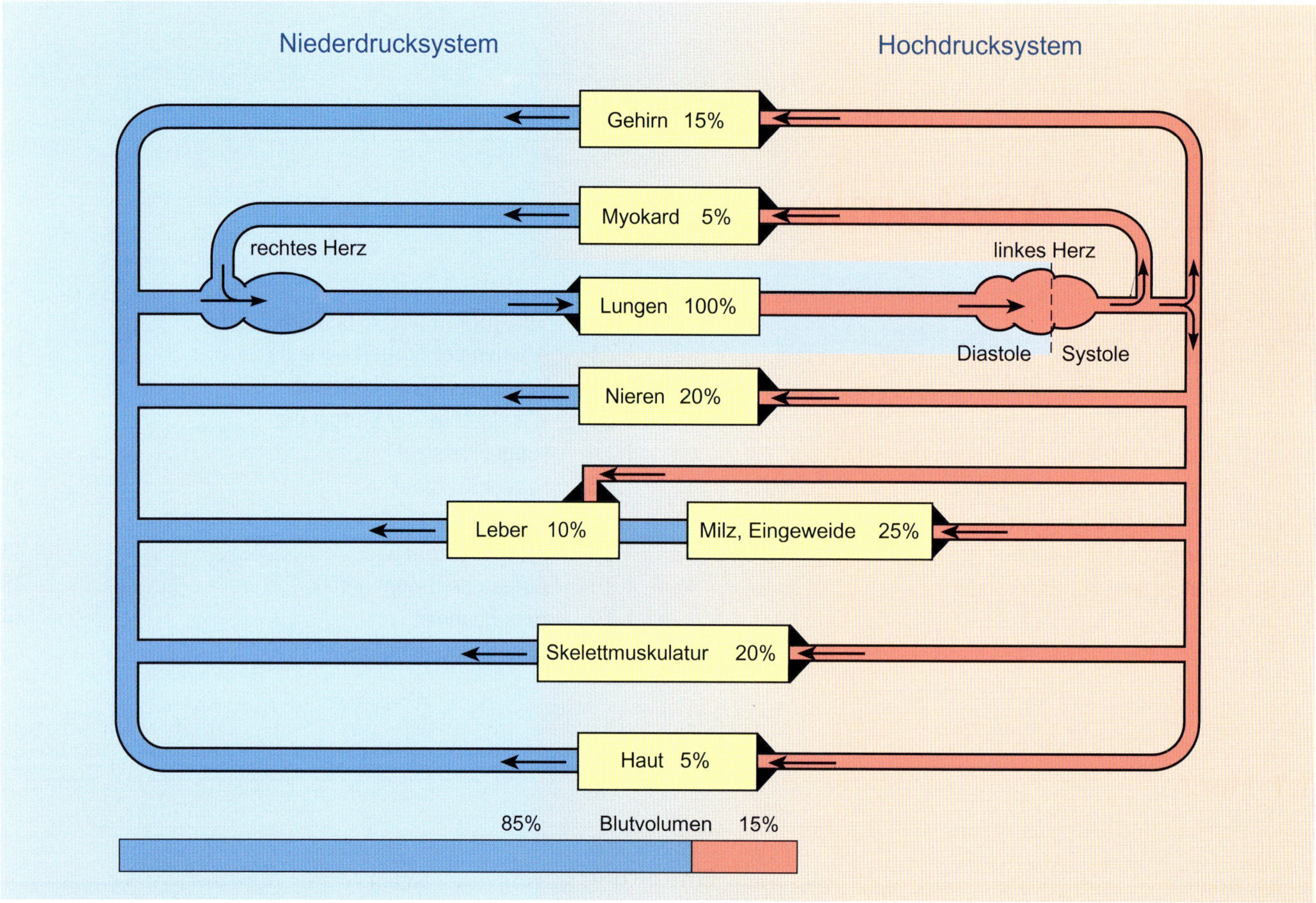

Abb. 1.1 Anteilmäßige Blutversorgung der Körperstrukturen. Die Prozentzahlen geben den Anteil am Herzminutenvolumen unter Ruhebedingungen an. [L106]

1.1.1 Lage

Das Herz (Cor, Cardia) liegt zwischen den beiden Lungen in einem Raum, der „in der Mitte steht", dem **Mediastinum** (stinum von stare = stehen). Es ist etwas größer als die **Faust** des Menschen, in dem es schlägt. Sein **längster Durchmesser** wird durch die Herzachse gebildet und liegt bei **15 cm**. Das **Gewicht** entspricht recht genau einem Anteil von **0,5 %** des jeweiligen **Körpergewichts** und beträgt damit durchschnittlich etwa **300–400 g**.

Mediastinum

Das Mediastinum (> Abb. 1.2) wird nach den Seiten begrenzt durch die beiden Lungenflügel, nach ventral durch das Sternum und die anschließenden Rippenknorpel, nach dorsal durch die Brustwirbelsäule und nach kaudal durch das Zwerchfell (Diaphragma). Kranial gibt es keine scharfe Begrenzung, da hier das weiche Bindegewebe des Mediastinums, in das die Strukturen dieses Raumes eingebettet sind, nahtlos in das weiche Bindegewebe des Halses übergeht.

Das Mediastinum lässt sich in **vier Kompartimente** unterteilen (> Abb. 1.3). Als Markierung dient die Luftröhre (Trachea), die am Kehlkopf des Halses beginnt, vor der Speiseröhre (Ösophagus) ins

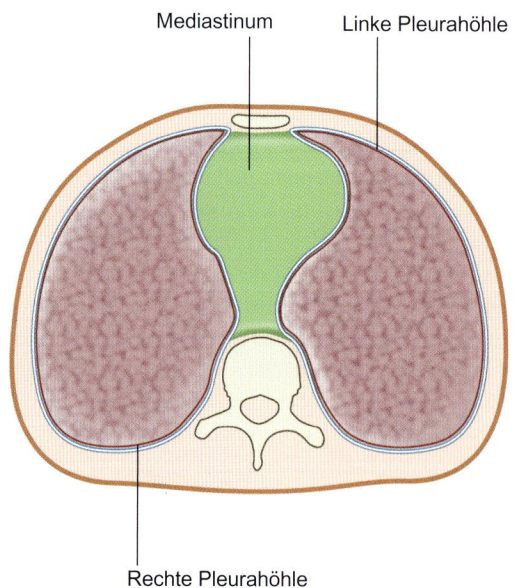

Abb. 1.2 Horizontalschnitt durch den Thorax. Mediastinum zwischen den beiden Lungenflügeln. [E402]

Mediastinum hinunter zieht und sich auf Höhe Th4 (4. Brustwirbel) in ihre beiden großen Hauptbronchien (Bronchus principalis dexter et sinister) aufteilt. Diese Teilungsstelle (Bifurcatio tracheae) dient als (willkürlich definierte) Schnittstelle, indem der mediastinale Raum bis hierhin als **oberes** (Mediastinum superius) und der Raum darunter als **unteres Mediastinum** (Mediastinum inferius) bezeichnet wird. Gleichzeitig trennt die Bifurkation auch den Raum davor sowie dahinter in ein vorderes und hinteres Mediastinum, sodass nun insgesamt vier Räume entstehen, in die jeweils verschiedene Strukturen eingebettet sind: ein oberes vorderes, oberes hinteres, unteres vorderes und schließlich unteres hinteres Mediastinum. Nach dieser Definition befindet sich das Herz im **vorderen unteren Mediastinum**.

Es existiert eine weitere, häufig sogar favorisierte Einteilungsvariante mit insgesamt **fünf Kompartimenten**, nach der der Herzbeutel den mittleren Raum des unteren Mediastinums ausfüllt, während der schmale Spalt davor und der Raum dahinter als unteres vorderes (Mediastinum anterius) und unteres hinteres Mediastinum (Mediastinum posterius) deklariert sind (> Abb. 1.3). Nach dieser Einteilung befindet sich das Herz im **mittleren unteren Mediastinum**.

HINWEIS PRÜFUNG

Die beiden Einteilungsvarianten des Mediastinums sind nicht prüfungsrelevant. Außerdem entsprechen sich die wesentlichen Konsequenzen: Bei beiden verlaufen Strukturen wie Speiseröhre oder Aorta, die hinter dem Herzen in Richtung Bauchraum ziehen, im hinteren Mediastinum, während in dem bindegewebig ausgefüllten Spalt zwischen Herz und Sternum, ganz unabhängig von einer etwaigen Benennung als vorderes Mediastinum, ohnehin keine erwähnenswerten anatomischen Strukturen existieren. Lediglich der Thymus, der dem Herzen aufsitzt, erstreckt sich gleichzeitig noch ein Stück weit nach unten auf die Vorderwand des Herzens und befindet sich dort demnach zwischen Herz und Sternum.

Nachbarschaftsbeziehungen des Herzens (> Abb. 1.4)

Die Lunge begrenzt beidseits den mediastinalen Raum und schiebt sich ventral sogar mit einem dünnen Anteil zwischen den lateralen Teil des Herzens und die Thoraxwand (= Bereich der **relativen Herzdämpfung** bei der Perkussion; > Kap. 3.6). In seinem zentralen Anteil liegt das Herz, abgesehen vom dünnen Bindegewebe des Mediastinum anterius, der inneren Thoraxwand direkt an. Dieser „unbedeckte" Bereich des Herzens (= **absolute Herzdämpfung**) befindet sich etwa hinter dem knorpeligen Anteil der linken 4.–7. Rippe sowie dem angrenzenden Sternum (> Abb. 1.6).

PATHOLOGIE
Herzbuckel

Ein infolge Hypertrophie und/oder Insuffizienz deutlich **vergrößertes Herz** kann den Thoraxanteil, dem es innen anliegt, erkennbar **nach außen vorwölben**. Es kommt zum meist asymmetrischen **Herzbuckel** mit sichtbaren Pulsationen, evtl. verbunden mit Abflachung der seitlichen Thoraxpartien (sog. Harrison-Furche), wie sie auch bei der Rachitis (> Fach Bewegungsapparat) gesehen werden kann. Besonders ausgeprägt entsteht ein solcher Herzbuckel, wenn die Vergrößerung des Herzens bereits im **Kindesalter** begonnen hat, z.B. als Folge eines angeborenen Herzfehlers (> Abb. 1.5), weil die thorakalen Strukturen zu diesem Zeitpunkt noch nicht, jedenfalls nicht vollständig verknöchert sind und dem Druck deshalb leichter nachgeben.

Kranial dem Herzen aufliegend befindet sich im oberen vorderen Mediastinum der beim Kind noch relativ große **Thymus**. Dorsal zieht hinter der Rückfläche des Herzens der **Ösophagus** zum Hiatus

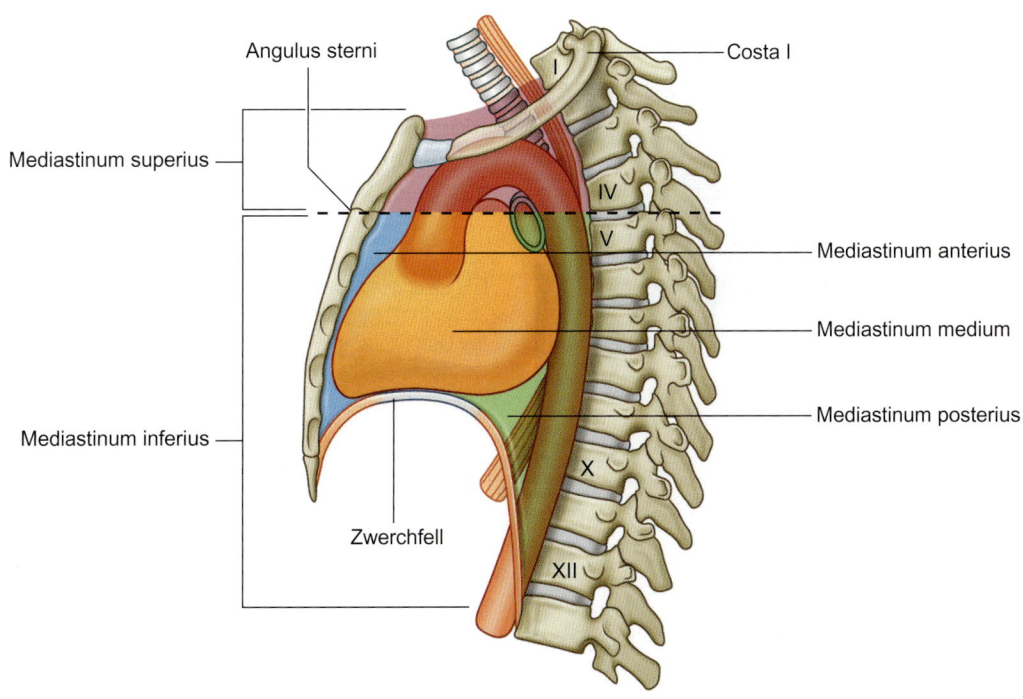

Abb. 1.3 Einteilung des Mediastinums. Ansicht von links. [E402]

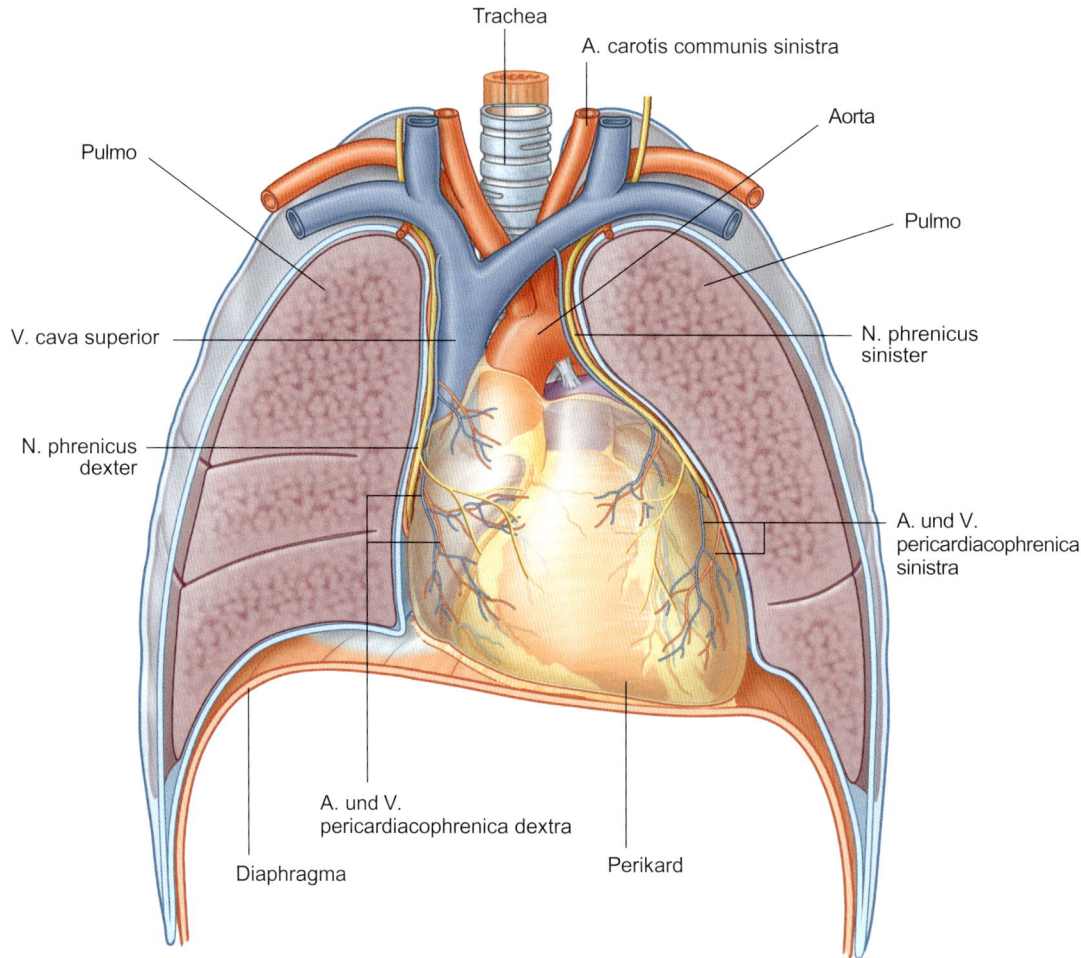

Abb. 1.4 Nachbarschaftsbeziehungen des Herzens [E402]

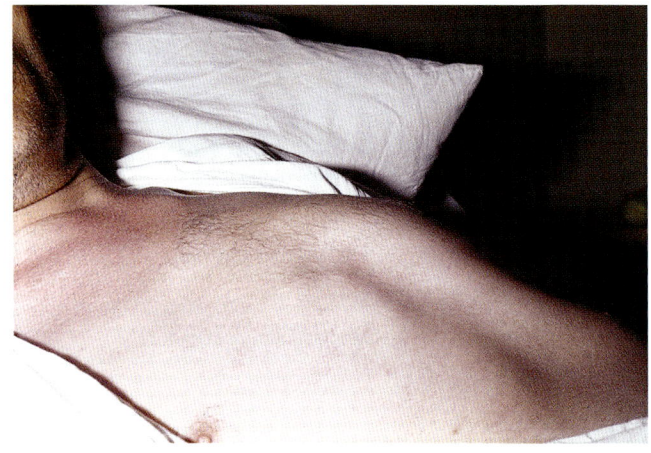

Abb. 1.5 Asymmetrische Thoraxvorwölbung präkordial links (sog. Herzbuckel) [R186]

oesophageus des Zwerchfells (Hiatus = Lücke, Durchlass), um an dieser Zwerchfellöffnung in den Bauchraum überzutreten. Im Bereich des **linken Vorhofs** (s. später) haben beide Organe Kontakt zueinander.

PATHOLOGIE
Erkrankungen des einen Organs können hier auf das andere übergreifen. So verursacht z.B. eine Vergrößerung des linken Vorhofs eine Eindellung des Ösophagus an dieser Stelle, die zu Schluckstörungen (Dysphagie) führen kann. Man benutzt diese direkte Nachbarschaft aber auch dazu, über eine im Ösophagus liegende Sonde EKG-Ableitungen vorzunehmen.

Auf beiden Seiten, im direkten Kontakt mit dem Herzen, läuft der **Zwerchfellnerv** (**N. phrenicus** sinister et dexter) nach kaudal zum Zwerchfell. Der **N. vagus** (X. Hirnnerv) verläuft im Halsbereich neben der A. carotis, zieht nach seinem Übertritt ins Mediastinum zur

Herzbasis, gibt hier einzelne Äste an das Herz ab und verläuft schließlich dorsal des Herzens in Richtung Bauchraum. Der N. vagus ist der **parasympathische Hauptnerv**.

Projektion des Herzens auf die Thoraxwand

Rund ⅔ des Herzens befinden sich links der Mediansagittalen, ⅓ rechts davon. Vom Sternum aus betrachtet liegt das Herz also dorsal hiervon hinter der kaudalen Hälfte, wobei nur ein kleiner Anteil den rechten Sternalrand überragt, während etwa die Hälfte des Herzens über den linken Sternalrand auf die linke Thoraxseite hinüberreicht (➤ Abb. 1.6).

Äußerlich ähnelt das Herz einem Kegel, dessen **Spitze** nach unten, links und vorne gerichtet ist (mit direktem **Kontakt zur Thoraxwand**) und dessen breite Basis nach oben, rechts und hinten weist. Dies ist der Verlauf der **Herzachse**. Beim schlanken Astheniker verläuft sie etwas steiler als beim Pykniker, bei dem das Herz breiter auf dem Zwerchfell aufsitzt, mit der Spitze also weiter nach links reicht. Im Durchschnitt ergibt sich ein **Winkel** von etwa **45°**.

Atemverschieblichkeit

Das Herz **verschiebt** sich mit der **Atmung**, weil es an seiner Kontaktfläche zum Zwerchfell mit demselben verwachsen ist und an dessen ausgedehnten Bewegungen teilnehmen muss. Dies betrifft die frei bleibende Herzspitze weit mehr als die Herzbasis, die an den großen Gefäßen elastisch befestigt und deshalb weniger beweglich ist. Hierdurch bedingt wandert die Herzspitze bei tiefer Inspiration (Einatmung) mit dem Tiefertreten des Zwerchfells nach medial und kaudal (➤ Abb. 1.7a). Die **Herzachse** wird bei **tiefer Inspiration** also **steiler**, bei Exspiration (Ausatmung) dementsprechend „querer" (➤ Abb. 1.7b).

Die **Herzspitze** befindet sich in der Atemruhelage im Bereich des **5. ICR** (Interkostalraum = Zwischenrippenraum) etwas medial der MCL der linken Thoraxseite und bewegt sich bei tiefer Atmung zwischen den Interkostalräumen 4 und 6. Als MCL (= Medioklavikularlinie) definiert man die gedachte Linie, die von der Mitte des Schlüsselbeins (Klavikula) als Lot senkrecht nach unten fällt (➤ Abb. 1.6).

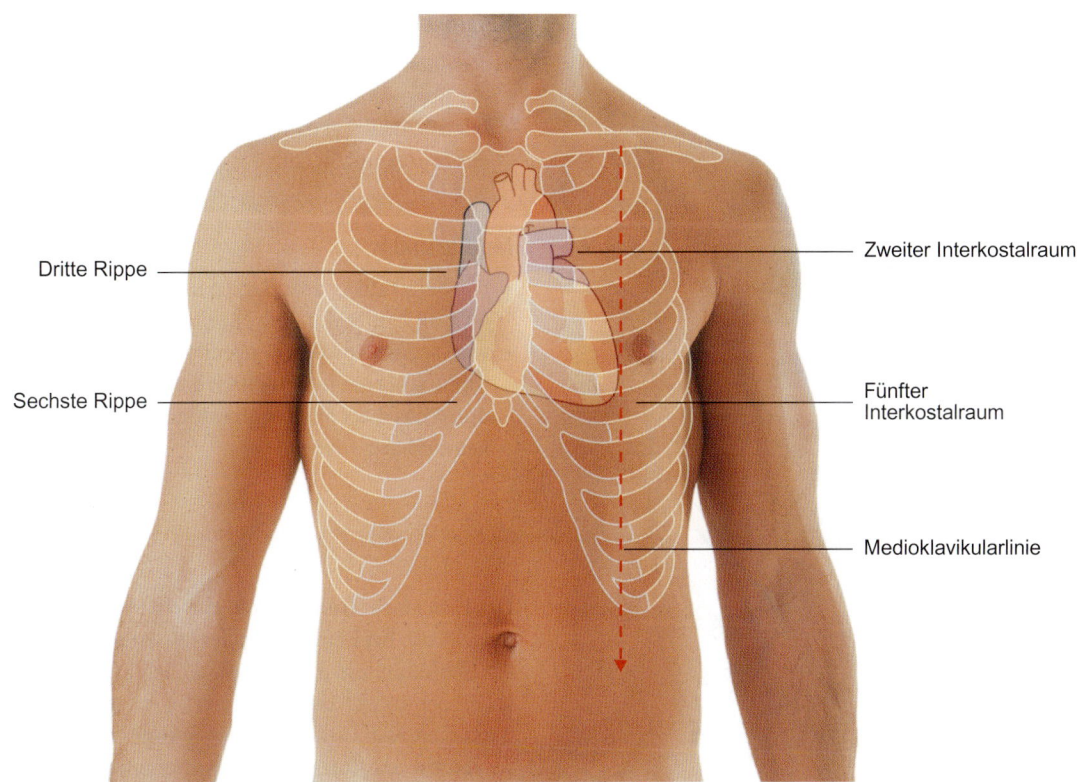

Abb. 1.6 Lage des Herzens und Verlauf der Herzachse. Darstellung der Herzprojektion auf die Skelettelemente der vorderen Brustwand. [E402]

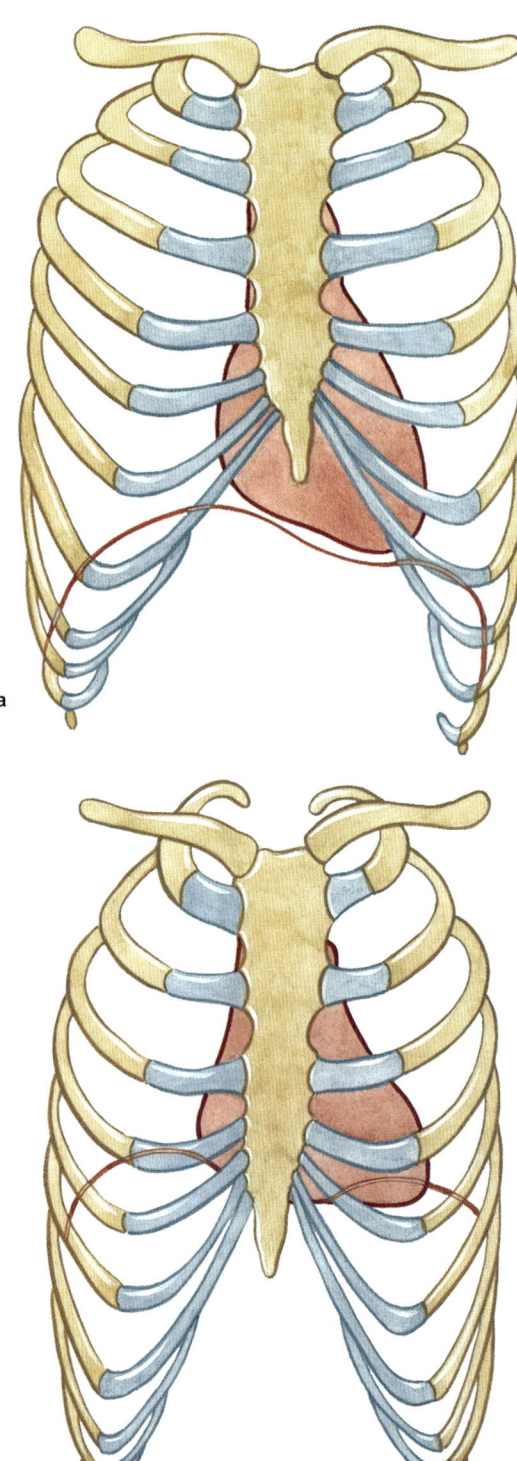

Abb. 1.7 Lage des Herzens in Abhängigkeit von der Atmung. Ansicht von ventral. **a** Inspirationsstellung. **b** Exspirationsstellung. [S007-22]

Zusammenfassung

Direkte Nachbarorgane und -strukturen (> Abb. 1.4)
- kaudal: Zwerchfell
- ventral: vordere Brustwand, nach oben noch ein Teil des Thymus
- lateral: N. phrenicus, Lungenflügel, die das Herz zusätzlich ventral überlappen
- kranial: Thymus, Trachea, Ösophagus, N. vagus, die großen zu- und abführenden Gefäße
- dorsal: N. vagus, Speiseröhre und Aorta

Lage
- ⅔ liegen auf der linken, ⅓ auf der rechten Körperseite im unteren Mediastinum.

Verlauf der Herzachse
- von rechts hinten oben (Basis) nach links unten vorne (Spitze)

Herzspitze
- im 5. ICR in der linken Medioklavikularlinie, berührt die Brustwand

Herzdämpfung (> Kap. 3.6)
- absolute: stark gedämpfter Perkussionsschall über dem Bereich der Brustwand, unter dem das Herz liegt
- relative: mäßig gedämpfter Perkussionsschall über dem Bereich der Brustwand, in dem das Herz seitlich von der Lunge überlagert ist

Mediastinum
- beinhaltet außer dem Herzen u.a. auch Thymus, Luft- und Speiseröhre (hinter der Luftröhre)
- wird seitlich von den Lungenflügeln, vorne durch Brustbein und Rippenknorpel, hinten durch die Brustwirbelsäule und unten durch das Zwerchfell begrenzt; nach oben zum Hals hin gibt es keine scharfe Grenze

1.1.2 Aufbau

Das Herz ist ein **Hohlmuskel**, also ein Muskel, der einen Hohlraum umschließt. Bei Erschlaffung der muskulären Wand weitet sich dieser Hohlraum und das Blut strömt herein. Dies nennt man **Diastole**. Bei der Kontraktion verkleinert sich der Raum und das Blut wird hinausgepresst. Dies nennt man **Systole**.

Nun hat das Herz gleichzeitig zwei getrennte Kreisläufe, nämlich den Körper- und den Lungenkreislauf, in Gang zu halten. Gleichzeitig muss es die Strömungsrichtung vorgeben. Es wäre ziemlich sinnlos, würde es bei jeder Erschlaffung und Weitung seines Hohlraums von überall her Blut aufnehmen, um es dann bei der folgenden Kontraktion wieder nach allen Seiten zurückzuschieben.

Entsprechend diesen Anforderungen besteht das Herz nicht aus einer einzelnen, sondern aus zwei etwa gleich großen Höhlen, indem es durch eine muskuläre Scheidewand (Septum) in eine rechte und eine linke Hälfte getrennt wird. Beide Herzhälften sind nochmals in eine jeweils große Herzhöhle, die **Herzkammern** oder **Ventrikel**, und in eine vorgeschaltete, wesentlich kleinere Höhle, die **Vorhöfe** (Atrium) unterteilt. Das Blut fließt aus den Vorhöfen in die Kammern, vom **rechten Vorhof** (Atrium dextrum) in die **rechte Kammer** (Ventriculus dexter) und aus dem **linken Vorhof** (Atrium sinistrum) in die **linke Kammer** (Ventriculus sinister). Die muskuläre Scheidewand trennt sowohl die beiden Vorhöfe (**Vorhofseptum**) als auch die beiden Kammern (**Ventrikelseptum**) voneinander.

Die beiden Kammern mit ihren Vorhöfen liegen in der **Projektion auf die vordere Thoraxwand** nicht gleich groß nebeneinander. Vielmehr ist das Herz um seine schräge Längsachse so weit nach links rotiert, dass rechter Vorhof und rechter Ventrikel überwiegend nach vorne gerichtet sind und linker Vorhof und linker Ventrikel nur noch in geringem Umfang nach vorne, überwiegend aber nach links und hinten. Dabei ragt der rechte Vorhof über den rechten Sternalrand hinaus und gibt hier eine im Röntgenbild sichtbare Begrenzung (> Abb. 1.8). Eine Punktion des Herzens direkt links des Sternums würde den rechten Ventrikel treffen, nach lateral in Richtung Medioklavikularlinie zu dagegen den linken.

Die **Herzbasis** mit ihren beiden Vorhöfen weist wegen der Kippung der Herzachse **nach hinten**, wodurch sie näher an den Strukturen des hinteren Mediastinums zu liegen kommt als die Herzspitze mit ihrem Kontakt zur Thoraxwand. Die zusätzliche Rotation der Herzachse nach links wiederum hat zur Folge, dass der **linke Vorhof** derjenige Teil der Herzbasis ist, der als am weitesten nach dorsal weisender Anteil des gesamten Herzens den **direkten Kontakt zur Speiseröhre** herstellt und an dieser Berührungsfläche zu deren Impression führt, wenn er hypertrophiert oder dilatiert ist (→ Dysphagie). Dagegen besitzen Erweiterungen der übrigen Herzanteile keine erwähnenswerten Auswirkungen auf die Strukturen des Mediastinums.

Die **Strömungsrichtung des Blutes** wird durch Einfügung von Ventilen vorgegeben. An der Stelle, an der das Blut in die Kammern des Herzens hineinströmt, öffnet das Ventil nur in dieser einen Richtung, und dort, wo es das Herz wieder verlässt, wird eben diese Richtung vorgegeben. Das Blut fließt also vom **Körperkreislauf** kommend in den **rechten Vorhof**, von dort in den **rechten Ventrikel** und in den **Lungenkreislauf**, in dem es mit Sauerstoff gesättigt (oxygeniert) wird. Das oxygenierte Blut fließt aus der Lunge zum **linken Vorhof**, in den **linken Ventrikel** und von hier aus wieder in den **Körperkreislauf** (> Abb. 1.9).

Die beiden **Herzeingangsventile** liegen **zwischen den Vorhöfen und den Kammern**. Die **Herzausgangsventile** befinden sich als Begrenzung der Ventrikel da, wo die beiden großen Arterien das Blut vom Herzen übernehmen und in den Körper bzw. die Lunge leiten. Hierbei ist es nicht so, dass das Blut aus den zuführenden Venen oben in das Herz hineinströmt und danach unten wieder herauskommt, sondern die Venen treten zwar von kranial an die Herzbasis heran, doch entstehen die wegführenden Arterien ebenfalls kranial an der Herzbasis in unmittelbarer Nachbarschaft zu den Venen. Sämtliche Blutgefäße des Herzens befinden sich – abgesehen von der unteren Hohlvene (V. cava inferior) – kranial an seiner Basis nebeneinander (> Abb. 1.10, > Abb. 1.11).

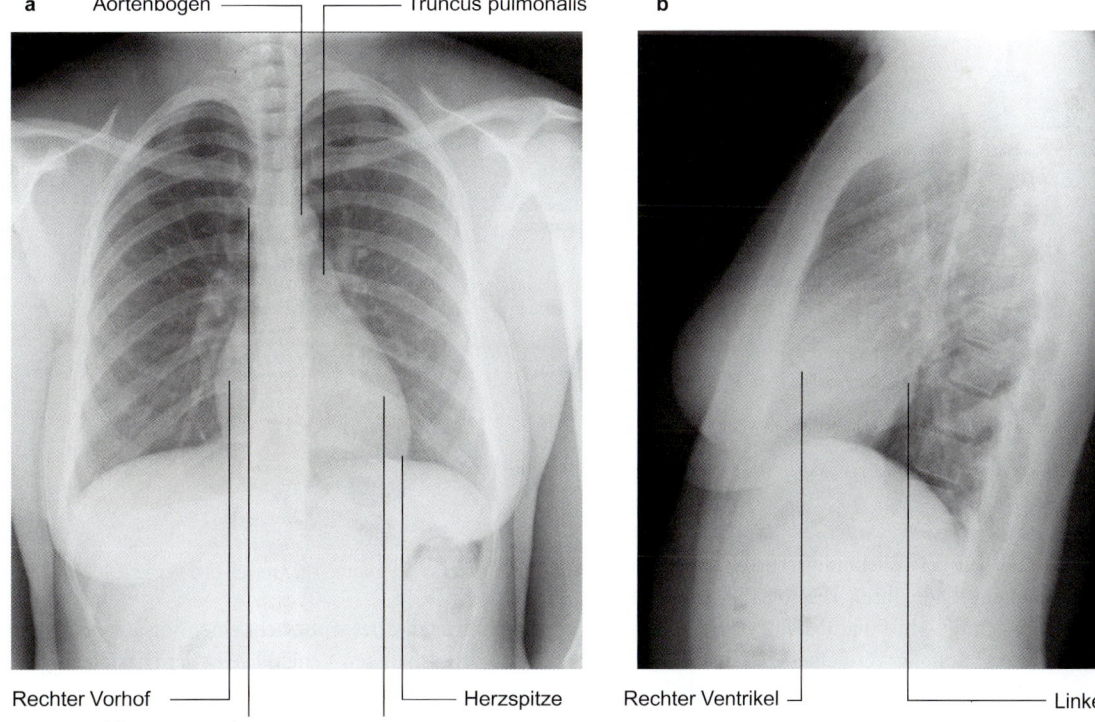

Abb. 1.8 Röntgenaufnahme des Thorax mit unauffälligem Herzschatten. **a** Posterior-anteriorer Strahlengang durch die Brust. **b** Seitliche Aufnahme. [E402]

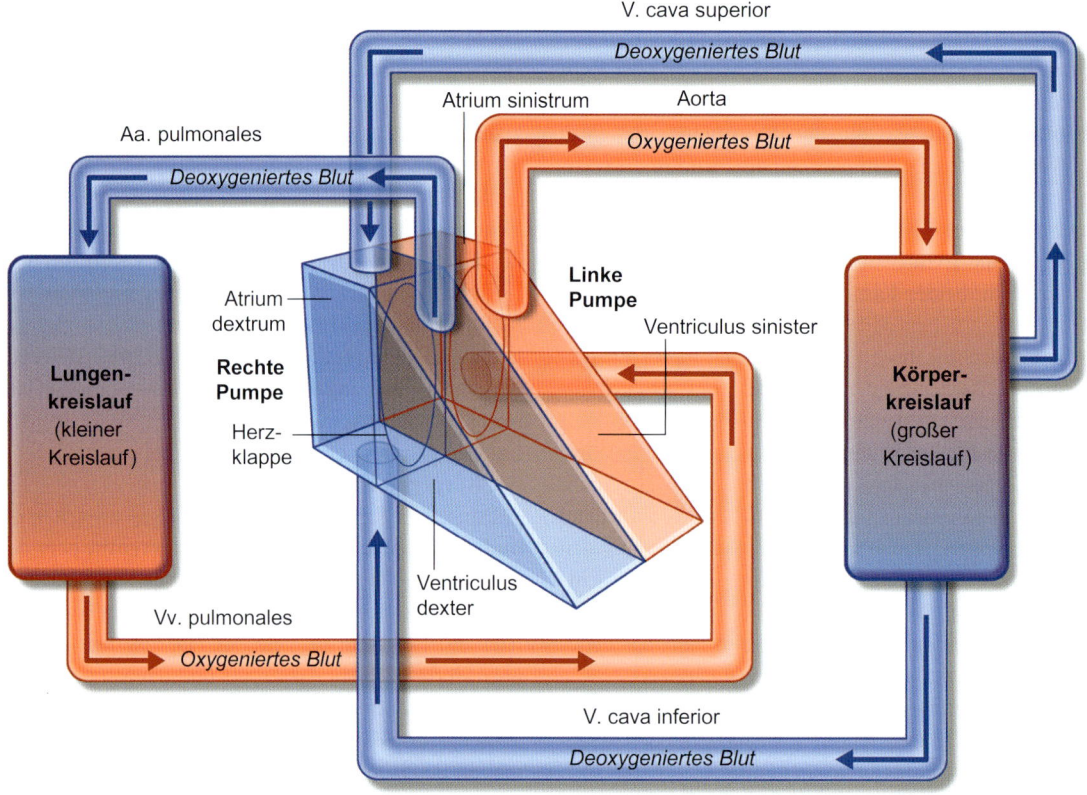

Abb. 1.9 Flussrichtung des Blutes durch das Herz sowie den Lungen- und Körperkreislauf [E402]

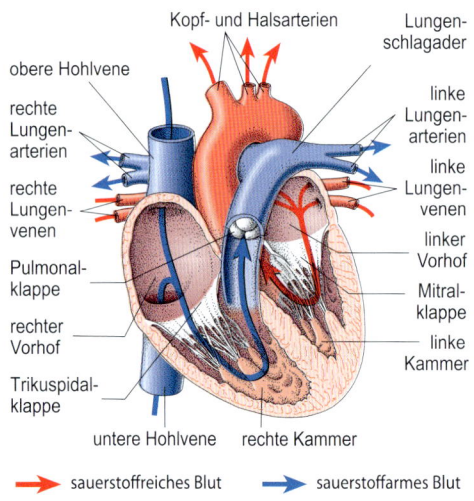

Abb. 1.10 Längsschnitt durch das Herz mit Herzkammern, Klappen und Vorhöfen [L190]

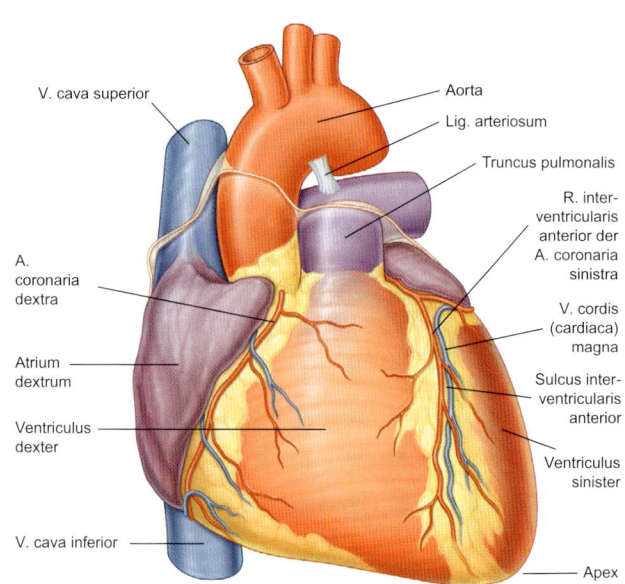

Abb. 1.11 Herzbasis mit Vorhöfen, Arterien und Venen [E402]

Die beiden **Ventrikel** fassen bei vollständiger Erschlaffung ihrer muskulären Wand, zum Ende ihrer Diastole, jeweils etwa **120–150 ml Blut**. Wenn sich die Muskulatur kontrahiert, verringert sich durch die teilweise spiralig verlaufenden Muskelfasern nicht nur der Querdurchmesser der beiden großen Herzhöhlen, sondern auch ihr Längsdurchmesser. Die Fixation des Herzens etwa in der Mitte zwischen frei bleibender Basis und Spitze auf dem Zwerchfell lässt also in der Systole Herzspitze und Herzbasis einander entgegentreten. Dies verursacht einen Sog auf das Blut der Vorhöfe und vorgeschalteten Venen. Die in der Diastole folgende Vergrößerung der beiden Ventrikel sowohl in der Quer- als auch in der Längsachse erleichtert die diastolische Füllung, indem sich nun die Ventrikel gewissermaßen nach kranial über das Blut aus den Vorhöfen stülpen.

Etwas überspitzt formuliert sitzen die beiden Vorhöfe auf den Kammern wie zwei kleine Kugeln auf zwei großen. Hierdurch bedingt entsteht von außen betrachtet ein tiefer **Einschnitt (Furche = Sulcus)** einerseits ringförmig zwischen Vorhöfen und Kammern (**Kranzfurche** = Sulcus coronarius) und andererseits an der Grenzfläche zwischen den beiden großen „Kugeln" (Kammern). Von ventral blickt man auf die **vordere Zwischenkammerfurche** (Sulcus interventricularis anterior), von dorsal auf die **hintere Zwischenkammerfurche** (Sulcus interventricularis posterior) (> Abb. 1.11). An der Herzspitze gehen die beiden Zwischenkammerfurchen ineinander über. Die Unregelmäßigkeiten der Herzkontur im Bereich dieser Einschnitte werden durch eingelagertes Fett zwischen Myo- und Epikard (> Kap. 1.1.7) einigermaßen ausgeglichen. Wichtiger ist, dass in diesen Furchen die **Gefäße** zur Versorgung der Herzwand laufen.

Zusammenfassung
- Hohlmuskel
- **Form und Größe:** gut faustgroßer, abgerundeter Kegel
- **Gewicht:** 300–400 g (0,5 % des Körpergewichts)
- zwei getrennte **Druck-Saug-Pumpen** für zwei parallel geschaltete Kreisläufe:
  – großer Kreislauf = Körperkreislauf
  – kleiner Kreislauf = Lungenkreislauf

1.1.3 Herzklappen

Segelklappen

Zwischen den Vorhöfen und den Kammern befinden sich ventilartige Klappen, die den Blutfluss nur aus den Vorhöfen in Richtung Kammern gestatten und einer Umkehrung der Strömungsrichtung durch sofortigen Klappenschluss entgegenwirken. Die Klappe zwischen rechtem Vorhof und rechtem Ventrikel heißt **Trikuspidalklappe** (Valva [= Klappe] tricuspidalis), diejenige zwischen linkem Vorhof und linker Kammer **Bikuspidalklappe** (Valva bicuspidalis).

Cuspis heißt u.a. Zipfel oder Segel. Die Trikuspidalis ist also eine Klappe, die aus 3 Zipfeln (tria = drei) besteht. Sie heißt auch Valva atrioventricularis dextra, weil sie zwischen rechtem Vorhof und rechter Kammer liegt. Die Bikuspidalis besitzt nur 2 Zipfel (bis oder bi = zwei). Sie heißt auch Valva atrioventricularis sinistra, weil sie zwischen linkem Vorhof und linkem Ventrikel liegt. Nach ihrer Ähnlichkeit mit einer **Bischofsmütze** (= Mitra) erhielt sie die zusätzliche und **nahezu ausschließlich** gebräuchliche Bezeichnung **Mitralklappe**.

Beide Klappen werden nach dem Aussehen ihrer 2 bzw. 3 Segel auch als **Segelklappen** bezeichnet. An den lumenseitigen Rändern der Klappenanteile sind zahlreiche dünne Fäden, die **Sehnenfäden** (Chordae tendineae), befestigt. Sie ziehen zur inneren Wandung des jeweiligen Ventrikels und sind hier mittels eigener kleiner Muskeln, die aus der Ventrikelwandung ins Lumen vorspringen, den **Papillarmuskeln** (Mm. papillares) befestigt (> Abb. 1.12). Die Kontraktion dieser Papillarmuskeln führt demgemäß zu einem Zug der Sehnenfäden an den Klappenrändern.

Ziehen sich in der Systole die Ventrikel zusammen, schiebt die Kompression des Blutes im Ventrikel-Hohlraum die Klappenanteile nach oben zu den Vorhöfen bzw. darüber hinaus in die Vorhöfe hinein. Hierdurch würde eine Undichtigkeit der Segelklappen (Klappeninsuffizienz) in der Systole der Kammern entstehen. Damit die beiden Klappen nicht nachgeben und gewissermaßen in die Vorhöfe durchschlagen, kontrahieren sich die Papillarmuskeln gemeinsam mit der Muskulatur der Ventrikelwandung. Dadurch werden die Ränder der Klappenanteile durch die Sehnenfäden fixiert, sodass sie aneinander liegen. Im Ergebnis entsteht ein **dichter Klappenschluss**.

Taschenklappen

Die beiden Klappen, die den rechten und linken Ventrikel am Übergang zu den nachfolgenden großen Arterien begrenzen, sind anders geformt. Sie bestehen ähnlich der Trikuspidalklappe aus 3 getrennten Anteilen, die aber wie kleine Taschen Vertiefungen aufweisen

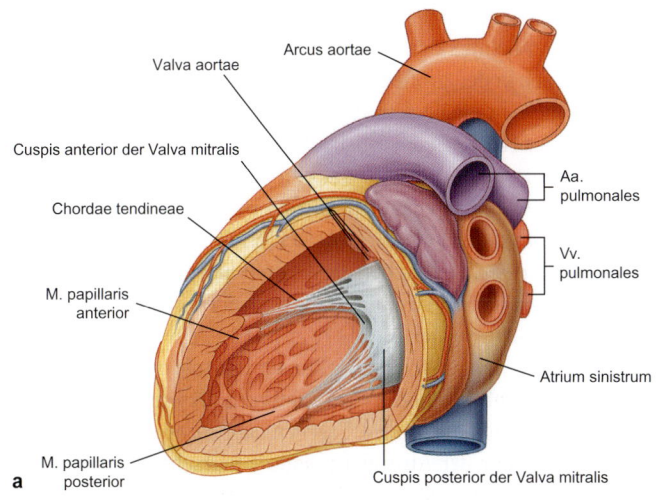
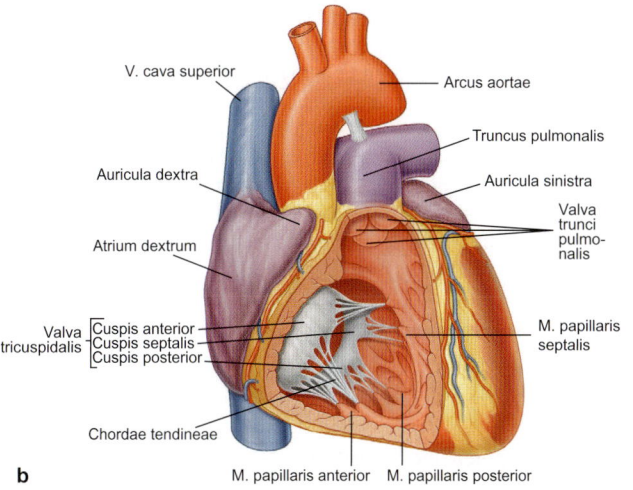

Abb. 1.12 a Blick in den linken Ventrikel. **b** Blick in den rechten Ventrikel. [E402]

und deswegen auch beiden Klappen den Namen **Taschenklappen** gegeben haben. Die Vertiefung weist hierbei zum Herzen hin, d.h., die jeweilige Wölbung der 3 einzelnen Taschen ist vom Inneren des Ventrikels aus gesehen konvex. Nach der Form dieser „Taschen" bezeichnet man die Taschenklappen manchmal auch als **Semilunarklappen** (halbmondförmige Klappen).

Die Arterie, die das Blut aus dem **rechten** Ventrikel in die Lunge leitet (Lungenkreislauf), heißt **Truncus pulmonalis** (Pulmo = Lunge), die zugehörige Taschenklappe entsprechend **Pulmonalklappe** (Valva trunci pulmonalis). Die große Arterie, die das Blut aus dem **linken** Ventrikel aufnimmt und in den Körper führt (Körperkreislauf), heißt **Aorta**, die zugehörige Taschenklappe dementsprechend **Aortenklappe** (Valva aortae) (➤ Abb. 1.12).

Da die Taschenklappen anders als die Segelklappen keine Befestigungen über Sehnenfäden besitzen, geben sie dem Druck, der sich mit der Kontraktion der Ventrikelwand im Inneren des Ventrikels aufbaut (Systole) ohne Probleme nach und lassen das Blut durch die entstehende, mittige Öffnung hindurchfließen. Bei der Erschlaffung des Ventrikels (Diastole) mit dem einsetzenden Sog auf das Blut jenseits der Herzklappen würde dieses Blut aus den abgehenden Gefäßen wieder zurückströmen. Dasselbe füllt aber nun die Taschen der Semilunarklappen, wodurch diese zurückschlagen und die Öffnung mit ihrem Aneinanderlegen verschließen, bis der erneut entstehende Druck der folgenden Systole sie wieder auseinanderzwingt.

HINWEIS PRÜFUNG
Die grundsätzliche Kenntnis über Aufbau (3 Taschen bzw. 2 oder 3 Segel) und Lage der Klappen ist wichtig. Dagegen besitzen die Bezeichnungen der einzelnen Klappenanteile oder auch des Trigonum fibrosum (➤ Abb. 1.13) für die Prüfung keinerlei Bedeutung.

MERKE
Die beiden großen Durchtrittsöffnungen zwischen Vorhöfen und Kammern mit den eingefügten Segelklappen werden entsprechend den jeweiligen Drücken auf den beiden Seiten der Klappen geöffnet oder verschlossen. Dasselbe gilt für die ebenfalls voluminösen Durchlässe der Taschenklappen an der Grenze zwischen den Ventrikeln und den nachfolgenden Arterien. Dagegen gibt es an den Öffnungen der beiden Vorhöfe, an denen die zuführenden **Venen** münden, **keinerlei „Verschlussmöglichkeiten"**, sodass das Blut analog zu den jeweils herrschenden Drücken sowohl aus den Venen in die Vorhöfe hinein als auch aus denselben wieder zurückfließen kann, dies v.a. zum Zeitpunkt der Vorhofkontraktion (➤ Kap. 1.1.4). Entsprechend den insgesamt aus den beiden **Lungen** zum **linken Vorhof** ziehenden **4 Venen** finden sich in der Wandung dieses Vorhofs 4 „nicht verschließbare Löcher". In der **rechten Vorhofwandung** gibt es deren **3**, weil hier zusätzlich zu den beiden großen Hohlvenen noch die kleinere Vene mündet, die das Blut aus dem Herzen selbst ableitet.

Zusammenfassung

Segelklappen
Zwischen Vorhöfen und Ventrikeln
- rechts: Trikuspidalklappe (3 Segel)
- links: Mitralklappe (2 Segel = Bikuspidalklappe)

Taschenklappen
Zwischen Ventrikeln und den großen Arterien
- rechts: Pulmonalklappe
- links: Aortenklappe

Weg des Blutes
Sauerstoffarmes Blut aus den peripheren Venen gelangt über V. cava inferior und V. cava superior in den rechten Vorhof → durch Trikuspidalklappe in den rechten Ventrikel → durch Pulmonalklappe über Truncus pulmonalis und Lungenarterien in die Lunge → Kohlendioxid (CO_2) wird gegen Sauerstoff (O_2) ausgetauscht → von der Lunge strömt sauerstoffreiches Blut durch insgesamt 4 Lungenvenen zum linken Vorhof → durch Mitralklappe in den linken Ventrikel → durch Aortenklappe in die Aorta → wird in abzweigende Arterien verteilt und zu sämtlichen Organen und Geweben geleitet

1.1.4 Druckverhältnisse und Phasen der Herzaktion

Der genaue Zeitpunkt des jeweiligen Öffnens und Schließens aller vier Herzklappen ist alleine bestimmt durch den **Druck** auf den beiden Seiten der Klappen. Solange während der Diastole der Druck in den nachgeschalteten Arterien (Aorta links und Truncus pulmonalis rechts) höher ist als in den beiden Ventrikeln, werden die Taschenklappen geschlossen gehalten. Gleichzeitig ist aber der Druck in den dem Herzen vorgeschalteten Venen einschließlich der Vorhöfe, mit denen sie einen gemeinsamen Raum bilden, ebenfalls höher als in den Ventrikeln, sodass beide Segelklappen geöffnet sind. Sobald während der Systole der Kammerbinnendruck zunimmt und den Druck der vor- und nachgeschalteten Gefäße übersteigt, geben die Klappen nach; die Segelklappen schließen und die Taschenklappen öffnen sich.

Der Druck in den Vorhöfen bzw. venösen Gefäßen, die das Blut zum Herzen hinführen, ist sehr viel niedriger als in den nachgeschalteten Arterien. Entsprechend schließen die beiden Segelklappen zwischen Vorhöfen und Kammern bereits am Beginn der Systole und dem hier zunächst nur minimalen Druckaufbau. Die Öffnung der Taschenklappen erfolgt erst kurze Zeit später, wenn infolge des zunehmenden Kammerbinnendrucks nun auch der Gegendruck in den großen Arterien überwunden wird.

Zwischen diesen beiden Augenblicken gibt es also eine Phase, in der alle vier Herzklappen vollständig geschlossen sind, weil die beiden Ventrikel zwar ihre Kontraktion beginnen, jedoch noch nicht ihre ganze Kraft aufgebaut haben. Dies ist die **Anspannungsphase**. Sobald dann der erforderliche Druck erreicht ist, beginnt mit der Öffnung der Taschenklappen die Austreibung des Blutes in die großen Arterien, die **Austreibungsphase**. Beide Zeitspannen gehören der **Systole** an (➤ Kap. 2.1.3).

Wenn der Herzmuskel zu Beginn der Diastole und für einen sehr kurzen Augenblick noch eine minimale Restspannung besitzt, schließen bereits die beiden Taschenklappen, weil jenseits davon der hohe Druck der Austreibungsphase herrscht. Es existiert hier also wiederum ein Zeitpunkt, an dem alle vier Klappen geschlossen sind. Das ist die **Erschlaffungs-** bzw. **Entspannungsphase**. Direkt

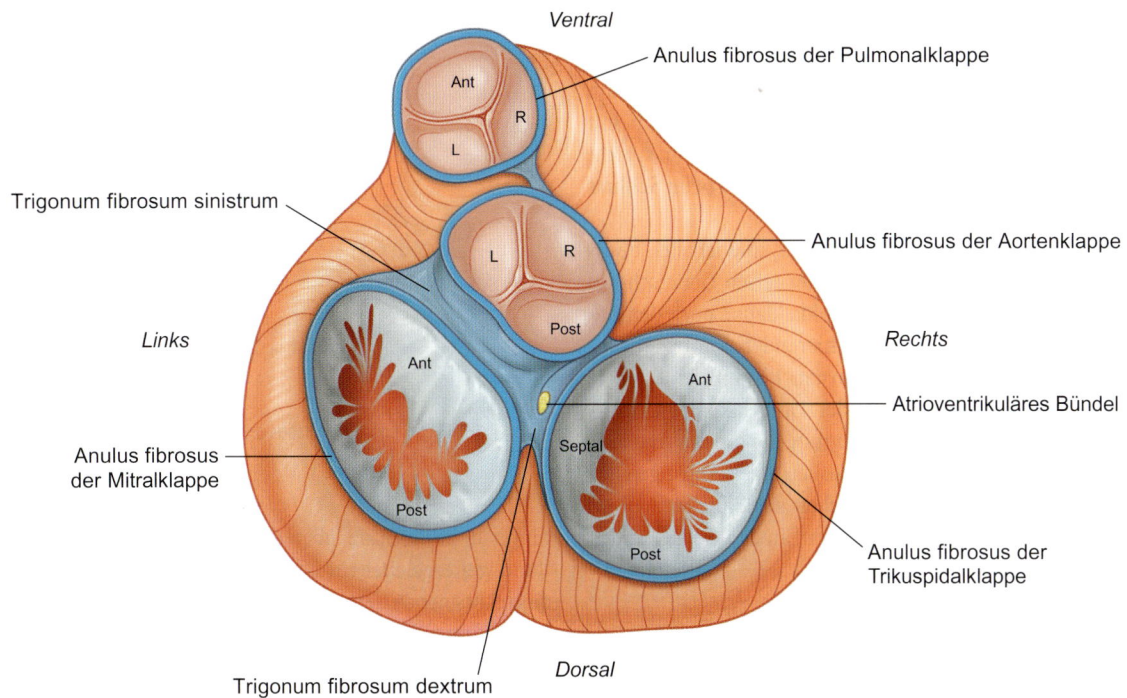

Abb. 1.13 Herzskelett und Ventilebene in der Diastole [E402]

anschließend führt die nun vollständige Erschlaffung der Ventrikel zu einem höheren Druck in den Vorhöfen, der die Segelklappen öffnet und das Blut in die Kammern strömen lässt. Man nennt dies die **Füllungsphase**. Auch die **Diastole** besteht demnach aus zwei aufeinanderfolgenden Phasen (> Kap. 2.1.3).

Zusammenfassung
- **Systole:** Arbeitsphase mit Anspannungs- und Austreibungsphase
- **Diastole:** Erschlaffung mit Entspannungs- und Füllungsphase

1.1.5 Ventilebene und Herzskelett

Die großen Arterien entstehen an den Kammern direkt neben deren Grenzfläche zu den Vorhöfen. Dadurch liegen die vier Herzklappen einander direkt benachbart, gewissermaßen in derselben Ebene nebeneinander (> Abb. 1.11, > Abb. 1.13). Man spricht deshalb von der **Ventilebene** oder **Klappenebene** des Herzens.

Eingelassen sind die Herzklappen in eine **Platte aus straffem Bindegewebe**, die sich zwischen den Vorhöfen und Kammern ausbreitet. Um die Aussparungen der Klappen herum ist ein verstärkender Ring (Anulus fibrosus; > Abb. 1.13) ausgebildet, an dem die einzelnen Klappenanteile (Segel bzw. Taschen) befestigt sind. Das elektrisch isolierende, sich noch ein sehr kleines Stück in das Ventrikelseptum fortsetzende Bindegewebe der Ventilebene wird als **Herzskelett** bezeichnet. Wichtig ist nicht nur diese **mechanische Stabilisierung**, sondern v.a. auch die **elektrische Isolierung** zwischen Vorhöfen und Kammern (> Kap. 2.1.2).

Die Ventilebene befindet sich quer zur Herzachse an der Stelle, an der die Vorhöfe in die Kammern übergehen (Sulcus coronarius) bzw. an der auch die beiden großen Arterien Aorta und Truncus pulmonalis an den Ventrikeln entstehen. Am weitesten rechts liegt in der Projektion auf die Thoraxwand die Trikuspidalklappe, am weitesten links die Mitralklappe. In die Mitte dazwischen projizieren sich die beiden Taschenklappen. Dabei befindet sich die **Pulmonalklappe** wegen der Rotation der Herzachse nach links **vor der Aortenklappe** (> Abb. 1.13).

Zusammenfassung
Alle vier Herzklappen liegen unmittelbar nebeneinander in der **Ventilebene**.

Herzskelett
- gebildet von straffem Bindegewebe zwischen Vorhöfen und Kammern, in das die Klappen eingelassen sind
- Davon geht die Herzmuskulatur der Vorhöfe nach oben und diejenige der Ventrikel nach unten ab.
- Durch eine kleine Öffnung in der bindegewebigen Platte gelangt das Reizleitungssystem von den Vorhöfen zu den Kammern.

1.1.6 Herztöne und -geräusche

Siehe auch > Kap. 3.3 (Auskultation).

Herztöne

Beide Segelklappen und beide Taschenklappen öffnen und schließen jeweils synchron. Das Schließen der Segelklappen zu Beginn der Systole ergibt dabei genauso ein Geräusch wie das Schließen der Taschenklappen zum Ende der Systole bzw. Beginn der Diastole.

Kurz dauernde, **physiologische** Geräusche bezeichnet man am Herzen definitionsgemäß als **Töne**. Sie sind auskultatorisch mit dem Stethoskop zu vernehmen und zu beurteilen. Man spricht beim hörbaren **Schluss der Segelklappen** vom **1.** und beim **Schluss der Taschenklappen** vom **2. Herzton.**

Der 1. Herzton dauert etwas länger als der 2. und ist auch etwas dunkler und klingender, weil sich zum eher leisen Geräusch des Klappenschlusses von Mitral- und Trikuspidalklappe noch der **Anspannungston** der sich plötzlich kontrahierenden **Ventrikelwandung** dazuaddiert. Auch der 2. Herzton am Beginn der Diastole wird nicht ausschließlich vom Schluss der Taschenklappen verursacht, sondern zusätzlich von der **Schwingung** der großen **Arterien** (v.a. der Aorta wegen der höheren Drücke) an ihren Abgängen aus den Ventrikeln, sobald sich die Druckwellen des Blutes am Übergang von der Systole zur Diastole umkehren, an den Gefäßwänden brechen und die Taschenklappen schließen.

Herzgeräusche

Im Gegensatz zu den physiologischen, kurz dauernden Herztönen bezeichnet man **zusätzlich auftretende**, **länger** anhaltende Geräuschphänomene als **Herzgeräusche**.

Verursacht werden sie v.a. durch Blutturbulenzen im Bereich von Klappen- oder Gefäßstenosen. Sind sie in der Systole zu vernehmen, handelt es sich um systolische Geräusche, andernfalls um diastolische.

Aus den wechselnden Druckverhältnissen im Herzen sowie den in Diastole und Systole mal teilweise geöffneten, teilweise geschlossenen und dann wieder komplett verschlossenen Klappen lässt sich bereits eine mögliche Ursache von Geräuschen ableiten. Weitere diagnostische Hilfestellungen hinsichtlich der betroffenen Klappe erhält man durch die Lokalisation, an der das Geräusch auskultatorisch am lautesten vernehmbar wird. Diese Stelle wird als **p.m.** (= **punctum maximum**) bezeichnet.

Projektion von Tönen und Geräuschen (> Abb. 1.14)

Die Anordnung der Herzklappen in der Ventilebene hat zur Folge, dass sie hier mit ihren physiologischen Tönen und pathologischen Geräuschen am besten beurteilt werden können. Der Ort, der sich für eine erste Auskultation besonders eignet, ist der **3. ICR parasternal links**, der sog. **Erb-Punkt**. Diese Stelle liegt über der Ventilebene und damit auf Höhe sämtlicher Klappen.

Am Übergang der Aorta ascendens zum Aortenbogen liegt die Aorta auf Höhe des **2. ICR** und direkt neben dem **rechten Sternalrand** der vorderen Thoraxwand am nächsten und kann hier auskultatorisch einschließlich ihrer Klappe auch am besten beurteilt werden. Da sowohl der Ton des Klappenschlusses als auch ein eventuelles pathologisches Geräusch an der Aortenklappe zwar links parasternal im Bereich des Erb-Punktes entsteht, aber von hier aus

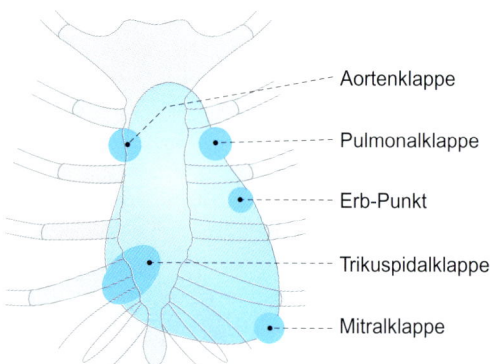

Abb. 1.14 Projektion der Herzauskultationsstellen auf die vordere Brustwand [L106]

hinter dem Sternum über das Blut der Aorta an dessen rechten Rand weitergeleitet wird, kann man bei einem Ton oder Geräusch, das rechts neben dem Sternum im 2. ICR zusätzlich zum Erb-Punkt zu auskultieren ist, auf die Beteiligung der Aortenklappe schließen. Der **2. ICR parasternal rechts** gilt daher als Auskultationspunkt für die **Aortenklappe**.

Die **Pulmonalklappe** ist, abgesehen vom Erb-Punkt, im **2. ICR parasternal links** am besten zu auskultieren, weil der Truncus pulmonalis seinen Weg aus dem rechten Ventrikel mehr nach kranial und links nimmt, bevor er sich in die beiden Pulmonalarterien (Aa. pulmonales) aufteilt.

Die beiden Segelklappen projizieren sich mit ihren Tönen und Geräuschen auf den Erb-Punkt, wobei sich allerdings als einzige der vier Klappen die **Trikuspidalklappe** hinter der rechten Sternumhälfte bereits in einiger Entfernung zum Erb-Punkt befindet. Sie besitzt dementsprechend ihren wesentlichen Auskultationspunkt im **4.–5. ICR parasternal rechts**.

Die Weiterleitung über das Blut der Ventrikel zur Herzspitze betrifft überwiegend die **Mitralklappe**, weil die Herzspitze in der Medioklavikularlinie des 5. ICR vom linken Ventrikel gebildet wird, der hier den rechten überragt. Die **Herzspitze** gilt demnach als Mitralauskultationspunkt.

> **MERKE**
> Physiologische und pathologische Klappengeräusche können dort am besten gehört werden, wo sie entstehen, also direkt über der Klappe bzw. am Erb-Punkt, aber zusätzlich auch dort, wohin sie über das stehende oder fließende Blut hingeleitet werden: Wässrige Flüssigkeiten stellen für die Druckwellen des Schalls ein perfekt leitendes Medium dar (5-mal besser als Luft).

1.1.7 Aufbau der Herzwand

Die Wandung der vier Herzhöhlen besteht aus drei unterschiedlichen Schichten:
- Herzinnenhaut (Endokard)
- Herzmuskel (Myokard)
- Herzaußenhaut (Epikard) als Teil des Herzbeutels (Perikard)

Endokard

Das Endokard besteht aus einem einschichtigen, also sehr **dünnen Endothel**, das auch die Blutgefäße auskleidet. Angrenzend zum Myokard ist lediglich noch eine schmale Bindegewebsschicht (Lamina propria) aufgelagert und mit diesem verwachsen. Die Ernährung erfolgt nicht über zuführende Blutgefäße aus dem darüber befindlichen Myokard, sondern durch Diffusion aus dem Blut des Ventrikellumens.

Das Endokard kleidet Vorhöfe und Kammern einschließlich ihrer Septen sowie sämtlicher darin befindlicher Strukturen vollständig aus. Es erhalten also auch die 4 Herzklappen sowie die Papillarmuskeln mit ihren Sehnenfäden einen lückenlosen Überzug. Die Herzklappen selbst bestehen gewissermaßen aus **Duplikaturen des Endokards** mit wenig zusätzlich eingeschobenem Bindegewebe. An der Herzbasis setzt sich das Endokard nahtlos in das Endothel der großen Gefäße fort, woraus die Identität dieser Gewebe deutlich wird.

Myokard

Herzmuskelgewebe

Man unterscheidet zwischen der quergestreiften, willkürlich steuerbaren **Skelettmuskulatur** und der willentlich nicht beeinflussbaren **glatten Muskulatur** der inneren Hohlorgane. Die Muskulatur des Herzens wird weder zur einen noch zur anderen Gruppe gerechnet, sondern als drittes Muskelsystem separat betrachtet. Tatsächlich stellt sie einen **Mischtyp** zwischen quergestreifter und glatter Muskulatur dar: Sie ist im Mikroskop deutlich quergestreift, erhält also wie die Skelettmuskulatur ihr Aussehen durch ihre in Reih und Glied stehenden Aktin- und Myosinfilamente. Gleichzeitig aber untersteht sie nicht dem Willen, sondern funktioniert vollkommen autonom, in Grenzen beeinflussbar durch Sympathikus und Parasympathikus (= vegetatives Nervensystem).

> **EXKURS**
> Die Zellen eines **Skelettmuskels**, seine einzelnen Fasern, liegen parallel nebeneinander, aber **ohne jegliche Verbindung zueinander**. Entsprechend reagieren sie auch vollkommen **isoliert**. Der Befehl einer Nervenfaserendung bringt genau die Muskelfasern zur Kontraktion, die von dieser Nervenfaser innerviert werden. Die Kraft eines beliebigen Skelettmuskels wird variiert durch den prozentualen Anteil seiner gerade in Kontraktion befindlichen Fasern. Je mehr Fasern durch die zugehörigen Nervenendungen zur (immer vollständigen) Kontraktion gebracht werden, desto mehr Kraft entwickelt der Gesamtmuskel. Im Extremfall, z.B. bei den äußeren Augenmuskeln, kann diese Kraft sehr fein abgestuft werden, indem hier eine Nervenfaser nur eine einzelne oder einige wenige Muskelfasern innerviert. Ein Skelettmuskel kontrahiert sich also scheinbar als Einheit, besteht aber genau genommen aus einer Unmenge vollkommen voneinander unabhängiger Anteile (sog. motorischen Einheiten), die in der Steuerung durch das Gehirn oder über Reflexwege auch getrennt voneinander funktionieren. Wird ein Skelettmuskel nicht mehr innerviert, beispielsweise wegen einer Schädigung des versorgenden Nervs, so stellt er seine Tätigkeit im selben Moment vollständig ein. Es resultiert eine schlaffe Lähmung und in der Folge ein Absterben derjenigen Muskelfasern, die unwiderruflich nicht mehr innerviert werden können.

Eine Arbeitsweise wie beim Skelettmuskel wäre bei der **Muskulatur des Herzens** unökonomisch und mit seiner Funktion kaum vereinbar. Die Anpassung an unterschiedliche Erfordernisse wird hier auf andere Weise erreicht. Die Verkleinerung des Ventrikellumens sowie die nachfolgende Diastole erfolgen unter perfektem Gleichklang der Wandanteile und grundsätzlich ohne die Notwendigkeit irgendeines Nervenimpulses. Wenn bei einem Querschnittsyndrom im oberen Halsmark der gesamte Körper einschließlich der Atmung gelähmt ist, schlägt das Herz dennoch weiter. Wenn Sympathikus und Parasympathikus ausfallen, entfallen modifizierende Impulse, doch bleibt die Grundfunktion erhalten. Das Herz schlägt auch dann noch, wenn alle anderen Organe einschließlich des Gehirns bereits tot sind – es benötigt lediglich noch etwas Sauerstoff über eine künstliche Beatmung sowie ein Minimum an Nährstoffen. Selbst die Art der Nährstoffe ist hierbei nicht von allzu großer Bedeutung.

Erreicht werden diese Überlebensfähigkeit und Autonomie v.a. über zwei Besonderheiten: Zum einen ist dies die **autonome Erregungsbildung** im Herzen selbst und zum anderen die gegenseitige **Verbindung der Herzmuskelzellen** samt ihrer Fähigkeit, elektrochemische Impulse an die Nachbarzelle weiterzuleiten. Anders als bei den Zellen des Skelettmuskels sind sämtliche Herzmuskelzellen untereinander „elektrisch" durch spezifische Brücken verbunden. Die Erregung einer einzelnen Zelle springt dadurch auf die Nachbarzellen und von diesen aus wiederum auf weitere Zellen über. Schließlich ist das gesamte Herz erregt und befindet sich in seiner Systole. Diese eigenständige und geordnete Weiterleitung der Erregung sichert dem Herzen nicht nur seine Unabhängigkeit von äußeren Nervenimpulsen, sondern auch die Gleichförmigkeit der Kontraktion seiner Vorhöfe und Kammern.

Glanzstreifen

Die Zellen des Myokards sind mit ca. 100 µm viel kürzer als diejenigen der Skelettmuskulatur und besitzen deshalb auch nur einen bis maximal zwei Zellkerne. An ihren Stirnseiten sind sie mit den Nachbarzellen verbunden, sodass sie prinzipiell genauso lange Ketten bilden wie die Skelettmuskelfasern, nur dass eben **Zellgrenzen** vorhanden sind. Diese Zellgrenzen heben sich im Mikroskop hervor und heißen **Glanzstreifen** (➤ Abb. 1.15). Einzelne Herzmuskelfasern wie auch die Anordnung der langen Ketten sind nicht ganz so streng symmetrisch und parallel ausgerichtet, wie dies beim Skelettmuskel gesehen wird. Sie liegen vielmehr in mehreren Schichten teils quer, teils längs und teils spiralig schräg und besitzen manchmal sogar zusätzliche Zellfortsätze zu weiteren Nachbarzellen, wo dann wiederum Glanzstreifen entstehen.

Gap junctions

Die „**elektrische" Verbindung** wird im Bereich der jeweiligen Zellkontakte (Glanzstreifen) durch zahlreiche Verbindungsstellen, die **gap junctions**, hergestellt (➤ Abb. 1.15). Dies sind offene Poren bzw. Kanäle in den Zellmembranen, durch welche die depolarisierenden Ionenflüsse von der einen Zelle auf die nächste übergreifen können, bis schließlich sämtliche Zellen daran beteiligt sind. Man

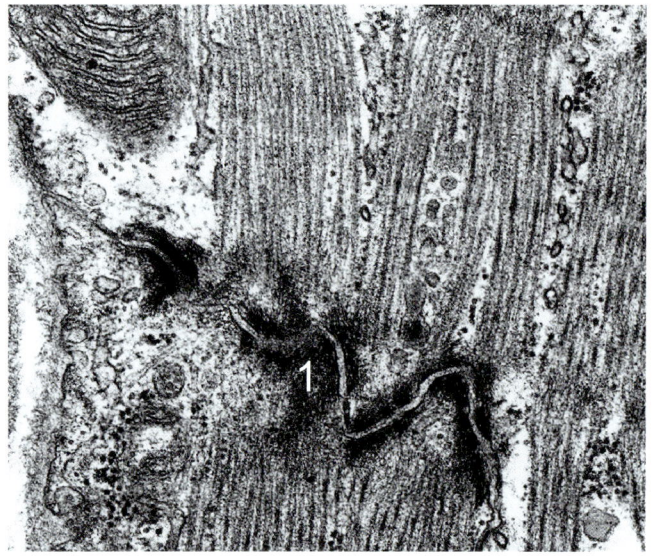

Abb. 1.15 Glanzstreifen zwischen zwei Herzmuskelzellen (**1**) [M375]

PATHOLOGIE

Bei Erkrankungen im Lungenkreislauf, die mit einem deutlich erhöhten Gegendruck einhergehen **(pulmonale Hypertonie)**, passt sich der rechte Ventrikel durch **Hypertrophie** seiner muskulären Wandung den Erfordernissen an – im Einzelfall so weit, dass sich die beiden Ventrikel in ihrer Wandstärke nicht mehr unterscheiden bzw. (selten), dass der rechte sogar den linken an Stärke übertrifft.
Entsprechend kann auch der linke Ventrikel bei einem Hochdruck im Körperkreislauf oder, im günstigsten Fall, durch sportliche Betätigung so weit hypertrophieren, dass das Gewicht des Herzens bis auf 500 g ansteigt. Was deutlich über dieses sog. **kritische Herzgewicht** hinausgeht, ergibt Probleme hinsichtlich einer adäquaten Durchblutung des Herzens und führt zur Ischämie bis hin zur Herzinsuffizienz, im Extremfall zum Herzversagen.

spricht hinsichtlich der gegenseitigen Verbundenheit aller Herzmuskelzellen, die dafür sorgt, dass sowohl die Vorhöfe als auch die Kammern als **Einheit** funktionieren, von einem **funktionellen Synzytium**, einem Netzwerk. Lediglich zwischen Vorhöfen und Kammern besteht aufgrund der Isolierung durch das Herzskelett die Notwendigkeit eines Reizleitungssystems.

Dicke des Myokards

Die Muskelschicht ist in den Vorhöfen und den beiden Ventrikeln jeweils sehr unterschiedlich stark – je nachdem, was sie an Kraft zu entwickeln hat. Die **Vorhöfe** brauchen gegen den geringen Widerstand eines enddiastolischen Ventrikels nur ein kleines Zusatzvolumen (10–15 ml) hineinzupumpen. Ihre **Wandstärke** beträgt daher nur **1–2 mm** im Durchmesser.

Der **rechte Ventrikel** hat sein systolisches Volumen gegen einen Druck von 12–15 mmHg im Truncus pulmonalis auszuwerfen. Hierfür genügt eine Wandstärke von ca. **6 mm**. Der **linke Ventrikel** hat mit Abstand den höchsten Druck aufzubauen, da sein Blut durch den gesamten Organismus fließen muss, ohne unterwegs zum Stillstand zu kommen. Hierdurch bedingt liegt der zu überwindende Gegendruck in der Aorta diastolisch noch bei ca. 75 mmHg. Der linke Ventrikel besitzt daher eine Wandstärke von ca. **1,8 cm** – also in etwa die **3-fache Dicke** des rechten Ventrikels. Diese Zahlen stellen Durchschnittswerte dar und können je nach Körpergewicht, Alter, Geschlecht und körperlichem Training abweichen.

Die Dicke des **Ventrikelseptums** entspricht angenähert derjenigen der linken Kammer, weil sich diese muskuläre Scheidewand an den Kontraktionen beider Kammern beteiligt.

Der **Rauminhalt** der beiden Ventrikel ist mit **jeweils 120–150 ml** am Ende der Diastole genauso **identisch** wie ihr **Auswurfvolumen** von **70–80 ml** in der folgenden Systole. Es ist also allein der **Gegendruck**, der überwunden werden muss, der zu den unterschiedlichen Wandstärken führt.

Perikard

Das Perikard (**Herzbeutel**) umschließt das Herz. Es besteht aus **zwei Anteilen** bzw. **Blättern**, dem inneren viszeralen und dem äußeren parietalen Blatt (➤ Abb. 1.16). Aufgebaut sind die beiden Blätter wie das Endokard aus einem **einschichtigen Epithel** und einer dünnen, aufgelagerten Schicht aus **Bindegewebe** (Lamina propria). Das **innere viszerale Blatt** ist mit seinem bindegewebigen Anteil auf dem Myokard befestigt und wird deshalb **Epikard** genannt. Das **äußere parietale Blatt** heißt genauso **Perikard** wie der Herzbeutel insgesamt, also beide Blätter zusammen. Im Einzelfall ergibt sich erst aus dem Zusammenhang, wofür der Begriff nun genau stehen soll.

Zum besseren Verständnis kann man sich zu Aufbau und Lage des Herzbeutels eine einseitig klebende Folie (= Epikard) vorstellen, die beginnend an der Herzspitze zur Herzbasis hochgerollt wird und mit ihrer Klebeseite (Lamina propria) auf dem Herzmuskel haftet (mit ihm verwachsen ist). Von der Herzbasis aus greift die Folie noch einige Zentimeter auf die großen Gefäße über, bevor sie umschlägt und

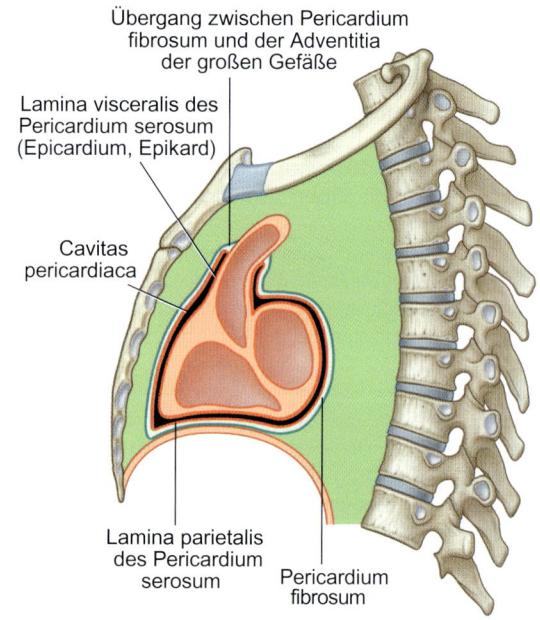

Abb. 1.16 Sagittalschnitt durch das Perikard [E402]

als Duplikatur wieder die gesamte Strecke zurück zur Herzspitze geführt wird. Diese Duplikatur entspricht dem parietalen Blatt (Perikard) des Herzbeutels, wobei ab dem Umschlagspunkt die Klebeseite der Folie (das Bindegewebe des Perikards) der Umgebung zugewandt und an derselben befestigt ist. Dies bedeutet gleichzeitig, dass die Epithelanteile der beiden Blätter locker aufeinanderliegen, getrennt durch einen spaltförmigen, in sich abgeschlossenen Raum.

EXKURS

Einige bezeichnen allein das mit dem Myokard verwachsene Epikard als dritte Schicht des Herzens und trennen damit das äußere Perikard als aufliegenden, umhüllenden Teil des Herzbeutels von der eigentlichen Herzwand ab. Genauso gut nachvollziehbar ist andererseits die Meinung, dass der Herzbeutel insgesamt – als einheitliche, aus zwei Blättern bestehende Struktur – die dritte Schicht darstellt, weil mit dem Epikard ein Teil dieser zusammenhängenden Gesamtstruktur auf dem Herzmuskel festgewachsen ist.
Es ist nicht notwendig, hier Partei zu ergreifen; ausschließlich von Bedeutung ist die Kenntnis der anatomischen Situation.

Die Epithelzellen der beiden Blätter des Herzbeutels sezernieren eine geringe Menge **seröser Flüssigkeit** in den dazwischen liegenden **Spalt**. Hierdurch entstehen Adhäsionskräfte, die zwar gegenseitige Verschiebungen der beiden Blätter gestatten, ein Ablösen voneinander jedoch verhindern. Dies entspricht dem bekannten Prinzip zweier aufeinanderliegender Glasplatten, zwischen die ein paar Tropfen Flüssigkeit gegeben wurden. Man kann diese beiden Platten problemlos gegeneinander verschieben, aber wegen der Adhäsionskräfte kaum noch voneinander trennen.

Das Epikard ist mit dem Myokard verwachsen und nimmt an den Bewegungen des Herzens teil. Das äußere Blatt des Herzbeutels ist dagegen in das weiche, elastische Bindegewebe des Mediastinums eingelassen und an seiner Kontaktfläche zum Zwerchfell mit demselben verwachsen. Die Adhäsionskräfte bewirken nun bei der Einatmung, dass das gesamte Herz mit dem Tiefertreten des Zwerchfells über sein Perikard nach kaudal gezogen wird. Gleichzeitig steht dem Herzen über den flüssigkeitsgefüllten Spalt ein Raum zur Verfügung, in dem es sich während Systole und Diastole uneingeschränkt bewegen kann.

Das **Perikard** erfüllt also gleich **mehrere Funktionen:** Es bietet Abgrenzung und Schutz des Myokards gegenüber seinem Umfeld. Entzündungen der Lunge (Pneumonie) können so nicht direkt auf das Myokard übergreifen. Des Weiteren stellt es dem Herzen einen definierten Raum zur Verfügung, in dem es sich frei bewegen kann, ohne sich aus seiner Umgebung herauszulösen. Die Integration in die Umgebung erzeugt gleichzeitig einen gewissen Widerstand, der eine übermäßige Füllung der Ventrikel in geringem Umfang begrenzt.

PATHOLOGIE

Eine Entzündung des Perikards (Perikarditis) kann zur Flüssigkeitsvermehrung zwischen den beiden Blättern führen, zu einem **Perikarderguss**. Der entstehende Flüssigkeitsmantel behindert je nach seinem Umfang die diastolische Füllung der Ventrikel. Dadurch, dass der Anfangsteil der großen Gefäße noch innerhalb des Herzbeutels liegt, kann ein sehr voluminöser Perikarderguss zusätzlich zu einer Kompression der dünnwandigen Venen führen, wodurch die Füllung der Ventrikel weiter erschwert wird.

Zusammenfassung

Aufbau der Herzwand (von innen nach außen):
- **Endokard** (Herzinnenhaut): besteht aus einschichtigem Epithel (dem Lumen zugewandt) und einer dünnen Schicht Bindegewebe, mit dem es auf dem nachfolgenden Myokard festgewachsen ist; bildet die Herzklappen, überzieht lückenlos den gesamten Binnenraum des Herzens einschließlich der Papillarmuskeln.
- **Myokard** (Muskelschicht): besteht aus quergestreifter, nicht willkürlich beeinflussbarer Herzmuskulatur; seine Zellen sind untereinander über gap junctions verbunden und bilden dadurch ein funktionelles Synzytium.
- **Perikard** (Herzbeutel): liegt mit seinem inneren Blatt (**Epikard**) dem Herzen direkt auf, schlägt an den Gefäßen um und überzieht das gesamte Herz als Perikard ein zweites Mal; zwischen beiden Schichten befindet sich eine geringe Menge seröser Flüssigkeit.

1.1.8 Binnenraum der Herzhöhlen

Das **Innere der Vorhöfe und Kammern** als Grenzfläche zum durchströmenden Blut ist nicht vollständig glatt und gleichmäßig ausgeformt. Vielmehr springen z.B. in den Kammern neben den Papillarmuskeln der Segelklappen (➤ Kap. 1.1.3) noch weitere wulst- oder bandförmige Anteile des Myokards (Trabekel) ins Lumen vor. Die Vorhofwandung kann schon deswegen nicht vollkommen glatt ausgeformt sein, weil hier die großen Venen aus Peripherie bzw. Lunge münden. Im rechten Vorhof sind dies die Mündungsstellen der beiden Hohlvenen sowie des Sinus coronarius, der das venöse Blut des Herzens selbst wegführt; links münden die insgesamt vier Vv. pulmonales. Zusätzlich entstehen entwicklungsgeschichtlich bedingte Unregelmäßigkeiten. So gibt es im vorderen oberen Anteil beider Vorhöfe kleine **Ausbuchtungen**, die auch von außen sichtbar werden. Indem sie hier wie zwei kleine Ohren auf der Herzbasis thronen, bezeichnet man sie auch tatsächlich als **Herzohren** (Auriculae cordis; ➤ Abb. 1.12b).

PATHOLOGIE

In den Ausstülpungen der Vorhöfe kommt das Blut unter pathologischen Bedingungen sehr viel leichter zum Stehen als im restlichen Vorhof-Binnenraum, weshalb sich bevorzugt hier **Thromben** bilden. Besonders häufig geschieht dies im **linken Herzohr** im Rahmen eines **Vorhofflimmerns**. Wenn sich ein solcher Thrombus von der Wandung ablöst und mit dem strömenden Blut fortgespült wird, kann er beispielsweise in zerebrale Gefäße gelangen und einen **Schlaganfall** verursachen (➤ Fach Neurologie).

1.2 Blutgefäße und Kreislauf

Einführung

Die **Arterien** („Schlagadern") führen das Blut **vom Herzen weg** – entweder in die Körperperipherie einschließlich Gehirn (= großer Kreislauf, Körperkreislauf) oder in die Lunge (= kleiner Kreislauf, Lungenkreislauf). Die **Venen** bringen das Blut wieder **zum Herzen zurück**, entweder aus dem großen oder aus dem kleinen Kreislauf. Entscheidend für die **Definition** *arterielles Blut* oder *venöses Blut* ist allein die Frage, ob es *zum* Herzen fließt oder *von* ihm kommt. Der exakte Umschlagspunkt hierbei ist die **Blutkapillare** als Grenzstrecke zwischen Arterie und Vene. Das Blut der Kapillaren ist nicht mehr arteriell und noch nicht venös – es ist Kapillarblut.

Diese Definition beinhaltet, dass das **arterielle** Blut der **Peripherie** in der Regel **sauerstoffreich** ist, weil die Aorta das zuvor in der Lunge aufgesättigte Blut im Körper verteilt, während das **venöse** Blut der **Peripherie** an Sauerstoff **verarmt** ist. Dagegen ist das venöse Blut des **kleinen Kreislaufs** sauerstoffreich, weil es in der Lunge aufgesättigt wurde, und das **arterielle Blut sauerstoffarm**, weil es aus der Peripherie kommend vom rechten Ventrikel zur Lunge transportiert wird.

Das Blut des kleinen Kreislaufs hat keinen allzu weiten Weg zurückzulegen und keine extremen Steigungen zu überwinden. Es fließt vom Herzen aus gewissermaßen nur quer nach links und rechts zu den beiden Lungenflügeln und von dort aus wieder zum Herzen zurück. Dieser Blutfluss darf nicht allzu schnell erfolgen. Ganz im Gegenteil muss das Blut besonders langsam an den Lungenalveolen vorbeifließen, damit es hier vollständig mit Sauerstoff beladen werden und das angehäufte Kohlendioxid wieder abgeben kann.

Die beiden **Kreisläufe** sind streng aneinander **gekoppelt**. Der Druckaufbau des rechten Ventrikels darf nur gerade so stark sein, dass sein Schlagvolumen von 70–80 ml die entsprechende Blutmenge aus den Gefäßen des Lungenkreislaufs in derselben Zeit in die linke Herzseite schiebt, während 70–80 ml aus dem Körperkreislauf zur rechten Herzseite gelangen. Das Schlagvolumen des einen Ventrikels bewirkt die diastolische Füllung des anderen Ventrikels. Der Druck des linken Ventrikels ist also v.a. deswegen so erheblich größer als derjenige des rechten, weil der Weg des Blutes durch den großen Kreislauf, und damit auch der am Ende dieser langen Strecke noch verbleibende Druck, einen derartig hohen Anfangsdruck erfordert. Dagegen ist der Druckabfall im kleinen Kreislauf bei Weitem nicht so groß. Ein ähnlich hoher Anfangsdruck wird von daher nicht benötigt bzw. müsste die Kopplung und Symmetrie der Kreisläufe sogar stören.

Dies wiederum hat geringere Ansprüche nicht nur an die Kraft des rechten Ventrikels, sondern auch an die Stabilität der Blutgefäße des Lungenkreislaufs zur Folge. Weil deren Wandungen sehr viel weniger Druck auszuhalten haben als diejenigen der Gefäße des Körperkreislaufs, sind sie sehr viel dünner ausgebildet. Wie knapp der Mitteldruck (Mitte zwischen systolischem und diastolischem Blutdruck) von ca. 17 mmHg in den Lungenarterien tatsächlich bemessen ist, kann man daran erkennen, dass dies oftmals schon nicht mehr ausreicht, um die beiden Lungenspitzen in aufrechter Körperhaltung vollständig zu durchbluten (➤ Fach Atmung).

Großer und kleiner Kreislauf bilden mit dem Herzen als Schnittpunkt ein gemeinsames, in sich vollständig geschlossenes System. Die **5–6 l Blut (= Blutvolumen)** des erwachsenen Menschen füllen beide Kreisläufe, wobei etwa 75 % auf den langstreckigen Körperkreislauf entfallen. Der **Lungenkreislauf** (Arterien, Kapillaren und Venen) enthält demnach nur rund **ein Viertel des Gesamtblutes**.

Nicht verwechseln sollte man die Menge des Blutes mit dem **Herzminuten bzw. Herzzeitvolumen** (HMV bzw. HZV), das rein zufällig in derselben Größenordnung von **5 l Blut** liegt. Definiert ist das HMV nach der Blutmenge, die der **linke Ventrikel** in **einer Minute** in den Körperkreislauf auswirft. Bei den 60–80 Systolen/min in körperlicher Ruhe und einem Auswurfvolumen von 70–80 ml ergibt sich eben dieselbe Größenordnung von 5 l/min Während aber das HMV kurzfristig auf mehr als 20 l/min steigerbar ist, bleibt die Gesamtmenge des Blutes hierbei unverändert.

1.2.1 Arterien des Körperkreislaufs

> **HINWEIS PRÜFUNG**
> Ausschließlich die Gefäße, die im Text besprochen werden, sind prüfungsrelevant. Zusätzlich auf den Abbildungen bzw. im Anatomieatlas dargestellte Gefäße können daher unbeachtet bleiben.

Herzkranzgefäße

Noch vor dem Abgang der 3 großen Gefäßstämme des Aortenbogens, am Beginn der Aorta direkt hinter der Aortenklappe, entspringen auf gleicher Höhe einander gegenüberstehend 2 kleinere Gefäße, die Herzkranzgefäße (➤ Abb. 1.17). Sie versorgen den „Motor" selbst und entnehmen dafür 5 % des durchfließenden Blutes.

Die rechte Herzkranzarterie, **A. coronaria dextra** läuft nach ihrem Abgang aus der Aorta in der Furche zwischen Vorhöfen und Kammern, der Kranzfurche (Sulcus coronarius), nach rechts und hinten bis zur dorsalen Furche zwischen den beiden Ventrikeln, dem **Sulcus interventricularis posterior**, und schwenkt in diesem nach unten in Richtung Herzspitze.

Die linke Koronararterie, **A. coronaria sinistra** teilt sich bald nach ihrem Abgang in zwei Äste. Der eine, **R. (Ramus) interventricularis anterior** („**RIVA**"), zieht auf der Vorderseite des Herzens im

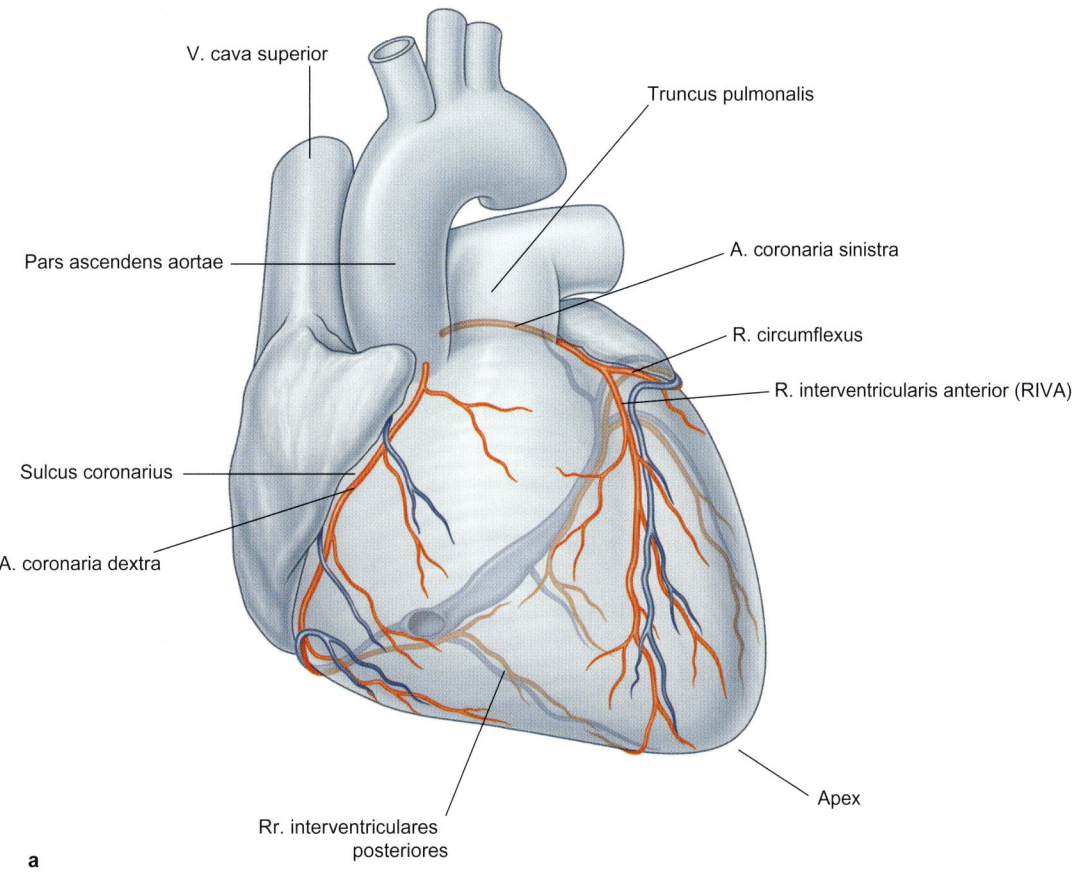
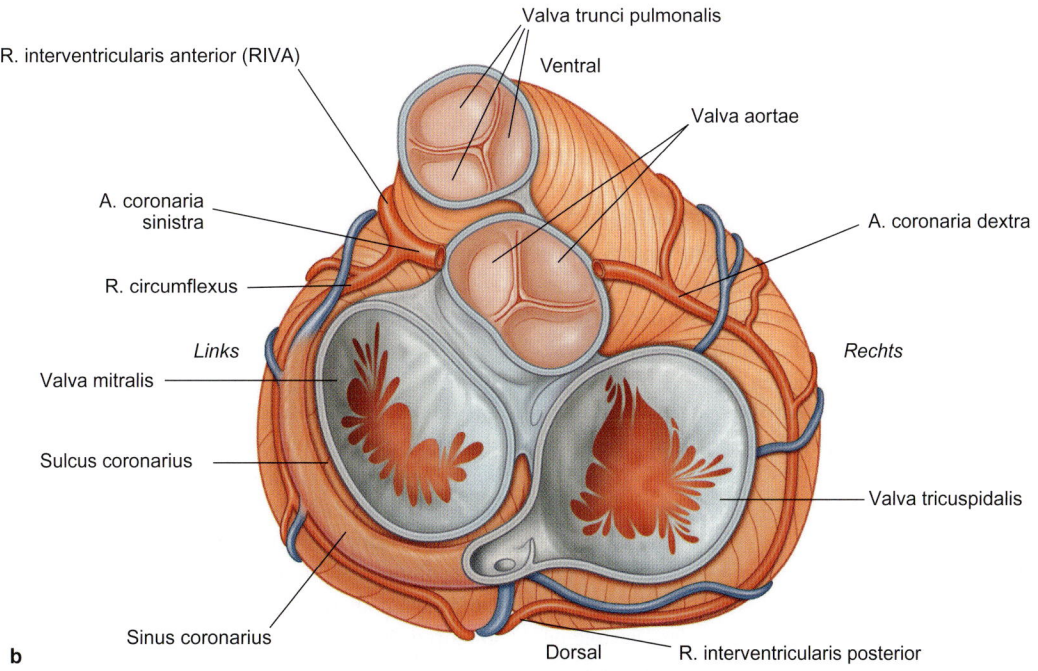

Abb. 1.17 Verlauf der Herzkranzgefäße A. coronaria dextra und A. coronaria sinistra. **a** Ansicht von vorne. **b** Ansicht von oben nach Entfernung der Vorhöfe. [E402]

Sulcus interventricularis anterior zur Herzspitze, der andere, R. circumflexus, in der Kranzfurche nach links und hinten. Hier endet er in den meisten Fällen beim Erreichen des dortigen Zwischenkammersulcus.

PATHOLOGIE
Die Abkürzung **RIVA** (= LAD im englischen Sprachraum) ist in der Medizin deshalb sehr geläufig, weil in diesem Gefäß besonders häufig **arteriosklerotische Stenosen** entstehen, die zur koronaren Herzkrankheit **(KHK)** und in der Folge zum **Vorderwandinfarkt** führen können.

Beide Arterien verlaufen zwischen den Blättern des Herzbeutels, sie liegen dem Epikard direkt auf. Auf ihrem Weg durch die Einsenkungen (Sulci) zwischen den 4 Herzhöhlen entsenden sie zahlreiche Abzweigungen in die Tiefe der Herzmuskulatur. Die letzten Aufzweigungen in die Kapillaren erreichen in der Herzmuskulatur die unvorstellbare Zahl von 4.000 Kapillaren/mm² Muskulatur. Kein anderes Gewebe des Körpers ist derart **dicht** von einem **Kapillarnetz** durchzogen.

Die Versorgung durch die beiden Herzkranzarterien besitzt eine relativ große individuelle Schwankungsbreite. Im häufigsten Fall versorgt die linke Arterie mit Ausnahme eines kleinen Bereichs auf der Dorsalseite den gesamten linken Ventrikel und daneben auch noch die vorderen zwei Drittel des Kammerseptums. Die rechte Arterie versorgt den (wesentlich muskelschwächeren) rechten Ventrikel, das hintere Drittel des Kammerseptums und den daran anschließenden hinteren Teil des linken Ventrikels. Auch die Vorhöfe werden aus den Herzkranzarterien mit Blut versorgt.

HINWEIS PRÜFUNG
Eine vereinfachte Darstellung der Situation reicht im Hinblick auf die Prüfung vollkommen aus: Die rechte Kranzarterie versorgt den rechten Teil und die linke den linken Teil des Herzens, während die beiden Arterien das Septum unter sich aufteilen.

Die **Durchblutung** des Herzens hat zwar durch die ungeheure Zahl an Kapillaren reichliche Reserven, ist aber auch **ungewöhnlich schwierig**. Der Herzmuskel ist das einzige Organ, das zeitlebens rund um die Uhr und ohne die geringste Pause Schwerstarbeit zu verrichten hat. Zusätzlich ist es mechanisch nicht einfach, einen sich laufend kontrahierenden Muskel ausreichend zu durchbluten, was v.a. die besonders beanspruchten Innenschichten der Muskulatur (direkt neben dem Endokard) betrifft, weil die Muskelkontraktion die Kapillaren sofort zum Kollabieren bringt. Entsprechend findet beim muskelstarken **linken** Ventrikel eine nennenswerte **Durchblutung** auch **nur in der Erschlaffungsphase** des Herzmuskels (Diastole) statt.

Aorta thoracica

Beginnend beim linken Vorhof fließt das Blut in der Diastole des Herzens zum linken Ventrikel und in der folgenden Systole in die **Aorta** (Hauptschlagader (> Abb. 1.18). In der Fortsetzung der schrägen Herzachse zieht die Aorta zunächst vom linken Ventrikel

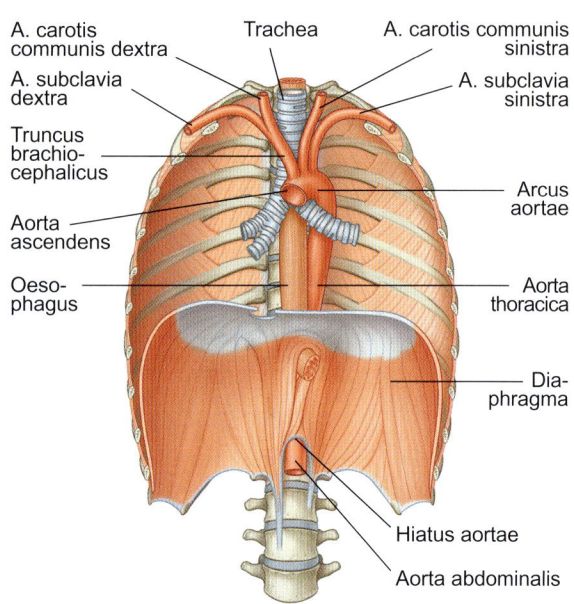

Abb. 1.18 Aortenbogen mit Abgang der großen Gefäße, Überquerung des linken Stammbronchus und Verdrängung der Speiseröhre von ihrem Platz vor der Wirbelsäule sowie Durchtritt in den Bauchraum durch den Hiatus aorticus des Zwerchfells auf Höhe von Th 12 [E402]

nach rechts oben (**Aorta ascendens**) bis minimal über den rechten Sternalrand hinaus (auf Höhe des 2. ICR). In einem Bogen (**Aortenbogen = Arcus aortae**) gelangt sie dann nach links über den linken Hauptbronchus hinweg ins hintere Mediastinum und wird dort zur **Aorta descendens**. Auf Höhe von Th7 verdrängt sie auf ihrem Weg zum Bauchraum die Speiseröhre aus deren Lage direkt vor der Wirbelsäule und schiebt sich zwischen diese beiden Strukturen. Schon vorher, auf Höhe von Th4, bekommt sie Kontakt zur Speiseröhre und bildet gemeinsam mit der Bifurkation der Trachea die **mittlere Ösophagusenge** (> Fach Verdauungssystem). Ab Th7 verläuft sie ventral und etwas links der Wirbelsäule in engem Kontakt mit ihr weiter nach kaudal zu ihrem Durchtritt ins Abdomen am **Hiatus aorticus** des **Zwerchfells**.

PATHOLOGIE
Ein **Aortenaneurysma** (umschriebene Wandausstülpung der Aorta) im Bereich zwischen Th4 und Zwerchfell kann zu einer Impression der Speiseröhre führen und so eine Dysphagie (Schluckstörung) verursachen.

Bis zu ihrem Durchtritt durch den Hiatus aorticus des Zwerchfells auf Höhe von **Th12** heißt die Aorta descendens **Brustaorta** (Aorta thoracica) danach folgerichtig **Bauchaorta** (Aorta abdominalis). Auch hier verlässt sie ihre Lage direkt vor der Wirbelsäule und ein klein wenig nach links versetzt nicht mehr. Bei sehr schlanken Menschen kann ihr Pulsieren im Oberbauch etwas links von der Medianlinie nicht nur getastet, sondern sogar gesehen werden. Dort fließen allerdings keine 5 l Blut/min mehr hindurch: Sie hat auf ihrem Weg aus dem linken Ventrikel bereits einiges „verloren", weil sie an diversen Abzweigungen Anteile ihres Blutes an Kopf einschließlich Gehirn, Thorax mit Armen und Oberbauchorgane abgegeben hat.

Aortenbogen (Arcus aortae)

Die ersten großen Arterien entspringen aus dem Aortenbogen (➤ Abb. 1.18). Zunächst ist dies der **Truncus brachiocephalicus** der sich sofort in zwei weitere große Arterien verzweigt, die **A. subclavia dextra** zur Versorgung des rechten Armes sowie die **A. carotis communis dextra** zur Versorgung der überwiegend rechten Seite von Hals, Kopf und Gehirn. Als **Truncus (Gefäßstamm)** werden ganz allgemein voluminöse Abgänge, u.a. aus der Aorta bezeichnet, die sich kurz darauf in die eigentlichen Arterien aufzweigen. Dies gilt (s. später) auch für den Truncus coeliacus, der als erster großer Gefäßstamm aus der Bauchaorta entspringt, oder auch beispielsweise für den Truncus pulmonalis des rechten Ventrikels, der sich bald darauf in die beiden Aa. pulmonales für die beiden Lungenflügel aufteilt. Es gibt allerdings auch besonders großlumige Lymphgefäße, die als Truncus bezeichnet werden – u.a. den Truncus intestinalis, der die Lymphe des Darms ableitet.

> **HINWEIS PRÜFUNG**
> Trunci, die aus der Aorta oder als Truncus pulmonalis am rechten Ventrikel entstehen, sind letztendlich „auch nur (großlumige) Arterien". Wenn demnach in der Prüfung davon gesprochen wird, dass am rechten Ventrikel die A. pulmonalis entsteht, um anschließend die Lunge zu versorgen, stellt das keine Fangfrage, sondern lediglich eine kleine Ungenauigkeit dar, die selbstverständlich zu bejahen ist.

Die zweite Arterie des Aortenbogens ist die **A. carotis communis sinistra** die auf direktem Weg zur linken Halsseite zieht. Jede A. carotis communis teilt sich etwas oberhalb der Mitte des Halses (bei C3–C4) in eine **A. carotis interna**, die den größten Teil des Gehirns versorgt, und in eine **A. carotis externa**, die für die äußeren Gewebe von Kopf und Hals zuständig ist (➤ Abb. 1.19).

Als dritte Arterie geht die **A. subclavia sinistra** zur Versorgung des linken Armes aus dem Arcus aortae hervor. Während also die beiden Arterien für die rechte Seite zunächst gemeinsam als Truncus aus der Aorta abgehen, um sich erst anschließend zu teilen, entspringen die Arterien für die linke Seite von vornherein getrennt voneinander.

A. subclavia

Aus der A. subclavia entspringt als erster Ast die **A. vertebralis** (Vertebra = Wirbel), die nach dorsokranial zur Wirbelsäule und dort durch die Foramina transversaria der Querfortsätze C6–C1 nach kranial zieht (➤ Abb. 1.20). Die A. vertebralis benutzt demnach einen **knöchernen Kanal**, um gut geschützt den Schädel zu erreichen. Oberhalb des 1. Halswirbels (= **Atlas**), an der okzipitalen Schädelbasis, vereinigen sich die Aa. vertebrales beider Seiten zur **A. basilaris** (➤ Abb. 1.21). Diese versorgt das, was die A. carotis interna gewissermaßen übrig lässt: den **okzipitalen** und **basalen Anteil des Gehirns** einschließlich Hirnstamm, Kleinhirn, Mittel- und Innenohr. Daneben wird der **Wirbelkanal** mit dem enthaltenen **Rückenmark** überwiegend aus den beiden Vertebralis-Arterien durchblutet.

> **PATHOLOGIE**
> Die Folgegefäße der **A. basilaris** bilden mit Ästen der **A. carotis interna** (kleinlumige) **Anastomosen** (Verbindungen; ➤ Abb. 1.21). Wird das Lumen der A. carotis interna im Rahmen einer Arteriosklerose langsam über Jahre zunehmend enger, kann das ursprünglich von der A. carotis interna versorgte Gehirngebiet über die sich allmählich weitenden Anastomosen von der A. vertebralis aus mitübernommen werden, sodass nicht unbedingt Ausfallserscheinungen bis hin zum Schlaganfall (Hirninfarkt) entstehen müssen.

Etwa auf derselben Höhe, auf der die Aa. vertebrales kranial aus den Aa. subclaviae abgehen und zur Halswirbelsäule ziehen, entsteht kaudal die **A. thoracica interna** (➤ Abb. 1.20). Diese zieht neben dem Sternum **(parasternal)** und hinter den Rippenknorpeln nach unten, um den Thymus, distale Anteile der Speiseröhre sowie den oberen Teil des Magens zu versorgen. Von Bedeutung ist, dass aus der A. thoracica interna auf ihrem Weg nach kaudal in jedem Interkostalraum eine **Zwischenrippenarterie** (A. intercostalis anterior) entspringt und am Unterrand der jeweiligen Rippe nach dorsal in Richtung Wirbelsäule zieht. Diese Zwischenrippenarterien gehen seitlich am Thorax in die Zwischenrippenarterien über, die als **Aa. intercostales posteriores** aus der **Aorta** entstehen. Sie bilden Anastomosen mit denselben (➤ Abb. 1.22). Dadurch, dass der Druck in Aorta und abgehenden (hinteren) Interkostalarterien höher ist als in den beiden relativ dünnen Aa. thoracicae mit ihren vorderen Interkostalarterien, erhalten dieselben über diese Anastomose mit der Aorta **zusätzlich** zum Blut der Subklavia-Arterien sehr geringe Mengen Aortenblut. Dies hätte keine gesonderte Erwähnung verdient, wenn es nicht im Rahmen einer **Aortenisthmusstenose** Bedeutung erlangen würde (s. unten).

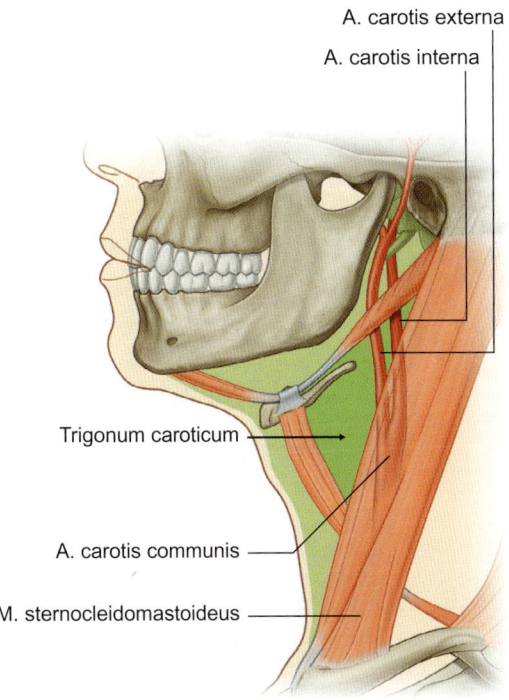

Abb. 1.19 Teilungsstelle der A. carotis communis [E402]

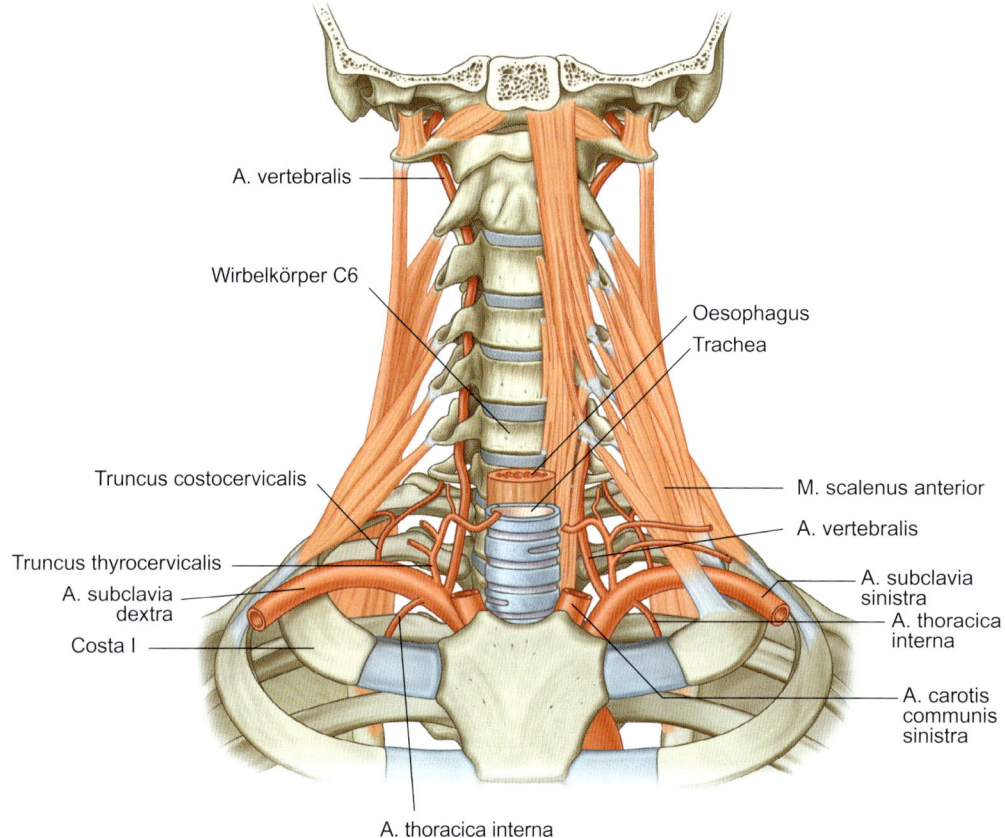

Abb. 1.20 Verlauf der A. vertebralis und Abgang der A. thoracica interna [E402]

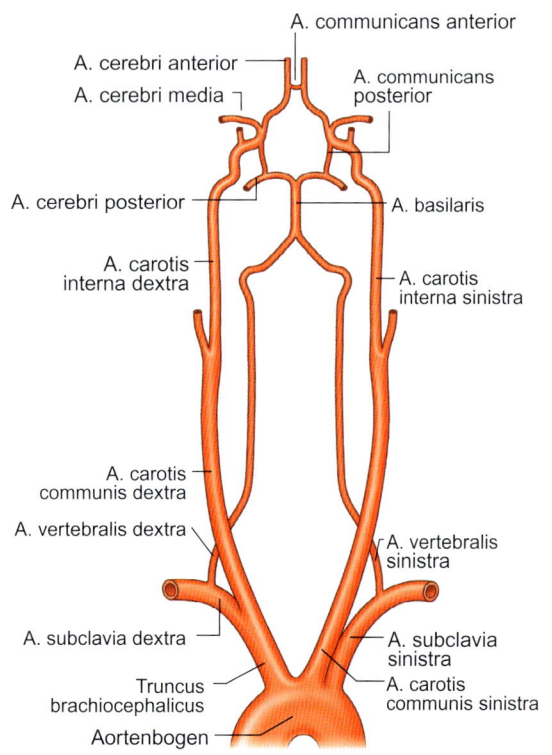

Abb. 1.21 Anastomosierung zwischen A. carotis interna und A. vertebralis [E402]

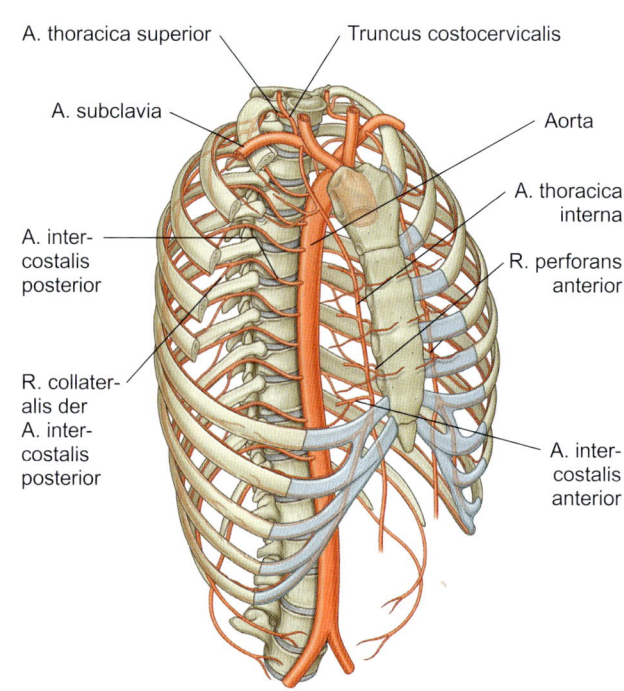

Abb. 1.22 Anastomosen zwischen Aorta und A. thoracica interna über die Aa. intercostales [E402]

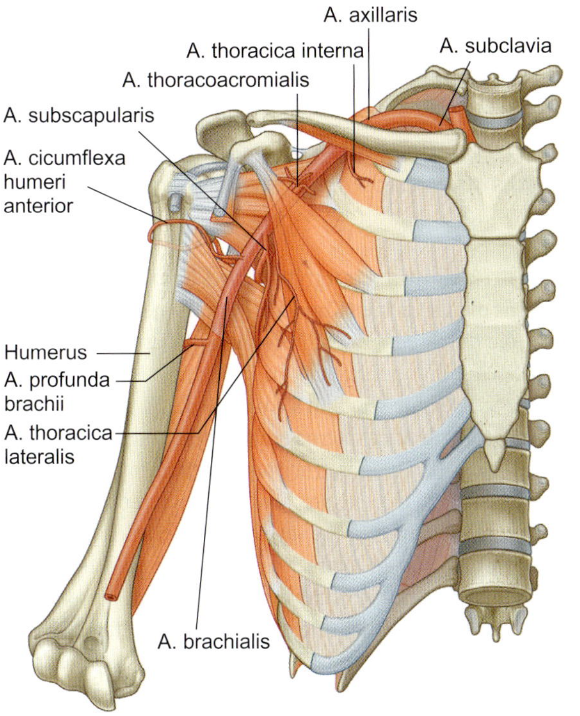

1.2 Blutgefäße und Kreislauf   21

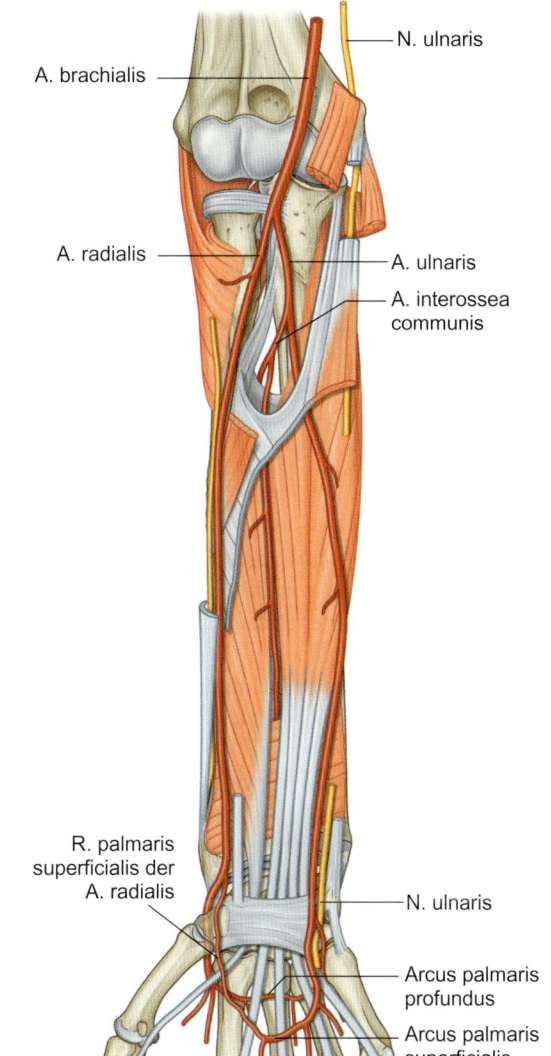

Abb. 1.23 Übergang der A. subclavia in A. axillaris und A. brachialis [E402]

Arterien des Armes

Die **A. subclavia** zieht beidseits in die Achselhöhle (Axilla), heißt deswegen nun **A. axillaris** und weiter zum Oberarm, von wo an sie **A. brachialis** (Brachium = Arm, Oberarm) genannt wird (➤ Abb. 1.23). Distal der Ellenbeuge, in deren Verlauf man sie als A. cubitalis bezeichnen kann (Cubitus = Ellenbogen), teilt sie sich in **zwei Äste**, die im Bereich der beiden Unterarmknochen weiter nach distal laufen und, den Bezeichnungen dieser Knochen zugeordnet, **A. radialis** und **A. ulnaris** heißen (➤ Abb. 1.24). A. radialis und A. ulnaris bilden im Bereich der Handwurzel bogige Verbindungen (Anastomosen), aus denen Hand und Finger versorgt werden.

Arterien der Thoraxwand

Nach Abgabe der Herzkranzarterien sowie der drei großen Gefäße des Aortenbogens läuft die Aorta als **Aorta descendens** in Richtung Bauchraum und gibt hierbei in jedem Zwischenrippenraum die paarigen Interkostalarterien **Aa. intercostales posteriores** ab. Diese Arterien versorgen neben der **Thoraxwand** auch die **tiefe Rückenmuskulatur** sowie, **ergänzend zu den Vertebralarterien**, den Wirbelkanal mit dem enthaltenen **Rückenmark** (➤ Abb. 1.22). Sie bewegen sich nach ihrem Abgang aus der Aorta in engem Kontakt mit den Rippen an deren **Unterrand** nach ventral zum Sternum. Dort anastomosieren sie mit der nach kaudal ziehenden **A. thoracica interna** (aus der A. subclavia) bzw. deren vorderen Zwischenrippenarterien. Aus der Lage der Blutgefäße lässt sich ableiten, dass bei einer evtl. notwendig werdenden Punktion (➤ Fach Atmung,

Abb. 1.24 A. radialis und A. ulnaris am Unterarm (Ansicht von ventral) [E402]

➤ Fach Notfallmedizin) am **Oberrand** der Rippen eingestochen werden muss, um die Gefäße zu schonen!

Im Bereich des Hiatus aorticus entspringen schließlich noch die Zwerchfellarterien (Aa. phrenicae).

PATHOLOGIE
Aortenisthmusstenose

Bei der seltenen (angeborenen) Aortenisthmusstenose (**Aortenisthmus** = physiologische Verengung am Übergang des Aortenbogens in die Pars descendens der Aorta), bei welcher der ohnehin schon leicht verengte Isthmus nochmals **zusätzlich** pathologisch eingeengt ist, entsteht **vor der Stenose** ein **deutlich erhöhter Blutdruck**, der sich auf sämtliche Gefäße erstreckt, die bis dahin aus der Aorta abgegangen sind, also auch auf die A. subclavia einschließlich ihrer Folgegefäße wie der **A. thoracica interna**. Dagegen sind die Drücke in der Aorta und ihren Gefäßabgängen **distal** der Stenose entsprechend **abgefallen**. Das bedeutet, dass sich die **Strömungsrichtung** in den **Interkostalarterien** in diesem Fall **umkehrt**: Sie leiten das Blut nicht mehr aus der Aorta zur A. thoracica interna, sondern wegen der veränderten Druckverhältnisse aus der A. thoracica interna **zurück in die Aorta** und damit an der Engstelle des Aortenisthmus vorbei. Darüber hinaus wird bei dieser Erkrankung der Druck in den Interkostalarterien dermaßen hoch, dass die kräftigen **Pulswellen** am Unterrand der anliegenden Rippen **kleine Defekte** (sog. **Rippenusuren**) erzeugen, die man radiologisch nachweisen kann.

In längst vergangenen Zeiten, als die Vorsorgeuntersuchungen u.a. im Kindesalter bei Weitem noch nicht den Umfang und die Gewissenhaftigkeit aktueller Jahre erreichten und dafür, gewissermaßen „als Ausgleich", noch **Röntgenreihenuntersuchungen** durchgeführt wurden, war die Aortenisthmusstenose tatsächlich nicht ganz so selten eine **radiologische Diagnose:** Der Radiologe erkannte die Usuren am Unterrand der Rippen und veranlasste die notwendigen Maßnahmen.

Aorta abdominalis

Truncus coeliacus

Direkt nach dem Durchtritt durch den Hiatus aorticus (Hiatus aortae) des Zwerchfells auf Höhe von **Th12** entsteht der unpaare **Truncus coeliacus**, ein großer Arterienstamm zur Versorgung **aller unpaaren Strukturen** und Organe des **Oberbauchs** (➤ Abb. 1.25). Der Truncus verzweigt sich bereits nach kurzer Strecke in seine 3 großen Arterien A. gastrica sinistra, A. splenica und A. hepatica communis.

Die **A. hepatica communis** verzweigt sich weiter und versorgt Leber (A. hepatica propria), Gallenblase und Magenausgang (A. gastrica dextra). Daneben erhalten sowohl der Pankreaskopf als auch die proximale Hälfte des Duodenums ihr Blut aus ihr.

> **MERKE**
> Gedanklich kann man als Eselsbrücke ein Rechteck auf den rechten Oberbauch legen, dessen vertikale Kante durch den Magen zieht, unter Abtrennung des Magenausgangs (Antrum) sowie des Pankreaskopfes von dessen Körper, und dessen untere horizontal verlaufende Kante mitten durchs Duodenum läuft. **Sämtliche Strukturen innerhalb dieses Rechtecks** werden von der A. hepatica communis versorgt.

Die **A. gastrica sinistra** versorgt (trotz ihres Namens) den rechten Teil des Magens mit der kleinen Kurvatur. Daneben gehen von ihr kleinere Äste ab, die durch eine Zwerchfellöffnung (Hiatus ösophageus) zur unteren Speiseröhre gelangen. Von Bedeutung ist, dass das untere Drittel der Speiseröhre sein Blut *sowohl* aus der A. gastrica sinistra *als auch* aus der A. thoracica interna erhält. Diese Bedeutung besteht darin, dass venöses Blut grundsätzlich nach dorthin entsorgt wird, woher das arterielle Blut zu den entsprechenden Strukturen zieht. Wenn also der untere Teil der Speiseröhre *sowohl* aus arteriellen Gefäßen **oberhalb des Zwerchfells** (A. thoracica interna) *als auch* **unterhalb** des Zwerchfells (A. gastrica sinistra) durchblutet wird, muss das venöse Blut ebenfalls **in beide Richtungen** abfließen. Verständlich wird die Konsequenz hieraus später bei der Besprechung der portokavalen Anastomosen (➤ Kap. 1.2.2 und ➤ Fach Verdauungssystem).

Die **A. splenica** (A. lienalis) ist die **Milzarterie** (Splen oder Lien = Milz). Außerdem schickt sie Äste zu Körper und Schwanz des **Pankreas** sowie zur linken Seite des **Magens.**

A. mesenterica superior und A. mesenterica inferior

Direkt unterhalb des Truncus coeliacus, auf Höhe von **L1** und hinter dem Pankreas, entspringt bereits die nächste Arterie aus der Aorta abdominalis, die ebenfalls unpaare **A. mesenterica superior**

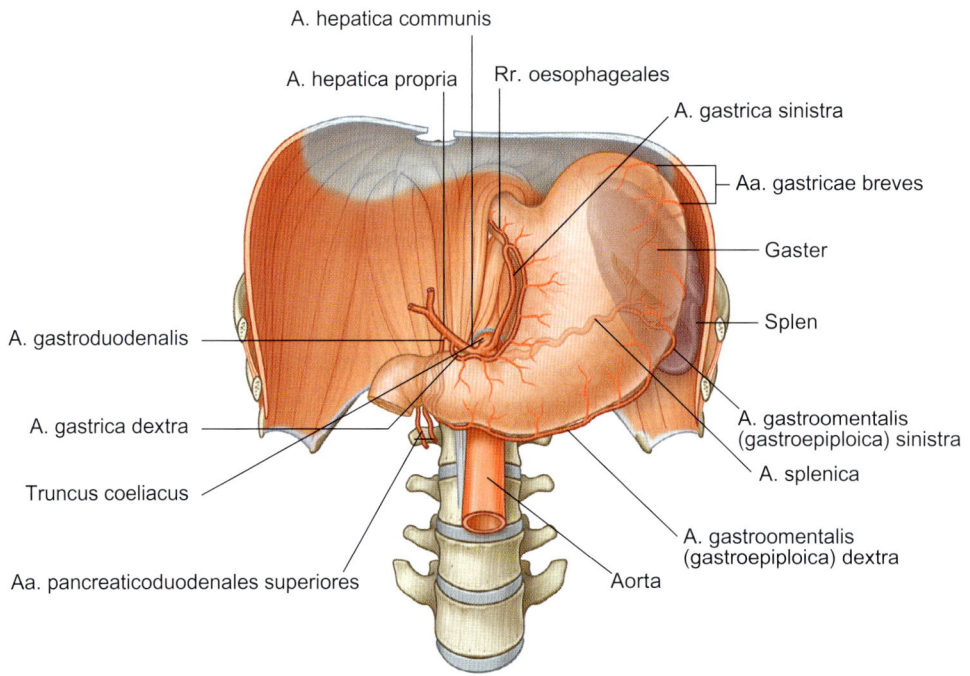

Abb. 1.25 Aufzweigung des Truncus coeliacus [E402]

1.2 Blutgefäße und Kreislauf

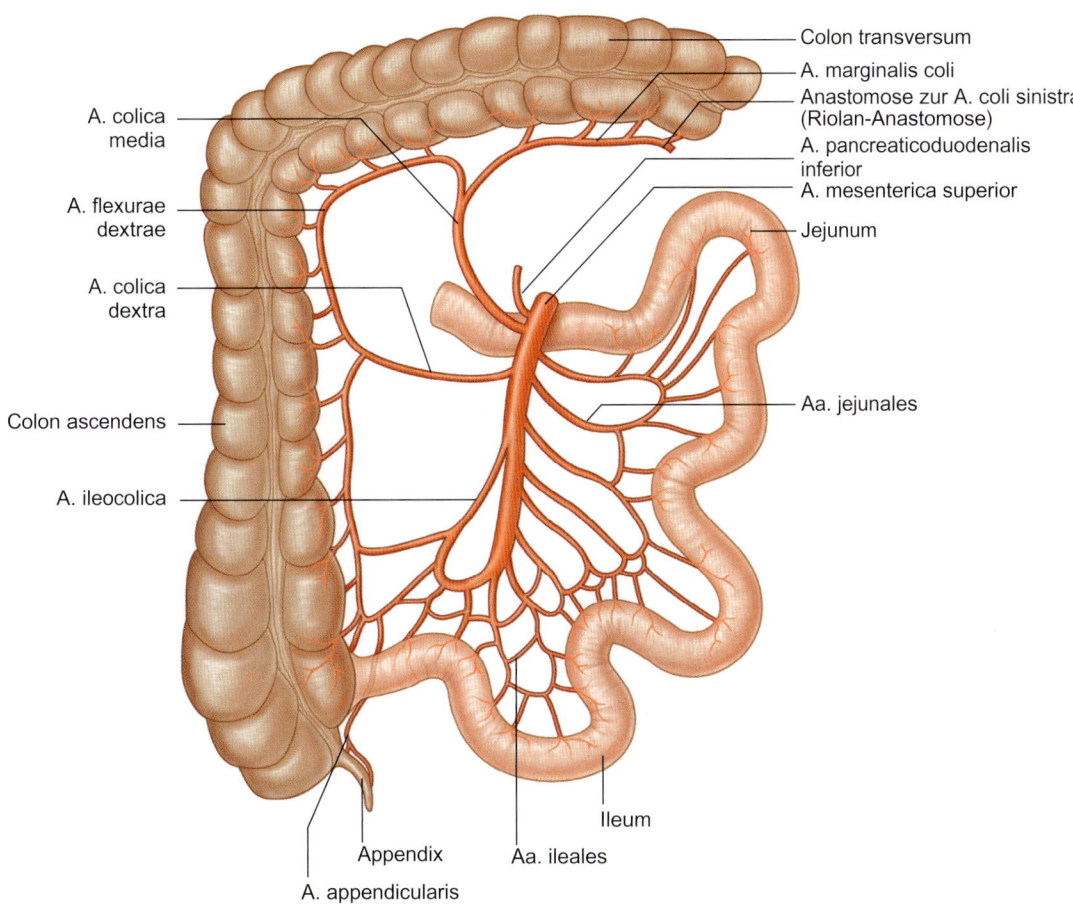

Abb. 1.26 Aufzweigung der A. mesenterica superior [E402]

(> Abb. 1.26). Diese große Arterie versorgt ab der distalen Hälfte des Duodenums den **gesamten Dünndarm** sowie gut die **Hälfte des Dickdarms** vom Caecum bis zur linken Kolonflexur.

Dort wird sie abgelöst durch die **A. mesenterica inferior** (> Abb. 1.27), die auf Höhe von **L3** entspringt und den restlichen Dickdarm (Colon descendens und Colon sigmoideum) sowie das Rektum (Mastdarm) arteriell versorgt.

Entsprechend dem großen Ausbreitungsgebiet der oberen Mesenterialarterie (allein der Dünndarm hat bereits eine Länge von mindestens 4 m) und dem kleinen Rest, der für die A. mesenterica inferior gewissermaßen übrig bleibt, handelt es sich bei der A. mesenterica superior um ein vergleichsweise sehr großkalibriges Gefäß, während man die A. mesenterica inferior gewissermaßen erst mal suchen muss.

Paarige Äste

Doppelt vorhandene Organe werden naturgemäß aus paarig vorhandenen Arterien versorgt. Während **unpaare** Arterien grundsätzlich **ventral** aus der Aorta abgehen, entstehen die **paarigen seitlich**. Neben den 3 großen unpaaren Arterien seien von den paarigen Arterien die **Nierenarterien (Aa. renales)** erwähnt, die zwischen **L1** und **L2** aus der Aorta entspringen und zu den Nieren ziehen (> Abb. 1.28). Kurz vor deren Erreichen können sie sich mehrfach verzweigen. Sie versorgen zum Teil auch die Nebennieren.

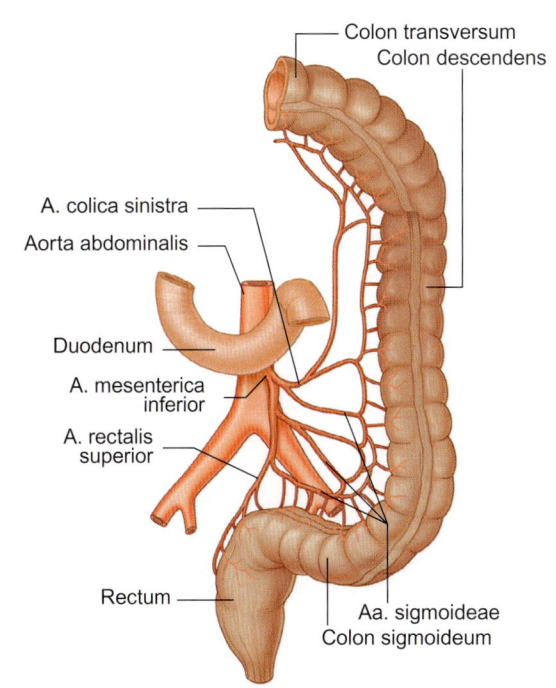

Abb. 1.27 Versorgungsgebiet der A. mesenterica inferior [E402]

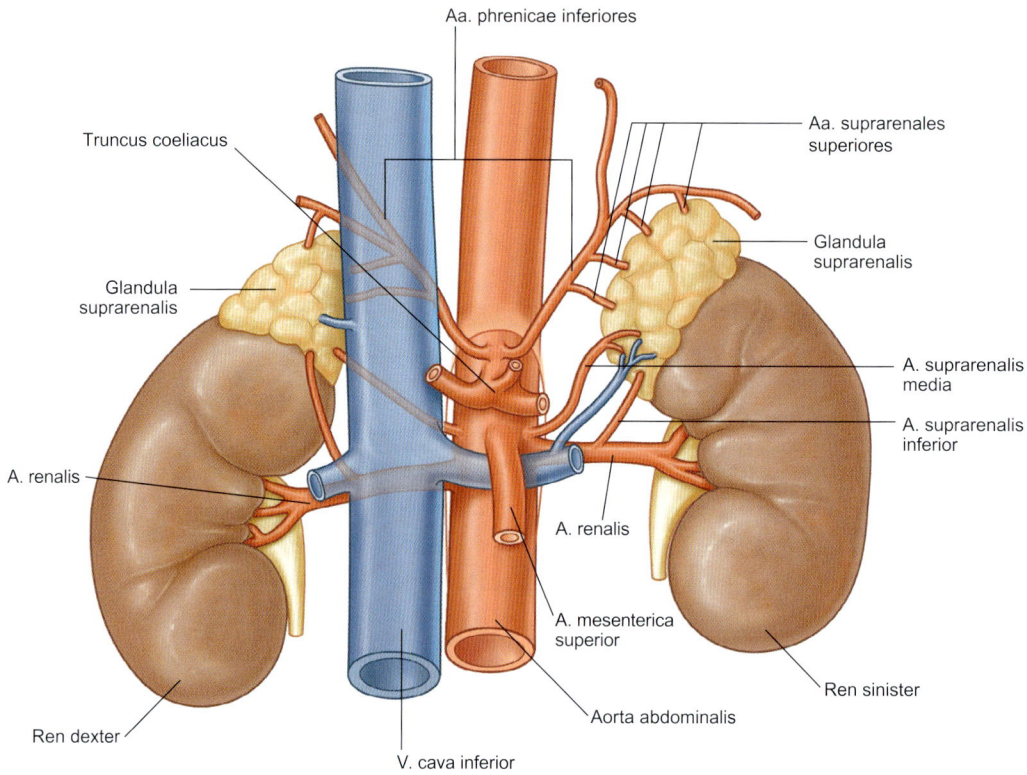

Abb. 1.28 Aa. renales [E402]

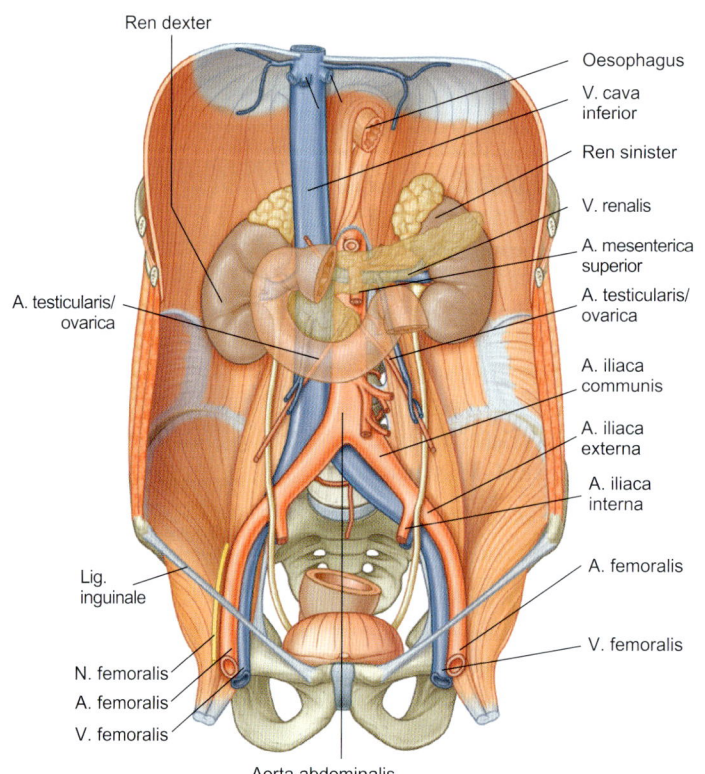

Abb. 1.29 Aufteilung der Aorta in die Aa. iliacae communes [E402]

Oberhalb der Aa. renales ziehen die **Aa. suprarenales superiores** zu den Nebennieren (> Abb. 1.28), unterhalb (bei **L2**) die **Aa. testiculares** (beim Mann) bzw. **Aa. ovaricae** (bei der Frau) zu den Gonaden (> Abb. 1.29). Die A. ovarica erreicht den Eierstock von lateral her durch das Lig. suspensorium ovarii, die A. testicularis den Hoden durch den Leistenkanal.

Aa. iliacae communes

Auf Höhe von **L4** ist die Aorta am Ende ihrer Wegstrecke angekommen und teilt sich in eine rechte und eine linke **A. iliaca communis**, sodass sie ab hier als Aorta nicht mehr existiert. Die beiden entstandenen Äste teilen sich nach kurzem Verlauf erneut jeweils in eine **A. iliaca interna** zur Versorgung der Beckeneingeweide (einschließlich des distalen Rektums) und eine **A. iliaca externa** zur arteriellen Versorgung des Beins (> Abb. 1.29). Man findet hier also eine der unteren Speiseröhre entsprechende Situation: Der untere Teil des letzten Darmabschnitts (**Rektum**) erhält sein Blut *sowohl* aus der A. iliaca interna *als auch* aus der A. mesenterica inferior. Auch die Konsequenz hieraus bezüglich der venösen Abflüsse entspricht der Situation an der Speiseröhre.

> **PATHOLOGIE**
> Die Gefäßlücke unterhalb des Leistenbandes (Lig. inguinale) am Übergang zum Bein nennt man **Lacuna vasorum**. Bei einer pathologischen Erweiterung dieses Durchlasses können Eingeweide (meist Darmschlingen) auf den Oberschenkel übertreten. Es entsteht die **Schenkelhernie**.

Arterien des Beins

Die A. iliaca externa heißt ab dem Durchtritt durch die Lacuna vasorum und damit dem Übertritt auf den Oberschenkel **A. femoralis** (> Abb. 1.30). Die A. femoralis zieht auf der Medialseite des Oberschenkels im **Adduktorenkanal**, einer tastbaren Lücke zwischen der Muskelgruppe der medial gelegenen Adduktoren und dem M. quadriceps femoris, nach distal. Schließlich gelangt sie durch die sog. Adduktorenlücke nach dorsal auf die Rückseite des Oberschenkels, läuft zur Kniekehle und ändert hier ihren Namen in **A. poplitea** (> Abb. 1.30).

> **MERKE**
> V., A. und N. femoralis liegen in der Lacuna vasorum der Leiste klar definiert nebeneinander. Als Merkhilfe dient der Begriff **IVAN**: **I**nnen (medial) befindet sich die **V**ene, in der Mittel die **A**rterie und lateral der **N**erv (> Abb. 1.29).
> Dadurch, dass der Puls der A. femoralis in der Leiste sehr kräftig zu tasten ist, gelangt man direkt medial hiervon problemlos zur nicht tastbaren Vene. Bedeutung hat dies z.B. für eine Punktion dieser Vene.

Direkt distal der Kniekehle teilt sich die A. poplitea in ihre beiden Endäste **A. tibialis anterior** (> Abb. 1.31) und **A. tibialis posterior** (> Abb. 1.32), die den Unterschenkel versorgen.

Die Endstrecke der A. tibialis anterior, die **A. dorsalis pedis** ist am proximalen Fußrücken **zwischen** dem **1.** und **2. Strahl** zu tas-

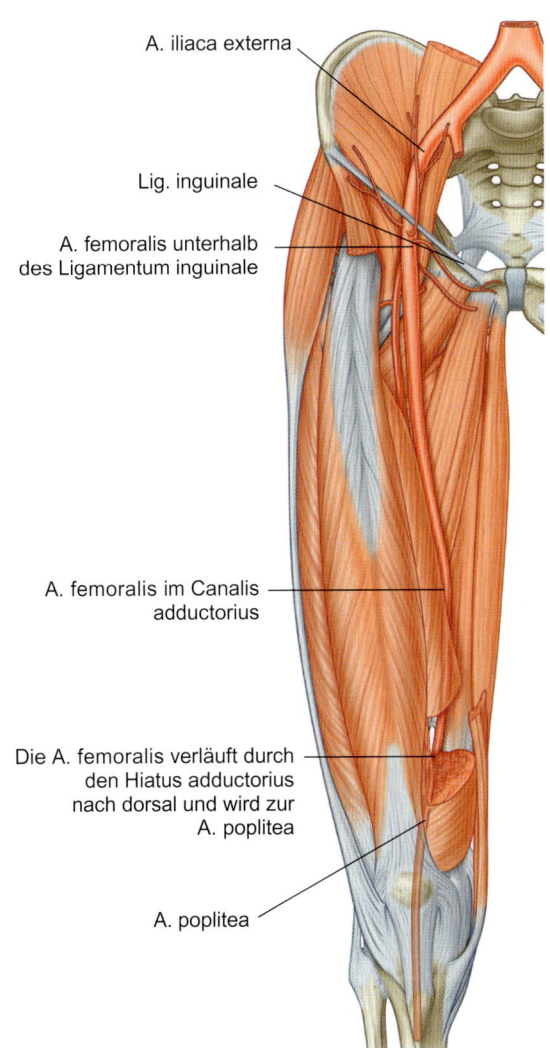

Abb. 1.30 Verlauf der A. femoralis und A. poplitea [E402]

ten. Der Puls der A. tibialis posterior kann in der Grube zwischen Innenknöchel und Achillessehne getastet werden. An diesen beiden Orten beurteilt man die **Fußpulse** des Patienten und kann damit eine erste, aber schon recht sichere Aussage hinsichtlich der peripheren Durchblutung insgesamt treffen.

> **EXKURS**
> Mit dem Begriff „Strahl" bezeichnet man an Händen oder Füßen die **proximale Verlängerung** eines Fingers/einer Zehe, also den Bereich, der über den zugehörigen Mittelhand- bzw. Mittelfußknochen liegt. Die 1. Zehe ist die Großzehe, die 5. Zehe demnach die Kleinzehe. Beim Aufsuchen der A. dorsalis pedis sollten sich die Therapeutenfinger demnach mit geringem Anpressdruck am Fußrücken möglichst genau zwischen den proximalen Fortsetzungen von 1. und 2. Zehe befinden. Dabei ist zu beachten, dass die exakte Lokalisation *nicht direkt* proximal der Zehen gewählt wird, wie man dies häufig beobachten muss, sondern tatsächlich am **proximalen Fußrücken**, weil die v.a. bei Patientinnen meist eher schwachen Pulse andernfalls nicht getastet werden können (> Abb. 3.8): Diese so wertvolle und schnell durchführbare Untersuchungsmethode bleibt bei falsch gewählter Lokalisation ohne jede Aussagekraft.

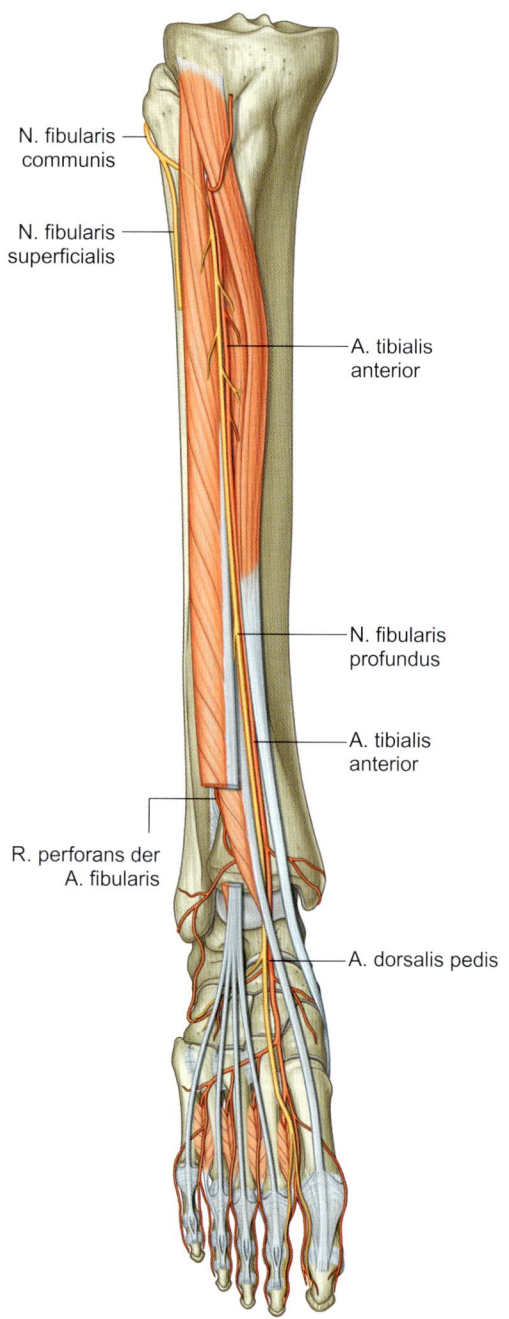

Abb. 1.31 Verlauf der A. tibialis anterior [E402]

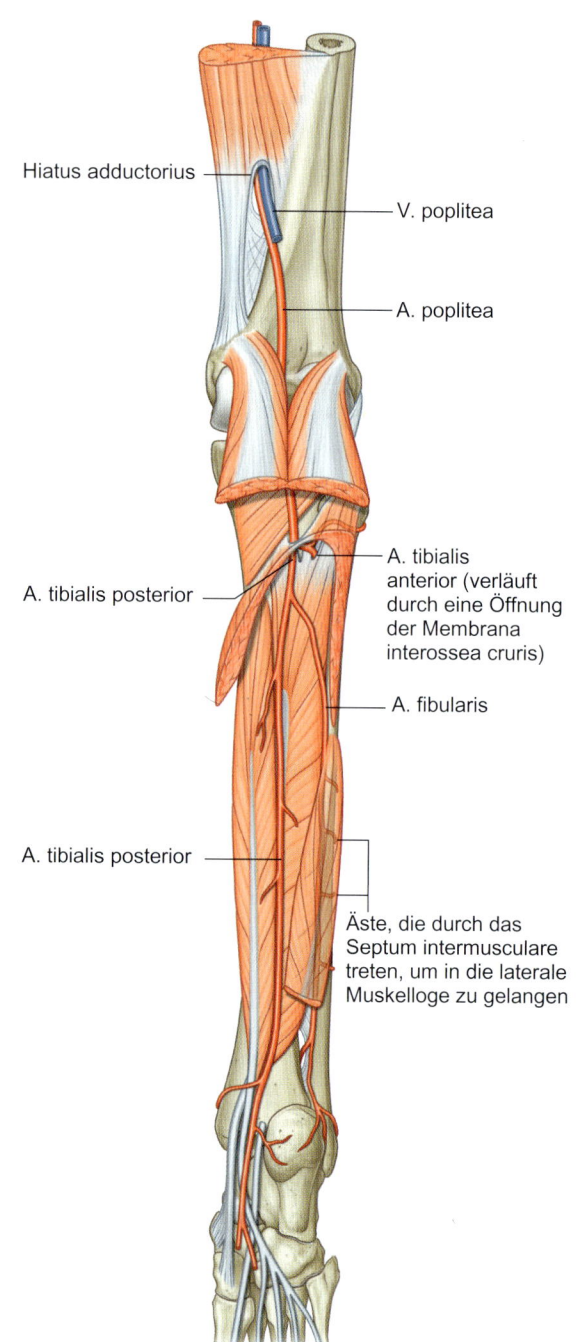

Abb. 1.32 Verlauf der A. tibialis posterior (rechter Unterschenkel von dorsal) [E402]

Zusammenfassung

Arterien
- leiten das Blut vom Herzen weg
- führen im Körperkreislauf sauerstoffreiches und im Lungenkreislauf sauerstoffarmes Blut
- besitzen in den allermeisten Fällen und im Gegensatz zu den Venen keine Klappen

Wichtigste Arterien des Körpers
- A. coronaria dextra und A. coronaria sinistra
- Arcus aortae, davon gehen ab:
  - Truncus brachiocephalicus; teilt sich auf in A. carotis communis dextra, die sich in A. carotis interna und A. carotis externa aufgabelt, und A. subclavia dextra
  - A. carotis communis sinistra; teilt sich auf in A. carotis interna und A. carotis externa
  - A. subclavia sinistra
- A. subclavia: von ihr entspringen A. vertebralis (kranial) und A. thoracica interna (kaudal); heißt im weiteren Verlauf A. axillaris und dann A. brachialis; teilt sich distal der Ellenbeuge in A. ulnaris und A. radialis
- Aorta thoracica: gibt Aa. intercostales posteriores ab
- Aorta abdominalis, davon gehen ab:
  - Truncus coeliacus, der sich aufteilt in
    - A. gastrica sinistra
    - A. splenica (A. lienalis)
    - A. hepatica communis
  - A. mesenterica superior
  - A. mesenterica inferior
  - Aa. renales
  - Aa. testiculares bzw. ovaricae
- Aorta abdominalis: teilt sich bei L4 in Aa. iliacae communes mit ihren Folgegefäßen A. iliaca interna und A. iliaca externa
- A. iliaca externa: heißt ab dem Leistenband A. femoralis und in der Kniekehle A. poplitea
- A. poplitea: teilt sich distal der Kniekehle in
  - A. tibialis anterior; Endstrecke: A. dorsalis pedis
  - A. tibialis posterior

Arterielle Endstrecke

Wie die Aorta entsprechend ihrem laufenden „Blutverlust" durch Abgabe von Blut an die verschiedenen Organe immer dünner und „blutärmer" wird, so wird auch jede Arterie, die sich aus der Aorta abgezweigt hat oder aus ihr entsprungen ist, immer dünner, je weiter sie in die Peripherie zu dem Organ vordringt, das sie mit Blut zu versorgen hat. Auch aus diesen Arterien entspringen ständig Abzweigungen zu Geweben, die auf ihrem Weg liegen. Am Organ angekommen, finden immer weitere Aufzweigungen dieser inzwischen relativ zur Ausgangsbasis Aorta sehr dünn gewordenen Arterien statt, bis sie im Bereich der jeweiligen Endstrecken ihre Wandung leicht verändern und nun nicht mehr Arterien, sondern **Arteriolen** (kleine Arterien) heißen.

Die Arteriolen verzweigen sich weiter in das Riesennetz der **Kapillaren**, die aufgrund ihres Durchmessers von 4–8 µm (= Bakteriengröße!) mit bloßem Auge längst nicht mehr sichtbar sind. Ihr Lumen ist so eng geworden, dass ein einzelner Erythrozyt gerade noch, teilweise unter elastischer Verformung hindurchpasst. Die Kapillaren bilden mit der guten Durchlässigkeit ihrer dünnen Wand (aufgrund vorhandener Poren), ihrer Durchdringung und Umschlingung nahezu jeden Körpergewebes und ihrer ungeheuren Vielzahl das **eigentliche Ziel** der Blutgefäße. Hier wird der Sauerstoff ans umliegende Gewebe abgegeben und Kohlendioxid aufgenommen, Nahrung gereicht, gewärmt oder gekühlt und Informationen zu- und abtransportiert.

Kollateralen, Anastomosen und Endarterien

Die Mehrzahl der arteriellen Versorgungsgebiete des Körpers ist mit benachbarten Gefäßnetzen durch dünne Anastomosen und Kollateralen verbunden. Dagegen bilden die eher selteneren Endarterien keine derartigen Verbindungen aus.

Kollateralen

Die arteriosklerotische Stenosierung einer Arterie führt durch das allmähliche Fortschreiten des Prozesses häufig nach Jahren zu einem vollständigen Verschluss des Gefäßes. Der Blutdruck in den abzweigenden Gefäßen proximal der Stenose nimmt entsprechend immer mehr an Stärke zu. Die Mehrdurchblutung führt schließlich zu einer Erweiterung bereits vorhandener, zunächst sehr dünner Kollateralgefäße sowie zur Neubildung zusätzlicher Gefäße. Aus dem zunehmend ischämischen (mangeldurchbluteten) Gewebe distal der Stenose erfolgt ebenfalls eine Gefäßneubildung in Richtung der proximal besseren Durchblutungssituation, bis sich die Gefäße schließlich treffen und miteinander vereinigen (➤ Abb. 1.33).

Der **erhöhte prästenotische Druck** führt also zusammen mit der **poststenotischen Ischämie** zu einer **Erweiterung** bzw. **Neubildung** von Kollateralgefäßen. Durch Wachstumsvorgänge nehmen diese sowohl hinsichtlich ihrer Wandstärke als auch ihrer Lumenweite an Größe zu. Durch gleichzeitiges Längenwachstum erhalten sie außerdem ein typisches **geschlängeltes, korkenzieherartiges Aussehen**. Man könnte Kollateralgefäße also als „Umleitung im Bereich einer Baustelle" definieren, an welcher der Verkehr (das Blut) vor der Baustelle abgeleitet wird, um hinter dem Hindernis wieder auf der ursprünglichen Straße (im ursprünglichen Blutgefäß) zu landen.

> **PATHOLOGIE**
> Die Ausbildung von Kollateralkreisläufen gilt prinzipiell für den gesamten Körper, betrifft also auch die Herzkranzgefäße, sodass eine **koronare Herzkrankheit (KHK)** nicht unbedingt fortschreiten muss, sofern für die Kollateralenbildung genügend Zeit besteht. Man darf allerdings nicht übersehen, dass alles, was zur Arteriosklerose des ursprünglichen arteriellen Hauptastes geführt hat, nun auch die Kollateralgefäße betrifft. Es gilt also grundsätzlich, dass das weitere Fortschreiten der Ischämie nur durch Ausschalten der die Arteriosklerose verursachenden Noxen (z.B. arterielle Hypertonie, Hyperlipidämie, Diabetes mellitus, Rauchen) aufzuhalten ist.

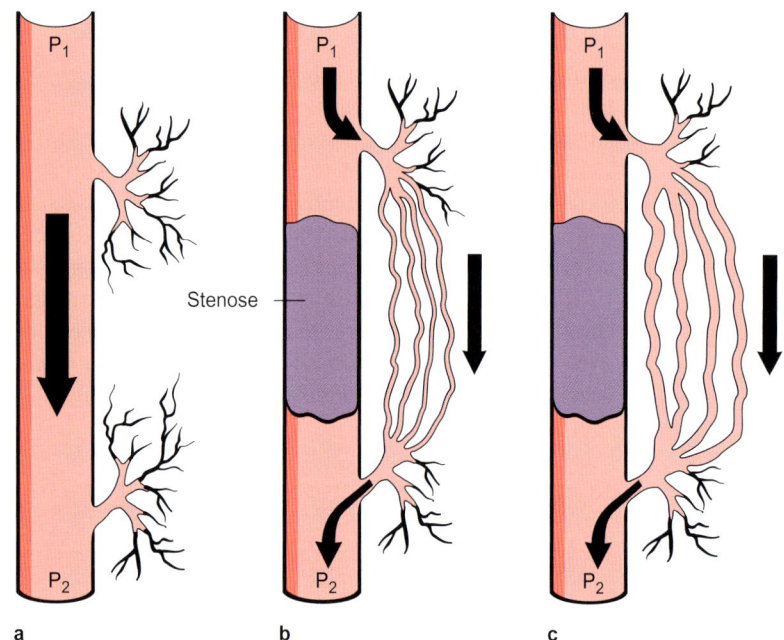

Abb. 1.33 Kollateralenbildung. **a** Normaler Blutfluss durch ein intaktes Gefäß. **b** Bildung von Kollateralgefäßen bei Gefäßverschluss. **c** Blut fließt durch die Kollateralgefäße, die durch Längenwachstum und Lumenerweiterung korkenzieherartig geschlängelt sind. [L106]

Anastomosen

Im Gegensatz zu Kollateralgefäßen sind Anastomosen **bereits angelegte Verbindungen** zwischen einem Gefäß, das für die Versorgung eines definierten Gewebes zuständig ist, und einem weiteren Gefäß, das ein völlig anderes Organ bzw. Gewebe versorgt. Die Mehrzahl der Arterien anastomosiert mit weiteren Arterien, sodass das entsprechende Gewebe auch bei einer Gefäßstenose oft noch ausreichend über diese Anastomosen versorgt wird. Die für die Kollateralgefäße beschriebenen Wachstumsvorgänge gelten auch für Anastomosen.

Neben Anastomosen zwischen verschiedenen Arterien gibt es auch **arteriovenöse** bzw. **venovenöse Anastomosen** oder auch Verbindungen zwischen Lymphgefäßen.

Findet die Stenosierung eines Gefäßes bis hin zu seinem vollständigen Verschluss allmählich über Jahre statt, wie dies v.a. bei der Arteriosklerose üblich ist, können die peripher der Stenose liegenden Gewebe – zumindest in Ruhe – noch lange Zeit vollkommen ausreichend durch die Anastomosen und Kollateralen versorgt werden. Bei einem **akuten Verschluss**, z.B. durch einen arteriellen Embolus, ist dies allerdings nicht möglich. Hier kommt es zu **Nekrosen** (Gewebeuntergang) bzw. zum **Infarkt**.

Endarterien

Nur wenige Arterien, z.B. die beiden Herzkranzarterien, bilden so gut wie **keine Anastomosen** untereinander bzw. mit weiteren Arterien aus. Solche Arterien bezeichnet man als Endarterien. Weitere Endarterien stellen einzelne Folgegefäße der A. carotis interna (A. cerebri media) dar oder auch die aus der Nierenarterie abzweigenden 5 Segmentarterien. Gewebeschäden sind bei dem Verschluss einer Endarterie in der Regel **sehr viel umfang**- bzw. **folgenreicher**, weil sie nicht durch wenigstens geringe Mengen an Blut aus der Umgebung gemindert werden können. Dabei gilt es zu beachten, dass auch im Bereich von Endarterien eine gewisse Kollateralenbildung möglich ist, sofern die Stenosierung langsam genug voranschreitet, doch entfällt hier der zusätzliche Blutzufluss über Anastomosen benachbarter Gewebebereiche.

1.2.2 Venen des Körperkreislaufs

> **HINWEIS PRÜFUNG**
> Ausschließlich die Gefäße, die im Text besprochen werden, sind prüfungsrelevant. Zusätzlich auf den Abbildungen bzw. im Anatomieatlas dargestellte kleinere Gefäße können daher unbeachtet bleiben.

Wie die Kapillaren nicht direkt aus den Arterien, sondern aus den Arteriolen hervorgehen, so münden diese nun zunächst in die feinen Venolen. Diese reichen das Blut dann in die kleinen und Zug um Zug immer größeren Venen weiter, bis es zuletzt in die beiden großen Körpervenen fließt. Von wenigen Ausnahmen abgesehen gelangt das Blut unterhalb des Zwerchfells (also aus Bauch, Becken und Beinen) in die **untere Hohlvene (V. cava inferior)** und das Blut der oberen Körperhälfte (Kopf, Thorax mit Armen) in die **obere Hohlvene (V. cava superior)**. Beide großen Venen münden nebeneinander in den rechten Vorhof, wobei die obere Hohlvene dort auch wirklich von oben und die untere ziemlich genau von unten eintrifft.

Die **Aorta** befindet sich etwa ab dem Übergang des Aortenbogens in die Pars descendens bis zu ihrem Ende auf Höhe von L4 etwas **links der Wirbelsäule**, die beiden Hohlvenen verlaufen **rechts der Wirbelsäule**. Dies hat zur Folge, dass die V. cava superior im **Röntgenbild** einer **Thoraxaufnahme** den kranialen Anteil des rechten Herzschattens bildet. Den unteren Anteil des rechts neben dem Sternum liegenden Herzschattens bildet der rechte Vorhof (➤ Abb. 1.8).

Die mittleren und größeren Venen verlaufen zumeist direkt neben „ihren" Arterien in einer gemeinsamen Bindegewebsscheide und sind mehrheitlich auch nach ihnen benannt. So wird aus der A. renalis die V. renalis oder aus der A. subclavia die V. subclavia.

Beinvenen

Das Blut der unteren Extremitäten wird über ein tiefes und ein oberflächliches Venensystem gesammelt.

Tiefe Beinvenen

Zu den tiefen Venen gehören u.a. mehrere **Vv. tibiales** und **Vv. fibulares**, deren Blut im Bereich der Kniekehle von der **V. poplitea** und am Oberschenkel von der **V. femoralis** übernommen wird. Diese mündet unterhalb des Leistenbandes (im Bereich der Lacuna vasorum) in die **V. iliaca externa** und über die **V. iliaca communis** schließlich in die V. cava inferior (➤ Abb. 1.34).

Alle tiefen Venen sind so zwischen und in die Muskulatur eingebettet, dass sie mit jeder Muskelkontraktion einen **Strömungsimpuls** auf das enthaltene Blut bekommen, der bei intakten Venenklappen herzwärts gerichtet ist **(Muskelpumpe)**.

> **PATHOLOGIE**
> Alles Blut des Unterschenkels wird ab der Kniekehle von einer einzigen Vene, der V. poplitea, übernommen. Eine **Thrombosierung** ab der V. poplitea nach proximal muss dementsprechend u.a. zu einem **Rückstau** in den Unterschenkel mit der Ausbildung eines **Unterschenkelödems** führen. Dagegen besteht bei einer Thrombenbildung in einer Unterschenkelvene durchaus die Möglichkeit, dass das wesentliche Blut über die anderen Venen abfließen kann, sodass es nicht unbedingt zum Ödem kommen muss.

Oberflächliche Beinvenen

Das oberflächliche Venensystem liegt außerhalb der Faszien des Beins in der **Unterhaut** (Subkutis) und verfügt demnach über keine Muskelpumpe und keine weiteren Hilfsmechanismen für den Rücktransport des Blutes zum Herzen mit Ausnahme der Klappen (➤ Kap. 1.2.3). Es ist allerdings über Verbindungsvenen **(Vv. perforantes)**, die durch die Faszienhülle in die Tiefe laufen, **mit den tiefen Venen verbunden**. Der **Sog** der **Muskelpumpe** wirkt dadurch auch auf das oberflächliche System, sodass der größte Teil des Blutes in die tiefen Venen abströmen kann. Ein Rückstrom zur Oberfläche wird durch **Klappen** in den Vv. perforantes verhindert. Diese Klappen müssen dementsprechend so ausgerichtet sein, dass der Blutfluss in die Tiefe ermöglicht wird, während sie bei einem eventuellen Rückfluss des Blutes aus der Tiefe in Richtung Oberfläche schließen.

Die großen **oberflächlichen Sammelvenen** des Beins sind die **V. saphena parva** an der Außen- und Dorsalseite des Unterschen-

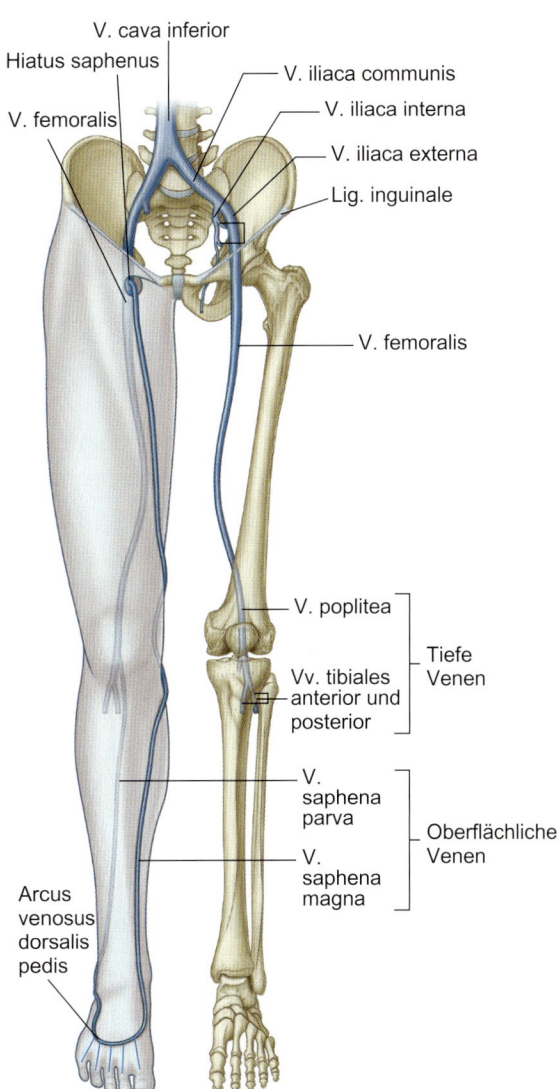

Abb. 1.34 Verlauf der oberflächlichen und tiefen Beinvenen [E402]

kels und die **V. saphena magna** (➤ Abb. 1.34), die an der Medialseite von Unter- **und** Oberschenkel verläuft und direkt unterhalb der Leiste in die V. femoralis mündet. Die V. saphena parva mündet bereits in der Kniekehle in die V. poplitea.

> **MERKE**
> Beide Saphenavenen besitzen ein gemeinsames Entstehungsgebiet am Fußrücken.

V. cava inferior

Die **V. iliaca externa** verbindet sich mit der **V. iliaca interna**, die das Blut aus den Beckenorganen und der Beckenwand sammelt, zur **V. iliaca communis dextra bzw. sinistra**. Wie sich auf dem Hinweg die Aorta in ihre beiden Endäste A. iliaca communis dextra et sinistra aufgeteilt hatte, so vereinigen sich nun auf dem Rückweg die beiden Vv. iliacae communes auf Höhe von L4 mit dem gesamten

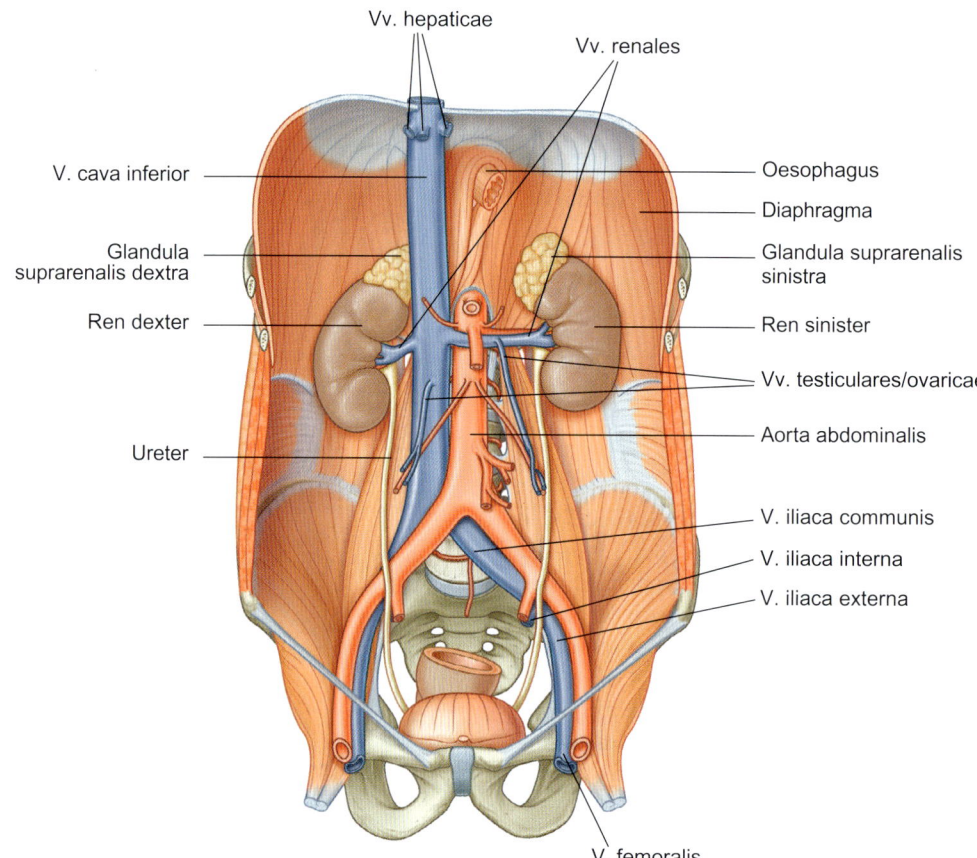

Abb. 1.35 Entstehung und Verlauf der V. cava inferior im Bauchraum [E402]

Blut aus Becken und Beinen zur **unteren Hohlvene (V. cava inferior)**. Ebenfalls analog zur Situation der Aorta, die im Kontakt zur Wirbelsäule, aber etwas nach links versetzt, in Richtung Becken zieht, läuft die untere Hohlvene rechts der Wirbelsäule zu ihrem **Durchlass** im Centrum tendineum des **Zwerchfells**, dem **Foramen venae cavae**.

In ihrem Verlauf erhält sie die Zuflüsse der paarigen Bauchorgane (u.a. die beiden Nierenvenen Vv. renales) und zuletzt schließlich direkt vor dem Durchtritt durch das Zwerchfell noch 2–4 Lebervenen (Vv. hepaticae) (> Abb. 1.35).

Unmittelbar nach ihrem Durchtritt durch das Foramen venae cavae mündet die untere Hohlvene in den rechten Vorhof.

V. portae (Pfortader)

Einen besonderen Verlauf nehmen die **Venen der unpaaren Bauchorgane**. Das gesamte venöse, sauerstoffarme, nährstoffreiche (Dünndarm) und hormonell beladene (Pankreas) Blut der unpaaren Organe Magen, Dünndarm, Dickdarm, Pankreas und Milz gelangt zunächst nicht in die untere Hohlvene, die ansonsten für das Aufsammeln allen Blutes aus Bauch, Becken und Beinen zuständig ist, sondern als **Pfortader (V. portae)** zur Leber**pforte** (= Leberhilus). Im Lebergewebe vermischt sich das venöse Pfortaderblut mit dem arteriellen Blut der A. hepatica propria.

Im Einzelnen sieht das folgendermaßen aus: Die **V. splenica** mit dem Blut von Milz und Teilen des Pankreas läuft quer von links hinter dem Pankreas nach rechts, nimmt die **V. mesenterica inferior** mit dem Blut von Colon descendens, Colon sigmoideum und Rektum auf und erhält weitere Zuflüsse aus Teilen des Magens. Die V. splenica wird durch diese Zuflüsse etwas voluminöser, ändert ihren Namen jedoch nicht.

Etwa hinter dem Pankreaskopf vereinigt sich die **V. splenica** mit der **V. mesenterica superior** und heißt nun ab diesem Zusammenfluss **V. portae**. Direkt danach nimmt sie die beiden Magenvenen Vv. gastricae dextra et sinistra auf, um schließlich neben der A. hepatica propria und dem Ductus choledochus (Gallengang) schräg nach rechts oben zur Leberpforte zu laufen (> Abb. 1.36).

HINWEIS PRÜFUNG

In der schriftlichen Prüfung vom März 2017 tauchte eine Frage auf, bei der man zunächst nicht wusste, ob die Prüflinge ein wenig hereingelegt werden sollten, wie das ab und zu geschieht, oder ob die Prüfer ihre eigene Frage eventuell nicht ganz zu Ende gedacht hatten. Auch dies kommt noch vor, wenn auch glücklicherweise längst nicht mehr in der Häufigkeit früherer Jahre. Gefragt war nach den Gefäßen, die in die V. portae münden und dies sind bekanntlich V. splenica und V. mesenterica superior, aus deren Zusammenfluss die Pfortader entsteht. Anzukreuzen war allerdings zusätzlich die V. mesenterica inferior, die in die V. splenica und gerade **nicht in die Pfortader** mündet. Dies ging aus der einzig möglichen Antwortkonstellation hervor. Manchmal sind in derlei Fällen aber beide

Antworten möglich, also auch die eindeutig richtige, sodass es aus der Sicht der Prüfer gerade bei denjenigen zu Fehlern kommt, die den Stoff besonders exakt beherrschen.
Gemeint waren mit dieser Prüfungsfrage offensichtlich **nicht die Gefäße** selbst, sondern das **Blut** dieser Gefäße und dann ist die vorgesehene Antwort korrekt, denn auch das Blut der V. mesenterica inferior gelangt letztendlich in die Pfortader. Vielleicht kommt ja irgendwann doch noch der Zeitpunkt, an dem Fragen und Antworten korrekt und eindeutig zueinander passen. Deutlich besser geworden, wie gesagt, ist es ja bereits.

MERKE
Die Pfortader führt das gesamte venöse Blut der unpaaren Bauchorgane (Magen, Dünndarm, Dickdarm, Pankreas und Milz) zur Leber. Das venöse Blut der **V. portae** entsteht demnach aus dem arteriellen Blut des Truncus coeliacus sowie der Aa. mesentericae superior et inferior nach dessen Durchströmung der jeweiligen **unpaaren Organe**.
Das venöse Blut der **paarigen Organe** mündet dagegen direkt in die **V. cava inferior** und nicht in die V. portae.

Nach dem Beispiel der Pfortader nennt man jedes Durchblutungssystem, bei dem venöses Blut aus einem Organ nicht direkt dem Herzen zugeführt wird, sondern zunächst nochmals ein weiteres Organ durchströmt, **Pfortadersystem**. Derartige Pfortadersysteme finden sich z.B. in der Nebenniere, im Hoden sowie im Bereich Hypothalamus/Hypophyse.

In der **Leber** mischt sich das arterielle Blut der A. hepatica propria am Beginn der Leberkapillaren (Sinusoide) mit dem venösen Blut der V. portae, sodass die Leberzellen sowohl das Blut der unpaaren Bauchorgane zur Erfüllung ihrer Funktion erhalten als auch den hierfür benötigten Sauerstoff. Nach dem Durchfluss dieses Blutes durch die Leber wird es über 2–4 **Vv. hepaticae** in die untere Hohlvene geleitet, direkt vor deren Durchtritt durch das Foramen venae cavae des Zwerchfells. Die Lebervenen erscheinen also **nicht** an der **Leberpforte** (= Leberhilus). Dies kann als **Besonderheit** gewertet werden, weil bei den meisten Organen – z.B. Lunge, Milz, Niere usw. – der jeweilige **Hilus** für Ein- **und** Austritt **sämtlicher Struk-**

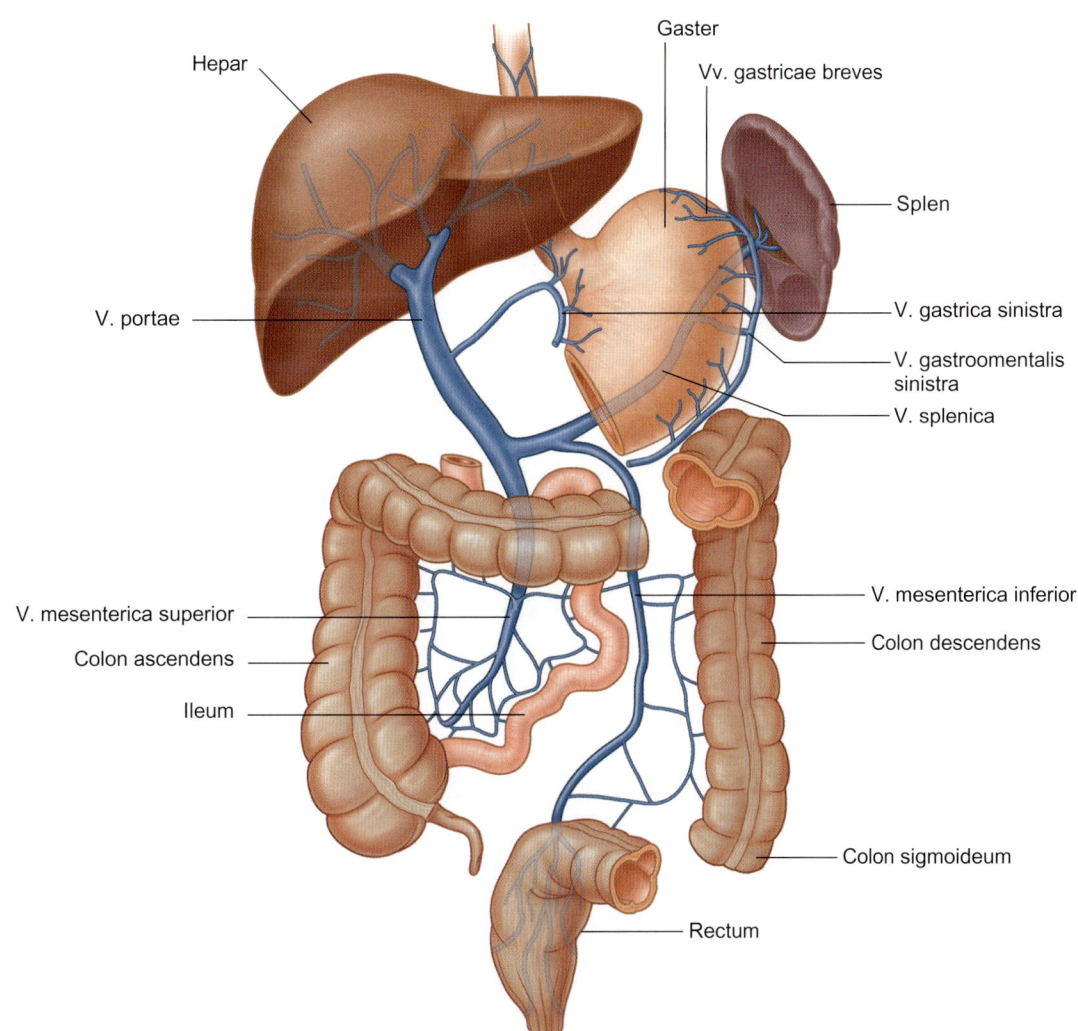

Abb. 1.36 Venöser Abfluss der unpaaren Bauchorgane und Entstehung der V. portae (hepatis) [E402]

turen genutzt wird. Neben der Leber können auf vergleichbare Weise auch **Lymphknoten** als Ausnahmen von der Regel betrachtet werden, weil dort die zuführenden Lymphgefäße an verschiedenen Stellen die Kapsel durchbrechen und nur das efferente Lymphgefäß sowie die Blutgefäße am Hilus erscheinen.

Portokavale Anastomosen

Von größter Bedeutung sind die **Anastomosen** (Verbindungen) der **V. portae** mit der **V. cava inferior bzw. superior** (= portokavale Anastomosen; ➤ Abb. 1.37). Die oberflächlichen Venen des Bauches (Periumbilikalvenen; Umbilicus = Bauchnabel), des distalen Rektums sowie des unteren Ösophagus geben ihr Blut in die V. cava inferior bzw. V. cava superior ab, sind aber über die V. mesenterica inferior (Rektum) bzw. V. gastrica sinistra (Speiseröhre) gleichzeitig **auch mit der Pfortader** verbunden, sodass das Blut dieser Gewebe **zwei unterschiedliche Abflussmöglichkeiten** hat.

PATHOLOGIE

Findet, z.B. bei der **Leberzirrhose**, die **V. portae** keine Abflussmöglichkeit, weil sie ihr Blut nicht mehr ausreichend durch die umgebaute, bindegewebig vernarbte Leber führen kann, **staut** sich damit das Blut u.a. auch in diese Verbindungsvenen, die es nun in die obere bzw. untere Hohlvene weiterleiten. Das wäre bei dem bisschen Blut, das hier üblicherweise hindurchfließt, nicht weiter von Belang. Nun aber strömt ein großer Anteil des **gesamten Pfortaderblutes** durch diese „Notausgänge", weil es keine weiteren Abflussmöglichkeiten gibt. Die eigentlich sehr feinen und dünnwandigen Venen der portokavalen Anastomosen werden durch diese **gewaltige Blutfülle** in der Folge **sehr voluminös** und durch den entstehenden Druck auch **sehr verletzlich**.
Die sichtbaren Folgen sind:
- **Caput medusae** (Haupt der Medusa): starke Venenzeichnung des Bauches und zum Teil auch der Brust (➤ Abb. 1.38)
- **Ösophagusvarizen:** fingerdick ins Lumen der unteren Speiseröhre vorspringende Venen (➤ Abb. 1.39); die Ösophagusvarizenblutung aus eingerissenen Varizen stellt eine häufige Komplikation bzw. die **häufigste Todesursache** bei Leberzirrhose dar.
- **Hämorrhoiden:** aufgedehnte und verlängerte Gefäße, die aus dem Analkanal nach außen prolabieren; auch aus Hämorrhoiden heraus kann es zu Blutungen kommen.

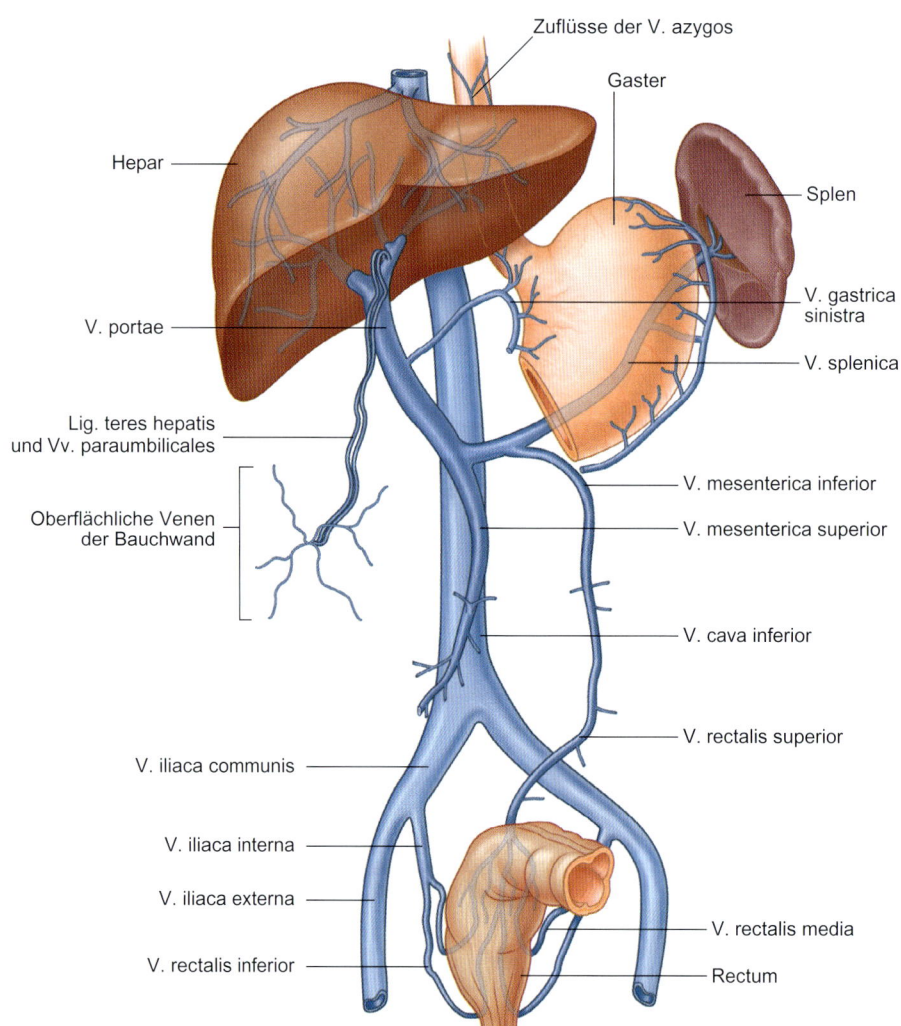

Abb. 1.37 Portokavale Anastomosen [E402]

1.2 Blutgefäße und Kreislauf

EXKURS

Der Rückstau vor einer narbig umgebauten Leber betrifft neben dem Blut der Pfortader auch das **arterielle Blut** der **A. hepatica propria**, doch hat dies **keinerlei Auswirkungen**:

Venöses Blut, das nicht abfließen kann, staut grundsätzlich in dasjenige **Kapillarnetz** zurück, aus dem es hervorgegangen ist. Da in dieses Kapillarnetz gleichzeitig „von der anderen Seite" arterielles Blut hineinläuft, kommt es dort druckbedingt zum **Serumaustritt**. In der Peripherie des Körpers entstehen auf diese Weise Ödeme. Seröse Flüssigkeit (im Einzelfall auch blutig oder eitrig), die aus den Kapillaren des Bauchraums austritt und in der freien Bauchhöhle erscheint, bezeichnet man dagegen als **Aszites** („Bauchwassersucht"), obwohl Ursache und Folge in diesem Fall identisch sind. Indem im Bereich der venösen Leberzuflüsse als Ausnahme gegenüber weiteren Geweben die portokavalen Anastomosen zur Verfügung stehen, die wenigstens einen Teil des gestauten, unter hohem Druck stehenden Blutes ableiten können, fällt der Aszites etwas milder aus als es ansonsten zu erwarten wäre. Dafür kommen nun eben neben und zusätzlich zum Aszites die Folgen und Symptome der aufgeweiteten Venen zum Tragen.

Dagegen **verbleibt arterielles Blut**, das aus einem Abzweig der **Aorta** staubedingt nicht zu seinem Ziel gelangen kann, schlicht und einfach in der Aorta und vergrößert damit lediglich die Menge an Blut, die ab diesem Abzweig nun eben für nachfolgende Gewebe zur Verfügung steht. Im Beispiel werden also Nieren, Becken und Beine jeweils etwas besser durchblutet, als dies normalerweise der Fall wäre.

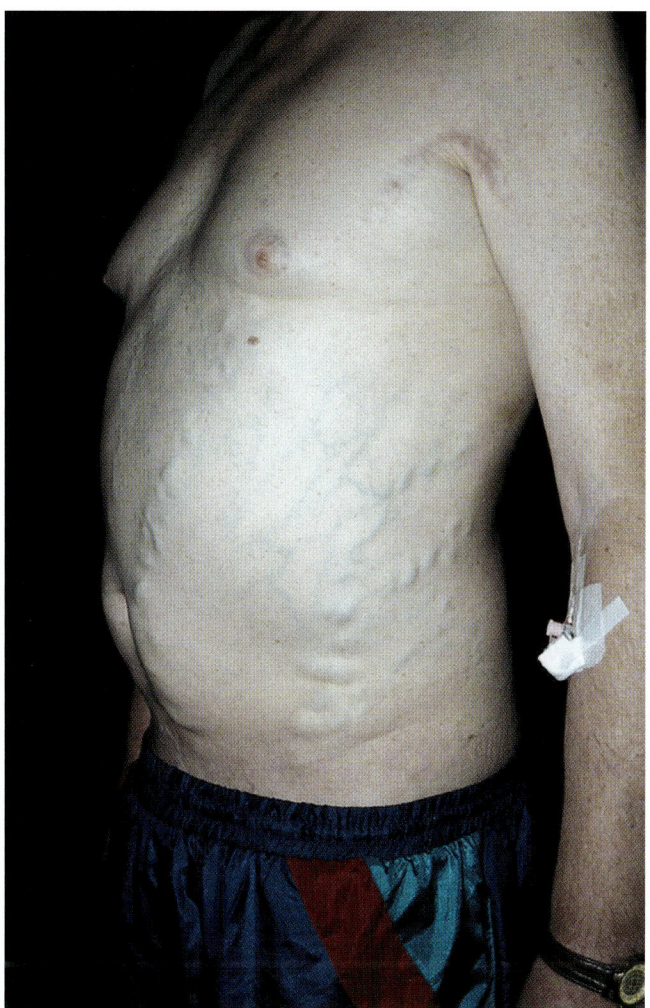

Abb. 1.38 Caput medusae bei Leberzirrhose [R186]

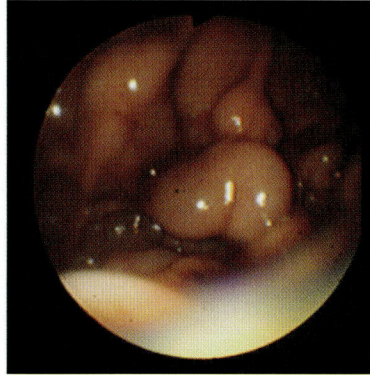

Abb. 1.39 Ösophagusvarizen (endoskopischer Befund) [E288]

Genauer besprochen werden die Zusammenhänge im zugehörigen ➢ Fach Verdauungssystem.

Venen der Thoraxwand

Die beiden **V. azygos** (rechts der Wirbelsäule) und **V. hemiazygos** (links der Wirbelsäule) sammeln das Blut der **Interkostalvenen** aus dem Brustraum und leiten es in die V. cava superior (➢ Abb. 1.40). Gleichzeitig haben sie auch eine Verbindung (Anastomose) zur V. cava inferior, sodass sich das Blut bei Stauungen den leichteren Weg suchen kann. Das besitzt allerdings keine weitere Bedeutung.

Ein kleinerer Teil des thorakalen Blutes, v.a. aus dem vorderen Wandanteil, fließt in die parasternalen **Vv. thoracicae internae**, die ebenfalls in die obere Hohlvene bzw. in die beiden Vv. brachiocephalicae münden.

Armvenen

Bei den Venen der oberen Extremität gäbe es im Hinblick auf die Heilpraktikerprüfung nichts Besonderes zu besprechen, wenn nicht die üblichen Blutentnahmen, Injektionen und Infusionen über die Venen der Ellenbeuge bzw. des Unterarms und Handrückens vorgenommen würden. Aus diesem Grunde sollten die beiden oberflächlich liegenden Hauptvenen **V. cephalica** (radialseitig) und **V. basilica** (ulnarseitig) beachtet werden (➢ Abb. 1.41). Entsprechend der arteriellen Situation strömt das gesammelte Blut des Armes schließlich in die **V. axillaris** bzw. **V. subclavia**.

Genauer besprochen wird die venöse Situation am Arm in ➢ Kapitel 4 bei den Injektionstechniken, weil dies im Zusammenhang mit den praktischen Anleitungen eingängiger sein dürfte.

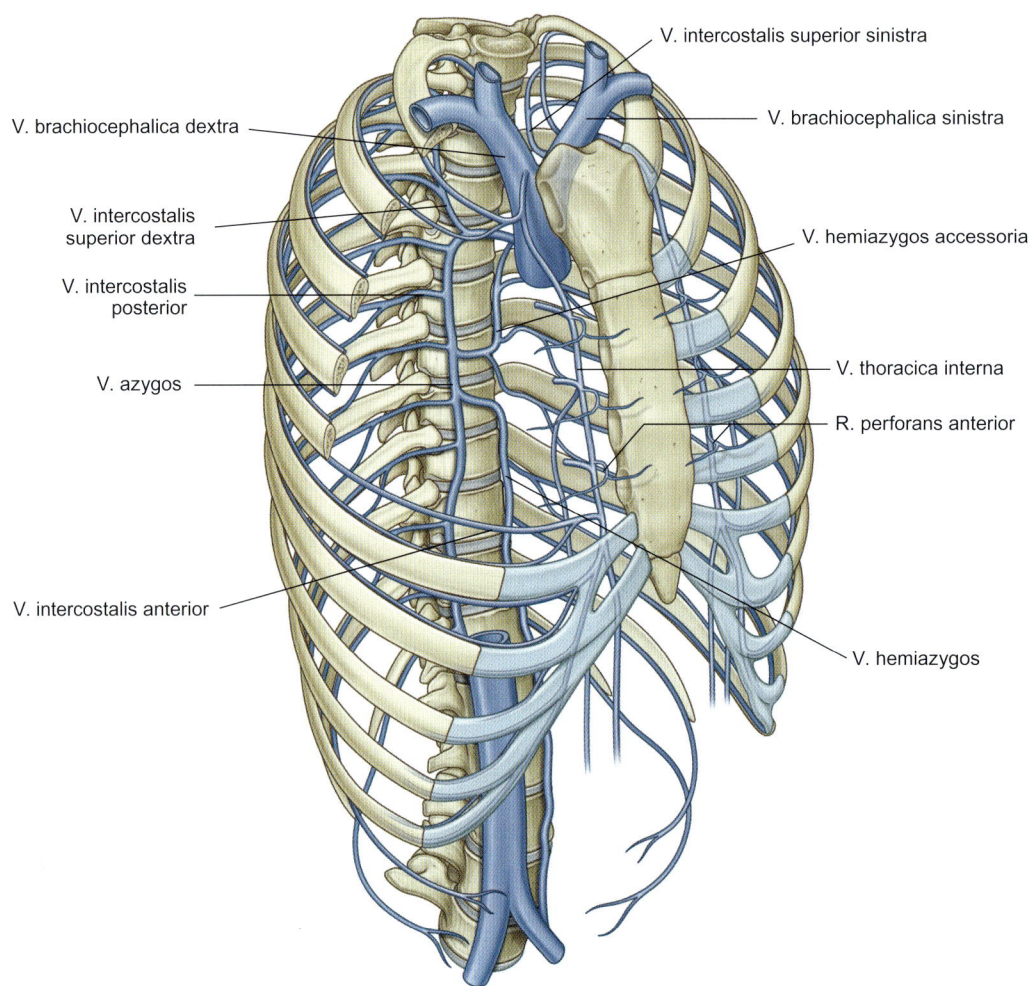

Abb. 1.40 Venen der Thoraxwand [E402]

V. cava superior

Das Blut aus Gehirn und Weichteilen von Kopf und Hals wird durch die Drosselvenen **V. jugularis interna** und **V. jugularis externa** zurückgeführt. Die dickere V. jugularis *interna* verläuft **unterhalb** des **M. sternocleidomastoideus** gut geschützt in den Halsweichteilen, die **V. jugularis externa** liegt diesem Muskel auf und ist daher für Notfallpunktionen **besser erreichbar**. Das in die Vv. jugulares fließende Blut ist nicht so streng getrennt wie das der beiden Carotiden, d.h., die voluminöse V. jugularis *interna* erhält auch reichlich Zuflüsse aus den Weichteilen von Kopf und Hals, also aus dem Versorgungsgebiet der A. carotis *externa*. So fließt z.B. das Gesichtsvenenblut über die V. facialis in die V. jugularis interna.

Die beiden Drosselvenen münden direkt nebeneinander in die V. subclavia dextra bzw. sinistra. Aus dem Zusammenfluss von **V. subclavia** und **V. jugularis interna** entsteht die **V. brachiocephalica** (> Abb. 1.42).

Der Winkel, den V. jugularis interna und V. subclavia bei ihrem Zusammentreffen miteinander bilden, wird **Venenwinkel** (Angulus venosus) genannt. Neben der V. jugularis externa münden auch die **großen Lymphgefäße** des Körpers in diesen Winkel (s. später).

Die **Vv. brachiocephalicae** beider Seiten vereinigen sich rechts der Mittellinie etwa auf Höhe des Aortenbogens zur gemeinsamen Endstrecke, der **V. cava superior**, die das Blut von oben in den rechten Vorhof leitet (> Abb. 1.42, > Abb. 1.17). Während also die untere Hohlvene das gesamte venöse Blut der unteren Körperhälfte bis zum Zwerchfell aufsammelt, entsorgt die obere Hohlvene das venöse Blut des Körperkreislaufs oberhalb des Zwerchfells.

Herzvenen

Die Venen laufen im Herzen nur teilweise parallel zu den Arterien. Sie geben ihr Blut in den **Sinus coronarius**, der im dorsalen Anteil der **Kranzfurche** liegt (> Abb. 1.43). Der Sinus leitet das Blut dann zum rechten Vorhof, wo er neben der **V. cava inferior** mündet.

1.2 Blutgefäße und Kreislauf

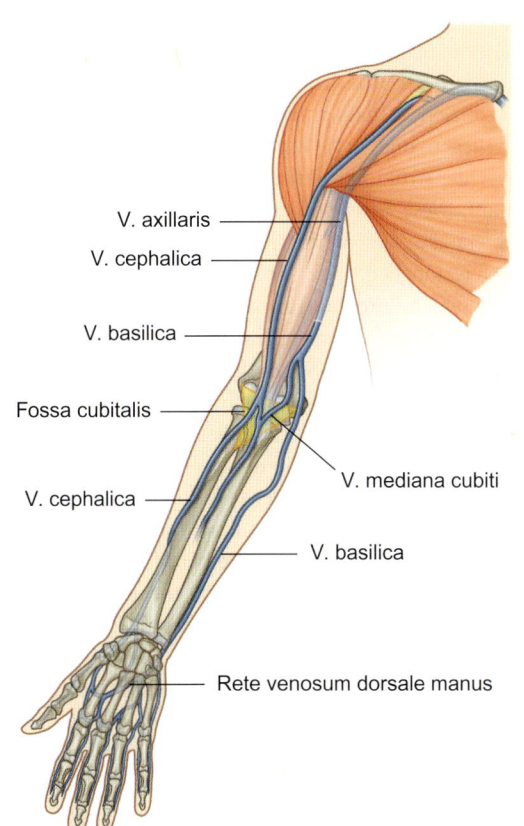

Abb. 1.41 Venen des Arms [E402]

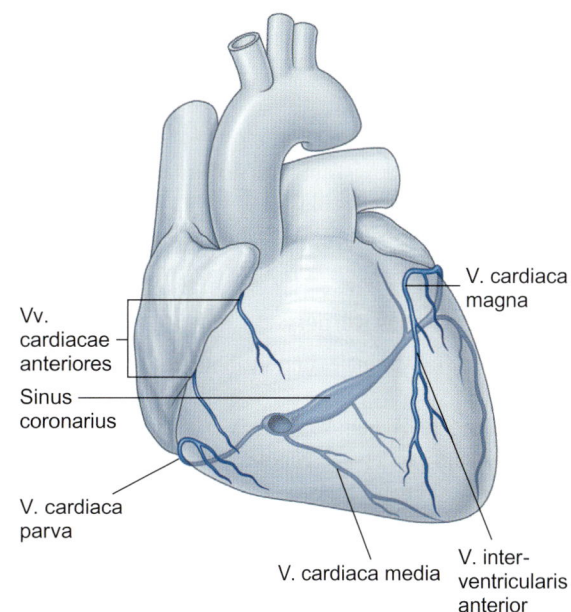

Abb. 1.43 Herzvenen mit Sinus coronarius. Ansicht von dorsal. [E402]

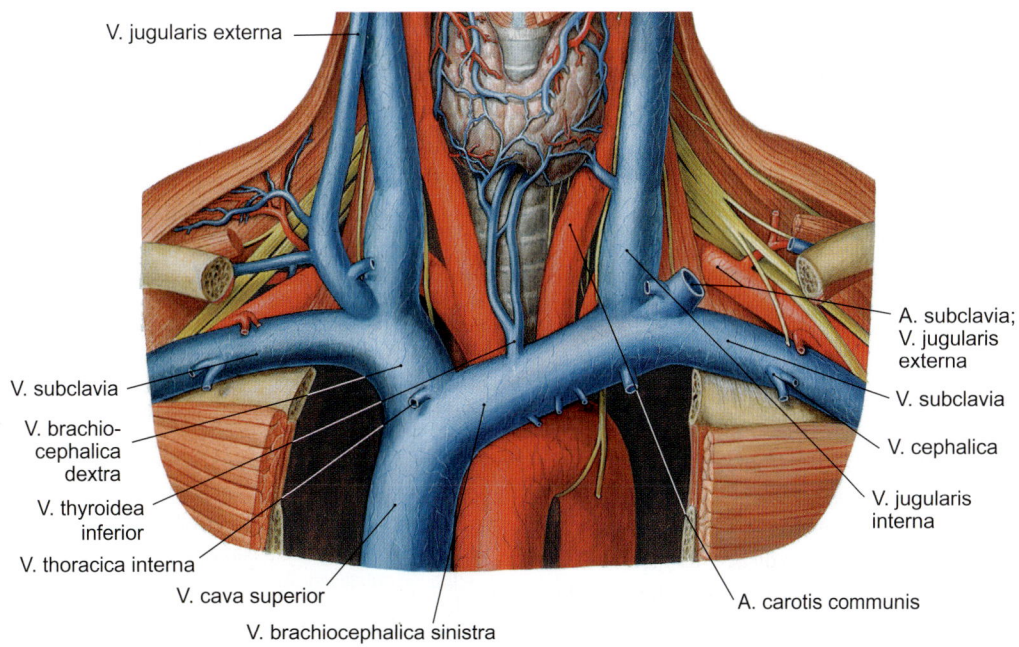

Abb. 1.42 Venenwinkel als Zusammenfluss von V. jugularis interna und V. subclavia zur V. brachiocephalica [S007-22]

Zusammenfassung

Venen

- führen das Blut zum Herzen hin
- enthalten im Körperkreislauf sauerstoffarmes und im Lungenkreislauf sauerstoffreiches Blut
- besitzen Klappen (wichtigste Ausnahme: Venen von Kopf und Hals)

Wichtigste Venen des Körpers:

- tiefe Beinvenen: Vv. tibiales und Vv. fibulares → V. poplitea → V. femoralis
- oberflächliche Beinvenen: V. saphena magna (→ V. femoralis) und V. saphena parva (→ V. poplitea)
- V. femoralis → V. iliaca externa → V. iliaca communis → V. cava inferior
- V. cava inferior nimmt auf: Venen der paarigen Bauchorgane, Vv. hepaticae
- V. splenica (lienalis) nimmt V. mesenterica inferior auf, vereinigt sich mit V. mesenterica superior und heißt ab diesem Zusammenfluss V. portae
- Vv. intercostales → V. azygos, V. hemiazygos und V. thoracica interna → V. cava superior
- V. basilica und V. cephalica → V. axillaris → V. subclavia
- V. subclavia und V. jugularis interna vereinigen sich zur V. brachiocephalica (→ Venenwinkel, in den noch die V. jugularis externa mündet), beide Vv. brachiocephalicae → V. cava superior
- V. cava superior und V. cava inferior → rechter Vorhof

1.2.3 Wandaufbau der Blutgefäße

> **MERKE**
> **Reihenfolge der Blutgefäße des Körperkreislaufs**
> Aorta → große Arterien → kleine Arterien → Arteriolen → Kapillaren → Venolen → kleine Venen → große Venen → V. cava inferior bzw. V. cava superior

Kapillaren

Die Wandung der Kapillaren besteht aus einem dünnen Häutchen, der **Basalmembran**, der nach innen, dem Lumen zu, eine einreihige Zellschicht aus sehr flachen Zellen (**Endothelzellen**) aufsitzt. Außen findet man einen Besatz aus verzweigten, kontraktilen Zellen (**Perizyten**), die mit ihren Ausläufern die Kapillaren locker und unregelmäßig einscheiden. Die Perizyten dienen der mechanischen Stabilisierung und variablen Verengung des Kapillarlumens, doch kann von ihnen auch eine Regeneration bzw. Neusprossung von Blutgefäßen ausgehen.

Die Endothelzellen weisen zu ihren Nachbarzellen kleine **Lücken** (**Poren**) auf, in denen praktisch nur noch die Basalmembran das Blut „am Auslaufen hindert". Moleküle bis knapp unter Albumingröße gelangen trotzdem problemlos hindurch, wodurch der intensive Stoffaustausch mit dem Gewebe gefördert wird. Diesem Ziel dienen zusätzlich Bereiche, in denen das Zytoplasma der Endothelien soweit reduziert ist, dass praktisch nur noch die Zellmembranen aufeinanderliegen und die Wandung bilden. Daneben sind die Membranen hier strukturell verändert und weisen Lücken definierter Größe auf. Diese Bereiche nennt man **Fenestrationen** („Fenster"). Auch ein aktiv gesteuerter Transport durch die Endothelzellen hindurch ist möglich.

Im Gehirn fehlen Poren **und** Fenestrationen, wodurch dort eine weit selektivere Auswahl dessen, was hinein und heraus darf, getroffen wird (sog. **Blut-Hirn-Schranke**, ➤ Fach Neurologie). Man spricht von **ungefensterten** oder auch **kontinuierlichen Kapillaren**, um den Unterschied herauszustellen. Moleküle, die vom Gehirn benötigt werden, gelangen in diesem Fall nicht passiv wie üblich, sondern in einem **aktiven Prozess** durch die Endothelzellen selbst hindurch. Ähnliche Kapillaren finden sich in weiteren Geweben wie Thymus, Lunge oder quergestreifter Muskulatur, doch sind die genaueren Zuordnungen zu den verschiedenen Geweben, abgesehen von der Blut-Hirn-Schranke, weder für die Prüfung noch für ein Grundverständnis von Bedeutung.

Eine weitere Besonderheit besteht bei den **Kapillaren der Leber**, die nahezu alles, was aus dem Darm resorbiert wird, zunächst begutachtet, um- und abbaut, bevor sie es dem restlichen Körper überlässt. Daneben produziert die Leber nahezu alle Proteine des Blutes, zum Teil ähnlich den VLDL-Partikeln riesige Gebilde, die möglichst ungehindert durch die Kapillarwandung hindurch ins Blut gelangen sollten. Dies ist nur möglich, weil den Leberkapillaren die **Basalmembran vollständig fehlt** – jedenfalls im Bereich der Poren – und diese **Poren** darüber hinaus auch **extrem groß** sind, sodass sogar Zellen wie Leukozyten das Gefäß ungehindert verlassen können. Zusätzlich ist das **Lumen** der Kapillaren deutlich **weiter** als üblich, sodass die Erythrozyten sogar nebeneinander hindurchschwimmen können. Diese Sonderform der Leberkapillaren nennt man **Sinusoide**. Ähnliche Sinusoide finden sich in Milz, Lymphknoten und Knochenmark, abgewandelt auch in Teilen der Niere (Glomeruli).

> **EXKURS**
> Die überwiegende Porengröße der fenestrierten Kapillaren entspricht mit etwa 3–4 nm weitgehend genau der Größe des Albumins. Das **Albuminmolekül** vermag das Gefäßlumen deshalb nur in geringstem Umfang zu verlassen. Dies bedeutet, dass sämtliche Plasmamoleküle, die kleiner sind, problemlos aus dem Gefäßlumen hinaus zu den angrenzenden Geweben gelangen können, während dies größeren Molekülen verwehrt bleibt. Albumin ist das mengenmäßig vorherrschende Eiweiß des Blutplasmas.
> Das Molekulargewicht von Molekülen wie z.B. Glukose, Aminosäuren, Harnstoff oder Milchsäure liegt im Bereich von 100–200 Dalton und beträgt damit weniger als 1% der Albumingröße (69.000 Dalton). Solche Moleküle können das Blutplasma beliebig verlassen, um den Zellen zur Verfügung zu stehen. Ausnahmslos alle Hormone oder sonstigen Botenstoffe sind ebenfalls wesentlich kleiner als Albumin, denn sie dienen ja gerade der Beeinflussung des Zellstoffwechsels und könnten andernfalls ihre Funktion nicht erfüllen.
> Übrig bleiben nur wenige Moleküle wie z.B. einzelne Faktoren der Blutgerinnung und des Immunsystems (IgM) oder die wesentlichen Blutfette

(VLDL, IDL, HDL), die in dieser Form keine Aufgaben direkt an den Zellen zu erfüllen haben. Sie sind zum Teil wesentlich größer als Albumin und verbleiben im strömenden Blut.

Dies gilt auch für sämtliche Blutzellen, die nochmals um mehrere Größenordnungen über Moleküle wie Albumin hinausreichen. Wenn ein Leukozyt das Gefäßsystem verlassen möchte, angelockt z.B. durch Interleukine einer Gewebeentzündung, kann er durch Kapillarporen nicht einfach hindurchgeschwemmt werden. Hier handelt es sich vielmehr um einen ungeheuer komplexen und komplizierten Prozess, gewissermaßen um ein **Zwiegespräch zwischen Leukozyten und Gefäßendothel**, in dessen Folge die Endothelzellen auseinanderweichen, damit sich der Leukozyt hindurchschlängeln kann **(Diapedese)**. Zusätzlich muss er dann auch noch die Basalmembran enzymatisch andauen. Meist findet die Diapedese nicht in den Kapillaren, sondern in den direkt nachfolgenden, sehr viel voluminöseren **postkapillären Venolen** statt. Die Wandung dieser Venolen enthält noch keine Media und ähnelt auch insgesamt der Kapillarwandung (einschließlich der Fenestrationen), weshalb sie lebhaft am Stoffaustausch mit dem Gewebe beteiligt sind und zur **Mikrozirkulation** gerechnet werden.

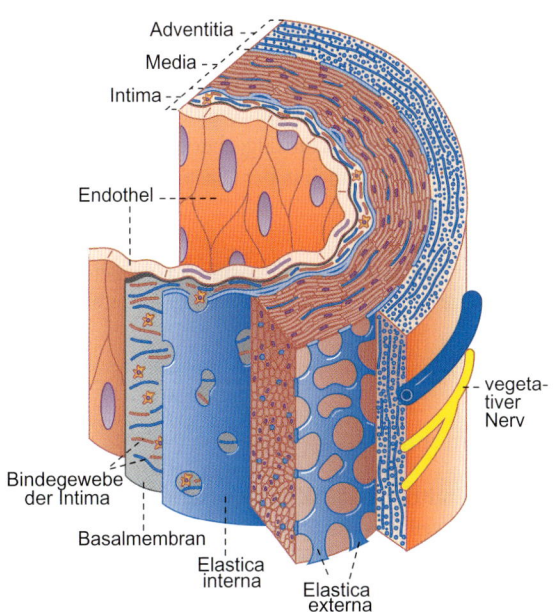

Abb. 1.44 Wandaufbau bei Arterien vom muskulären Typ [L107]

Arterien

Die Wandung der Arterien und Arteriolen ist nicht zum Stoffaustausch mit der Umgebung vorgesehen, sondern zum **Transport** großer Mengen, unter Druck stehenden **Blutes**. Die größeren Arterien verlaufen zumeist gut geschützt in der Tiefe, häufig auch in der Nähe knöcherner Strukturen. Dennoch sind sie mechanischen Belastungen und dem manchmal sehr hohen Binnendruck des Blutes ausgesetzt. Eine weitere Aufgabe **kleiner Arterien** und v.a. der **Arteriolen** besteht darin, über aktive und fein gesteuerte Mechanismen die **Blutzufuhr** zum versorgten Organ zu **drosseln** oder zu **steigern**, je nach dessen aktuellem Bedarf.

Arterien sind **dreischichtig** aufgebaut (➤ Abb. 1.44):

- **Intima:** Alle Blutgefäße enthalten lumenwärts, der Basalmembran aufsitzend, ein einschichtiges Endothel, das bei den Kapillaren bereits deren gesamte Wandung darstellt, wenn man einmal von den Perizyten absieht. Die Arterien umhüllen dieses Endothel zunächst mit einer dünnen Schicht Bindegewebe, in das vereinzelt elastische Fasern, glatte Muskelzellen und Fibrozyten eingestreut sind, die für die Produktion von Fasern und Grundsubstanz zuständig sind. Beide Schichten zusammen (Endothel **und** Bindegewebe) heißen Intima.
- **Media:** Es folgt anschließend die Media, eine besonders dicke und kräftige Schicht aus wenig kollagenen und reichlich elastischen Fasern sowie v.a. **glatten Muskelzellen**. Bei den großen, herznahen Arterien überwiegen die elastischen Fasern (sog. **Arterien vom elastischen Typ**), beim großen Rest der Arterien die Muskelzellen (Arterien vom **muskulären Typ**). Die Arteriolen mit ihren insgesamt sehr viel dünneren Wänden besitzen einen relativ besonders kräftigen Muskelanteil, mit dem sie die Durchblutung der nachfolgenden Kapillaren sehr genau zu steuern vermögen. Vor allem die Arteriolen der Haut können die nachfolgenden Kapillaren sogar vollständig von der Blutzufuhr abschneiden, indem die Muskelkontraktion das **Gefäßlumen verschließt**. Das Blut wird in derartigen Fällen über **arteriovenöse Anastomosen** direkt in den venösen Schenkel abgeleitet.
- **Adventitia:** Die äußerste Schicht heißt Adventitia. Sie besteht aus Bindegewebe mit kollagenen und elastischen Fasern. In ihr verlaufen Nerven und, bei den großen Gefäßen, die **Vasa vasorum**, die „Blutgefäße der Blutgefäße", die das Gewebe der Gefäßwände selbst versorgen. Ab den mittelgroßen Arterien (z.B. den Extremitätenarterien) fehlen die Vasa vasorum. Hier werden nicht nur – wie üblich – die Intima, sondern auch die Media und Adventitia aus dem durchströmenden Blut bzw. aus den Geweben der Nachbarschaft durch Diffusion ernährt. Die Adventitia dient schließlich auch dem **Einbau** der Gefäße in ihre **Umgebung**.

Arterien vom elastischen Typ (Windkesselarterien)

Die großen Körperarterien, also Aorta und Anfangsteile der hier entstehenden Organarterien, haben eine weitere Aufgabe zu erfüllen: Das Blut fließt nicht kontinuierlich aus dem Herzen, sondern stoßweise (als Bolus) in Portionen von 70–80 ml. Danach entsteht zunächst eine (diastolische) Pause, bis der nächste Bolus von 80 ml ins Gefäßsystem getrieben wird. Wären die Blutgefäße starre Röhren, würden sie diese 80 ml mit überhöhtem Druck ins Kapillarbett weitergeben – ähnlich einer kräftigen Wasserpistole, mit der man Spritzer für Spritzer ein Blumenbeet bewässern wollte. Außerdem käme der Blutfluss bis zur nächsten Systole nahezu zum Erliegen.

Deswegen sind die Wände der **großen, herznahen Arterien** nicht nur widerstandsfähig, sondern auch sehr **elastisch**, was dazu führt, dass von jeder Auswurffraktion des Herzens zunächst etwa die **Hälfte** in den sich aufweitenden Blutgefäßen **versandet** und lediglich die andere Hälfte weiterfließt. In der darauf folgenden Diastole nehmen die Arterien wieder ihr ursprüngliches Lumen ein, die Wände entdehnen sich, wodurch nun die zweiten 40 ml, die hier vorübergehend wie in einem Vorratsraum gespeichert waren, unter vergleichsweise mäßigem und gleichmäßigem Druck in die Peripherie getrieben werden. Man nennt diesen Mechanismus die **Windkesselfunktion** der großen herznahen Arterien.

Wie beim Tasten der peripheren Pulse (= systolische Druckwellen) erkennbar wird, fließt das Blut durch diese Funktion immer noch nicht vollkommen gleichmäßig, aber es hat sich doch wesentlich beruhigt und kommt auch in der Diastole nicht zum Stillstand.

> **PATHOLOGIE**
> Wenn bei einer fortgeschrittenen **Sklerosierung** (Verhärtung) der Aorta deren Windkesselfunktion nicht mehr besteht, ändern sich Blutdruck und Pulsqualität.

Arterien vom muskulären Typ

Die Media der **mittleren** und **kleinen Arterien** besteht fast nur aus **Muskelfasern**, weil dies die Stabilität erhöht und weil eine Windkesselfunktion dort nicht mehr benötigt wird. Dafür sind bei diesen Arterien zusätzlich noch **zwei elastische Lamellen** eingelagert: Zwischen Media und Adventitia findet sich die dünne **Membrana elastica externa** und zwischen Intima und Media eine **Membrana elastica interna**. Elastica interna und Elastica externa fehlen also bei den großen Arterien vom elastischen Typ (= Windkesselarterien), wo bereits die Media reichlich mit elastischen Fasern (auf Kosten der Muskulatur) versorgt ist.

> **Zusammenfassung**
> - **Windkesselarterien** = große herznahe Arterien vom **elastischen Typ:** speichern einen Teil des Schlagvolumens und schieben das Blut während der nachfolgenden Diastole des Herzens weiter, um den bolusweisen Auswurf des Ventrikels in einen möglichst kontinuierlichen Blutstrom umzuwandeln
> - herzferne Arterien vom **muskulären Typ:** können durch Kontraktion bzw. Entspannung ihr Lumen ändern und dadurch in geringem Umfang den **Strömungswiderstand** und die Durchblutung der von ihnen versorgten Organe bzw. Gewebe **beeinflussen**

Venen

Der Wandaufbau der Venen und Venolen unterscheidet sich grundsätzlich nicht von dem der Arterien, doch sind sie insgesamt **deutlich dünner**. Dies betrifft die Adventitia, besonders aber die **Media**, deren Struktur zusätzlich auch aufgelockerter und mit weniger Muskelzellen durchsetzt ist: Die **Belastung** der Venen ist wesentlich **geringer** als diejenige der Arterien. Das Blut, das mit großem Druck aus der Aorta in die nachgeschalteten Arterien fließt, verliert durch den Gefäßwiderstand ständig an Fließdruck, sodass am Ende der kapillären Strecke beim Übergang in die Venolen von den ursprünglich ca. **100 mmHg** Mitteldruck in der Aorta noch **12–15 mmHg** übrig bleiben. Aus dem „reißenden Fluss" ist ein gemächlich strömender Bach entstanden, der sich noch dazu teilweise entgegen der Schwerkraft (Blut aus Bauch, Becken und Beinen) zum Herzen hinaufarbeiten muss, dementsprechend also immer noch langsamer wird. Von einem nennenswerten Fließdruck kann also nicht mehr die Rede sein. Dadurch ist die Wand der Venen weit weniger beansprucht als diejenige der Arterien.

Ein klein wenig **kräftiger** ist die Muskelschicht der **großen Venen der Beine** und deren Zuflüsse, weil sie wegen der aufrechten Körperhaltung dem hydrostatischen Gegendruck der langen Blutsäule ausgesetzt sind. Dieser Gegendruck von etwa 90 mmHg (Druck der Blutsäule zwischen Füßen und rechtem Vorhof) würde eine **Rückkehr** des venösen Blutes genau genommen im Stehen sogar **unmöglich** machen, wenn nicht **Hilfseinrichtungen** vorhanden wären. Nur aus diesem Grund verbleiben bis zum Erreichen des rechten Vorhofs im Mittel noch **3 mmHg** Fließdruck – abhängig von der Atmung.

Hilfseinrichtungen für den venösen Rückstrom

Die wesentlichen **Hilfseinrichtungen**, die dafür sorgen, dass das Blut wieder zum Herzen zurückgelangt, sind:
- **arteriovenöse Kopplung**
- **Muskelpumpe**
- **Venenklappen**
- **Sogwirkung durch die Atmung**

Venen und Arterien verlaufen im Bereich der Extremitäten meist direkt nebeneinander in einer gemeinsamen Bindegewebsscheide. Dies bedeutet, dass sich der Puls der Arterie, also die Dehnung ihrer Wandung, auf die benachbarte Vene überträgt, sie dadurch komprimiert und einen Druck auf ihr Lumen ausübt. Der Blutfluss wird mittels dieser **arteriovenösen Kopplung** in Gang gehalten.

Vor allem in den Extremitäten liegen die größeren Venen so zwischen die Muskulatur eingebettet, dass sie bei deren Kontraktion ebenfalls komprimiert werden, was einen noch weit stärkeren Druck auf das enthaltene Blut ausübt (**Muskelpumpe**) (> Abb. 1.45).

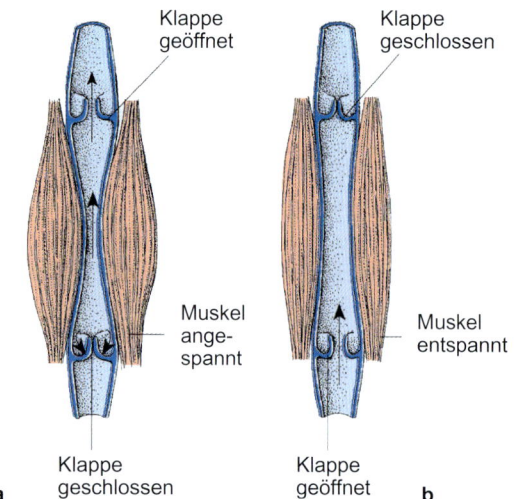

Abb. 1.45 Muskelpumpe. **a** Das Blut wird durch die Muskelkontraktion Richtung Herz gepresst. Gleichzeitig verhindert die distale geschlossene Klappe den Rückstrom des Blutes. **b** Bei Entspannung der Muskulatur kann Blut von distal durch die jetzt geöffnete Klappe nachfließen. [L190]

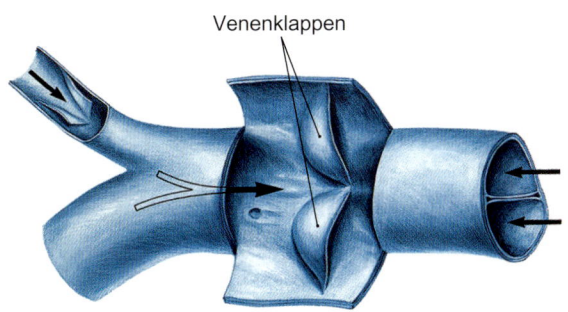

Abb. 1.46 Funktionsprinzip der Venenklappen. Der nach rechts gerichtete Pfeil weist auf die Strömungsrichtung des Blutes hin. Bei Rückstau (nach links gerichtete Pfeile) kommt es zum Klappenschluss. [S007-22]

Beide Hilfseinrichtungen wären ohne wesentliche Wirkung, wenn der entstehende Druck nicht in die richtige Richtung geleitet würde. Die herzwärts gerichtete Weiterleitung ermöglichen die **Venenklappen**. Man kann sie hinsichtlich Form und Funktion gut mit den **Taschenklappen** des Herzens vergleichen, wobei sie statt 3 Taschen nur 2 besitzen (> Abb. 1.46). Der Blutfluss gegen die konvexe Seite der beiden Taschen gelingt analog der Aorten- und Pulmonalklappe problemlos. Beim Versiegen des Blutstroms, während der Erschlaffungsphase der Muskelpumpe oder im diastolischen Intervall der begleitenden Arterie, fängt sich das nach distal zurückströmende Blut in den Taschen und schließt die Venenklappe, sodass es nicht wieder zurücklaufen kann. Periphere Venen weisen in aller Regel zahlreiche Klappen auf. Im Wesentlichen fehlen diese Klappen nur im herznahen Anteil der Hohlvenen sowie in den Venen von Kopf (einschließlich Gehirn) und Hals.

Sämtliche Blutgefäße verlaufen nicht irgendwie in einem leeren Raum. Sie sind vielmehr in ihre Umgebung, zumeist Bindegewebe, eingebettet und mit diesem über ihre Adventitia verwachsen. Dies gilt auch für die beiden Hohlvenen. Wird nun in der **Inspirationsphase** der **Atmung** das Zwerchfell nach unten bewegt, und mit der **Dehnung des Thorax** der gesamte enthaltene Raum (Lunge und Mediastinum) **aufgedehnt**, entsteht auch ein Zug an den Gefäßen, der ihr **Lumen vergrößert** und damit einen Unterdruck erzeugt. Während der Exspirationsphase wird umgekehrt ein Druck auf die Gefäßwand ausgeübt, sodass in der Konsequenz ein **rhythmischer Wechsel** zwischen **Kompression** des Inhalts und darauf folgender **Sogwirkung** entsteht. In geringerem Umfang findet sich dieser Mechanismus auch im Bauchraum, weil das bei der Inspiration tiefer tretende Zwerchfell, im Verein mit der abdominellen Muskulatur und besonders ausgeprägt beim Valsalva-Manöver (Bauchpresse) für wechselnde Druckverhältnisse sorgt.

PATHOLOGIE
Hypotone Dysregulation

Ungeachtet aller Hilfseinrichtungen versacken beim **Aufrichten** aus dem Liegen zum Stehen rund **500 ml Blut** in den sich dehnenden Venen von Becken und Beinen. Durch den dadurch verminderten Rückstrom zum Herzen **sinkt** der **systolische** Blutdruck. Dies kann bei Menschen mit niedrigem Blutdruck zu **Schwindel** und **Kollapsneigung** führen – in erster Linie dann, wenn dieses Aufrichten sehr abrupt erfolgt.

Man sollte sich demnach in Bezug auf das morgendliche Aufstehen sehr, sehr viel Zeit lassen!

Venöse Blutungen

Bei **Krampfadern (Varizen)**, besonders der Beine, handelt es sich um **aufgeweitete** Venen mit **insuffizienten Venenklappen**. Der hydrostatische Gegendruck von (bei defekten Venenklappen) bis zu 90 mmHg im Stehen ist so hoch, dass eine Blutung aus einer rupturierten Beinvene, z.B. nach einem Bagatelltrauma, ähnlich der Verletzung einer größeren Arterie kaum von alleine zum Stehen kommt und große Mengen Blut verloren gehen können. Die Therapie besteht aus einem **Druckverband** unter **Hochlagerung** des betroffenen Beines.

Zusammenfassung

Dreischichtiger Wandaufbau der Gefäße

- **Intima:** Grenzfläche zum strömenden Blut, besteht aus einem einschichtigen Endothel und einer dünnen bindegewebigen Schicht
- **Media:** muskuläre Stabilisierung der Gefäßwand, v.a. in den kleinen Arterien und Arteriolen auch Regulierung des Gefäßwiderstands und der Durchblutung nachgeschalteter Kapillaren
- **Adventitia:** besteht aus lockerem Bindegewebe, verbindet die Gefäße mit der Umgebung, führt Nerven und, bei den großen Gefäßen, die Vasa vasorum

1.2.4 Lungenkreislauf

Lungenarterien und -venen

Von den beiden Hohlvenen gelangt das Blut des Körperkreislaufs in den rechten Vorhof und von dort in den rechten Ventrikel. Von hier fließt es in Portionen von 70–80 ml während der Systole durch die Pulmonalklappe in den Truncus pulmonalis. **Systolisch** wird ein Druck von **20–25 mmHg** erreicht, diastolisch bleiben etwa 12 mmHg übrig. Der Mitteldruck liegt bei 17 mmHg.

Durch die leichte Linksrotation des Herzens um seine Längsachse kommt der rechte Ventrikel samt seiner Ausstrombahn etwas näher nach ventral an die Rückseite des Sternums heran, während sich gleichzeitig der linke Ventrikel mit seiner Ausstrombahn etwas von demselben entfernt. Daneben verlässt der **Truncus pulmonalis** (> Abb. 1.3, > Abb. 1.5b) den rechten Ventrikel mehr in dessen ventralem Anteil. Dies bedeutet, dass sich der Truncus pulmonalis als Ausstrombahn des rechten Ventrikels nicht auf gleicher Höhe neben der Aorta befindet, sondern näher am Sternum **vor der Aorta**. Andernfalls würden Truncus pulmonalis und Aorta, kaum dass sie aus ihren Ventrikeln entstanden sind, in der Mitte zusammenstoßen, denn die Aorta verlässt den linken Ventrikel zunächst nach oben rechts, während der Truncus sich nach oben und links wendet. So nimmt die Aorta hinter dem Truncus pulmonalis ihren Weg zum rechten Sternalrand, während der Truncus ventral der Aorta nach kranial zieht.

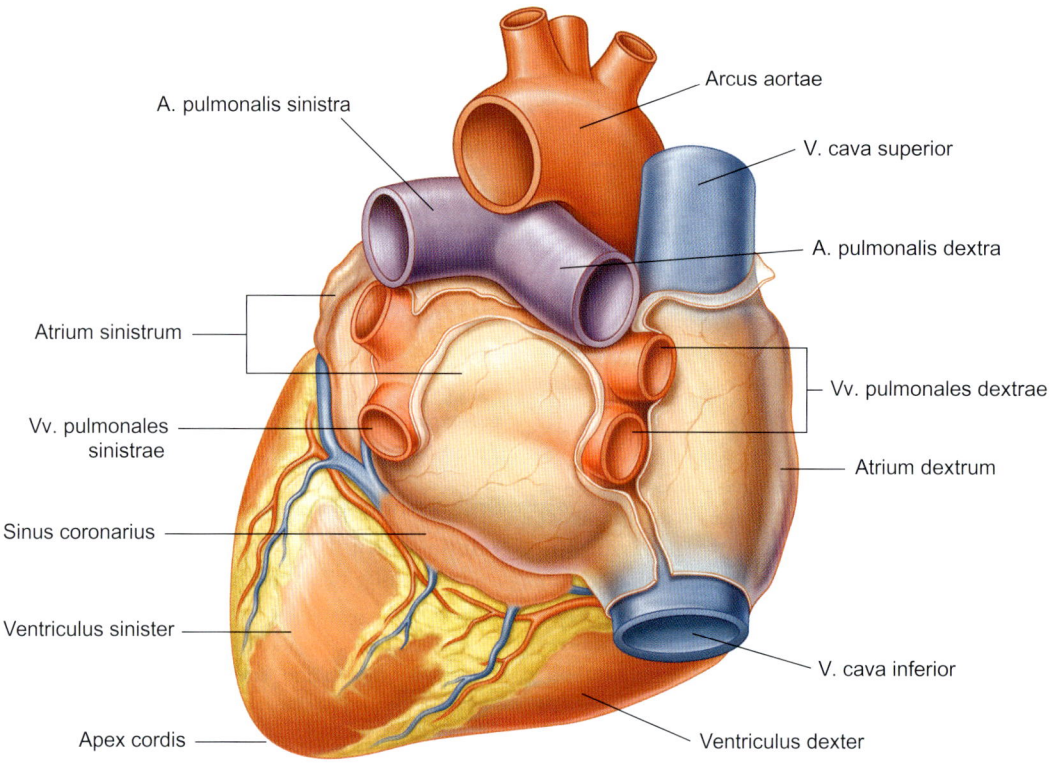

Abb. 1.47 Venenkreuz des Herzens. Ansicht von dorsal [E402]

Der Truncus pulmonalis ist ein recht kurzer Stumpf, der sich bald nach seiner Entstehung in seine beiden Äste, die linke und die rechte Lungenarterie (**A. pulmonalis sinistra et dextra**) teilt. Beide Pulmonalarterien ziehen von hier aus fast horizontal nach links und rechts, um im oberen Teil des Lungenhilus in ihre Lungenflügel einzutreten. Die A. pulmonalis dextra kommt dabei mit der Aorta in Konflikt, die nach ihrem Ausflug zum rechten Sternalrand im Arcus aortae einen Halbkreis beschreibt und zur linken Thoraxseite zieht. Dieses Mal unterkreuzt die A. pulmonalis dextra die Aorta, d.h., dieselbe läuft in der konkaven Wölbung des Aortenbogens nach rechts zum Lungenhilus (> Abb. 1.47).

Entsprechend der Unterteilung der beiden Lungenflügel in Lappen und Segmente (> Fach Atmungssystem) teilen sich die beiden Lungenarterien noch im Bereich des Hilus zunächst in **Lappen-** und wenig später in insgesamt 19 **Segmentarterien** auf, die gemeinsam mit den Bronchien und deren Verzweigungen in die Lunge hineinlaufen. Die Arteriolen entlassen schließlich ein riesiges **Kapillarnetz**, das den **Alveolen** (Lungenbläschen) der Lunge anliegt. Hier wird der Sauerstoff der Atemluft aufgenommen und das Kohlendioxid an sie abgegeben.

Nach seinem Durchfluss durch die beiden Lungenflügel sammelt sich das Blut beiderseits in nun **jeweils zwei** parallel verlaufenden, großen Lungenvenen, den **Vv. pulmonales**. Dem **seitlich** vom Herzen liegenden **Lungenhilus** entsprechend treten sie auch **seitlich** an das Herz heran und leiten ihr sauerstoffgesättigtes Blut in den **linken Vorhof**. **V. cava inferior** und **V. cava superior** treten **vertikal** in den rechten Vorhof ein. Die insgesamt vier Lungenvenen kommen beiderseits in horizontaler Verlaufsrichtung und leiten ihr Blut in den linken Vorhof. Dieser äußeren Form entsprechend spricht man vom **Venenkreuz des Herzens** (> Abb. 1.47).

MERKE
Die **Arterien** des **großen Kreislaufs** enthalten in der Regel **sauerstoffreiches Blut**, da sie über das linke Herz Blut erhalten, das zuvor in der Lunge mit Sauerstoff beladen worden war. Die **Arterien des kleinen Kreislaufs** enthalten hingegen mehr oder weniger **sauerstoffarmes Blut**, das direkt nach seiner Ausnutzung im Körperkreislauf über das rechte Herz in die Lungenarterien gelangt.
Zusammengefasst ergibt sich folgender **Blutfluss:**
linker Vorhof → linke Kammer → Aorta → Körperkreislauf → Organarterien → Arteriolen → Kapillaren → Venolen → Venen → obere und untere Hohlvene → rechter Vorhof → rechte Kammer → Truncus pulmonalis → Aa. pulmonales → Lungenkreislauf → Vv. pulmonales → linker Vorhof

Sauerstoffversorgung der Bronchien

Während das Lungengewebe den benötigten Sauerstoff der Atemluft entnimmt, das Blut der Körperperipherie also hierfür gar nicht benötigt, ist die relativ dicke Wand der Bronchien und Bronchiolen auf die Versorgung mit sauerstoffreichem Blut angewiesen, weil der durch das Lumen der Atemwege in die Lunge strömende Sauerstoff nicht ausreichend in die Bronchialwand zu diffundieren vermag. Es kommt hier also zu einer den Vasa vasorum der großen Arterien vergleichbaren Situation.

Zur Versorgung der Bronchien entstehen aus der **Aorta** oder der **A. thoracica interna** die **Aa. bronchiales**, um ebenfalls am Lungenhilus in die Lunge einzutreten und das Gewebe der Bronchien mit dem sauerstoffreichen Blut des Körperkreislaufs zu versorgen. Entsprechend fließt das Blut der **Vv. bronchiales** in die obere Hohlvene.

1.2.5 Fetaler Kreislauf

> **HINWEIS PRÜFUNG**
> Der Fetalkreislauf ist bisher nicht prüfungsrelevant. Lediglich Foramen ovale und Ductus arteriosus Botalli sollten beachtet werden, weil hieraus angeborene Herzfehler entstehen können, die ihrerseits prüfungsrelevant sind.

Das Herz des Embryos beginnt bereits in der 5. SSW zu schlagen. Nach 12–14 Wochen sind alle Organe fertig entwickelt und arbeiten normal. Nur Lunge und Darm sind zwar ebenfalls, zumindest prinzipiell fertig entwickelt, werden aber noch nicht gebraucht. Der Fetus wiegt inzwischen 100 g und ist ungefähr 10 cm lang.

In der Plazenta (Mutterkuchen) werden die kindlichen Kapillaren von großen Mengen Blutes der Mutter umspült und mit Sauerstoff und Nährstoffen versorgt. Die **Plazenta** übernimmt damit im Vergleich zum geborenen Menschen die Funktion zweier sehr unterschiedlicher Organe: **Lunge und Darm**. Zusätzlich ist sie auch noch eine endokrine Drüse und unterstützt die fetale Niere in ihrer Ausscheidungsfunktion.

Von der Plazenta aus fließt das Blut des Kindes über die Nabelvene **V. umbilicalis** (Vene vom **Kind** aus gesehen, weil es zu **dessen** Herz zurückströmt) und die **V. cava inferior** zum **rechten Vorhof** (> Abb. 1.48a). Das **sauerstoffgesättigte Blut** gelangt also nicht wie beim geborenen Menschen in den linken Vorhof. Deshalb muss es nun auf irgendeine Weise vom rechten Vorhof aus zur linken Kreislaufseite gelangen. Dafür wurden für die Fetalzeit zwei Sonderwege entwickelt.

Der erste Weg besteht in einem ovalen **Loch im Vorhofseptum**, dem **Foramen ovale**, durch das etwa die Hälfte des Blutes direkt vom rechten Vorhof in den linken strömt und damit bereits im richtigen Kreislauf ist. Begünstigt wird dies durch die Druckverhältnisse im Fetalkreislauf, bei dem durch die **weitgehend fehlende Lungendurchblutung** mit entsprechend großem Gefäßwiderstand der systolische Druck im rechten Herzen noch größer ist als im linken. Dort werden auch noch nicht die 120 mmHg des Erwachsenen, sondern maximal 60 mmHg systolisch entwickelt. Außerdem ist der Druck im rechten Vorhof höher als im linken, weil aus der Lunge fast kein Blut zum linken Vorhof gelangt – und was nicht ankommt, kann auch keinen Druck erzeugen.

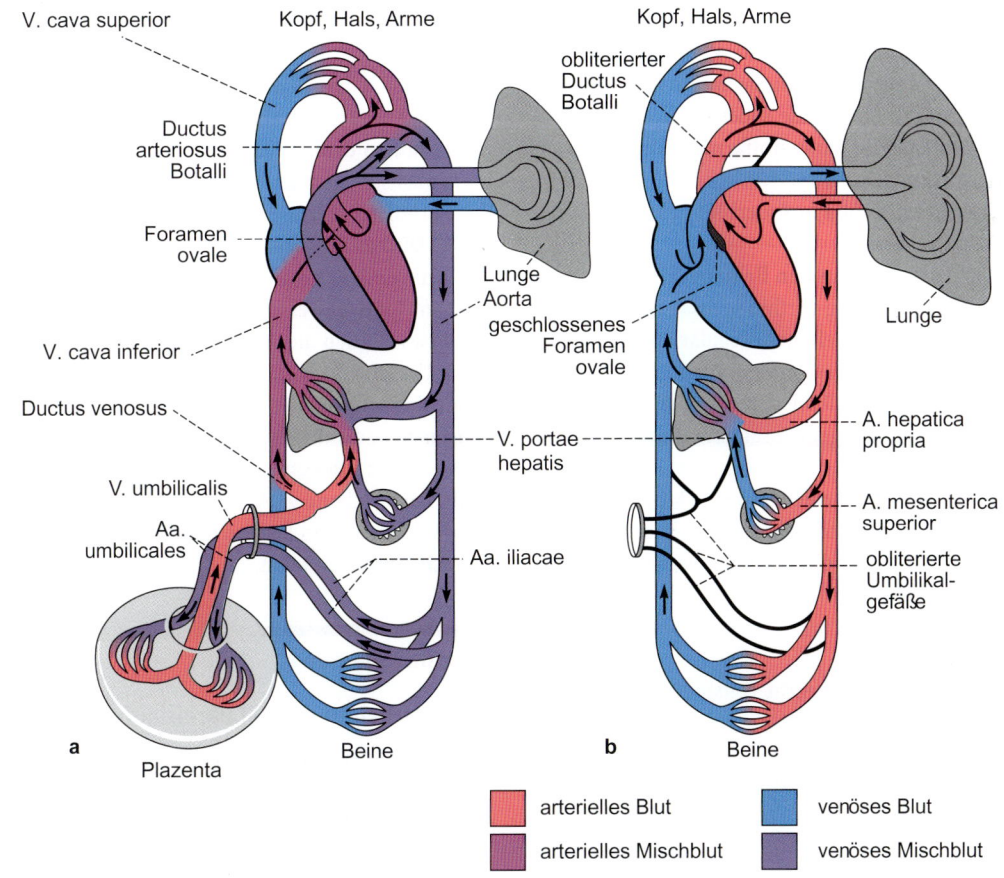

Abb. 1.48 Blutkreislauf. **a** Vor der Geburt. **b** Nach der Geburt. [L106]

Das Blut, das den Weg durch das Foramen ovale nicht gefunden hat, strömt weiter in den rechten Ventrikel und von hier aus in den Truncus pulmonalis. Dort eröffnet sich nun der zweite Sonderweg: Während der Fetalzeit ist eine **Verbindung** zwischen Truncus pulmonalis und Aortenbogen direkt distal des Abgangs der drei großen Gefäße angelegt. Nach seinem Erstbeschreiber Leonardo Botallo wird dieser Gang als **Ductus arteriosus Botalli** bezeichnet. Über diesen gelangt das Blut noch vor seinem Übertritt in den widerstandsreichen Lungenkreislauf direkt in den widerstandsärmeren Aortenbogen. Ab hier befindet sich das gesamte sauerstoffgesättigte Blut aus dem Plazentarkreislauf auf der richtigen Kreislaufseite.

Die **Aorta** führt das Blut nun weiter, gibt dabei die bekannten Gefäße zur Versorgung von Thorax und Bauchraum ab und verzweigt sich schließlich in die Aa. iliacae communes. Der kleinere Teil des Blutes fließt zur Versorgung der Beine über die **Aa. iliacae externae** nach distal in die Aa. femorales. Der größere Teil gelangt dagegen aus einer **Abzweigung** der Aa. iliacae internae, den **Aa. umbilicales (Nabelarterien)**, wieder zur Plazenta, um dort erneut mit Sauerstoff aufgesättigt zu werden.

> **MERKE**
> Die Nabelschnur enthält **2 Arterien** (Aa. umbilicales) und **1 Vene** (V. umbilicalis).

Mischblut

Das über die V. umbilicalis zum Teil durch die kindliche Leber und zum größeren Teil an der Leber vorbei in die untere Hohlvene und danach zum rechten Vorhof strömende sauerstoffreiche Blut aus der Plazenta erhält **Zuflüsse** aus **sauerstoffarmem Blut**, das sich mit diesem **Nabelblut vermischt:**
- Zum einen ist dies das kindliche **Pfortaderblut** nebst dem venösen Blut der kindlichen **Leber**.
- Zum anderen gelangt das **Blut aus den Beinen** nicht mehr in die Aa. umbilicales, weil der Abzweig dorthin sozusagen verpasst wurde. Dieses Blut gelangt vielmehr ganz regulär über die Vv. iliacae communes in die V. cava inferior, vermischt sich vor dem Durchtritt durchs Zwerchfell mit dem sauerstoffreichen Blut der Nabelvene und gelangt gemeinsam mit ihm zum rechten Vorhof.

Das **Blut aus Kopf und Armen** hat ebenfalls keine Möglichkeit, zur Plazenta zu gelangen, denn es wird über die Vv. subclaviae und Vv. jugulares und schließlich über die V. cava superior direkt zum rechten Vorhof zurückgeleitet.

> **MERKE**
> Der Fetus lebt also **ausschließlich** von **nicht vollständig oxygeniertem Mischblut**. Selbst die Leber, die in der Fetalzeit u.a. mit der Hämatopoese (Blutbildung) beschäftigt ist, erhält zwar über die Nabelvene sauerstoffreiches Blut, doch wird dies über die kindliche Pfortader doch wieder zu einem geringen Teil durchmischt.

Der Fetus kommt damit aber offensichtlich gut zurecht, wozu etliche **Besonderheiten** beitragen. So hat er z.B. **mehr Erythrozyten** als in irgendeiner Phase seines nachgeburtlichen Lebens und sein **Hämoglobin** ist aufgrund leicht veränderter Zusammensetzung (Hb-F; > Fach Hämatologie) imstande, den Sauerstoff beim Durchfluss durch die Plazenta besonders leicht und vollständig aufzunehmen und zu binden.

Daneben strömt das venöse Blut der V. cava superior aufgrund seiner Fließrichtung weitgehend **am Foramen ovale vorbei** in den rechten Ventrikel und gelangt demnach erst über den Ductus Botalli, also **hinter** den Gefäßen des Aortenbogens, auf die Seite des Körperkreislaufs, während das **sauerstoffreiche Blut** der V. umbilicalis nur mäßig vermischt durch das Foramen ovale in den **linken Vorhof** und damit über den Aortenbogen auch überwiegend zu den Armen und zum Gehirn gelangt. Dadurch erhält gerade das empfindliche **Gehirn** für Wachstum und Reifung **sauerstoffreicheres Blut** als Bauchorgane und Beine, die ja abgesehen von einem gewissen Wachstum und gelegentlichen Tritten in die Leber der Mama auch noch nicht allzu viel zu tun haben.

Umstellung nach der Geburt

Wenn sich beim ersten Atemzug die Lunge des Neugeborenen erstmals weitet und damit gleichzeitig der **Lungenkreislauf eröffnet** wird, kehren sich die Druckverhältnisse im Herzen um (> Abb. 1.48b).

Nun würde das Blut aus dem linken Vorhof durch das Foramen ovale in den rechten Vorhof strömen, wenn nicht auf der linken Seite des Vorhofseptums eine **Membran** über das Foramen gelagert wäre, die sich in der Fetalperiode beim Druck von rechts nach links abheben konnte, nun aber vom Druck des linken Vorhofblutes auf das **Foramen ovale** gepresst wird und es **verschließt**. Diese Membran wächst später fest und schafft einen endgültigen Verschluss des Vorhofseptums.

Der **Ductus arteriosus Botalli obliteriert** (verschließt sich) mit der Umkehr der Druckverhältnisse und wird wenige Wochen später in einen **bindegewebigen Strang** umgewandelt, der beim Herzen des Erwachsenen noch zu sehen ist (**Lig. arteriosum**; > Abb. 1.11). Ursache des Verschlusses ist der mit der Abnabelung entstehende **Mangel** an mütterlichen **Prostaglandinen** (hormonartige Substanzen), die den Ductus bis dahin offen gehalten hatten.

Die an der Rückseite der vorderen Bauchwand aus dem Becken zum Nabel ziehenden **Aa. umbilicales obliterieren** und wandeln sich – entsprechend Ductus Botalli und Nabelvene – bindegewebig zum **Lig. umbilicale** um.

> **Zusammenfassung**
>
> **Besonderheiten des Fetalkreislaufs**
> - **Foramen ovale:** Loch im Vorhofseptum, durch welches das Blut vom rechten Vorhof direkt in den linken strömt
> - **Ductus arteriosus Botalli:** Gefäß, durch welches das Blut der Pulmonalarterie in die Aorta abfließen kann, weil der Widerstand in den Lungenarterien aufgrund der noch kaum durchbluteten Lunge sehr viel höher ist

1.3 Lymphsystem

Einführung

Im Bereich der Kapillaren verlässt seröse Flüssigkeit das Herz-Kreislauf-System. Diese Flüssigkeit enthält sämtliche Eiweiße des Serums, die **kleiner als Albumin** sind, aber auch von diesem noch einen relativ kleinen Anteil. Durch einen geringen Gehalt an Fibrinogen und weiteren Gerinnungsfaktoren kann die Lymphflüssigkeit gerinnen, zumindest theoretisch. Dies wird überall betont und war sogar Bestandteil einer Prüfungsfrage zurückliegender Jahre, hat jedoch abgesehen von sehr oberflächlichen Schürfwunden keinerlei praktische Bedeutung. Daneben sind **sämtliche Ionen und kleinen Moleküle** (Glukose, Aminosäuren, Harnstoff, Harnsäure, Hormone usw.) von Serum und Interstitium darin enthalten. Des Weiteren befinden sich zahlreiche **Leukozyten** in der Lymphflüssigkeit, die das Blut bevorzugt im Bereich der postkapillären Venolen verlassen sowie zusätzlich aus den Lymphknoten in sie ausgeschieden werden.

Die Lymphflüssigkeit ist also von ähnlicher Zusammensetzung wie das Blutplasma, jedoch **nicht** mit demselben **identisch**, weil ihr neben den großen Eiweißen z.B. auch das komplexe Fettmolekül VLDL (➤ Fach Stoffwechsel) fehlt, das die Poren nicht zu passieren vermag. Andererseits enthält ein Teil der Lymphe **zusätzliche Immunglobuline**, die in den Lymphknoten produziert werden, sowie im Bereich des Darms auch das **Fett der Nahrung** in Gestalt der Chylomikronen. Nahrungsfett wird von den Dünndarmzellen nicht ins Blut, sondern in die Lymphe abgegeben.

Die **Aufgabe** der Lymphe besteht nicht nur darin, die verloren gegangenen Schäflein zu sammeln und einen Teil des Nahrungsfettes an der Leber vorbeizuleiten (durch Umgehen der V. portae). Sie hat auch eine **wichtige Immunfunktion**, indem sie die interstitielle Flüssigkeit durch Filterstationen schickt, um sie auf Verträglichkeit für den Organismus zu prüfen. Gerade das Interstitium bildet an der inneren und äußeren Körperoberfläche den Raum, in dem Mikroorganismen (meist Bakterien) landen, die die Barriere von Haut oder Schleimhaut überwunden haben. Als **Filterstationen** dienen die **Lymphknoten**, die an definierten Stellen immer wieder in die Lymphgänge zwischengeschaltet sind.

Der Abtransport der gelblichen, klaren, eiweiß- und zellhaltigen Lymphflüssigkeit erfolgt über die Gefäße des Lymphsystems. Die insgesamt **an einem Tag** anfallende Menge liegt bei **2–2,5 l**, entsprechend etwa 10 % der kapillär filtrierten Gesamtflüssigkeit. Zusätzlich besitzt dieses System reichliche Reserven. Steigt der intrakapilläre Druck und werden aus diesem Grund größere Flüssigkeitsmengen abgepresst, können etliche Liter an Zusatzvolumen abtransportiert werden. Erst wenn die Reserven ausgeschöpft sind, bleibt ein Teil der Flüssigkeit im Gewebe liegen; es kommt zu **Ödemen**.

1.3.1 Aufbau der Lymphgefäße

Lymphkapillaren

Die Lymphkapillaren **beginnen** im perikapillären Bindegewebe als „blinde", also an ihrem Anfang **offene Schläuche**. Sie ähneln mit ihrem Wandaufbau aus flachem, einschichtigem Endothel den **Kapillaren des Blutes**, besitzen allerdings ein deutlich **weiteres Lumen** sowie **größere Poren**, damit auch große Moleküle bzw. Fremdorganismen wie gerade eingedrungene Bakterien problemlos hineingelangen und zu den Lymphknoten befördert werden können. Die Basalmembran der Blutkapillaren fehlt.

Der „Lymphkreislauf" ist also genau genommen **kein Kreislauf**, sondern lediglich eine Gefäßstrecke, die als „Einbahnstraße" **den interstitiellen Raum drainiert** und mit dem Venenwinkel verbindet.

Der Transport der interstitiellen Flüssigkeit in die Lymphkapillaren erfolgt aufgrund ihres **Fließdrucks**, gespeist aus dem Fließdruck des Kapillarbluts, sowie des **Unterdrucks**, den die nachfolgenden größeren Lymphgefäße aufbauen, indem sie sich **wellenförmig kontrahieren** und dadurch ihren Inhalt weiterbewegen. Lymphflüssigkeit ist demnach in ständiger Bewegung, sofern nicht aus pathologischen Zusammenhängen heraus ein Stau entsteht.

Lymphgefäße

Lymphgefäße besitzen einen Wandaufbau, der mit Intima, Media und Adventitia demjenigen der **Venen** entspricht. Entsprechend den Venen besitzen auch sie **Klappen** (➤ Abb. 1.49) und dies sogar in besonders großer Zahl. Die Lymphe fließt dadurch genauso herzwärts wie das Blut der Venen. Ähnlich wie bei den Venen bildet auch das Lymphsystem immer größere Gefäße aus, um auf dem

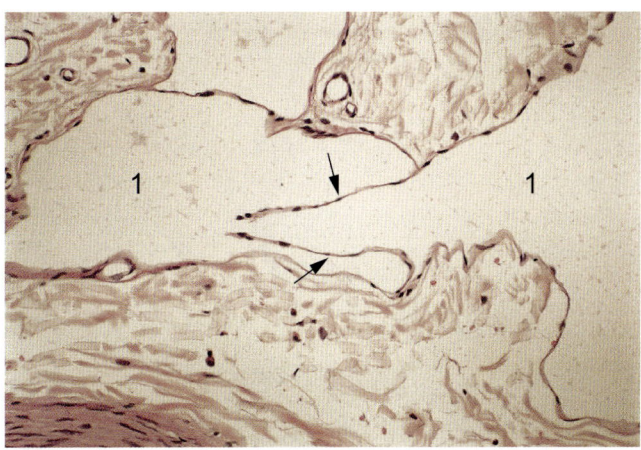

Abb. 1.49 Lymphgefäß mit Klappe (Pfeile). **1** Lymphgefäß. [M375]

Weg in Richtung der beiden Venenwinkel die Zuflüsse unterwegs aufzunehmen.

Neben den rhythmischen Kontraktionen der Wände und den Klappen begünstigen auch die Einbettung in die Skelettmuskulatur (Muskelpumpe), die Atmung mit ihrer abwechselnden Druck- und Sogwirkung sowie teilweise sogar der parallele Verlauf zu arteriellen Blutgefäßen den Rücktransport der Lymphe ins venöse Blut.

1.3.2 Lymphbahnen

Das Lymphgefäßsystem bildet neben dem Blutkreislauf ein **eigenes Transportsystem**.

Die großen Lymphgefäße, die aus den Zuflüssen des Beckens und der Beine entstanden sind, heißen **Truncus lumbalis dexter et sinister**. Entsprechend den beiden Venen gleichen Ausbreitungsgebiets, den Vv. iliacae communes, die sich zur unteren Hohlvene vereinigen, **vereinigen** sich etwa auf Höhe von **L2** auch die beiden **Trunci lumbales** und bilden am Ort ihres Zusammentreffens einen **größeren Lymphraum**, die **Cisterna chyli** (> Abb. 1.50).

Chylos heißt Fettemulsion. Nun enthalten die beiden Trunci bis zu ihrem Zusammentreffen so gut wie kein Fett, sondern neben Leukozyten und kleinmolekularen Bestandteilen des Plasmas lediglich mäßige Mengen an Eiweiß. Der Name hat daher eine andere Ursache, denn neben den beiden Trunci lumbales mündet noch ein dritter großer Lymphgang in die Cisterna chyli, der **Truncus intestinalis**. Dieser nimmt die **gesamte Lymphe** aus Dünn- und Dickdarm, Magen und Pankreas auf, entspricht also weitgehend dem Ausbreitungsgebiet der Pfortader. Die Lymphe des Truncus intestinalis ist nach einer fettreichen Mahlzeit milchig-weiß und verfärbt entsprechend auch die Lymphe in der Cisterna chyli.

Aus der Cisterna chyli als Sammelgefäß der Lymphe aus Bauch, Becken und Beinen entspringt nun der große **Milchbrustgang** (**Ductus thoracicus**; > Abb. 1.50), der die Lymphe weiter nach

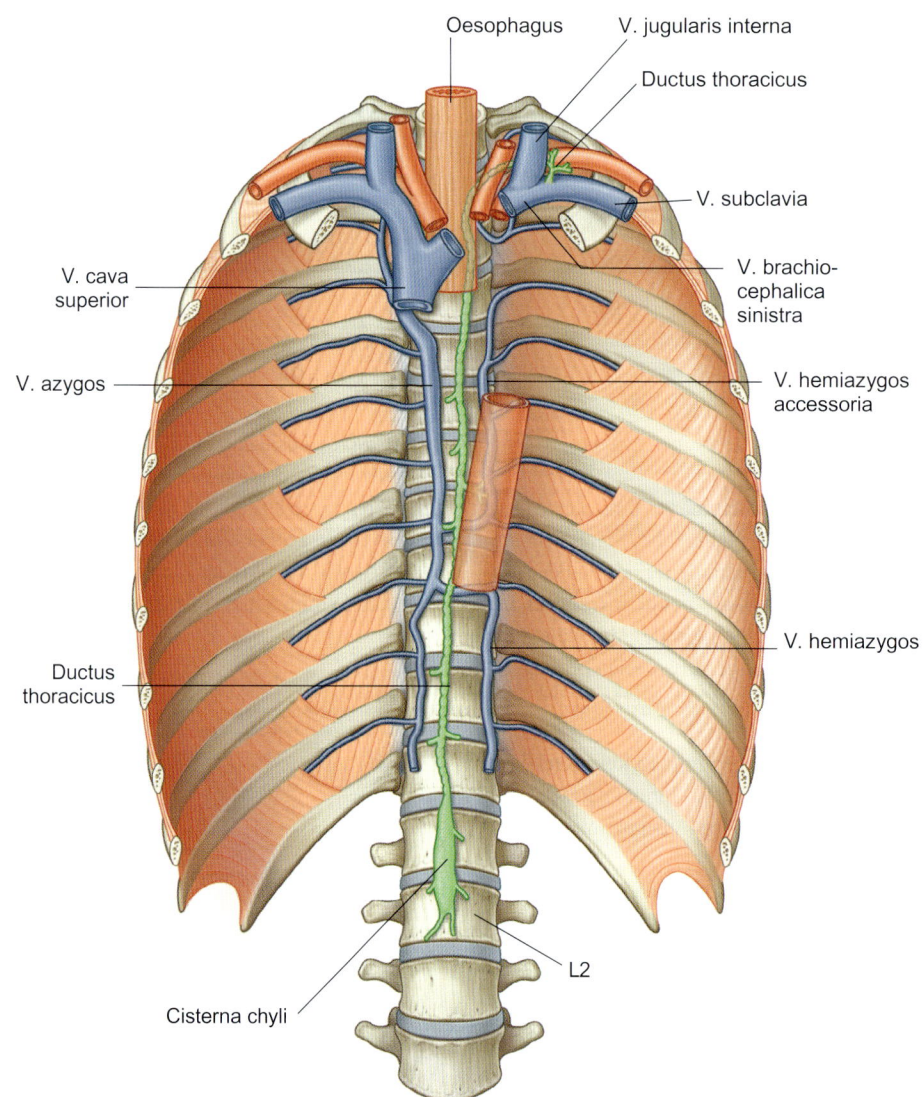

Abb. 1.50 Cisterna chyli und Verlauf des Ductus thoracicus [E402]

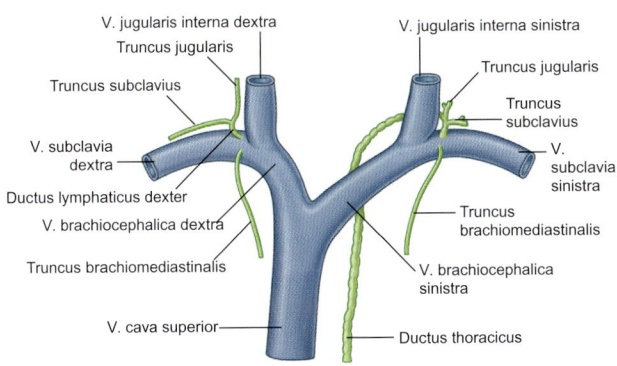

Abb. 1.51 Beide Venenwinkel mit Mündungsstellen der Lymphgefäße [E402]

kranial zum Thorax führt. In seinem Verlauf liegt er gewissermaßen eingepfercht **zwischen Aorta und Wirbelsäule**. Gemeinsam mit der Aorta benutzt er den **Hiatus aorticus** für seinen Durchtritt durchs Zwerchfell.

PATHOLOGIE

Die kräftigen Pulsationen der Aorta wirken direkt auf den anliegenden Ductus thoracicus und ermöglichen, in Verbindung mit den Klappen, den **Lymphfluss** entgegen der Schwerkraft in Richtung **Venenwinkel**. Einen gegenteiligen Effekt erhält man bei einem **Aortenaneurysma** (umschriebene Aussackung der Aortenwand) in Richtung des Ductus: Die Kompression und Stenosierung des Milchbrustgangs führt zum **Rückstau** der Lymphflüssigkeit mit Übertritt in die **freie Bauchhöhle**. Es entsteht der **chylöse Aszites** (➤ Fach Verdauungssystem).

Im Brustraum wendet sich der Ductus thoracicus ab Th4 etwas nach schräg links oben. Am Hals zieht er hinter der V. jugularis interna weiter nach links und nimmt hier sowohl die Lymphe der linken Kopf-Hals-Seite (**Truncus jugularis sinister**) als auch die Lymphe des linken Armes (**Truncus subclavius sinister**) auf. Schließlich mündet der Ductus thoracicus in den **linken Venenwinkel** (Angulus venosus sinister), den V. subclavia und V. jugularis interna bei ihrem Zusammenfluss zur V. brachiocephalica sinistra bilden (➤ Abb. 1.51).

Die Lymphe der **rechten Thoraxseite** einschließlich der Lymphe aus der **rechten Kopf-Hals-Seite** sowie dem **rechten Arm** mündet als **Ductus lymphaticus dexter** in den **rechten Venenwinkel** (➤ Abb. 1.51).

Damit ist die gesamte Flüssigkeit, die im Bereich der Kapillaren scheinbar verloren ging bzw. im Magen-Darm-Trakt anfiel, ins Blut zurückgekehrt.

1.3.3 Lymphknotenstationen

Periphere Lymphe muss meist mehrere Lymphknoten passieren, bevor sie im Ductus lymphaticus dexter oder Ductus thoracicus landet und an den beiden Venenwinkeln ins Blut entlassen wird.

Die erste Lymphknotenstation für die Lymphe von Fuß und Unterschenkel findet sich in der Kniekehle, für Hand und Unterarm entsprechend am Ellenbogen. Nicht die gesamte Lymphe aus Unterschenkel bzw. Unterarm wird hier inspiziert und gereinigt. Erst die darauf folgenden Lymphknotenstationen in der **Leiste** (➤ Abb. 1.52) bzw. in der **Achselhöhle** (➤ Abb. 1.53) klären die **gesamte Lymphe** aus Beinen und Armen, stellen also deren eigentliche **regionäre Lymphknotenstationen** dar.

Zahlreiche weitere Ansammlungen von Lymphknoten finden sich an **Kopf**, **Hals** und **submandibulär** (➤ Abb. 1.54), im Verlauf großer Gefäße, am **Lungenhilus**, im **Mesenterium** usw. Lediglich das **Cerebrum** ist **frei** von Lymphgängen und Lymphknoten.

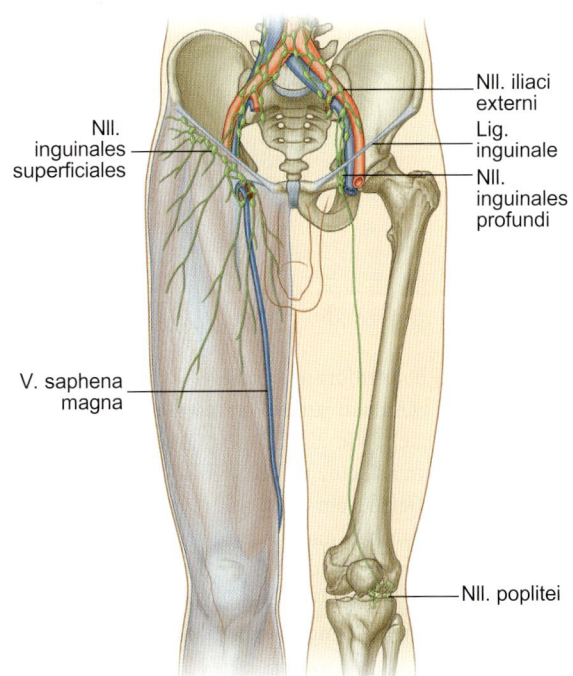

Abb. 1.52 Lymphknoten in der Kniekehle, inguinal und im kleinen Becken [E402]

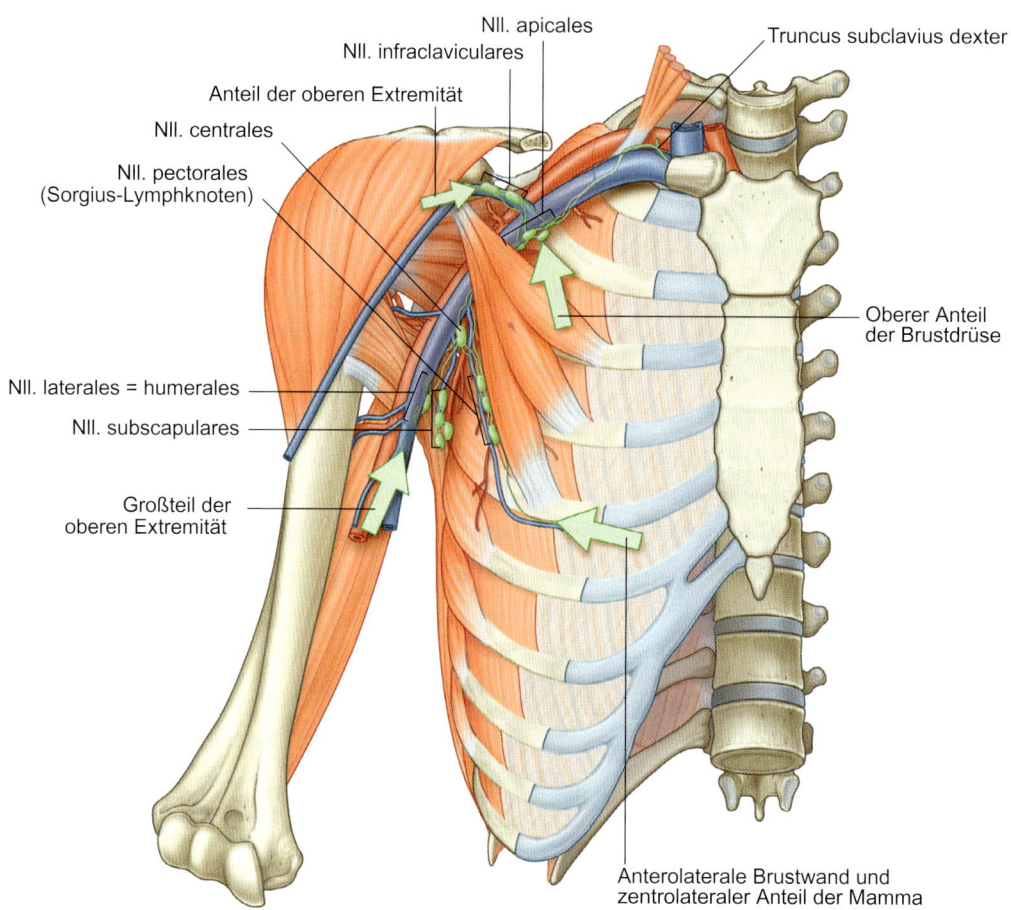

Abb. 1.53 Lymphknoten (ausschnittsweise) im Bereich der Achselhöhle [E402]

Lymphknoten sind bohnenförmige Gebilde von wenigen Millimetern Durchmesser (Aufbau und Funktion der Lymphknoten ➤ Fach Immunologie). Wie alle Körperorgane besitzen sie eine Umhüllung, in diesem Fall eine bindegewebige Kapsel, sowie einen Hilus, an dem die Gefäße ein- und austreten. Die zuführenden Lymphgefäße durchbrechen an verschiedenen Stellen die Kapsel und entleeren ihre Lymphe in das Innere des Lymphknotens. Am Hilus tritt ein neues Lymphgefäß aus und führt die gereinigte, zumindest aber kontrollierte Lymphe weiter in Richtung Angulus venosus.

PATHOLOGIE
Vergrößerte (geschwollene), teilweise auch schmerzhafte Lymphknoten sind ein Hinweis auf ein besonderes Ereignis im Einzugsgebiet dieser Lymphknoten, z.B. auf eine **Entzündung** oder einen **malignen Tumor**. So können geschwollene axilläre Lymphknoten eine (harmlose) Entzündung im Bereich des Armes anzeigen, aber eben auch eine tumoröse Infiltration der Mamma der gleichen Seite – hier v.a. im Bereich des äußeren oberen Quadranten der Brust, deren Lymphe die Axilla als Filterstation benutzt. Auch die vordere, seitliche und hintere Thoraxwand wird in ihrem oberen Anteil in die Axilla drainiert.

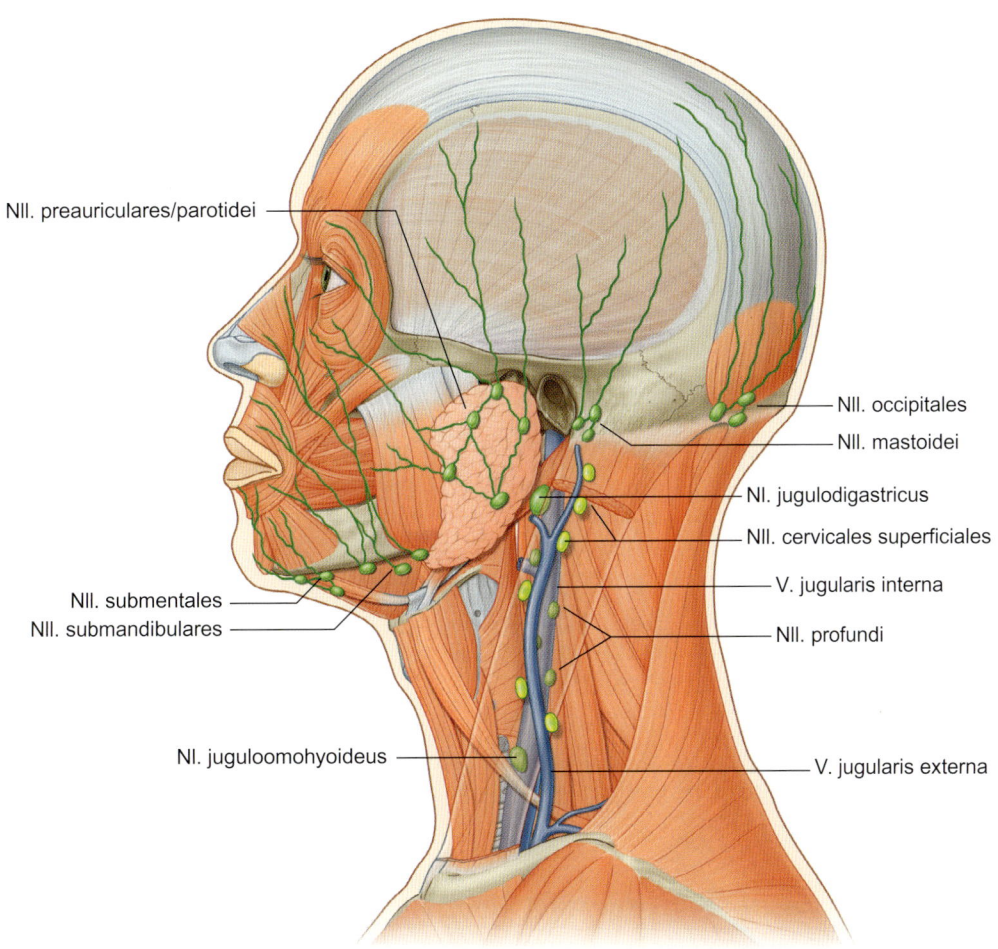

Abb. 1.54 Lymphknoten zervikal, submandibulär, retroaurikulär und nuchal [E402]

KAPITEL 2 Physiologie

2.1	Herz	49
2.1.1	Erregungsbildung	49
2.1.2	Reizbildung und Reizleitung	57
2.1.3	Phasen des Herzzyklus	59
2.1.4	Regulation der Herztätigkeit	60
2.1.5	Regulation der Koronardurchblutung	64
2.1.6	Das Herz als „endokrine Drüse"	66

2.2	Gefäße und Kreislauf	66
2.2.1	Anpassung des Kreislaufs an körperliche Arbeit	66
2.2.2	Hoch-, Niederdrucksystem und Mikrozirkulation	69
2.2.3	Strömungswiderstand im Gefäßsystem	71
2.2.4	Neubildung von Gefäßen	72

2.1 Herz

2.1.1 Erregungsbildung

Schrittmacher

Der Herzmuskel bedarf im Gegensatz zur Skelettmuskulatur keiner nervalen Versorgung zu seiner Kontraktion. Er arbeitet vielmehr vollkommen **autonom**. Das parasympathische Nervensystem, das über den N. vagus Fasern zur Herzbasis (= Vorhöfe) schickt, stellt lediglich einen modulierenden Faktor dar, genauso wie die sympathischen Nervenfasern, die nicht nur die Herzbasis, sondern das gesamte Herz innervieren.

Die Autonomie des Herzens ist in zwei spezialisierten Zellgruppen begründet, die im **rechten Vorhof** liegen – einmal da, wo die V. cava superior in den Vorhof mündet, und zum anderen in der unmittelbaren Nachbarschaft der Stelle, an der alle vier Herzkammern im Bereich des Septums und der Ventilebene ihren Schnittpunkt haben. Die beiden Zellansammlungen des rechten Vorhofs heißen **Sinusknoten** (am Einflussbereich der oberen Hohlvene) und **AV-Knoten** (Atrioventrikularknoten; neben dem Vorhofseptum am Übergang zu den Ventrikeln) (➤ Abb. 2.10).

Die beiden Knoten empfangen keine nervalen Befehle, um sie weiterzuleiten, sondern sie **bilden selbst** in einem bestimmten Rhythmus diese **Befehle**, leiten sie an die Muskulatur der Vorhöfe und Kammern und lösen dadurch deren Kontraktion aus. Hierbei ist die Befehlsfrequenz des Sinusknotens mit ca. 60–80/min deutlich schneller als die Frequenz des AV-Knotens, der seine Impulse lediglich gut 40-mal/min bildet, sodass der schnellere Sinusknoten die Befehlshoheit behält. Der AV-Knoten springt mit seiner langsamen Frequenz nur dann ein, wenn der Sinusknoten aus irgendwelchen Gründen ausfällt. Der **Sinusknoten** ist also der **eigentliche Schrittmacher** der Herzaktionen, der **AV-Knoten** lediglich ein **potenzieller Schrittmacher**.

> **HINWEIS PRÜFUNG**
> Für das Verständnis, auf welche Weise die beiden Knoten ihre Befehle eigenständig bilden und wie dieselben dann von der gesamten Herzmuskulatur verarbeitet werden, sind zunächst einige Vorbemerkungen zu den elektrophysiologischen Voraussetzungen notwendig. Diese Ausführungen sollen ausschließlich ein Grundverständnis für die Zusammenhänge erzeugen. Sie sind jedoch im Detail nicht prüfungsrelevant.

Physiologie erregbarer Membranen

Ionenverteilung

Die Zellmembran menschlicher Zellen besteht überwiegend aus Fettmolekülen (Phospholipide und Cholesterin) sowie eingelagerten Eiweißen mit unterschiedlichsten Funktionen. Eine aus Fett bestehende, gleichzeitig extrem dünne Membran (➤ Fach Zytologie) besitzt eine **gute Durchlässigkeit** für **gasförmige Moleküle** wie Sauerstoff, Kohlendioxid und den Stickstoff der Atemluft (N_2) sowie eine recht ordentliche für kleine **fettlösliche Moleküle**.

Andererseits aber stellt sie selbst für die allerkleinsten **wasserlöslichen Moleküle** eine **undurchdringliche Barriere** dar. Hierzu gehören auch die **Ionen** der wasserlöslichen Salze wie z.B. Natrium (Na^+), Kalium (K^+), Calcium (Ca^{2+}) oder Chlorid (Cl^-), die ohne Hilfseinrichtungen nicht durch die Membranen menschlicher Zellen gelangen.

Nun ist die Verteilung dieser Ionen im Zytosol der Zellen eine andere als in Interstitium und Blut außerhalb der Zelle (Extrazellulärraum) (➤ Tab. 2.1). Im Extrazellulärraum finden sich v.a. Natrium-, Calcium- und Chloridionen in hoher Konzentration, im Intrazellulärraum dagegen Kalium- und Phosphationen (HPO_4^{2-}) sowie Eiweißmoleküle.

Chlorid ist das von der Menge her beherrschende Anion der **extrazellulären Körperflüssigkeiten**. Die mengenmäßig vorherrschenden **Anionen des Zytosols** stellen **Phosphationen** sowie die großen **Eiweißmoleküle** dar, die beim physiologischen pH-Wert von etwa 7,40 überwiegend negative Ladungen tragen und daher als Anionen

Tab. 2.1 Ionenverteilung im Intra- und Extrazellulärraum

Ionen	Extrazellulärraum [mmol/l]	Intrazellulärraum [mmol/l]	Verhältnis
Na^+	140	14	10 : 1
K^+	4,5	145	1 : 30
Ca^{2+}	2,4	0,0001	20.000 : 1
Cl^-	100	4	25 : 1
HPO_4^{2-}	2	30	1 : 15

(sog. Polyanionen) fungieren. Sie sind es, die gemeinsam mit den Phosphationen die positiven Ladungen der Kaliumionen des Zellinneren neutralisieren und damit die Elektroneutralität wahren.

MERKE
Für Natrium, Calcium und Chlorid ergibt sich ein starkes Konzentrationsübergewicht an der Außenseite der Zelle und für Kalium sowie die großen Eiweiß- und Phosphatanionen ein solches im Zellinneren.

Um ein solch krasses Missverhältnis der Ionenkonzentrationen auf den beiden Seiten einer biologischen Membran zu schaffen und über die gesamte Lebensspanne zu erhalten, bedarf es besonderer Mechanismen. Die Zellmembranen sind zu diesem Zweck von Tausenden riesiger Eiweißmoleküle durchzogen, die zwischen die Fettmoleküle eingelagert sind, zumeist die gesamte Zellmembran von der Innen- bis zur Außenseite durchdringen und durch die Anordnung ihrer Moleküle Hohlräume in sich selbst entstehen lassen. Nach ihrer unterschiedlichen Form und Aufgabe werden sie unterschieden in **Ionenkanäle** und **Ionenpumpen**. Daneben gibt es weitere Eiweißmoleküle wie z.B. die **Carrier-Systeme**, die hier aber nicht zu interessieren brauchen, weil sie sich mehr mit dem Transport von Molekülen wie Glukose oder Aminosäuren befassen und für den Kontraktionsvorgang am Herzen nicht direkt von Bedeutung sind.

Ionenkanäle

Die Ionenkanäle liegen in großer Zahl von mehreren Tausend pro einzelner Herzmuskelzelle in den Zellmembranen (> Abb. 2.1). Sie sind **spezifisch** für nur jeweils **eine einzige Ionenart** (selektive Permeabilität: Ein Kanal, der Natrium durchlässt, ist für Kalium absolut verschlossen und umgekehrt, obwohl diese Ionen eine ähnliche Größe haben. Ionenkanäle werden deshalb genauer bezeichnet – z.B. als Natrium-, Kalium-, Calcium- oder Chloridkanäle.

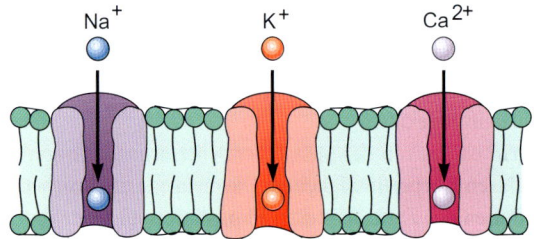

Abb. 2.1 Ionenselektivität von Ionenkanälen in Zellmembranen [L123]

Jeder Ionenkanal kann **geöffnet** und wieder **verschlossen** werden. Ist er geöffnet, kann er in **kürzester Zeit** von einer **riesigen Anzahl** der zu ihm passenden Ionen passiert werden, die dann ihrem **Konzentrationsgefälle** nach von der einen Seite der Membran zur anderen gelangen. Die Öffnungszeit beträgt bei manchen Kanälen lediglich 1–2 Millisekunden (= tausendster Teil einer Sekunde).

Zum Beispiel gelangen bei der Öffnung eines einzelnen Natriumkanals innerhalb dieser unvorstellbar kurzen Zeit von 1–2 Millisekunden mehr als 30.000 Natriumionen vom Extrazellulärraum ins Zellinnere. Umgerechnet ergibt sich bei lediglich 1.000 Natriumkanälen/Zelle eine Zahl von mehr als **30 Millionen Natriumionen**, die innerhalb dieses Sekundenbruchteils in eine **einzelne Herzmuskelzelle** zu strömen vermag.

Der Transport der Ionen durch ihre jeweiligen Kanäle erfolgt rein **passiv**, d.h., in dem Moment, in dem sich die Kanäle öffnen, folgen die Ionen ihrem **Konzentrationsgefälle** und strömen vom Ort hoher zum Ort niedriger Konzentration. Es werden also Natrium und Calcium immer nur von außen nach innen, und Kalium nur von innen nach außen strömen können. Hierbei wird **keine Energie** verbraucht.

MERKE
- Ionenkanäle sind **spezifisch** für nur eine einzige Ionensorte. Es gibt demnach getrennte Natrium-, Kalium-, Calcium- und Chlorid-Kanäle.
- Sie sind sehr **schnell** und lassen in kürzester Zeit riesige Ionenmengen passieren.
- Der Durchlass erfolgt nach der Öffnung rein **passiv** und erfordert keine Energie in Form von ATP.

EXKURS
Die Charakterisierung von Ionenkanälen als „schnell" muss relativiert werden, denn Ionenkanäle stellen letztendlich nichts anderes dar als „beschriftete", einem bestimmten Ion zugeordnete Poren in Zellmembranen, die für sich genommen weder schnell noch langsam sein können, sondern lediglich geschlossen oder offen. Wenn in der jenseits menschlicher Vorstellungskraft liegenden Zeitspanne von 1–2 Millisekunden 30.000 Ionen durch das Loch einer Zellmembran gelangen, muss dies an den Ionen liegen – sowohl hinsichtlich ihrer Geschwindigkeit als auch ihrer zur Verfügung stehenden Zahl.

Geschwindigkeit geladener Teilchen (z.B. Ionen)

Energie, Wärme und Geschwindigkeit können der Einfachheit halber als **synonym** betrachtet werden. Wenn beim **absoluten Nullpunkt** von −273 °C alles stillsteht, ist eine noch tiefere Temperatur nicht mehr erreichbar, weil weniger als keine Bewegung nicht möglich ist. Führt man nun Energie zu, nehmen Moleküle bzw. geladene Teilchen diese Energie auf, werden wärmer und setzen sich in Bewegung, um in der Folge in einem Medium wie Wasser desto schneller und wärmer zu werden, je mehr Energie sie aus einer beliebigen Quelle wie z.B. der Umgebungstemperatur aufgenommen haben. Dies trifft auch für die Wassermoleküle selbst zu. Bei Körpertemperatur sind Ionen gegenüber dem absoluten Nullpunkt **310 °C heiß** und dementsprechend **unvorstellbar schnell**. Wären Ionen in wässriger Lösung kleine Gummibälle in einer Größenordnung, die man mit bloßem Auge wahrnehmen könnte, würden wir sie trotzdem nicht sehen, weil sie dafür viel zu schnell wären. Im selben Moment, in dem das menschliche Auge ein Ion zu erkennen glaubte, befände sich dasselbe bereits an der entgegengesetzten Seite eines beliebigen Gefäßes.

Anzahl vorhandener Ionen

Der **Normalwert** der Natriumkonzentration im Serum beträgt **140 mmol/l** und gilt angenähert auch für den Bereich der Außenseite von Zellmembranen bzw. den darin befindlichen Kanälen.

1 Millimol (mmol) ist der tausendste Teil eines Mol. 140 mmol entsprechen damit 0,14 Mol. Das **Mol** ist definiert als **Molekulargewicht in Gramm**. Das Molekulargewicht (Atomgewicht) von Natrium beträgt knapp 23, weil sein Kern im Mittel aus knapp 23 Teilchen besteht, 11 Protonen + 11–12 Neutronen (➤ Fach Chemie/Biochemie). Damit bezeichnet das Molekular- oder Atom-„**Gewicht**" lediglich die **Zahl an Kernteilchen**, die in Molekülen bzw. den zugehörigen Atomen insgesamt vorhanden sind.

Die Avogadro-Zahl (= Avogadro-Konstante) besagt, dass **1 Mol** einer **beliebigen** Substanz aus **6×10^{23} Teilchen** besteht. 1 g Wasserstoff (Atomgewicht 1) oder 18 g Wasser (Molekulargewicht von H_2O = 18) bestehen also genauso aus 6×10^{23} Atomen bzw. Molekülen wie 23 g Natrium, z.B. als Na^+. In der Konsequenz bedeutet dies nun, dass sich die **Zahl an Natriumionen**, die sich im interstitiellen Bereich eines noch geschlossenen Natriumkanals einer Zellmembran „tummeln" bzw. mit rasender Geschwindigkeit gegen die Zellmembran prallen, **berechnen** und damit anschaulich machen lässt: 140 mmol/l Na^+ bestehen aus (gerundet) knapp 10^{23} Ionen/**l**, weil das Mol die gut 6-fache Menge enthält. Dies sind 10^{20} Ionen/**ml** und 10^{17} Ionen/**µl**. 1 µl entspricht bereits dem Raum bzw. Kontaktbereich einer Zelle üblicher Größe. Nochmals heruntergerechnet auf den sehr viel kleineren Bereich einer einzigen Ionenkanal-Öffnung im Bereich eines einzigen **Nanometers** bleiben immer noch rund 10^{14} Ionen/**nl** übrig, die gewissermaßen darauf warten, hindurchzugelangen. Dies sind 100 Billionen bzw. ausgeschrieben 100.000.000.000.000 Ionen, eine 1 mit 14 Nullen dahinter.

Angesichts dieser nicht wirklich vorstellbaren Zahl an geladenen Teilchen, die sich mit ebenso wenig vorstellbarer Geschwindigkeit direkt vor den einzelnen Ionenkanälen bewegen und beständig dagegenprallen, solange diese Kanäle geschlossen sind, erstaunt es nun kaum noch, dass 30.000 hiervon ihren Weg durch den nunmehr offenen Kanal finden, bevor derselbe wieder verschlossen ist. Eventuell noch wichtiger ist eine weitere Erkenntnis, die sich daraus ableiten lässt: Wenn in einer Öffnungsphase von 1–2 Millisekunden durch ca. 1.000 Natriumkanäle insgesamt 30 Millionen Natriumionen in die Zelle gelangen, verändert sich ungeachtet dieser scheinbar riesigen Zahl die **Natriumkonzentration** der interstitiellen Flüssigkeit **überhaupt nicht**. Selbst wenn nur der Nanoliter (nl) im Bereich eines einzigen Ionenkanals bzw. der Mikroliter um die Zelle herum betrachtet würde, könnte man keinerlei Abnahme der Konzentration messen, weil es sich hierbei lediglich um weniger als 1 Millionstel der insgesamt vorhandenen Natriumionen handelt. Andererseits wird selbst dieser nicht mehr messbare Anteil umgehend aus der nahezu unerschöpflichen interstitiellen Umgebung ausgeglichen, sodass die Konzentration tatsächlich **absolut konstant bleibt**.

Ionenpumpen

Selbst Tausende von Öffnungszyklen der Ionenkanäle sind also nicht in der Lage, die Relation der intra- zu den extrazellulären Ionenkonzentrationen nennenswert zu verändern, doch versteht es sich von selbst, dass dies **irgendwann**, nach Tagen oder Wochen, sowohl extra- als auch vor allem **intrazellulär** doch geschehen wird, sofern die auf die „falsche Seite" gelangten Ionen nicht wieder zurücktransportiert werden. Diesem Zweck dienen die Ionenpumpen.

Auch **Ionenpumpen** sind zu Tausenden in die Zellmembran der einzelnen Herzmuskelzelle integriert. Ihr Umsatz liegt lediglich bei etwa 100 Zyklen pro Sekunde, d.h. statt den mehr als 30.000 Ionen, die in einer einzigen Millisekunde einen einzelnen Ionenkanal passieren, schafft eine Ionenpumpe (theoretisch) nur etwa 100 Ionen in einer ganzen Sekunde. Allerdings handelt es sich bei diesen Pumpen auch nicht einfach um sich öffnende Kanäle, die das passende Ion nur vom Ort hoher zum Ort niedriger Konzentration durchzulassen brauchen. Dies sind vielmehr regelrechte kleine Pumpen, die das einzelne Ion **aktiv** und **entgegen seinem Konzentrationsgefälle** durch die Membran hindurchtransportieren. Hierfür ist **Energie** in Form von **ATP** notwendig.

Wie sehr diese Pumpen damit beschäftigt sind, das, was passiv durch die Ionenkanäle oder auch auf andere Weise durch eine Membran hindurchgelangt ist, wieder zurückzuholen und damit das ursprüngliche Ungleichgewicht für die einzelnen Ionen wiederherzustellen und zu erhalten, ersieht man daraus, dass die gesamte, von der einzelnen Zelle erwirtschaftete und in der Form des ATP bereitgestellte Energie etwa zur Hälfte für den Betrieb der Ionenpumpen verbraucht wird: **Jeder zweite Bissen**, den der Mensch zu sich nimmt, ist für den **Betrieb der Ionenpumpen** bestimmt!

Entsprechend den Ionenkanälen sind auch die Ionenpumpen **spezifisch**. Es gibt eine Pumpe, die einzig das im Stoffwechsel der Zellen anfallende H^+ (in Form von Kohlensäure oder Milchsäure) aus der Zelle hinausschafft, um einen konstanten Zell-pH-Wert zu erhalten. Aus Gründen der Elektroneutralität transportiert sie mit jedem Proton, das sie zur Zellaußenseite schafft, gleichzeitig ein Natriumion von außen nach innen.

Eine andere Pumpe (= **Calciumpumpe**) ist auf das Hinausschaffen von Calciumionen aus der Zelle spezialisiert, wobei sie im Gegenzug ebenfalls Natriumionen von außen nach innen befördert. Diese Pumpe reagiert sehr sensibel auf das Natriumkonzentrationsgefälle von 10 : 1. Wenn die intrazelluläre Natriumkonzentration ansteigt und diese Relation dadurch verschoben wird, arbeitet sie zunehmend langsamer. Dies bedeutet, dass sie über seine Kanäle in die Zelle gelangtes Calcium desto zögerlicher wieder nach draußen befördert, je mehr Natrium sich im Zytosol dieser Zelle angereichert hat. Das sollte man sich logisch zurechtlegen, denn es gilt zum einen auch für weitere Ionenpumpen und wird andererseits später noch Bedeutung erhalten: Der aktive Transport eines **Ions** durch die Zellmembran ist bei Ionenpumpen in der Regel an einen **Gegentransport** gekoppelt. Wenn die eine Richtung blockiert ist, weil im Beispiel das Zytosol der Zelle zu sehr mit Natrium angereichert ist, wird der daran gekoppelte Transport in Gegenrichtung ebenfalls unmöglich. Eine **Pumpe** macht entweder, entsprechend ihrer Programmierung, **alles oder gar nichts**.

Eine weitere Calciumpumpe sitzt nicht in der Zellmembran, sondern in den Membranen des glatten sarkoplasmatischen Retikulums und pumpt das Calcium aus dem Zytosol in dessen Schläuche, im Tausch gegen Natrium.

MERKE
- Ionenpumpen sind **spezifisch** für bestimmte Ionensorten.
- Sie sind „langsamer" als Ionenkanäle. Dafür arbeiten sie ohne Unterbrechung „rund um die Uhr".
- Ihr aktiver Pumpmechanismus verbraucht **große Mengen an Energie** in Form von ATP.

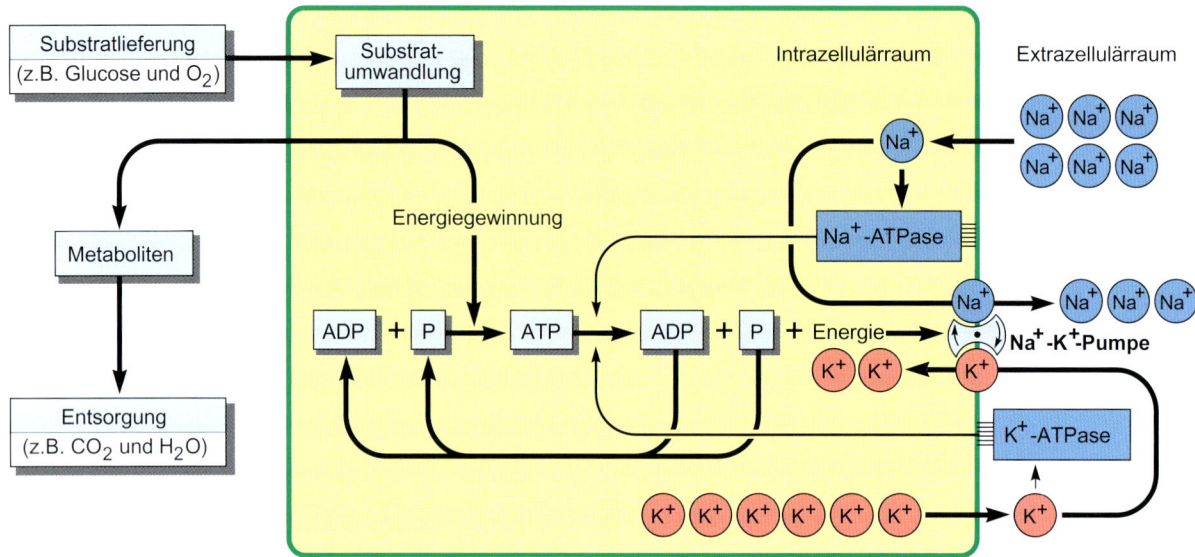

Abb. 2.2 Modell der Na$^+$-K$^+$-Pumpe. Die aus ATP freigesetzte Energie wird für den Ionentransport verwendet. Die Aktivität der Pumpe wird durch die Ionenkonzentrationen, mehrere Hormone sowie den pH-Wert des Extrazellulärraums gesteuert. [L123]

Natrium-Kalium-Pumpe

Die in der Zellmembran sämtlicher Körperzellen am häufigsten vorkommende Ionenpumpe ist die **Natrium-Kalium-Pumpe** (Na$^+$-K$^+$-ATPase), die unter **ATP-Verbrauch** das in die Zelle geströmte Natrium hinausbefördert und gleichzeitig das hinausgelangte Kalium wieder in die Zelle hinein (➤ Abb. 2.2).

Bei der Erregung der Herzmuskelzelle wie auch anderer erregbarer Zellen strömt mehr Natrium in die Zelle hinein als Kalium aus ihr heraus. Daneben transportieren manche Carrier wie z.B. der Glukose-Carrier Natrium im Symport sowie verschiedene Pumpen Natrium im Gegenzug für andere Ionen (Antiport) ins Zellinnere, sodass sich die vorgegebene Relation von 10 : 1 zusätzlich verändern müsste. Die Na$^+$-K$^+$-ATPase ist aus diesem Grunde so eingestellt, dass sie jeweils **3 Natriumionen** nach außen bringt, aber gleichzeitig nur **2 Kaliumionen** nach innen. Die Elektroneutralität wird dabei auf andere Weise gewahrt.

MERKE
Eine Reihe von Pumpen, angesprochen bisher die Calcium- und H$^+$-Pumpe sowie der Glukose-Carrier, reichern das Zytosol der Zellen mit Natriumionen an. Zusätzlich strömen beim Aktionspotenzial der Zellen (s. unten) große Mengen an Natriumionen ins Zellinnere. Die **Natrium-Kalium-Pumpe** ist die einzige, evolutionär geschaffene Vorrichtung, die all diese Vorgänge **kompensiert** und mit ihrer Tätigkeit einen **vollständigen Ausgleich** schafft.

PATHOLOGIE
Die Wirkung der **Herzglykoside**, einer Gruppe herzwirksamer Medikamente, besteht praktisch nur darin, die **Na$^+$-K$^+$-Pumpe zu hemmen**. Das intrazelluläre Natrium steigt dadurch deutlich an, wodurch die Wirkung der Calciumpumpe gemindert wird (s. oben). Diese Hemmung bewirkt nun das, was therapeutisch erwünscht ist: einen **Anstieg des intrazellulären Calciums** und damit eine **Verstärkung der Herzmuskelkontraktion**. Die im Anschluss an die Systole in der Herzmuskelzelle verbleibenden Calciumionen reichen nicht aus, um eine Diastole zu verhindern, vergrößern jedoch in der sich wiederum anschließenden Systole die Calcium-Gesamtkonzentration (Calcium = Kontraktion).
Die Bindung dieser Herzglykoside erfolgt dabei an der Na$^+$-K$^+$-Pumpe in demselben Bereich, in dem an der Zellaußenseite auch die Kaliumionen binden, bevor sie von der Pumpe im Austausch mit Natrium in die Zelle transportiert werden. Herzglykoside und Kaliumionen behindern sich dadurch gegenseitig in ihrer Bindung an die Na$^+$-K$^+$-Pumpe. Man spricht von einer **kompetitiven Hemmung**. Eine Erhöhung des extrazellulären Kaliums (Hyperkaliämie) führt demgemäß zu einer Abschwächung der Wirksamkeit der Herzglykoside. Umgekehrt führt eine Hypokaliämie zu einer verstärkten Wirkung der Herzglykoside. Hieraus folgt, dass man eine Intoxikation durch Herzglykoside bei gleichzeitig eher niedrigem Serumkalium durch **Kaliumzufuhr** bekämpfen kann. Gleichzeitig kann man daraus ableiten, dass die **Serumspiegel** sowohl der Herzglykoside als auch des Kaliums **überwacht** werden müssen, um einerseits in den Wirkbereich zu gelangen und andererseits Nebenwirkungen möglichst zu vermeiden.

Ruhepotenzial

Ionen wie Natrium, Kalium, Calcium oder Chlorid diffundieren über eigene und spezifische Ionenkanäle durch die Zellmembran hindurch, sofern diese Kanäle an- und nicht abgeschaltet sind. Über aktive Ionenpumpen wird unter Energieverbrauch das physiologisch notwendige Ungleichgewicht zwischen Extra- und Intrazellulärraum konstant gehalten.

Kaliumkanäle

Im Ruhezustand der Zellen ist die Durchlässigkeit der Ionenkanäle außerordentlich gering. Dies gilt für die Kaliumkanäle allerdings nur mit Einschränkung, d.h., einzig **Kalium** kann in einem **gerin-**

gen Ausmaß entsprechend seinem Konzentrationsgradienten von innen nach außen die **Membran passieren**.

Aus Gründen der Elektroneutralität kann ein beliebiges Kation, im Beispiel K^+, sein zugehöriges Anion, im Beispiel Phosphate und Zellproteine, niemals wirklich verlassen und einfach davondiffundieren. Es wird vielmehr spätestens nach einer gewissen, nicht allzu großen Wegstrecke durch die gegenseitigen Anziehungskräfte angehalten werden, sofern ihm sein Anion nicht zu folgen vermag – wie groß auch immer der Unterschied in der Verteilung zwischen außen und innen sein mag.

Die Zellproteine sind für einen Durchtritt durch die Ionenkanäle viel zu voluminös, selbst wenn diese unspezifisch wären (was sie aber bekanntlich nicht sind). Als Resultat dieser Vorgänge finden sich nun an der Außenseite der Zellmembran positiv geladene Kaliumionen, die durch ihre Kanäle noch hindurchgelangen, aber nicht weiter weg diffundieren können, und an der Innenseite der Zellmembran die zugehörigen negativ geladenen Eiweiße und Phosphationen. Die **Membranaußenseite** erhält hierdurch eine **positive**, die **Zytosolseite** eine **negative Ladung**.

Insgesamt ergibt sich ein Potenzial, das bestimmt wird von **zwei Kräften**, die einander **entgegengerichtet** sind – einmal vom Bestreben der Kaliumionen, von innen nach außen zu gelangen, um ihr Missverhältnis auf den beiden Seiten der Membran auszugleichen, und zum anderen dem Unvermögen, dies auch wirklich durchzusetzen: Die Anziehungskraft der Anionen wird ab einem bestimmten Punkt so stark, dass einem weiteren Ausstrom ein Riegel vorgeschoben wird (➤ Abb. 2.3).

Die einander gegenüberstehenden Kräfte führen nun zu einem **Ruhepotenzial von –85 mV**, wobei das Minuszeichen dafür steht, dass das Zellinnere, nach dem das Potenzial definiert ist, negativ geladen ist. Es handelt sich also um keine Negativladung, sondern zeigt lediglich ohne weitere Erklärung, wo an der Zellmembran das Plus und wo das Minus lokalisiert ist.

> **MERKE**
> Das **Ruhepotenzial** der Herzmuskelzellen ist nahezu ausschließlich ein **Kaliumpotenzial**, weil die übrigen Ionen aufgrund ihrer weitgehend fehlenden Membrandurchlässigkeit zu diesem Potenzial so gut wie nichts beitragen.

Ein solches Potenzial kann man experimentell **messen**, indem man eine Elektrode an die positiv geladene Außenseite und eine zweite an die Innenseite der Zellmembran legt. Verbindet man die beiden Elektroden über ein Messgerät miteinander, wird die Ladungsdifferenz als elektrische Spannung angezeigt – entsprechend den Verhältnissen bei einer Batterie. Der erhaltene Wert wird umso größer sein, je mehr Kalium durch seine Kanäle hindurchgeströmt ist. Dabei ist diese Menge direkt vom vorhandenen Konzentrationsgradienten abhängig, also von der Kaliumdifferenz innen/außen. Bei einer **Hyperkaliämie** in Serum und Interstitium verändert sich der Konzentrationsgradient von den üblichen 30 : 1 auf z.B. 25 : 1. In der Konsequenz strömen dadurch weniger Kaliumionen durch ihre Kanäle zur Außenseite der Zellmembran. Das Ruhepotenzial nimmt ab; statt –85 mV werden z.B. nur noch –75 mV erreicht.

> **PATHOLOGIE**
> **Kaliumverschiebungen** des Serums rufen ein **verändertes Ruhepotenzial** hervor. Dies kann dazu führen, dass aus einzelnen Herzmuskelzellen heraus, die z.B. wegen eines Sauerstoffmangels bereits ein erniedrigtes Ruhepotenzial aufweisen und nun das Schwellenpotenzial für die Natriumkanäle erreichen (s. unten), Extrasystolen entstehen (Arrhythmien; Elektrolythaushalt im ➤ Fach Urologie).

Von den Kaliumkanälen gibt es verschiedene Arten, von denen hauptsächlich zwei von Bedeutung sind: Der eine ist fast ständig ein wenig geöffnet und bestimmt deshalb das Ruhepotenzial menschlicher Zellen von –85 mV. Der andere reagiert ähnlich wie der Natriumkanal auf eine Depolarisation mit seiner Öffnung, schließt dann aber nicht sofort wieder, sondern bleibt so lange in Aktion, bis das Membranpotenzial wieder in der Nähe seines Ruhepotenzials angelangt ist. Erst dann ist er wieder vollkommen dicht. Während der eine also dazu da ist, das **Ruhepotenzial wiederherzustellen**, sobald es verloren gegangen ist, dient der andere ausschließlich zu dessen **Erhaltung**.

Natriumkanäle

Wenn man nun rein theoretisch einmal annimmt, die Zellmembran hätte für Na^+ eine gewisse Durchlässigkeit, für alle anderen Ionen einschließlich Kalium aber nicht, resultierte hieraus entsprechend dem oben Gesagten ein Potenzial, das nun vom Natrium bestimmt wäre. Die Natriumionen würden entsprechend ihrem Konzentrationsgefälle von außen nach innen strömen. Sie könnten sich aber nicht frei im Zytosol verteilen, sondern blieben aufgrund der Anziehungskräfte ihrer Anionen, der Chloridionen, welche die Natriumkanäle nicht benutzen können und an der Außenseite liegen blei-

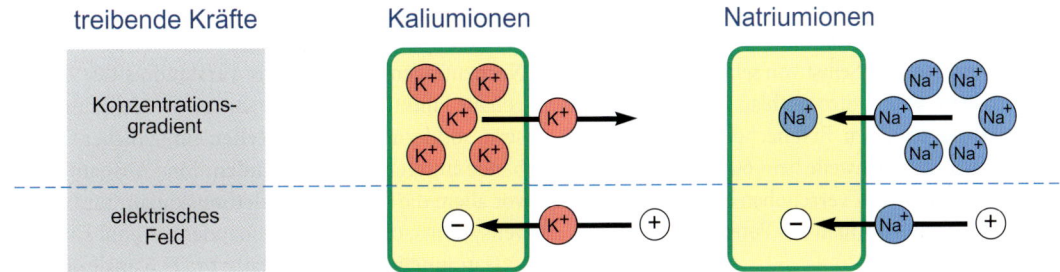

Abb. 2.3 Gegenkräfte zwischen Konzentration und Anziehungskraft, die die treibenden Kräfte des Ruhemembranpotenzials darstellen [L123]

ben, an der Membraninnenseite haften. Hieraus resultierte dann ein diesmal positiver Ladungsüberschuss an der Innenseite der Zellmembran. Das Membranpotenzial für Natrium, das man experimentell messen oder auch berechnen kann, läge dann bei +60 mV (positive Ladungen diesmal innen).

Dieser theoretisch besprochene Vorgang hat nun durchaus auch eine praktische Bedeutung. Die Natriumkanäle sind zwar beim normalen Ruhepotenzial der Zelle von −85 mV dicht verschlossen, verlieren aber schlagartig ihre Dichtheit und **öffnen** sich explosionsartig, wenn das **Membranpotenzial** aus irgendwelchen Gründen auf ca. −65 mV **abfällt**. Sofort strömen ungeheure Mengen an Natriumionen (≥ 30 Millionen) ins Zellinnere. Aus dem bisherigen Kaliumpotenzial wird nun ein überwiegendes **Natriumpotenzial**, weil die vorbestehende Durchlässigkeit für Kalium bei Weitem nicht das nun plötzlich bestehende Maß für Natrium erreicht, sodass dieses jetzt überwiegend die Höhe des Potenzials bestimmt. In diesem Fall werden dann etwa **+30–40 mV** an der Zellmembran gemessen (➤ Abb. 2.4).

MERKE

Natriumkanäle werden allein durch das gerade anliegende Membranpotenzial gesteuert. Sie reagieren spannungsabhängig und **öffnen** automatisch bei einer Depolarisation auf ca. **−65 mV**, dem sog. **Schwellenpotenzial** der Natriumkanäle. Dabei spielt es keine Rolle, welche Ursache im Einzelfall zu diesem Potenzialabfall auf −65 mV geführt hat. Die Öffnungsdauer ist mit 1–2 Millisekunden extrem kurz. Danach können die Kanäle erst wieder geöffnet werden, wenn ein neuerlicher Reiz auf die Zellwand von einem Potenzial aus einwirkt, das zwischen dem Ruhepotenzial von −85 mV (oder höher) und dem Schwellenpotenzial von etwa −65 mV liegt. Solange das Potenzial der Membran aber **weniger als −65 mV** beträgt, sind die Natriumkanäle auch durch stärkste elektrische Impulse **nicht** zu einem erneuten Durchlass ihrer Ionen zu bewegen. Sie sind **refraktär**.

Calciumkanäle

Auch die Calciumkanäle der Herzmuskelzelle **öffnen** sich durch **Depolarisation** des Ruhepotenzials, wobei hier für die Öffnung etwa **−40 mV** erreicht werden müssen. Dies ist das **Schwellenpotenzial** der Calciumkanäle. **Gleichzeitig** mit der Öffnung der Calciumkanäle der **Zellmembran** öffnen auch diejenigen in den Membranen des **sarkoplasmatischen Retikulums**, sodass auch von dort aus Calcium ins Zytosol strömt.

Nach ihrer Öffnung zeigen Calciumkanäle ein **oszillierendes Verhalten** – d.h., sie öffnen und schließen über einen relativ zu den Natriumkanälen langen Zeitraum von ca. **200–250 Millisekunden** in ständigem Wechsel. Der **Sympathikus** mit seinen Überträgerstoffen und Hormonen Adrenalin und Noradrenalin wirkt auf diese Calciumkanäle und **verlängert ihre Öffnungsphasen** auf Kosten ihrer Schließzeiten. Dadurch verstärkt und beschleunigt er den Calciumeinstrom in die Zelle. Gleichzeitig aber kurbelt er auch das System der Wiederaufnahme der Calciumionen ins Retikulum bzw. über die Zellwand nach außen an, indem er die **Calciumpumpe stimuliert**. Unter dem Strich entsteht ein deutlich **verstärkter Calciumeinstrom** in einer **verkürzten Zeitspanne**.

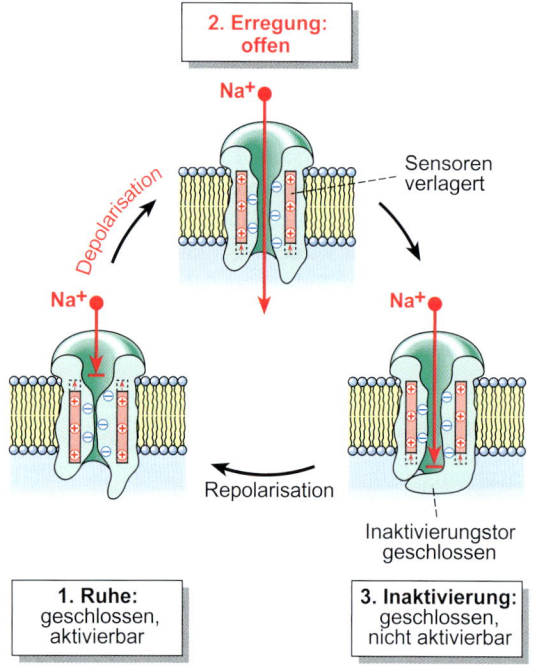

Abb. 2.4 Funktionszustände eines spannungsgesteuerten Ionenkanals (hier des Natriumkanals) [L106]

PATHOLOGIE

Eine große Gruppe von Medikamenten, die **Calciumantagonisten** (= Calciumkanalblocker), wirken auf die Calciumkanäle der Zellmembranen, indem sie sie hemmen bzw. blockieren und dadurch den Calciumeinstrom in die Zellen des Herzmuskels oder der glatten Muskulatur der Blutgefäße und Hohlorgane vermindern. Die Folge ist eine **Abschwächung der Kontraktion** (Calcium = Kontraktion).

Die abrupte Öffnung der Natriumkanäle bei einer Depolarisation auf −65 mV dauert jeweils nur 1–2 Millisekunden. Danach werden sie umgehend wieder verschlossen. Selbst von sehr starken zusätzlichen Reizen, beispielsweise einem Stromschlag, wären sie in diesem Augenblick nicht mehr zu öffnen. Erst nachdem sich das Membranpotenzial wieder über diese Schwelle bei −60–65 mV hinaus in Richtung Ruhepotenzial bei −85 mV verschoben hat, ist eine erneute Öffnung durch entsprechenden Abfall des Potenzials möglich.

Gap junctions

Nachzutragen bleibt für das Verständnis des Folgenden noch die genaue Funktion der gap junctions, die nicht nur die Herzmuskelfasern, sondern nahezu **alle Zellen** einheitlicher Organe und Zellverbände untereinander **verbinden**. Eine Ausnahme hiervon machen vor allem die Zellen der Skelettmuskulatur und diejenigen des Nervensystems, die streng voneinander getrennt sind.

Gap junctions stellen relativ breite Kanäle in der Zellmembran dar, die jeweils genau über den Kanälen der Nachbarzelle zu liegen kommen und deshalb einen **gemeinsamen Kanal** bilden, der das

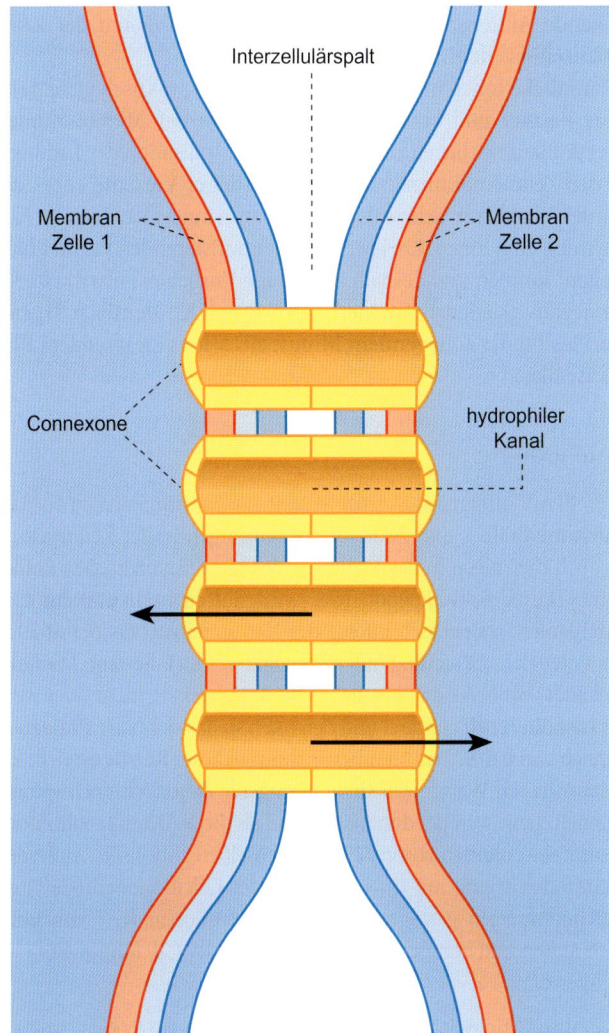

Abb. 2.5 Gap junctions zwischen benachbarten Zellen [L107]

Zytosol der einen Zelle mit dem Zytosol der Nachbarzelle verbindet (> Abb. 2.5). Dieser Kanal ist so breit und so wenig spezifisch, dass sowohl Natrium-, Kalium- und Calciumionen als auch kleine Moleküle wie Glukose oder Milchsäure problemlos hindurchgelangen. Da diese Verbindungskanäle nicht vereinzelt, sondern in jeweils großer Zahl zwischen den Nachbarzellen bestehen, stellen sie ein sog. **funktionelles Synzytium** her, also einen Zellverbund, über den Informationen oder auch „Nachbarschaftshilfe" möglich sind.

Kleinere Ionenverschiebungen oder Mangelzustände in einzelnen Zellen, z.B. hinsichtlich Glukose, können so von den Nachbarzellen ausgeglichen werden. Erst wenn eine Zelle azidotisch wird, also zu viele Protonen (H$^+$) angehäuft hat, oder wenn der Gehalt an Calciumionen zu sehr angestiegen ist, werden diese Poren von den Nachbarzellen aus geschlossen und die Einzelzelle in diesem Fall ihrem Schicksal überlassen, was dann auch tatsächlich zumeist ihren Tod zur Folge hat.

Die Zellen des **AV-Knotens** besitzen eine **geringere Zahl** an verbindenden gap junctions, wodurch die möglichen Ionenströme zwischen ihnen geringer sind als bei den anderen Herzmuskelzellen. Die sich ergebende Konsequenz wird im Folgenden besprochen.

Aktionspotenzial

Wenn nun ausgehend, vom Sinusknoten eine Erregungswelle über die Herzmuskulatur von Vorhöfen und Ventrikeln läuft, die über die **gap junctions von Zelle zu Zelle geleitet wird**, lässt sich mit geeigneten Messinstrumenten an den einzelnen Zellen ein Aktionspotenzial ableiten. Dieses ist der sichtbare Beweis für die „elektrische" Erregung der Zelle.

Es besteht aus einem schnellen Zusammenbruch des Ruhepotenzials von −85 mV und einem **Anstieg** auf Werte von bis zu ca. **+30 mV** innerhalb von 1–2 Millisekunden (> Abb. 2.6). Anschließend bildet sich die Spannung von +30 mV sofort auf ein Potenzial bei etwa **0 mV** zurück, wo sie dann über die vergleichsweise lange Zeitspanne von ca. 200 Millisekunden weitgehend unverändert verharrt. Zuletzt baut sich wieder das ursprüngliche Ruhepotenzial von **−85 mV** auf. Insgesamt dauert ein solches Aktionspotenzial etwa 300 Millisekunden.

Die verschiedenen Anteile des Aktionspotenzials werden bezeichnet als
- **Depolarisationsphase:** Zusammenbruch des Ruhepotenzials und steiler Anstieg bis zur Potenzialumkehr auf positive Werte bis ca. +30 mV
- **Plateauphase:** Bereich von ca. 0 mV über gut 200 Millisekunden
- **Repolarisationsphase:** Zeitspanne, in der allmählich wieder das Ruhepotenzial von −85 mV erreicht wird.

Das Aktionspotenzial der Herzmuskelzelle unterscheidet sich sehr deutlich von demjenigen an der Nerven- oder Skelettmuskelfaser, bei dem demselben schnellen Anstieg von ca. −85 mV auf +30 mV eine ebenso schnelle Rückkehr innerhalb von nur 3–4 Millisekun-

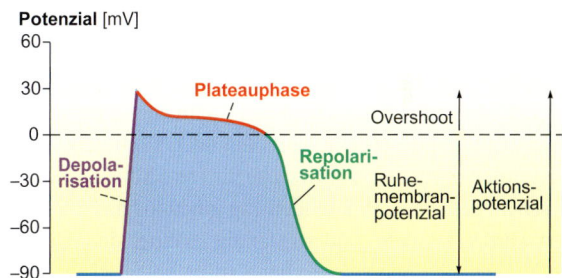

Abb. 2.6 Aktionspotenzial einer Herzmuskelzelle [L106]

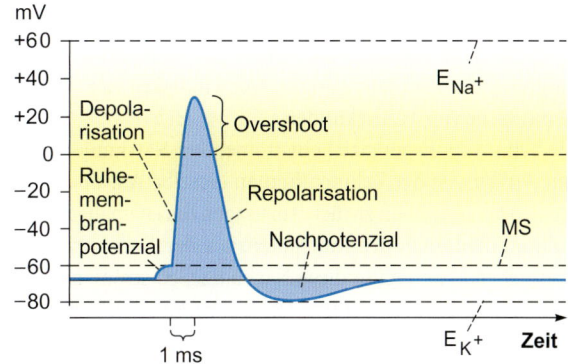

Abb. 2.7 Aktionspotenzial einer Skelettmuskelfaser [L106]

den folgt und die lange Plateauphase der Herzmuskelzelle über mehr als 200 Millisekunden vollständig fehlt (> Abb. 2.7). Ursache dafür ist, dass es an diesen Zellmembranen keine Calciumströme gibt, weil die Calciumionen bei ihnen **ausschließlich** aus den Zisternen des **Retikulums** ins Zytosol gelangen und damit an der äußeren Zellmembran keine Potenzialänderungen erzeugen können.

Depolarisationsphase

Die Erregungswelle**:** geht beim gesunden Herzen vom **Sinusknoten** aus (s. unten). Die Zellen dieses Zellhäufchens beginnen ihr Aktionspotenzial zu einem Zeitpunkt, an dem sich sämtliche Herzmuskelzellen **in Ruhe** befinden, also beim **Ruhepotenzial** ihrer Zellmembranen. Die dem Sinusknoten direkt benachbarten Herzmuskelzellen empfangen den Reiz des Knotens und beginnen ihrerseits mit einem Aktionspotenzial. Dies bedeutet, dass in diesem Moment riesige Mengen (> 30 Millionen) an positiv geladenen Natriumionen ins Zellinnere strömen, von denen ein gewisser Anteil auch auf die gap junctions trifft und durch diese Kanäle hindurch das **Zytosol der Nachbarzellen erreicht**. Dort neutralisieren die positiven Ladungen des Na^+ die negativen Ladungen der Proteine und Phosphationen, die bis dahin gemeinsam mit den Kaliumionen der Zellaußenseite das Ruhepotenzial aufgebaut hatten. Im Moment der Neutralisation bricht das Ruhepotenzial zusammen, das Schwellenpotenzial wird erreicht und die Natriumkanäle öffnen sich. Die nun einströmenden Natriumionen gelangen ihrerseits über die verbindenden gap junctions zu den nachfolgenden Nachbarzellen und führen dort wiederum zum Zusammenbrechen des Ruhepotenzials. Auf diese Weise hangelt sich die Erregung sozusagen **von Zelle zu Zelle** durch das gesamte Herz hindurch, sobald irgendwo irgendeine Zelle mit einem Aktionspotenzial begonnen hat. „Irgendwelche Zellen" sind am gesunden Herzen (s. oben) die Zellen des Sinusknotens, doch ist es in pathologischen Fällen tatsächlich „irgendeine" Zelle in Vorhöfen oder Ventrikeln, wodurch **Extrasystolen** entstehen. Die Ursache für diese Möglichkeit ist darin zu sehen, dass die verbindenden gap junctions nicht separat gesteuert werden können, sondern ständig geöffnet sind. Die Ionenflüsse können sich dementsprechend in pathologischen Fällen in beliebige Richtungen ausbreiten.

Die Erregungsausbreitung vom Sinusknoten oder einem pathologischen Zentrum bis zur „letzten" Herzmuskelzelle mag in der Vorstellung eine gefühlte Ewigkeit dauern, weil dabei ungezählte Muskelzellen durchlaufen werden müssen. In Wahrheit jedoch ist es aufgrund der unvorstellbaren Geschwindigkeit der Natriumionen eine Sache von Millisekunden.

Die beim Aktionspotenzial einströmenden Natriumionen lassen an der Außenseite der Zellmembranen dieselbe Anzahl an negativ geladenen Chloridionen zurück, sozusagen die ehemaligen Partner. Der Zusammenbruch des Ruhepotenzials der Nachbarzellen, formal ausgehend von den in diese Nachbarzellen strömenden Natriumionen, wird dadurch unterstützt, dass zeitgleich mit der Neutralisation der Anionen der inneren Zellmembran durch Na^+ sich auch an der Außenseite der Zellmembranen nun Cl^- und K^+ gegenseitig neutralisieren, sodass sich das lawinenartig durch den Herzmuskel ziehende Aktionspotenzial am Inneren und Äußeren der Zellen gleichzeitig vollzieht und verstärkt.

Sämtliche Ionen finden bei diesem Prozess praktisch gleichzeitig neue Partner und brauchen nicht mehr an der Membraninnen- oder Außenseite liegen zu bleiben. Die Neutralisation der Ladungen an den Zellmembranen kann als **einheitlicher Vorgang** angesehen werden. Bei dieser Gelegenheit soll daran erinnert werden (> Fach Chemie), dass Ionen ihre jeweiligen neutralisierenden Partner nicht „sehen" können und deshalb auch keine Vorlieben entwickeln. Für die negativ geladenen Anionen sind Na^+ und K^+ **identisch**. **Irgendein** Plus bindet an **irgendein** Minus, ein Minus an irgendein Plus, das ist alles.

Plateauphase

Bei –40 mV öffnen fast gleichzeitig mit den Natriumkanälen auch die **Calciumkanäle** – und zwar sowohl diejenigen in der Zellmembran als auch diejenigen in der Membran des sarkoplasmatischen Retikulums. Dieses Schwellenpotenzial wird automatisch erreicht bzw. durchlaufen, sobald sich infolge des Natriumeinstroms bei –65 mV das Potenzial in Richtung null bzw. sogar +30 mV bewegt. Die Calciumkanäle bleiben nun 200–250 Millisekunden lang mehr oder weniger **(oszillierend)** geöffnet und bewirken so das sichtbare **Plateau** im Bereich von **0 mV**. Das Membranpotenzial dieser Kanäle erreicht keine positiveren Werte, weil sie in geringerer Zahl auch noch weniger „schnell" bzw. weniger durchlässig sind als die Natriumkanäle, indem sie nur ein Volumen von ca. 2 % von denselben aufweisen. Außerdem strömt gleichzeitig mit dem Einstrom der Calciumionen (Ca^{2+}) der Plateauphase ein geringer Anteil an Kaliumionen (K^+) von innen nach außen und kompensiert so die Ladung der Calciumionen.

Repolarisationsphase

Die Kaliumkanäle waren zu einem geringen**:** Anteil durchgehend geöffnet. Nun öffnen zusätzlich weitere **Kaliumkanäle** und sorgen gegen Ende der Calcium-Plateauphase für eine **beschleunigte Repolarisation** bis zur Wiederherstellung des Ruhepotenzials. Gleichzeitig pumpen die Calciumpumpen die eingeströmten Calciumionen ins sarkoplasmatische Retikulum bzw. ins Interstitium zurück, sodass die **Kontraktion** der Herzmuskelzellen **im Verlauf der Repolarisationsphase** zunächst abgeschwächt (Erschlaffungsphase) und schließlich beendet wird (Calcium = Kontraktion).

Ionenleitfähigkeit

Das wechselseitige Öffnen verschiedener Ionenkanäle kann (theoretisch) als Zunahme der Leitfähigkeit für diese Ionen beschrieben werden. Die Depolarisation des Aktionspotenzials wird dementsprechend erzeugt durch die Zunahme der Leitfähigkeit für Natrium. Die Plateauphase zeigt demgegenüber eine erhöhte Leitfähigkeit für Calcium und Kalium (einander entgegengerichtet). Schließlich stellt Kalium in der Repolarisationsphase das Ruhepotenzial wieder her (> Abb. 2.8).

Die abwechselnde Öffnung von Ionenkanälen hat eigentlich mit dem Begriff einer irgendwie gearteten „Leitfähigkeit" für Ionen rein

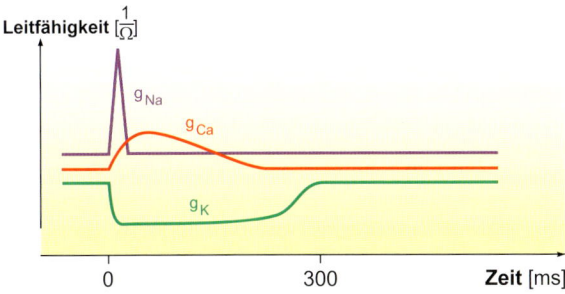

Abb. 2.8 Öffnung der verschiedenen Ionenkanäle während eines Aktionspotenzials. Positive Ausschläge (Na, Ca) stehen für Ionenflüsse ins Zellinnere, negative (K) für den Ausstrom ins Interstitium. Na = Natrium, Ca = Calcium, K = Kalium. [L123]

gar nichts zu tun und das Verständnis für die Zusammenhänge wird dadurch auch nicht gerade gefördert. Da dieses Schlagwort aber gerne benutzt wird, sollte es hier erwähnt werden.

Refraktärzeiten

Die Zeitspanne zwischen dem sofortigen steilen Anstieg der Depolarisation auf +30 mV und dem Zeitpunkt der Repolarisation, wo der nun stärkere Kaliumausstrom das Membranpotenzial gerade eben auf etwa −60 mV gehoben hat, aber eben noch nicht weiter, heißt **absolute Refraktärzeit**. Kein noch so starker Impuls wäre hier in der Lage, die Natriumkanäle zu öffnen (s. oben). Damit ist während dieser Zeitspanne von ca. 250 ms kein Aktionspotenzial möglich.

Fällt ein erneuter elektrischer Reiz in die Zeitspanne zwischen diesen −60–65 mV und der endgültigen Wiederherstellung des Ruhepotenzials bei −85 mV, so ist der dann erfolgende Aufstrich des folgenden Aktionspotenzials weniger steil, die Reizantwort schwächer, die Weiterleitung langsamer. Außerdem muss der elektrische Impuls stärker sein als üblich, um überhaupt ein Aktionspotenzial auszulösen. Diese Phase wird deshalb **relative Refraktärzeit** genannt.

Absolute und relative Refraktärzeit ergeben gerade am Herzen einen besonderen Sinn: Wenn das Herz direkt aufeinander folgenden Dauerkontraktionen ausgesetzt werden könnte, wie dies beim Skelettmuskel möglich ist (tetanische Kontraktion), gäbe es keine Diastole, also keine Füllungsphase. Wenn aber nichts gefüllt wird, kann auch nichts ausgeworfen werden. Dies wäre demnach mit dem Leben nicht vereinbar. So aber ist die Muskelkontraktion in jedem Fall abgeschlossen, die Erschlaffungsphase bereits eingetreten, wenn während der Repolarisation frühestens bei etwa −65 mV eine erneute Erregung möglich ist.

> **MERKE**
> Die absolute Refraktärzeit gilt sogar für extreme Reize. Selbst ein Stromschlag hätte in dieser Phase keine Auswirkungen auf die Herzarbeit. Frühestens mit Beginn der relativen Refraktärzeit wären Auswirkungen zu erwarten. Dies kann als wesentliche Ursache dafür angesehen werden, dass ein Stromschlag häufig zum Herzstillstand oder Kammerflimmern (= funktioneller Herzstillstand) führt, und in anderen Fällen keinerlei erkennbare Auswirkungen zeigt.

Elektromechanische Kopplung

Der eigentliche **Sinn des Aktionspotenzials** der Herzmuskelzelle besteht aus dem Calciumeinstrom der Plateauphase. Hier wird das „Elektrische" des Potenzials auf das **Mechanische** der Muskelkontraktion übertragen, indem die aus Interstitium und sarkoplasmatischem Retikulum ins Zytosol strömenden Calciumionen nun die Aktin- und Myosinmoleküle zu ihrer Arbeit veranlassen (> Fach Bewegungsapparat). Man bezeichnet diesen Vorgang daher als elektromechanische Kopplung.

Die erste Phase des Aktionspotenzials, der schnelle Natriumeinstrom mit Umschlagen des Membranpotenzials bis auf mehr als +30 mV, dient auch der **Weiterleitung des elektrischen Impulses** auf die Nachbarzellen. Es sind also, wie oben beschrieben, die über die gap junctions zur Nachbarzelle weiterströmenden **Natriumionen**, welche die Erregungswelle vom Sinusknoten aus über die gesamte Herzmuskulatur hinweg weiterleiten und die synchronisierte, wohlgeordnete Kontraktion der Systole ermöglichen.

Vom AV-Knoten bis hin zur „letzten" Myokardzelle dauert die gesamte Weiterleitung gerade mal 80–100 ms. Damit leiten die Herzmuskelzellen den pseudoelektrischen Impuls über ihre gap junctions ähnlich schnell wie eine **marklose Nervenfaser**, die z.B. Schmerzreize an das Gehirn meldet. Es dauert damit deutlich weniger lang als den **tausendsten Teil** einer **einzigen Sekunde**, bis das Aktionspotenzial einer beliebigen Herzmuskelzelle an ihrer Nachbarzelle zum selben Ergebnis geführt hat!

2.1.2 Reizbildung und Reizleitung

Reizbildung in den Schrittmachern

Die **Zellen** von **Sinusknoten und AV-Knoten**, sowie eingeschränkt auch His-Bündel, Kammerschenkel und Purkinje-Fasern, sind **spezialisierte Muskelzellen**, die arm an kontraktilen Myofibrillen, aber dafür reich an sarkoplasmatischem Retikulum sind. Sie zeigen v.a. **3 Besonderheiten**:

1. Es **fehlen** diejenigen nahezu **ständig geöffneten Kaliumkanäle**, die bei allen anderen Herzmuskelzellen das Kaliumpotenzial (= Ruhepotenzial) von ca. −85 mV **stabil halten**. Kaliumkanäle, die das Ruhepotenzial im Anschluss an ein Aktionspotenzial zunächst wieder aufbauen, sind dagegen vorhanden.
2. Diese Zellen besitzen so gut wie **keine Natriumkanäle** für den **schnellen Einstrom** zu Beginn des Aktionspotenzials.
3. Vor allem die Zellen des AV-Knotens verfügen über **weniger gap junctions** als üblich.

Der in diesen Zellen nicht vorhandene Kaliumausstrom in der Ruhephase der Zellen bedeutet ein Überwiegen der geringen, aber ständig vorhandenen **Leck-Ströme** für die anderen Ionen (v.a. Calcium und Natrium). Ionenkanäle sind also nicht absolut, sondern lediglich weitestgehend dicht. Außerdem scheinen im Schrittmachergewebe sogar **zusätzliche Kanäle** zur Erzeugung eines kleinen Lecks zu existieren, wodurch diese Ströme gewissermaßen hinsichtlich der Durchflussmenge der Ionen normiert werden.

In der Konsequenz hat das beständige, wenn auch geringfügige Einströmen von Natrium und Calcium mit entsprechender Neutralisation eines zunehmenden Anteils der Protein- und Phosphat-Anionen ein **beständig absinkendes Potenzial** (= **diastolische Depolarisation**; ➤ Abb. 2.9) von den zunächst aufgebauten −85 mV bis in den Bereich zur Folge, wo bei ca. −40 mV die Calciumkanäle öffnen und ein neues Aktionspotenzial einleiten. Besonders das **Fehlen der Kaliumkanäle** ermöglicht also die **diastolische Depolarisation** dieser Zellen und damit ihre **Automatie** und **Schrittmacherfunktion**.

Der Aufstrich des Calcium-Aktionspotenzials erfolgt wesentlich langsamer als beim nahezu explosionsartigen Natriumeinstrom üblicher Zellen. Wenn aber weniger Ionen langsamer einströmen, werden in unmittelbarer Folge auch weniger Ionen über die ohnehin reduzierte Zahl an gap junctions zur Nachbarzelle strömen. Da deren Schwellenpotenzial mit −40 mV zusätzlich auch noch später erreicht wird als die −65 mV üblicher Herzmuskelzellen, hangelt sich der Reiz zumindest vergleichsweise eher träge durch die Zellansammlung des AV-Knotens.

Die verlangsamte Weiterleitung zu den Nachbarzellen ist für den Sinusknoten ohne Bedeutung, weil die diastolische Depolarisation in all seinen Zellen gleichzeitig stattfindet, sodass die Überleitung seines Aktionspotenzials auf die Vorhofmuskelzellen lediglich an deren Kontaktfläche erfolgt. Dagegen leitet der AV-Knoten die auf einer Seite über die Vorhofmuskulatur ankommenden Impulse durch die gesamte Zellansammlung des Knotens hindurch.

Die Weiterleitung der elektrischen Erregung des **Sinusknotens** über die Vorhöfe zum **AV-Knoten** geschieht sehr schnell, da die Vorhofzellen über die übliche Kanalausstattung einschließlich der schnellen Natriumkanäle verfügen. So ist der elektrische Impuls bereits nach etwa **40 ms** vom Sinusknoten über die Vorhofmuskulatur beim AV-Knoten angelangt.

Jeder Reiz aus Sinusknoten und Vorhöfen muss auf seinem Weg zu den Kammern über den **AV-Knoten** laufen, weil die **Vorhöfe** von den **Kammern** elektrisch getrennt sind. Grund für diese **elektrische Isolierung** ist die Ventilebene des Herzens, die nicht aus Muskelfasern, sondern aus **nicht leitendem Bindegewebe** besteht (Herzskelett; ➤ Kap. 1.1.5). Nur aus dem AV-Knoten laufen reizleitende Fasern weiter in Richtung Kammerseptum (= **His-Bündel**).

Die im AV-Knoten fehlenden Natriumkanäle mit der resultierenden gemächlichen Weiterleitung des elektrischen Impulses spielen deshalb eine so bedeutsame Rolle, weil der eintreffende Impuls dadurch etwa **0,1 s** benötigt, bis er durch die kleine Zellansammlung des AV-Knotens hindurchgewandert ist. Diese **Verzögerung** zwischen Vorhöfen und Kammern sorgt für eine **geordnete Abfolge** der Kontraktionen von Vorhöfen und Kammern und schützt die Kammern vor einem zu schnellen Vorhofrhythmus.

Die eigenständige Depolarisation durch die vorhandenen Leckströme vom Ruhepotenzial in Richtung Schwellenpotenzial der Calciumkanäle bei −40 mV verläuft im **Sinusknoten** deutlich **steiler**, also **schneller als im AV-Knoten**, und in diesem wiederum etwas schneller als in den nachgeschalteten **Kammerschenkeln** (= **Tawara-Schenkel**), die beidseits des Ventrikelseptums in die Kammern hineinlaufen. Auch diese Fasern und hier v.a. ihre Fortsätze (= **Purkinje-Fasern**) gehören zum Reizleitungssystem des Herzens, bestehen ebenfalls aus spezialisierten Muskelfasern und sind gleichermaßen einer gewissen, wenn auch sehr langsamen Automatie fähig.

Der **AV-Knoten** beginnt also praktisch gleichzeitig mit dem Sinusknoten (und den Purkinje-Fasern) mit der **diastolischen Depolarisation**, doch ist die Anstiegssteilheit seiner Depolarisation, also seine Potenzialänderung von −85 mV in Richtung −40 mV, so **langsam** bzw. flach, dass er jedes Mal, wenn er vielleicht bei −60 mV angelangt ist, bereits von der nächsten, **vom Sinusknoten** ausgehenden Erregungswelle **überrollt** wird. Hierdurch wird sein Aktionspotenzial jedes Mal erzwungen, **bevor er selbst aktiv werden kann**. Fällt der Sinusknoten aber tatsächlich einmal aus, depolarisiert der AV-Knoten über die bisher erreichten −60 mV hinaus weiter bis auf sein Calcium-Schwellenpotenzial von −40 mV und gibt ab diesem Zeitpunkt nun selbst den Takt der Herzkontraktionen mit etwa **40–44 Schlägen/min**.

Erregungsausbreitung (➤ Abb. 2.10)

Der genaue Weg der Erregungsleitung verläuft vom **Sinusknoten** nach allen Seiten in die Muskulatur der **Vorhöfe**, wobei die Fasern des rechten Vorhofs ein klein wenig eher drankommen als die des linken, weil der Knoten im rechten Vorhof liegt. Über die Muskelfasern des rechten Vorhofs erreicht die Erregung auch die Zellen des **AV-Knotens**. Es gibt allerdings auch in den Vorhöfen spezialisierte Muskelfasern, gewissermaßen eine Art Reizleitungssystem, das die Erregungswelle vom Sinusknoten gezielt zum AV-Knoten leitet. Dieser nun stellt die Schleuse für alle Impulse aus den Vorhöfen zu den Kammern dar. Kein Impuls kann an ihm vorbei. Gleichzeitig benötigt jeder Impuls etwa 0,1 s (100 ms), bis er durch ihn hindurchgelangt ist.

Der Weg vom AV-Knoten zu den **Kammern** führt zunächst ebenfalls wieder über spezialisiertes Herzmuskelgewebe, das **His-Bündel**, zum Beginn der kranialen Kammerscheidewand, wo es sich in 2 Stränge aufteilt. Der eine zieht der Scheidewand entlang in den rechten Ventrikel, der andere in den linken. Dies sind die beiden **Kammerschenkel** bzw. **Tawara-Schenkel**. Der linke teilt sich auf seinem Weg entlang des Septums zumeist noch in zwei größere Äste.

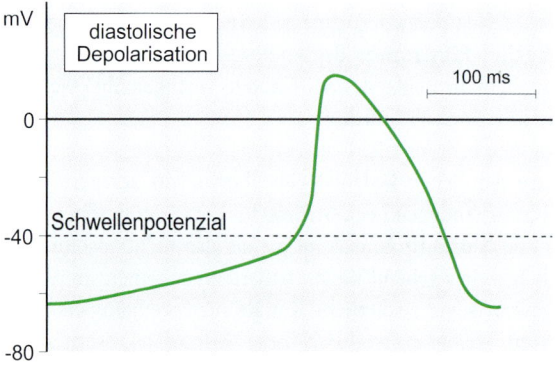

Abb. 2.9 Langsame diastolische Depolarisation des Sinusknotens [L106]

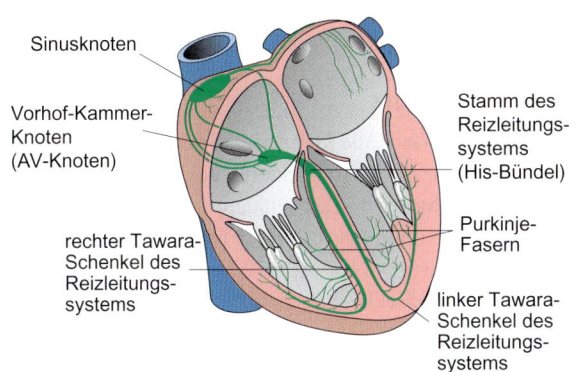

Abb. 2.10 Erregungsleitungssystem [S149]

Von den Kammerschenkeln aus verzweigen sich nun die **Purkinje-Fasern** ein kurzes Stück in die Muskulatur der beiden Ventrikel hinein. Von hier aus schließlich erfolgt die Weiterleitung des „elektrischen" Impulses nach allen Seiten nur noch über die einzelnen **Myokardzellen** und ihre gap junctions.

Der Weg vom AV-Knoten über His-Bündel, Kammerschenkel, Purkinje-Fasern und zuletzt Myokard bis hin zur letzten Myokardfaser dauert lediglich etwa 80–100 ms. Die **Gesamtzeit** von der Eigenerregung des Sinusknotens bis zum Ankommen des Impulses an der letzten Ventrikelzelle dauert gut **200 ms** und ist damit immer noch deutlich kürzer als die Dauer des Aktionspotenzials mit ca. 300 ms oder auch als die Dauer der absoluten Refraktärzeit mit etwa 250 ms. Diese Relation schützt demnach das Herz vor einer vorzeitigen neuerlichen Erregung während seiner Kontraktion.

Zusammenfassung

Reizbildungs- und Reizleitungssystem

- **Sinusknoten:** Das Herz arbeitet autonom, weil es mit dem Sinusknoten (im rechten Vorhof zwischen der Einmündung der oberen Hohlvene und dem Herzohr) einen eigenen Taktgeber besitzt. Er bildet pro Minute ca. 60–80 Impulse, die zunächst durch die Vorhöfe laufen und dazu führen, dass sich dieselben kontrahieren (Vorhofsystole).
- **AV-Knoten:** Gleichzeitig gelangt der elektrische Impuls zum AV-Knoten, der sich im unteren Bereich des rechten Vorhofs nahe dem Septum befindet. Dadurch, dass das Herzskelett Vorhöfe und Kammern elektrisch voneinander trennt, muss jeder Reiz aus den Vorhöfen über den AV-Knoten laufen. Hier wird er aufgrund der besonderen Eigenschaften seiner Zellen um etwa 0,1 s aufgehalten. Die Vorhofkontraktion erfolgt dadurch zu einem Zeitpunkt, an dem sich die Ventrikel noch in ihrer Diastole befinden.
- **His-Bündel:** Das His-Bündel leitet den Impuls vom AV-Knoten zu den beiden Tawara-Schenkeln im oberen Bereich des Kammerseptums.
- **Tawara-Schenkel:** Sie verlaufen auf den beiden Seiten des Kammerseptums in Richtung Herzspitze und verzweigen sich hier in die Purkinje-Fasern.
- **Purkinje-Fasern:** Über sie erreicht der Impuls schließlich die Muskulatur im Bereich der Herzspitze.
- **Herzmuskelzellen:** Von den Muskelzellen der Herzspitze läuft die Erregung nun über die gap junctions in einer großen Welle in Richtung Herzbasis, sodass der Druckaufbau der Systole **zu den großen Arterien hin gerichtet** ist.

Grundsätzlich kann jeder Bereich des Reizbildungs- und Reizleitungssystems Impulse bilden. Die erreichbare Frequenz nimmt jedoch vom Sinus- über den AV-Knoten, das His-Bündel und die Kammerschenkel bis zu den Purkinje-Fasern immer weiter ab.

Entstehen Erregungen außerhalb dieses Systems im Bereich des Kammermyokards, z.B. wegen eines Sauerstoffmangels der Zellen, spricht man von ektopen Erregungsbildungszentren. Sie erregen über die gap junctions ihre Nachbarschaft nunmehr diffus und völlig ungeordnet; es entstehen Extrasystolen oder sogar das Bild des Kammerflatterns oder -flimmerns.

2.1.3 Phasen des Herzzyklus

Während die Erregungswelle vom Sinusknoten aus über die beiden Vorhöfe hinwegrollt und den AV-Knoten erreicht, beginnen die **Vorhöfe** im Zuge ihrer elektromechanischen Kopplung mit ihrer **Kontraktion**, wobei der Impuls in diesem Moment durch seine Verzögerung im AV-Knoten noch nicht in die Ventrikel gelangt ist. Die beiden Kammern befinden sich zu diesem Zeitpunkt am Ende ihrer Diastole, sind also gerade mit ihrer Füllung aus Vorhöfen und vorgeschalteten Venen fertig geworden. In dieser Phase kontrahieren sich nun die beiden Vorhöfe und drücken damit nochmals ca. 10 ml „Extrablut" in die Kammern hinein.

> **MERKE**
> Während der **Vorhofsystole** ist für das Blut nicht nur der Weg in die Ventrikel frei bzw. offen, sondern auch derjenige zu den zuführenden Venen, weil es dazwischen keine Klappen gibt. Während also der Blutfluss während der Diastole der Vorhöfe von den Venen zu den Vorhöfen hin gerichtet ist, kehrt er sich nun aufgrund der veränderten Druckverhältnisse um. Die **Vorhofkontraktion** erzeugt demnach zusätzlich zur vervollständigten Füllung der Ventrikel auch eine kleine **Druckwelle**, die **retrograd** in die Venen hineinläuft. Man spricht vom **Venenpuls**. Dieser „Puls" ist naturgemäß äußerst schwach ausgeprägt, kann jedoch als Resultat der Systole des rechten Vorhofs **eventuell** an der V. jugularis externa, die dem M. sternocleidomastoideus aufliegt, **gesehen** werden. Damit ist auch die Höhe des **zentralen Venendrucks** (ZVD; ➤ Kap. 2.2.3) nicht nur von Atmung und Körperlage, sondern auch von der Vorhofphase abhängig.

Anspannungsphase

Während der Vorhofkontraktion hat die Erregungswelle auch die Ventrikelmuskulatur zunächst der Herzspitze erreicht. Deren elektromechanische Kopplung und Kontraktion beginnt gerade zu dem Zeitpunkt, an dem die Vorhöfe ihre Kontraktion beendet haben. Der sich aufbauende Druck zu Beginn der Kammersystole **schließt** nun die **Segelklappen** (= 1. Herzton), womit das Herz in seiner Anspannungsphase angelangt ist, in der bei Verschluss aller vier Klappen eine **stetige Druckerhöhung** stattfindet.

Austreibungsphase

Sobald diese Druckerhöhung im rechten Ventrikel die 10–15 mmHg (diastolisch) im Truncus pulmonalis, und im linken Ventrikel die 75 mmHg (diastolisch) in der Aorta gerade eben überschritten hat, **öffnen** die beiden **Taschenklappen**. Unter weiterer Druckentwicklung treiben nun die beiden Ventrikel etwa ⅔ ihres **Blutes** (80 ml von 120–140 ml) **in die großen Arterien** (= Austreibungsphase). Etwa 200 ms später, wenn die Plateauphase des Calciumeinstroms beendet ist, treten die Ventrikel mit der Kalium-bedingten Repolarisation (und gleichzeitiger Entfernung des Calciums aus dem Zytosol und damit aus dem Bereich der Aktin- und Myosin-Filamente) in ihre Diastole und **erschlaffen**.

> **MERKE**
> Das ausgeworfene Blut von ca. **80 ml** wird als **Schlagvolumen** bezeichnet, die 40–60 ml, die in den Ventrikeln verbleiben, als **Restblut** oder **Restblutvolumen** (Residualvolumen).

Entspannungsphase

Der Druck der Ventrikelwandung auf ihren Inhalt lässt während der Repolarisationsphase kontinuierlich nach. Während dieser Zeitspanne wird der **Aorten- und Pulmonalisdruck** wieder **größer** als der Ventrikeldruck, woraufhin die **Taschenklappen schließen** (= 2. Herzton). Für einen sehr kurzen Moment sind in dieser Phase wieder alle vier Klappen geschlossen.

Füllungsphase

Der schließlich vollständig fehlende Druck in den Ventrikeln **öffnet** wiederum die **Segelklappen**. Damit beginnt die diastolische Füllungsphase des Herzens. Bereits im **ersten Drittel** der Füllungsphase strömen etwa **80 % des Schlagvolumens** in die Ventrikel. Dies hat zur Folge, dass auch bei einer sehr schnellen Herzfrequenz mit entsprechend kurzer Diastole gute Füllungszustände erreicht werden.

> **EXKURS**
> Die **Kontraktion des Herzens** bewirkt eine Verkürzung seiner Längsachse. Dadurch bewegt sich die Herzspitze etwas nach oben und die Herzbasis etwas nach unten. Dieses Tiefertreten der Herzbasis in der Systole bewirkt über eine Dehnung der Vorhöfe einen **Sog** auf das **Blut** der herznahen Venen, wodurch die Füllung der Vorhöfe, und in der folgenden Diastole auch der Ventrikel, erleichtert wird. Zusätzlich bewirkt das Höhertreten der Herzbasis in der diastolischen Füllungsphase, dass sich die Ventrikel gewissermaßen zusätzlich über das Blut der Vorhöfe stülpen, wodurch die Füllung noch einmal erleichtert wird.

> **Zusammenfassung**
>
> **Phasen des Herzzyklus**
> - **Anspannungsphase:** Alle Klappen sind geschlossen, die Kammern mit Blut gefüllt, ansteigender Druck in den Kammern.
> - **Austreibungsphase:** Die Taschenklappen öffnen sich, das Schlagvolumen von jeweils ca. 70–80 ml gelangt in Truncus pulmonalis bzw. Aorta.
> - **Entspannungsphase:** Die Taschenklappen schließen, alle Klappen sind geschlossen.
> - **Füllungsphase:** Die Segelklappen öffnen sich, rasche Füllung der Ventrikel mit Blut aus den vorgeschalteten Vorhöfen und Venen.
>
> Anspannungs- und Austreibungsphase zählen zur Systole, Entspannungs- (Erschlaffungs-) und Füllungsphase zur Diastole.

2.1.4 Regulation der Herztätigkeit

Frank-Starling-Mechanismus

Bereits zu Beginn des 20. Jahrhunderts beobachteten die beiden Herren Frank und Starling, dass die Kraft der Herzkontraktion zunimmt, wenn es zuvor durch eine vermehrte Füllung gedehnt worden war. Es vermag also eine **zusätzliche Füllung** (Vordehnung) mit **verstärktem Druck** auszutreiben.

Dieser als Frank-Starling-Mechanismus bezeichnete Vorgang hat seine Ursache in den Myofilamenten Aktin und Myosin, die mit einer gewissen Vordehnung eine erhöhte Calcium-Sensibilität entwickeln und von daher auch mehr Kraft. Auch ihre Ausrichtung zueinander scheint dann noch weiter vervollkommnet. Übersteigt allerdings die Vordehnung ein gewisses Ausmaß, nimmt die Überlappung zwischen Aktin und Myosin ab und damit auch die mögliche Kraftentwicklung. Nimmt die Vordehnung noch weiter zu, werden die Filamente vollständig in Längsrichtung auseinander gezogen und es ist keinerlei Kontraktion mehr möglich. Der Frank-Starling-Mechanismus gilt also nur innerhalb gewisser Grenzen. Die Umkehr der Kraftentwicklung ins Negative sieht man am ehesten an dilatierten, insuffizient gewordenen Herzen.

Steigt, z.B. durch Mobilisierung zusätzlichen Blutes aus der Peripherie, das Angebot an das Herz, kann dieses nun durch diesen Mechanismus ohne weitere Maßnahmen das Herzzeitvolumen von ca. 5 l/min bis auf das **Doppelte** steigern. Das Schlagvolumen ist in diesen Fällen natürlich entsprechend vergrößert.

Man kann die Steigerung der Muskelkraft auch von Seiten eines erhöhten Gegendrucks in der Peripherie betrachten: Erhöht sich z.B. der diastolische Aortendruck von 80 mmHg auf 100 mmHg oder mehr, wird der linke Ventrikel, weil sich die Aortenklappe nun später öffnet, in der folgenden Systole weniger Blut auswerfen. Seine Restblutmenge nimmt zu. In den darauf folgenden Systolen aber wird diese erhöhte Restblutmenge durch den Frank-Starling-Mechanismus wieder ausgeworfen.

Parasympathikus

Das parasympathische Nervensystem innerviert über den **N. vagus ausschließlich** die **Herzbasis** mit den beiden **Vorhöfen** einschließlich **Sinusknoten** und **AV-Knoten**. Der Überträgerstoff Acetylcholin bewirkt über einen weiteren Typus von Kaliumkanälen eine mäßige **Zunahme des Kaliumausstroms** v.a. ab der zweiten Hälfte der Plateauphase, der sich anschließenden Repolarisation und diastolischen Depolarisation.

An den Schrittmacherzellen von Sinus- und AV-Knoten geht nun die autonome Depolarisation **langsamer** vonstatten, weil der Kaliumausstrom den einwärts gerichteten, depolarisierenden Leckströmen entgegen gerichtet ist (> Abb. 2.11). In der Plateauphase führt er sowohl zu einem verminderten Calciumeinstrom als auch zu einer Abkürzung dieser Phase, also zu einer schnelleren Repolarisation. Der Calciumeinstrom wird quantitativ vermindert und zeitlich abgekürzt.

- Die weniger steile, also langsamere Depolarisation führt zu einem späteren Erreichen des Calcium-Schwellenpotenzials am Schrittmacher Sinusknoten. Dadurch **nimmt die Herzfrequenz ab**. Dies nennt man die **negativ chronotrope** Wirkung des Parasympathikus (Chronos = Zeit).
- Der abgeschwächte Calciumeinstrom führt am **AV-Knoten** zu einer weiteren **Zunahme der Verzögerung**, weil die Nachbarzellen über die gap junctions entsprechend langsamer erregt werden. Die Impulse brauchen also noch länger, bis sie durch ihn hindurch zu den Kammern gelangen. Dies ist die **negativ dromotrope** Wirkung des Parasympathikus (Dromos = Weg).
- Der etwas verstärkte Kaliumausstrom durch das Acetylcholin des Parasympathikus reicht nicht aus, um den schnellen Natriumeinstrom der Vorhof-Muskelfasern wirksam zu bremsen. Man sieht daher am Vorhofmyokard keine Wirkung des Parasympathikus hinsichtlich der Geschwindigkeit der Erregungsweiterleitung. Man könnte höchstens eine gewisse negativ inotrope Wirkung (Minderung der Kontraktionskraft) am Vorhofmyokard ableiten, weil der Calciumeinstrom der Plateauphase abgeschwächt und abgekürzt wird.
- An den Ventrikelzellen sieht man grundsätzlich keine Veränderungen, da sie vom Parasympathikus nicht innerviert werden.

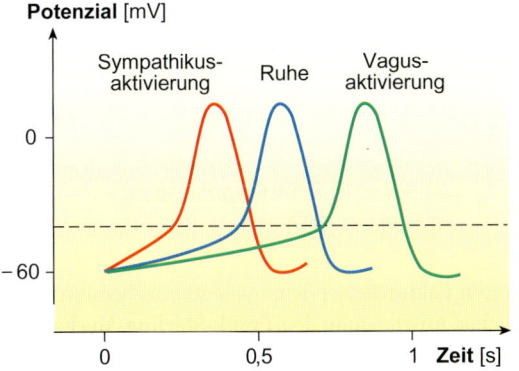

Abb. 2.11 Einfluss des Vegetativums auf die diastolische Depolarisation [L123]

Sympathikus

Wirkungsweise

Der Sympathikus erreicht mit Fasern aus dem Bereich Th1–Th6 das **gesamte Herz**, also auch die Muskulatur der Ventrikel.

Sein Überträgerstoff Noradrenalin besitzt an der Zellmembran der Herzmuskelfasern einschließlich der autonomen Zentren überwiegend zwei Wirkungen: Zum einen macht er die Membranen insgesamt etwas durchlässiger, indem er die **Leckströme erhöht**. Zum anderen verlängert er die Öffnungsintervalle der Calciumkanäle ab ihrem Schwellenpotenzial von −40 mV und sorgt so in der **Plateauphase** der Muskulatur für einen **schnelleren** und **verstärkten Calciumeinstrom** – genauso wie in der Erregungsphase von AV-Knoten, Kammerschenkeln und Purkinje-Fasern, bei denen der depolarisierende Calciumeinstrom unter dem Noradrenalineinfluss ebenfalls schneller und stärker vonstattengeht (> Abb. 2.11).
Dies hat die folgenden Auswirkungen:

- Die verstärkten Leckströme führen an den Schrittmacherzellen zu einer schnelleren Depolarisation, wodurch das Calcium-Schwellenpotenzial früher erreicht wird. Durch die schnellere Frequenz des Sinusknotens **nimmt die Herzfrequenz zu**. Man nennt dies die **positiv chronotrope** Wirkung des Sympathikus.
- Im AV-Knoten bewirkt der verstärkte Calciumeinstrom in die einzelne Zelle gesteigerte Ionenflüsse zur jeweiligen Nachbarzelle, wodurch dort das Schwellenpotenzial schneller erreicht und die **Überleitung** insgesamt **beschleunigt** wird. Der Sympathikus wirkt also auf den AV-Knoten **positiv dromotrop**.
- Schließlich besitzt der Sympathikus auch noch eine **positiv inotrope** Wirkung. Damit ist der Mechanismus der Kontraktionskraftverstärkung gemeint. Dieser tritt dadurch ein, dass der beschleunigte und verstärkte Calciumeinstrom in **jede Herzmuskelzelle** deren Kontraktion ebenfalls beschleunigt und verstärkt. Die **Kraftentwicklung** wird also **schneller aufgebaut** und gleichzeitig **verstärkt**.

Die **Dauer** der Plateauphase wird durch den Sympathikus allerdings **nicht verlängert**, sondern entsprechend dem Parasympathikus eher **verkürzt**, indem die Wiederaufnahme des Calciums mittels der Calciumpumpe sowohl ins Interstitium als auch ins sarkoplasmatische Retikulum ebenfalls beschleunigt vonstattengeht. Hierdurch sorgt der Sympathikus dafür, dass die durch ihn vermittelte Zunahme der Systolen pro Minute nicht zulasten der Diastolen geht. Diese werden ganz im Gegenteil, zumindest in Relation zur Systolendauer, sogar verlängert, sodass am gesunden Herzen bis zu einer Frequenz von maximal 200/min genügend Zeit für die diastolische Füllung der Ventrikel zur Verfügung steht. Gleichzeitig wird dadurch auch die Durchblutung des linken Ventrikels, die nur während der Diastole stattfindet, so gut wie möglich verlängert, auch wenn sie natürlich absolut gesehen durch die gesteigerte Anzahl an Systolen/min eher abnimmt.

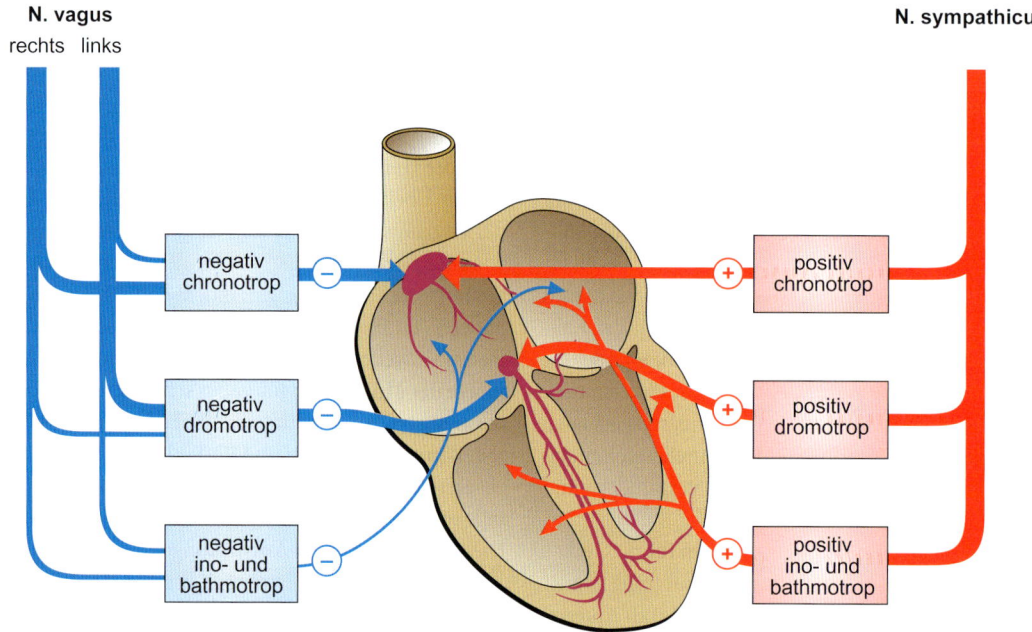

Abb. 2.12 Wirkungen von Sympathikus und Parasympathikus auf das Herz [L106]

Zusammenfassung
Der **Sympathikus** wirkt am Herzen (> Abb. 2.12):
- positiv chronotrop: Steigerung der Schlagfrequenz
- positiv dromotrop: Steigerung der Überleitungsgeschwindigkeit
- positiv inotrop: Steigerung der Kontraktionskraft in Vorhöfen und Kammern

Der **Parasympathikus** wirkt (nur auf die Vorhöfe) entgegengesetzt:
- negativ chronotrop: Verringerung der Schlagfrequenz
- negativ dromotrop: Verringerung der Überleitungsgeschwindigkeit

Körperliche Anstrengung

Zur **Anpassung** an gesteigerte **körperliche Anstrengungen** und Höchstleistungen benutzt das Herz also v.a. **zwei Mechanismen**: Zum einen ist dies die Aktivierung über den **Sympathikus**, wodurch die Herzfrequenz gesteigert wird und der Reiz durch die beschleunigte Überleitung auch die Ventrikel schneller erreicht. Zusätzlich verstärkt und vergrößert der Sympathikus über seine positiv inotrope Wirkung auch das Schlagvolumen. Ergänzt wird dies durch die sympathische **Engstellung** der venösen **Kapazitätsgefäße**, wodurch das Herz in seiner Diastole ein zusätzliches Blutvolumen erhält. Insgesamt führen seine Wirkungen zu einer Steigerung des Herzzeitvolumens von 5 l auf 10–12 l/min.

Die **Sympathikusaktivierung** erfolgt über **Druckrezeptoren (= Barorezeptoren)** in den herznahen großen Gefäßen (Aortenbogen, Gabelung der A. carotis communis in ihre beiden Äste) sowie über **Chemorezeptoren** (z.B. in den Carotiden), die hauptsächlich auf die Sauerstoffsättigung des vorbeiströmenden Blutes reagieren. Ein **Sauerstoffmangel**, u.a. bei Anämie oder Erkrankungen der Lunge, führt also genauso zu einer Sympathikusaktivierung wie ein **Druckabfall** in den großen Arterien, verursacht zumeist durch körperliche Mehrbelastung oder Blut- bzw. Flüssigkeitsverluste (Durchfälle, vermehrtes Schwitzen). Der dritte Mangelzustand des Organismus neben einem Druck- oder Sauerstoffabfall, der zu einer Sympathikusaktivierung führt, ist ein **Mangel an Glukose** im Blutserum. Allerdings wird der Sympathikus auch durch gedankliche bzw. **emotionale Reize** (starke Erregung, Angst) stimuliert – gewissermaßen vorauseilend, falls durch diese Emotionen Aktivitäten im Hinblick auf den Erhalt körperlicher Unversehrtheit notwendig werden sollten. Seine Aktivierung bei **kalten Umgebungstemperaturen** oder auch **hohem Fieber** erfolgt aus demselben Zusammenhang heraus. Im Fieber ist der Grundumsatz gesteigert, sodass der Bedarf aller Organe und Strukturen an Blut(druck), Sauerstoff und Glukose ebenfalls erhöht ist. Außerdem strömt ein beachtlicher Anteil des Blutes in die weit gestellten Gefäße der (überwärmten) Haut, wodurch es ohne Gegenregulation zum Blutdruckabfall kommen würde. Tiefe Umgebungstemperaturen werden durch sympathische Engstellung der Hautgefäße beantwortet, zusätzlich auch durch eine Erhöhung der Wärmeproduktion u.a. in der Skelettmuskulatur (→ Schüttelfrost), die wiederum sympathisch initiiert wird.

MERKE
Am leichtesten und zuverlässigsten zu erkennen ist eine jegliche **Aktivität** des Sympathikus an einer **Tachykardie**, deren Ausmaß gleichzeitig den Umfang seiner Aktivierung anzeigt.

Als **zweiten Faktor** neben dem Sympathikus benutzt das Herz bei körperlicher Anstrengung den **Frank-Starling-Mechanismus**, um über eine den verstärkten Anforderungen angepasste Erhöhung des Schlagvolumens mehr Blut in die Peripherie zu treiben. Dieser passive Mechanismus ermöglicht eine Steigerung des Herzzeitvolumens von 5 auf etwa 10 l/min.

MERKE
Zusammengerechnet bewirken Sympathikus und Frank-Starling-Mechanismus eine **Steigerung des Herzzeitvolumens** von 5 auf **bis zu 25 l/min**.

Die Wirkungen von Sympathikus und Frank-Starling-Mechanismus werden erst ganz verständlich, wenn ein hormonelles System mit dem Kürzel **RAAS** zusätzlich betrachtet wird. Es ergänzt die besprochenen Wirkungen und ist jeder Aktivierung des Sympathikus automatisch zugeschaltet. Zum besseren Verständnis wird es hier kurz vorgestellt. Genauer besprochen wird es im ➤ Fach Stoffwechsel/Hormone.

Renin-Angiotensin-Aldosteron-System

Das **R**enin-**A**ngiotensin-**A**ldosteron-**S**ystem **(RAAS)** stellt ein komplexes hormonelles System dar, dessen Wirkungen die sympathischen Wirkungen ergänzen und sehr ausgeprägt verstärken. Wichtig ist, dass **RAAS** und **Sympathikus** untrennbar miteinander **verbunden** sind. Jede Aktivierung des Sympathikus stimuliert an der Niere das RAAS, jede Aktivierung des RAAS stimuliert an der Medulla oblongata den Sympathikus. Beide Systeme sind entweder aktiv oder inaktiv. Eine Trennung ist nicht möglich. Wenn im medizinischen Alltag vereinfachend von einer Aktivierung des Sympathikus gesprochen wird – z.B. bei Hypovolämie oder Blutdruckabfall, körperlichem oder emotionalem Stress –, so ist daran zu denken, dass das RAAS bei den nun beobachtbaren Wirkungen auf den Blutdruck stets mitbeteiligt ist. Die Schritte im Einzelnen (➤ Abb. 2.13):

- In der **Leber** wird laufend, entsprechend Albumin und anderen Proteinen, ein großes Eiweißmolekül namens **Angiotensinogen** hergestellt und ins Blut abgegeben. Es besitzt keine eigenen Wirkungen, sondern steht lediglich auf Vorrat zur Verfügung.
- Vor allem die Arteriolen der **Niere** produzieren in ihrer Wandung ein Eiweiß spaltendes **Enzym**, das **Renin**. Seine Bildung und Ausschüttung ins Blut verläuft in Kooperation mit und gekoppelt an den Sympathikus. Renin wird häufig fälschlicherweise als „Hormon" bezeichnet, doch weist dies lediglich auf erhebliche Verständnisprobleme in Bezug auf das Wesen und die Funktionen von Enzymen einerseits und Hormonen andererseits hin (➤ Fach Stoffwechsel/Hormone).
- Das im Plasma erscheinende Renin spaltet nun von Angiotensinogen ein kleines Peptid namens **Angiotensin I** ab. Entsprechend Angiotensinogen besitzt auch Angiotensin I noch keine eigene Wirkung auf den Kreislauf.
- In den Gefäßendothelien v.a. der **Lunge** befindet sich ein weiteres Enzym, das entsprechend seiner Wirkung **Angiotensin-Converting-Enzym (ACE)** genannt wird. Es handelt sich um ein Enzym, welches das Angiotensin I konvertiert (umwandelt), indem es von diesem zwei weitere Aminosäuren abspaltet.
- Das entstehende Peptid **Angiotensin II** vermittelt nun die biologischen Wirkungen dieses Systems, von denen drei im Vordergrund stehen:
  - Seine **gefäßverengende Wirkung** an Arterien und v.a. Arteriolen ist nochmals stärker als diejenige des Sympathikus. Wie bei diesem erfolgt die kontrahierende Wirkung über eine Erhöhung der intrazellulären Calciumkonzentration.
  - An der Nebennierenrinde stimuliert es die Bildung und Ausschüttung des Hormons **Aldosteron**. Dieses bewirkt dann an Niere, Darm und Schweißdrüsen eine Rückresorption von Natrium (und Wasser) im Austausch gegen Kalium und verursacht dadurch einen allgemeinen Anstieg der Extrazellulärflüssigkeit, führt also zur **Hypervolämie** bzw. gleicht eine etwaige Hypovolämie wieder aus.
  - An Hypothalamus und Hypophyse stimuliert Angiotensin II indirekt die Synthese und Freisetzung des Hormons **Vasopressin (= antidiuretisches Hormon, ADH)**. ADH vergrößert zusätzlich zu Aldosteron das intravasale Volumen durch Rückresorption von Wasser in der Niere (diesmal ohne Beteiligung von Natrium). Bei höheren Serumspiegeln, wie sie v.a. im Schock zu beobachten sind, wird zusätzlich ein Teil der Arteriolen verengt. Dadurch wird ein Teil des Blutes von Organen, die im gegebenen Zusammenhang gut darauf verzichten können (z.B. Haut und Bauchraum), zu den überlebenswichtigen Organen Herz, Niere und Gehirn umgeleitet. Man bezeichnet dies als **Zentralisation des Kreislaufs**.

Zusammengefasst veranlasst Angiotensin II, sobald es durch das ACE aus Angiotensin I entstanden ist, eine sehr ausgeprägte **Erhöhung** des diastolischen und systolischen **Blutdrucks**, indem es die Arteriolen mit großer Kraft verengt und das intravasale Volumen deutlich vermehrt.

Sympathikus und RAAS sind nicht nur aneinander gekoppelt, sondern ergänzen sich auch auf perfekte Weise. Der **Sympathikus** wirkt als nervales System **ohne Zeitverzögerung**, stimuliert Herz

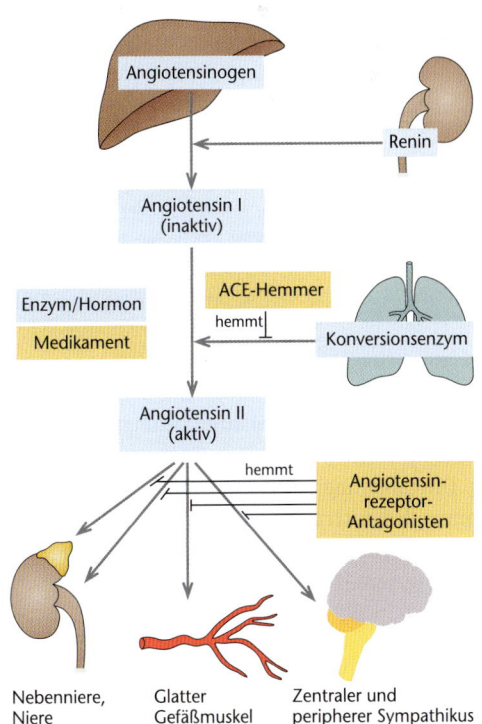

Abb. 2.13 Renin-Angiotensin-Aldosteron-System (RAAS) [L157]

und Atmung, verengt die Widerstandsgefäße, leitet Blut u.a. aus der Haut zu wichtigeren Organen wie Herz und Gehirn (= Beginn der Zentralisation) und rekrutiert Zusatzvolumen aus den venösen Kapazitätsgefäßen, das nun dem Hochdrucksystem zur Verfügung steht.

Das **RAAS** ist als hormonelles System wesentlich **langsamer** hinsichtlich der erkennbaren Auswirkungen. Allein die Bildung von Angiotensin II dauert bereits Minuten. Die Auffüllung des Kreislaufs beansprucht sogar Stunden oder Tage, denn die Niere kann nur Flüssigkeit zurückbehalten, die zuvor dem Körper über die Nahrung zugeführt worden ist. Andererseits handelt es sich dann auch nicht einfach um eine Verschiebung aus der venösen Reserve hin zu den Arterien, sondern um eine regelrechte **Vermehrung** des insgesamt vorhandenen **Blutvolumens**. Aus diesem Grunde müssen chronisch erhöhte Renin-Serumspiegel zur Hypervolämie und zur Hypertonie führen. Die Hypervolämie führt aber nicht nur zur Hypertonie mit ihren pathologischen Folgen (z.B. Arteriosklerose), sondern auch zu einer Mehrbelastung des linken Ventrikels mit resultierender Hypertrophie und schließlich Insuffizienz bis hin zum Herzversagen.

PATHOLOGIE
ACE-Hemmer

Da im menschlichen Körper physiologischerweise Angiotensin oder beliebige andere Hormone in stets wechselnden Mengen im Umlauf sind, kann man mit Medikamenten, welche die Bildung von Angiotensin II hemmen, eine Blutdrucksenkung erreichen. Dies gilt besonders ausgeprägt dann, wenn der Serumspiegel von Angiotensin II zuvor pathologisch erhöht war, was bei Hypertonie und Herzinsuffizienz häufig zu beobachten ist.
Die Medikamentengruppe der **ACE-Hemmer** (➤ Abb. 2.13) verhindert also dosisabhängig die Bildung des Angiotensin II mit allen geschilderten Folgen, indem diese Präparate an das Angiotensin-Converting-Enzym (ACE) binden und seine Funktion ihrem Namen entsprechend hemmen. Sie erweitern dadurch die Widerstandsgefäße und vermindern das Plasmavolumen. Das Herz vermag nun ein geringeres Schlagvolumen gegen einen geringeren Widerstand auszuwerfen, was zu seiner Entlastung und zu einem niedrigeren Blutdruck führt.
ACE-Hemmer werden seit etlichen Jahrzehnten routinemäßig und weltweit sowohl bei der Herzinsuffizienz als auch bei der arteriellen Hypertonie eingesetzt. Liegen beide Erkrankungen in Kombination vor, gibt es für sie keinen gleichwertigen Ersatz, wenn man einmal von den eng verwandten **AT$_1$-Antagonisten** (Angiotensinrezeptor-Antagonisten; ➤ Abb. 2.13) absieht. Diese Substanzen blockieren die Rezeptoren, an denen Angiotensin II andockt, und damit auch dessen Wirkungen.

Jede **Steigerung der Auswurfleistung** bedingt über den erhöhten ATP-Verbrauch einen **vermehrten Sauerstoffbedarf** des Myokards. Die Durchblutung des Herzens über seine beiden Koronararterien muss also ausreichend sein, damit es bei solchen Mehrbelastungen nicht zur **Ischämie** (Mangeldurchblutung) bis hin zum Herzinfarkt bzw. zum Herzversagen kommt.

Zusammenfassung

Kurzfristige Blutdruckregulation

Barorezeptoren in den herznahen großen Gefäßen registrieren den aktuellen Blutdruck und regulieren ihn über das **vegetative Nervensystem**.
- **Blutdruckabfall:** Der Sympathikus steigert den diastolischen und systolischen Blutdruck über Vasokonstriktion der Arteriolen und Venen sowie seine positiv inotrope Wirkung; die Zunahme der Herzfrequenz verändert den Blutdruck nicht, führt aber zur weiteren Erhöhung des Herzminutenvolumens.
- **Blutdruckanstieg:** Der Parasympathikus besitzt keine eigenen Wirkungen auf den systolischen Blutdruck, senkt jedoch über die Verlangsamung der Herzfrequenz das Herzminutenvolumen. Zusätzlich ist der Sympathikus in diesem Fall inaktiv, was bereits für sich alleine genommen zur ausreichenden Blutdrucksenkung führt. Die Aktivierung des Parasympathikus, kombiniert mit zurückgehender Aktivität des Sympathikus in körperlicher Ruhe kann man gut an der **allnächtlichen Blutdrucksenkung** sowie **Abnahme der Herzfrequenz** ablesen. Denselben Zusammenhang findet man bei längerer **Bettlägerigkeit**. Im Rahmen einer nennenswerten Gewichtsreduktion sinkt der Blutdruck über die Reduktion des Blutvolumens und, damit verbunden, des Schlagvolumens.

Langfristige Blutdruckregulation

Unter anderem bei Blutdruckabfall und/oder sympathischer Stimulation wird das **RAAS** (Renin-Angiotensin-Aldosteron-System) aktiviert:
- **Renin** (ein **Enzym** der Niere) spaltet aus Angiotensinogen (aus der Leber) Angiotensin I (inaktiv) ab.
- **ACE** (Angiotensinogen-Converting-Enzym; v.a. aus der Lunge) wandelt Angiotensin I in die biologisch aktive Form Angiotensin II um.
- **Angiotensin II** erzeugt im Hypothalamus Durst und Appetit auf Salziges, stellt die Gefäße eng (wodurch der diastolische Blutdruck steigt) und bewirkt direkt und indirekt (beim ADH) die Ausschüttung von 2 Hormonen:
  - **Aldosteron** (aus der äußersten Schicht der Nebennierenrinde) fördert in der Niere die Rückresorption von Natrium (und nachfolgend Wasser) und vergrößert hierdurch das intravasale Volumen.
  - **ADH** (antidiuretisches Hormon; gespeichert im Hypophysenhinterlappen) fördert die Wasserrückresorption in der Niere und dient damit ebenso wie Aldosteron der Auffüllung des Kreislaufs mit Zunahme von Schlagvolumen und systolischem Blutdruck.

2.1.5 Regulation der Koronardurchblutung

Die Durchblutung des Herzmuskels, die Ernährung der Herzmuskelzellen und schließlich die Anpassung an einen gesteigerten Sauerstoffbedarf weisen einige Besonderheiten auf, welche die Arbeit des Herzens teilweise erleichtern und sich teilweise auch ungünstig auswirken können:

- Die **Herzmuskelzelle verbrennt** nahezu **alles**, was ihr angeboten wird. Während sie ihren Bedarf unter normalen Bedingungen zu mehr als 50 % aus der Verbrennung von Fettsäuren und Ketonkörpern, zu 30 % aus Glukose und zu knapp 20 % aus Milchsäure deckt, kann sie jederzeit bei einem Überangebot an Glukose (nach kohlenhydratreicher Mahlzeit) oder Milchsäure (bei peripherer Laktatazidose) ihre Gewohnheiten ändern. Selbst Aminosäuren können der Energiegewinnung dienen. Anders ausgedrückt gibt es abgesehen von der Leber kein Organ oder Gewebe im menschlichen Körper, dem es ähnlich gleichgültig ist, was es vorgesetzt bekommt. Selbst Milchsäure als „Abfall" der Erythrozyten oder des übermäßig arbeitenden Skelettmuskels wird verbrannt.
- Die **Versorgung** des Myokards ist mit etwa 4.000 Kapillaren/mm² derart reichlich, dass praktisch jede Herzmuskelzelle eine eigene Kapillare zu ihrer Versorgung hat.
- Der Anteil der **Mitochondrien** als Hauptlieferanten des ATP ist in der Herzmuskelzelle größer als in jeder anderen Körperzelle. Er beträgt bezogen auf das Volumen mehr als ein Drittel der gesamten Masse des Myokards.
- Die **Sauerstoffdifferenz** zwischen dem arteriellen Blut der **Herzkranzgefäße** und dem venösen Blut nach Durchfluss durch die Kapillaren ist im Herzen besonders **hoch**. Im arteriellen Blut finden sich die üblichen 200 ml O_2/l Blut, im venösen nur noch 60 ml. Damit beträgt die **Sauerstoffausschöpfung** bereits in Ruhe etwa **70 %**, während es in der Muskulatur der Peripherie lediglich 25 % sind. Die sonst üblichen Reserven einer größeren Sauerstoffausschöpfung bei Belastung bestehen daher beim Herzen nicht bzw. nur in einem ganz engen Rahmen. Es ist demnach dazu gezwungen, nahezu jeglichen **Mehrbedarf** überwiegend durch **Steigerung der Durchblutung** zu decken.
- Die **Kontraktion** des muskelstarken **linken Ventrikels** in seiner Systole bewirkt eine **vollständige Kompression der Kapillaren**, sodass in dieser Phase keine Durchblutung stattfindet. Am längsten fehlt die Durchblutung in den Innenschichten des Ventrikels, weil hier der systolische Druckaufbau am stärksten ist. Die **Blutversorgung** des **linken** Ventrikels erfolgt also **ausschließlich** in der **Diastole**. Nun wird diese Phase bei einer sympathikusbedingten Tachykardie zwar relativ zur Systole etwas länger, absolut gesehen aber verkürzt sie sich natürlich trotzdem.

Bei einer Tachykardie von z.B. 200 Schlägen/min und einem von 5 auf 25 l/min gesteigerten Herzzeitvolumen, wie es physiologischerweise bei gesunden Erwachsenen möglich ist, muss also auch die Durchblutung gewaltig gesteigert werden, denn sonst kann es v.a. für die Herzinnenschichten sehr schnell kritisch werden. Genau genommen wird die **körperliche Leistungsfähigkeit** also exakt **begrenzt** durch die Leistungsfähigkeit der **Koronararterien**, die sog. **Koronarreserve**.

Die Abgänge der Herzkranzgefäße befinden sich direkt oberhalb der Aortenklappe. Mit dem Zurückströmen der Blutsäule beim Klappenschluss zu Beginn der Diastole erhalten auch die Herzkranzgefäße den Hauptteil ihres Blutzuflusses. Dieser **Einstrom** ist **bei erhöhtem Herzzeitvolumen stärker**, weil auch der Druck in der Aorta durch das gesteigerte Schlagvolumen höher ist. Hierdurch wird ein Teil der erforderlichen Mehrdurchblutung bewirkt. Der restliche Mehrbedarf wird durch die **Dilatation** (Erweiterung) der Koronararterien und ihren Folgegefäßen bewirkt, indem dieselben auf bestimmte Stoffe, die sie erreichen, mit einer solchen Dilatation reagieren. Zu diesen Stoffen, die man als **lokale Mediatoren** bezeichnen kann, gehören überall im Organismus, also nicht nur im Herzmuskel, Stickstoffmonoxid (NO), Kohlendioxid und Adenosin (+ AMP).

- Dabei entsteht **Stickstoffmonoxid** direkt im **Endothel** der Gefäßwände aus der Aminosäure **Arginin**, wozu verschiedene Mechanismen wie Sauerstoffmangel oder auch freigesetzte Faktoren anhaftender Thrombozyten beitragen.

PATHOLOGIE
Mit den Abkömmlingen des **Nitroglycerins** (als Spray, Zerbeißkapseln oder Tabletten) kann man die Physiologie des Herzens pharmakologisch nachahmen, indem aus diesem Medikament Stickstoffmonoxid freigesetzt wird, das dann **Herzkranzgefäße** (und weitere Blutgefäße) **erweitert**.

- **Kohlendioxid** wird aus den Myokardzellen desto mehr in die Blutgefäße diffundieren und dort eine Dilatation bewirken, je mehr Sauerstoff verbraucht worden ist, je größer also der Sauerstoffbedarf dieser Zellen wurde.
- **Adenosin** schließlich entsteht über Adenosindiphosphat (ADP) und Adenosinmonophosphat (AMP) aus verbrauchtem Adenosintriphosphat (ATP). Je mehr ATP also für Muskelkontraktion und Betrieb der Ionenpumpen verbraucht worden ist, desto mehr Adenosin wird gebildet und dilatiert in der Folge die zugehörigen Herzkrankgefäße wiederum in entsprechender Stärke. Adenosin und Stickstoffmonoxid gehören zu den **stärksten physiologischen Gefäßdilatatoren**.

Zusätzlich wird gerade bei extremen Belastungen auch das Hormon **Adrenalin** aus dem Nebennierenmark ausgeschüttet, das auf die meisten arteriellen Gefäße des Körpers (einschließlich der Koronarien!) **dilatierend** wirkt.

Zusammenfassend wird die Durchblutung der Koronargefäße also gesteuert durch den **Druck in der Aorta** sowie durch **lokale Mediatoren**, die im Gefäßendothel oder in den Myokardzellen gebildet werden. Bei Extrembelastungen hilft zusätzlich **Adrenalin** aus dem Nebennierenmark.

PATHOLOGIE
Wird das Lumen der Herzkranzgefäße eingeengt, reicht die Durchblutung nicht mehr dazu aus, einen Mehrbedarf des Herzens zu stillen. Man spricht dann von der **koronaren Herzkrankheit (KHK)**. Wird das Lumen eines Gefäßastes vollständig oder weitgehend verlegt, kommt es zum Absterben des versorgungsabhängigen Gewebebezirks, also zum **Herzinfarkt**. Dieser betrifft häufig die endokardnahen Herzinnenschichten, die als Endstrecke der Durchblutung ohnehin am gefährdetsten sind, sowie weit überwiegend auch den linken Ventrikel, weil der rechte durch seinen relativ geringen Druckaufbau auch in der Systole durchblutet wird. Ursachen von Einengungen und Gefäßverlegungen sind Arteriosklerose, Gefäßspasmen und thrombotische Auflagerungen oder Verlegungen.

2.1.6 Das Herz als „endokrine Drüse"

In der Muskulatur der **Vorhöfe** des Herzens wird ein **Hormon**, das **a**triale **n**atriuretische **P**eptid = **ANP** (auch als **Atriopeptin** oder **ANF** für **F**aktor bezeichnet) gebildet und bei übermäßiger **Wanddehnung** ins Blut abgegeben. Entsprechendes gilt für das **n**atriuretische **P**eptid vom **B**-Typ **(BNP)**, das)aus den **Ventrikelwandungen** sezerniert wird. Dabei steht der Begriff der *Natriurese* für eine vermehrte Ausscheidung von Natrium über den Urin.

ANP und BNP wirken ihrer Bezeichnung entsprechend u.a. an der Niere durch vermehrte Ausscheidung von **Natrium** und damit gleichzeitig auch **Wasser**. Sie **verringern** folglich das zirkulierende **Blutvolumen**. Ist das Blutvolumen also vermehrt und tritt dadurch eine übermäßige Dehnung von Vorhöfen und/oder Kammern ein, sorgt das Herz durch Verminderung des zirkulierenden Volumens für seine eigene Entlastung.

MERKE
ANP und BNP gelten als **wichtigste Gegenspieler des RAAS**. Mit der Messung des **BNP**-Serumspiegels kann man das Ausmaß einer **Herzinsuffizienz** (➤ Kap. 5.2.3) definieren.

2.2 Gefäße und Kreislauf

2.2.1 Anpassung des Kreislaufs an körperliche Arbeit

Die Gefäße des großen Kreislaufs befördern in 1 Minute rund 5 l Blut durch den Körper. In der Peripherie werden unter Ruhebedingungen etwa 25–30 % des enthaltenen Sauerstoffs entnommen, die auf dem sich anschließenden Weg durch die Lunge wieder zugefügt werden. Wegen der Hintereinanderschaltung der beiden Kreisläufe fließen in 1 Minute auch 5 l Blut durch den Lungenkreislauf.

Die prozentuale Verteilung des Blutes zu den einzelnen Organen ist in körperlicher Ruhe durch die Querschnitte der jeweiligen Arterien bestimmt und weitgehend konstant. Bei **körperlicher Arbeit**, die ja vorwiegend die **Skelettmuskulatur** betrifft, **steigt** deren **Bedarf an Nährstoffen und Sauerstoff** gewaltig an. Während sie im Ruhezustand einen Anteil von 20 % des Blutvolumens erhält, sind es nun **bis zu 80 %**. Der Sauerstoffbedarf steigt noch etwas stärker. Er beträgt bei angestrengter Arbeit bis zu mehr als 90 % des Gesamtsauerstoffbedarfs des Organismus. Der restliche Körper mit sämtlichen Organen muss sich hier also mit etwa 20 % des im Umlauf befindlichen Blutes und mit knapp 10 % des zur Verfügung stehenden Sauerstoffs zufrieden geben.

Dass die einzelnen Organe dabei trotzdem nicht zu kurz kommen, kann man leicht berechnen: Das Herzzeitvolumen (HZV) beträgt in Ruhe 5 l. Hiervon erhält die Muskulatur 1 l (= 20 %) und der restliche Organismus 4 l (= 80 %). Bei einer Steigerung des HZV auf 20 l, was durch maximale Aktivierung von Sympathikus und Frank-Starling-Mechanismus leicht möglich ist, bekommt der Organismus nach wie vor seine 4 l, die er im Ruhezustand benötigt. Die arbeitende Muskulatur erhält aber nun nicht weniger als 16 l Blut.

Dies sind nun 80 % des erhöhten HZV, während 4 l nur noch 20 % darstellen, obwohl sie sich von der absoluten Menge her gar nicht verändert haben.

Um einen solch gewaltigen **Mehrbedarf der Muskulatur an Sauerstoff** zu decken, bedient sich der Körper prinzipiell dreier unterschiedlicher Mechanismen:

- Der eine besteht in der **Steigerung des Herzzeitvolumens** bis zum Grenzwert von gut 20 l/min.
- Die zweite Möglichkeit liegt in einer **besseren Ausschöpfung** des in den Erythrozyten vorhandenen **Sauerstoffs** durch das durchströmte Gewebe. Hier sind statt der 25 % des Ruhezustands bis zu 90 % Ausschöpfung möglich.
- Die dritte Möglichkeit schließlich besteht in einer **Umverteilung des „Zusatzblutes"** weg von Organen, die sich im Ruhezustand befinden, und hin zur Skelettmuskulatur. Blut ist nicht beschriftet und weiß nichts davon, zu welchen Organen es zu strömen hat. Eine Umverteilung des Blutes kann deshalb nur durch **Kaliberänderungen** der zu den Organen führenden **arteriellen Gefäße** erfolgen, die dort, wo eine Mehrdurchblutung benötigt wird, ihr Lumen weiter stellen, und da, wo kein Zusatzblut benötigt wird, enger werden sollten, um von der gewaltig gesteigerten Blutmenge, die nun im Umlauf ist, lediglich die benötigten 4 l zu erhalten.

Quergestreifte Muskulatur

Während die **quergestreifte Skelettmuskulatur** nicht die allergeringste Selbstständigkeit oder Autonomie besitzt, sondern in Bezug auf jede einzelne ihrer unzähligen Fasern eines Impulses durch die zugehörige Nervenfaser bedarf, um auch nur die allergeringste Kontraktion zu erzeugen, bildet die **glatte Muskulatur** gewissermaßen das andere Ende der Skala. Sie benutzt verschiedenste Mechanismen, um aus sich selbst heraus und weitgehend autonom ihre evolutionär geprägte Tätigkeit zu erfüllen. Die ebenfalls quergestreifte **Herzmuskulatur** steht mit ihren Eigenschaften sozusagen in der Mitte zwischen den beiden Extremen.

EXKURS
Die **Muskulatur von Skelett und Herz** besteht aus Muskelfasern, die im Mikroskop eine Querstreifung zeigen. Diese **Querstreifung** kommt durch die in Reih und Glied angeordneten Aktin- und Myosinfilamente in den parallel verlaufenden Myofibrillen zustande. Dies wird im ➤ Fach Bewegungsapparat ausführlich besprochen. Die Zellen des Skelettmuskels sind streng voneinander getrennt und werden jeweils einzeln von den sie innervierenden Nerven erregt. Die Zellen des Herzmuskels bilden dagegen ein funktionelles Synzytium, indem sie über zahllose gap junctions miteinander verbunden sind, über die die Erregung von einer Zelle zur nächsten fortschreitet. Innervierende Nerven des Vegetativums sind zwar für Modulationen vorhanden, aber für die Grundfunktion nicht erforderlich. Ähnlich selbstständig bzw. autonom wie die glatten Muskelzellen sind sie trotzdem nicht, denn sie bedürfen eines Taktgebers (Schrittmachers), der ihnen mitteilt, wann sie mit ihrer Kontraktion zu beginnen haben.
Die **elektromechanische Kopplung** erfolgt bei sämtlichen Muskeltypen durch **Calciumionen** – im Herzen über die äußere Zellmembran **und aus dem sarkoplasmatischen Retikulum**, an der Skelettmuskelfaser **ausschließlich** aus dem sarkoplasmatischen Retikulum.

Die **Depolarisation** wird in beiden Fällen von einem **schnellen Natriumeinstrom** bewirkt, an der Herzmuskelzelle **ergänzt** durch einen Calciumeinstrom mit resultierender Plateauphase. Die gibt es am Skelettmuskel nicht. Dort folgt dem schnellen Natriumeinstrom ein ähnlich schneller Kaliumausstrom, sodass das Ruhepotenzial bereits innerhalb von längstens 5 ms wiederhergestellt ist.

Glatte Muskulatur

Glatte Muskulatur findet sich in den **inneren Organen** und **Strukturen** des Körpers. Sie bildet den umfangreichsten Anteil der Wandung von Hohlorganen wie Speiseröhre, Magen, Dünn- und Dickdarm, Gebärmutter, Harn- und Gallenblase oder auch Hohlstrukturen, die nicht den „Rang eines Organs" besitzen: Harn-, Atem- und Gallenwege sowie das gesamte Gefäßsystem – Arterien, Venen und Lymphgefäße. In unterschiedlichste Bindegewebe sind einzelne glatte Muskelzellen eingestreut, wodurch deren Tonus in geringem Umfang angepasst werden kann. Dies gilt auch für exokrine Drüsen bzw. deren Ausführungsgänge, die inneren Augenmuskeln oder für den kleinen M. arector pili, der den Haaren zugeordnet ist.

Glatte Muskelzellen funktionieren hinsichtlich ihrer grundlegenden Fähigkeit zur Kontraktion nach demselben Prinzip wie die quergestreiften. Ihre kontraktilen Elemente (Aktin und Myosin) sind jedoch nicht wohlgeordnet zu Myofibrillen aufgebaut und in Reih und Glied nebeneinander gelagert, sondern etwas ungeordnet über die Zelle verteilt. Sie ergeben deshalb im Mikroskop keine Querstreifung, wie sie in Herz und Skelettmuskel durch deren Anordnung ihrer Myofibrillen erzeugt wird, weshalb man sie als **glatt** bezeichnet. *Glatt* steht damit gewissermaßen für *unordentlich*, womit gleichzeitig alle weiteren Eigenschaften beschrieben wären, denn glatte Muskelzellen besitzen ein reges Eigenleben. Überspitzt formuliert tun sie gewissermaßen, was sie gerade wollen, jede wieder ein bisschen anders als ihre Nachbarn.

Glatte Muskelzellen besitzen mit einer Länge zwischen 20 und mehr als 150 µm die Länge üblicher Zellen, sind jedoch mit 3 bis maximal 10 µm ungewöhnlich schmal und an ihren Enden zugespitzt, sodass sie **spindelförmig** erscheinen. Sie können gleichmäßig geformt, aber auch verzweigt sein. Ihr einzelner Kern ist ebenfalls auffallend schmal und i.d.R. mittig angeordnet. In den Zellmembranen befinden sich große Mengen an Calciumkanälen und Calciumpumpen nebst kleinen Säckchen (sog. Kaveolen), die Calcium speichern. Dagegen **fehlen** die schnellen **Natriumkanäle**, die ansonsten an nahezu allen Körperzellen für das Aktionspotenzial zuständig sind. Dies erinnert an die Schrittmacherzellen des Herzens.

Glatte Muskelzellen sind **teilweise** über **gap junctions** mit ihren Nachbarzellen verbunden. Dabei können sich auch kleinere Zellgruppen ausbilden, die ähnlich wie am Herzen als **Einheit** reagieren. Oft finden sich in diesen Fällen **Schrittmacherzellen**, die ein Potenzial initiieren und ein Stück weit in die Wand hineinleiten, z.B. in den Wänden von Magen oder Darm. Da die grundlegenden Eigenschaften glatter Muskelzellen auch in den Gefäßen zu finden sind, werden sie nun im Folgenden mit diesem Bezug besprochen, um den Kontext zum Thema dieses Bandes wiederherzustellen.

Eigenschaften der Gefäße

Die **Blutgefäße** enthalten v.a. in ihrer **Media** reichlich **glatte Muskelzellen**. Diese sind ringförmig angeordnet und beeinflussen durch ihre **Kontraktion** und **Erschlaffung** (Dilatation) direkt das **Lumen** der Gefäße (Gefäßlumen = innerer Durchmesser, lichte Weite). Die **sympathischen Nerven**, die sie versorgen, verlaufen in der **Adventitia** und treten von hier aus als freie Nervenendungen in die Media.

Das **Ruhepotenzial** der glatten Muskelzellen liegt bei Weitem nicht so hoch wie im Herzen (–85 mV) oder gar im Skelettmuskel (–90 mV), sondern weit weniger stabil und auch oft von Zelle zu Zelle schwankend in der Gegend von **–60 bis –70 mV**.

Die **Depolarisation** wird durch **Calciumionen** bewirkt, die fast ausschließlich über die Zellmembran und praktisch nicht aus dem sarkoplasmatischen Retikulum zu den kontraktilen Filamenten gelangen. Der Einstrom und damit auch das Aktionspotenzial und die Kontraktionsdauer schwanken in weiten Bereichen etwa **zwischen 10 und 100 ms**. Indem der Einstrom der Calciumionen sehr viel langsamer und über einen längeren Zeitraum erfolgt, beginnt auch die Kontraktion gemächlicher und dauert länger, ist jedoch in beiden Anteilen unscharf definiert, also wechselhaft. Ein beträchtlicher Vorteil des langsamen Druckaufbaus besteht darin, dass sich glatte Muskulatur bei Bedarf sehr lange kontrahieren kann, ohne zu ermüden.

MERKE

Während in nahezu allen Zellen des Körpers auf der Grundlage eines stabilen Ruhepotenzials ein abrupt einsetzendes und mit 1–2 ms Dauer gleichzeitig extrem kurzes Aktionspotenzial entsteht, das jedoch lediglich als pseudoelektrisches **Signal** für eine z.B. nachfolgende elektromechanische Kopplung gedacht ist, stellt dies an der glatten Muskulatur eine Einheit dar. Die gewissermaßen ohne Eile in die Zelle strömenden Calciumionen verursachen gleichzeitig mit einem gemächlich voranschreitenden Aktionspotenzial auch die dazu passende, allmählich sich verstärkende Kontraktion der Zelle. An glattmuskulären Strukturen, die man beobachten kann, lässt sich diese grundlegende Eigenschaft an deren **langsamen Bewegungen** erkennen, beispielsweise einer langsam den Darm entlanglaufenden peristaltischen Welle.

Glatte Muskulatur ist phylogenetisch weit älter als die quergestreifte Willkürmotorik höherer Lebensformen. Das bedeutet, dass sich das frühe Leben noch geruhsam gestaltete und sehr viel Zeit lassen konnte, bis dann irgendwann später Hektik aufkam.

Innervation

Die Mehrzahl der glatten Muskelzellen der Gefäßwände wird primär nicht über Nachbarzellen, sondern durch **nervale Impulse** des **vegetativen Nervensystems** erregt – **entweder** des **Sympathikus oder** des Parasympathikus. Allerdings überwiegt der **Sympathikus** bei Weitem, während der Parasympathikus nur wenige Gefäßwände wie z.B. diejenigen der äußeren Genitalorgane oder mancher Drüsen des Verdauungstrakts innerviert. Im Gegensatz zur Situation an den Gefäßen werden Strukturen wie der Magen-Darm-Kanal oder die Harnblase grundsätzlich von **beiden Anteilen** des Vegetativums versorgt, die dann dort auch entgegengerichtete Funktionen ausüben.

Zahlreiche glatte Muskelzellen an Gefäßen oder inneren Hohlorganen reagieren auf ihre **Dehnung** mit einem **Aktionspotenzial**, das aber im Gegensatz zu Herz- und Skelettmuskel („alles oder nichts") noch nicht einmal vollständig sein muss. Teilweise ähneln sie den Schrittmacherzellen des Herzens, indem sie **autonome Depolarisationen** bilden und das ausgelöste Aktionspotenzial ein Stück weiterleiten. Auf diese Weise besteht v.a. in der Wand der **kleineren Arterien und Arteriolen** eine gewisse Grundspannung, ein **Basistonus**.

Entsprechend der niedrigen Grundfrequenz vereinzelter Schrittmacherzellen besitzt auch der **Sympathikus** an den glatten Muskelzellen der Gefäße eine spontane **Grundfrequenz** von durchschnittlich **2 Entladungen/s**. Das bedeutet, dass auch da, wo keine Spontanaktivität durch Schrittmacherzellen möglich ist, stets eine **Basisspannung der Gefäßwände** besteht, die durch **zusätzliche Aktivierung** des Sympathikus auf bis zu **20 Entladungen/s** – mit entsprechender Engstellung der Gefäße – gesteigert werden kann. Umgekehrt ist bei einem Ausfall des Sympathikus die Durchblutung in dem betroffenen Gewebe erheblich verbessert, weil der Gefäßquerschnitt infolge der teilweisen Erschlaffung der Mediamuskulatur zunimmt.

Der Basistonus der Gefäßwände wird also sowohl durch **autonome Depolarisationen** als auch durch die **Grundtätigkeit des Sympathikus** aufrechterhalten. Dabei lässt sich aus der möglichen sympathischen Aktivierung von 2 auf bis zu 20 Stimulationen/s und einer durchschnittlichen **Dauer des Aktionspotenzials** von **50 ms** zwanglos errechnen und ableiten, dass der Sympathikus in der Lage ist, an der Gefäßmuskulatur eine **anhaltende Dauerkontraktion** mit entsprechender Engstellung zu bewirken (→ 20 × 50 ms = 1 Sekunde).

> **MERKE**
>
> Der **Sympathikus** wirkt über seinen Transmitter **Noradrenalin**, der an den α-Rezeptoren der glatten Muskulatur der Media ein Aktionspotenzial auslöst und die Zellen zur **Kontraktion** bringt. Der **Parasympathikus** verursacht an den wenigen Gefäßen, die er versorgt, eine Erschlaffung der Muskulatur und damit eine **Dilatation** der Gefäße mit verbesserter Durchblutung.

Neben der Steuerung durch den Sympathikus sowie (selten) Parasympathikus gibt es eine Reihe weiterer Mechanismen, welche die Aktivitäten der Muskelzellen beeinflussen. Hierzu gehören verschiedene **Kinine** (z.B. Bradykinin), Serotonin, **Kohlendioxid**, **Adenosin** (+ AMP) und **Stickstoffmonoxid**, die schon bei der Steuerung der kardialen Durchblutung besprochen wurden (lokale Mediatoren; ➤ Kap. 2.1.5). Bradykinin und Stickstoffmonoxid (NO) entstammen dem Gefäßendothel, Serotonin überwiegend aktivierten Thrombozyten und Adenosin mit seinen Phosphaten Geweben, die an Sauerstoffmangel leiden. Diese Faktoren sind in der Lage, eine etwaige sympathische Stimulation **zu überstimmen**: Die Gefäße eines **unzureichend versorgten** Gewebes werden ganz unabhängig davon, ob der Sympathikus aktiv ist oder nicht, **weit gestellt**.

Autoregulation

Besonders wichtig ist das Verhalten der Muskelzellen in den kleinen Arterien und **Arteriolen**, die auf eine **passive Dehnung** mit einer **Kontraktion** antworten, die das Lumen **unter den Ausgangswert** verengt. Diese sog. **Autoregulation der Arteri(ol)en** hat folgenden physiologischen Hintergrund:

Bei einer Erhöhung des Herzzeitvolumens, die z.B. durch körperliche Arbeit ausgelöst wird, bekommen von diesem vermehrten und mit erhöhtem Druck ausgeworfenen Volumen prinzipiell **sämtliche Organarterien** mit den nachfolgenden Arteriolen **denselben prozentualen Anteil**, den sie auch im Ruhezustand bei einem HZV von 5 l haben. Denn es gibt an den Gefäßabgängen aus der Aorta oder nachfolgenden Arterien keine Mechanismen, die den Durchfluss steuern könnten.

Dies macht allerdings wenig Sinn, da ausschließlich der Skelettmuskel Schwerarbeit verrichtet, während die übrigen Organe und Strukturen ihrer üblichen Basistätigkeit nachgehen. Die **vermehrte Blutfülle** und der **erhöhte Druck** verursachen nun zunächst in sämtlichen Körperarterien und -arteriolen eine **Überdehnung**. Die im Zuge der Autoregulation nachfolgende **Kontraktion** der Wandmuskulatur mit entsprechender **Lumeneinengung** noch **unter den Ausgangswert** bewirkt allerdings, dass die tatsächliche Durchblutung in etwa **konstant** gehalten wird. Der höhere Druck bewirkt durch die verengten Arteriolen also die **gleiche Durchblutung** der nachfolgenden Kapillaren wie zuvor.

Die Autoregulation ist besonders ausgeprägt an den Arteriolen von Gehirn, Niere und Darm, am **Gehirn** allerdings nur bis zu nicht allzu extremen Drücken von etwa **180 mmHg** systolisch. Diese besondere Reaktionsweise der Arteriolen **fehlt** andererseits am **Herzen** und in der **Lunge**. Dort wird eine Mehrdurchblutung der zuführenden Arterien sogar mit einer noch weiter zunehmenden Dehnung der kleinen Arterien und Arteriolen beantwortet, sodass die Durchblutung von Herz und Lunge **überproportional gesteigert** werden kann. Es ergäbe auch keinen Sinn, wenn das Herz immer dann, wenn es besonders viel zu arbeiten hat, eine unveränderte Blutmenge erhalten würde. Ebenso sinnlos wäre es, wenn die Lunge bei einem gesteigerten Herzzeitvolumen den Durchfluss der zusätzlichen Blutmenge verweigern würde.

Die Autoregulation kleiner Arterien und Arteriolen verfolgt dort, wo die glatten Muskelzellen mit dieser Funktion ausgestattet sind, überwiegend **zwei Ziele**: Periphere Arteriolen münden in nachgeschaltete Kapillaren, welche die Versorgung der Gewebe sicherstellen müssen. Dies bedeutet, dass der Blutfluss eine gewisse Geschwindigkeit nicht überschreiten darf, um den Austauschvorgängen ausreichend Zeit zu geben. Die Autoregulation sorgt nun bei allen physiologisch vorgesehenen systolischen Drücken dafür, dass der kapilläre Blutfluss konstant bei Drücken von 20–25 mmHg verharrt. Das **zweite Ziel** besteht im **Schutz** der Kapillaren mit ihren außerordentlich dünnen Wandungen. Würden hohe systolische Drücke nicht heruntergeregelt, bestünde die Gefahr, dass die Kapillaren reißen. Am Herzen besteht diese Gefahr nicht, weil seine Arteriolen eine derart große Zahl an Kapillaren versorgen (4.000/mm^2), dass die Drücke bereits dadurch entsprechend abfallen. Gerade am Herzen kann deshalb jeder Mehrbedarf aufgenommen und gefahrlos zur Muskulatur geleitet werden. An der Lunge besteht die Situation, dass der systolische Druck hinter dem rechten Ventrikel von vornherein so gering ist, dass dieses Risiko selbst bei einer Ventrikelhypertrophie mit pulmonalem Hochdruck nicht besteht. In den Lungenkapillaren verbleibt auch ohne Autoregulation ein Druck von lediglich 10–12 mmHg. Die besonders ausgeprägte und penible Einregulierung an den zerebralen Gefäßen wiederum dient dem Schutz des Gehirns, bei dem Gefäßzerreißungen weit tragischer wären als in der Peripherie.

Der **Skelettmuskel** leidet durch den Mechanismus der Autoregulation am Beginn seiner Mehrarbeit an **Sauerstoffmangel**, dem nun umgehend ein vermehrtes Angebot von Kohlendioxid, Stickstoffmonoxid und weiteren Substanzen folgt. Diese lokalen Mediatoren **überspielen** den **Einfluss** der **Autoregulation** und des **Sympathikus**. Derselbe hatte durch seine arbeitsbedingte Aktivierung einen Teil der Mehrarbeit des Herzens ausgelöst und gleichzeitig durch seine Gefäßinnervation die Arterien und Arteriolen der Peripherie verengt. Dessen Einfluss samt der zunächst vorherrschenden Autoregulation wird also nun durch die **lokalen Mediatoren** vollständig **aufgehoben**. Die zuführenden **Arteriolen weiten sich**, sodass im Endeffekt der Skelettmuskel seinen Mehrbedarf an Blut und Sauerstoff decken kann. Genau das Organ, das den Mehrbedarf angefordert hatte, bekommt ihn auch.

Ein vergleichbarer Mechanismus bewirkt an den **Hautgefäßen** eine **Erweiterung** statt der eigentlich zu erwartenden (sympathischen) Verengung der Arteriolen. Dort sorgt die zunehmende Erwärmung des Körpers durch seine arbeitende Skelettmuskulatur, die im Temperaturzentrum des Hypothalamus sehr genau registriert wird, ebenfalls für eine gesteigerte Durchblutung, welche die Wärmeabgabe an die Umgebung gestattet. Diese Mehrdurchblutung betrifft auch die Schweißdrüsen, die allerdings ohnehin bereits in ihrer **Tätigkeit** durch den **Sympathikus stimuliert** werden. Den Zusammenhang kann man als vorauseilenden Gehorsam im Dienste des **Temperaturzentrums** beschreiben: Schweiß dient der Abkühlung des Körpers. Arbeit führt zu seiner Überwärmung. Indem der Sympathikus für jede körperliche Tätigkeit und analog zu deren Umfang gebraucht wird, stimuliert er eben „in weiser Voraussicht" schon mal die Schweißsekretion.

An **Herzkranz- und Hirngefäßen** gibt es **keine** α-Rezeptoren, sodass der Sympathikus bei seiner Aktivierung auch **keine Verengung** der Arteriolen verursachen kann, die dann durch lokale Faktoren erst überspielt werden müsste. Speziell die **Herzkranzgefäße** entziehen sich also sowohl der Autoregulation als auch dem (nervalen) Sympathikuseinfluss. Es gibt hier sogar ganz im Gegenteil den Mechanismus, dass das bei einer maximalen Sympathikusaktivierung zusätzlich aus dem **Nebennierenmark** ins Blut freigesetzte Hormon **Adrenalin** über sog. β$_2$-Rezeptoren eine Erweiterung zahlreicher Blutgefäße einschließlich der Herzkranzgefäße verursacht. Genauer besprochen wird das im ➤ Fach Stoffwechsel/Hormone.

Zusammenfassend besitzen glatte Muskelzellen ein großes Arsenal verschiedenster Eigenschaften und Mechanismen, die ganz nach Bedarf mit unterschiedlichen Schwerpunkten auf die Körperregionen verteilt sind. Diese weitgehend vollständige Autonomie braucht deshalb nur noch durch externe Faktoren wie v.a. das Vegetativum oder lokale Faktoren (Mediatoren) ergänzt bzw. feinreguliert zu werden.

2.2.2 Hoch-, Niederdrucksystem und Mikrozirkulation

Grundsätzlich unterscheidet man am Gefäßsystem ein Hochdrucksystem, ein Niederdrucksystem sowie die Austauschgefäße der Mikrozirkulation:

- Das **Hochdrucksystem** ist der Bereich der Gefäße, in dem das **linke Herz** einen hohen Druck aufbaut, also beginnend im linken Ventrikel bis zum Ende der Arteriolen. Hier herrscht ein Mitteldruck von etwa 100 mmHg (Aorta) über 70 mmHg (Übergang der kleinen Arterien zu den Arteriolen) bis zu etwa 30 mmHg am Ende der arteriellen Strecke (Übergang zu den Kapillaren). Auch der linke Ventrikel selbst wird also „nach dem Verursacherprinzip" zum Hochdrucksystem gerechnet.
- Das **Niederdrucksystem** umfasst den Bereich der Venolen, **Venen** sowie beider **Vorhöfe** und den **gesamten Lungenkreislauf** einschließlich des rechten Ventrikels. Hier herrschen Drücke von systolisch maximal 20–25 mmHg bzw. 17 mmHg Mitteldruck (Pulmonalarterie). Dieses System umfasst etwa **80 % des Blutvolumens** des gesamten Kreislaufs.
- Zum Bereich der **Mikrozirkulation** gehören die **Kapillaren** als überwiegende Austauschfläche mit Organen und Geweben und die **postkapillären Venolen**, in denen ebenfalls noch Austauschvorgänge stattfinden. Auch die **Lymphgefäße** werden zur Mikrozirkulation gerechnet.

Niederdrucksystem

Aufgrund des hohen Binnendrucks müssen die Wände von Arterien und Arteriolen weitaus kräftiger sein als diejenigen der Venolen und Venen. Die Muskulatur der Venen ist aber immerhin noch so ausgeprägt, dass gewisse Kaliberveränderungen möglich sind. Dies ist im Einzelnen nicht sehr viel; in der Summe ergeben sich aber aufgrund des hier enthaltenen großen Blutvolumens von 4 l (= 80 %) reichliche Reserven, die dem Kreislauf zusätzlich übergeben werden können oder die in diesem System verschwinden, sobald sich das Lumen der Venen und Venolen weitet. Man bezeichnet die **venösen Gefäße** deshalb auch als **Kapazitätsgefäße**.

Zu einer **Weitung** der Venen kommt es weniger durch aktive Mechanismen, sondern in erster Linie **passiv** bei **längerer Druckerhöhung**. Einem solchen Druck geben die relativ dünnen Venenwände langsam nach und weiten dadurch ihr Lumen. Dieser Vorgang liegt z.B. der Entstehung von **Krampfadern** (Varizen) zugrunde, bei denen aufgrund eines stehenden Berufes und evtl. im Verein mit einer ererbten Schwäche der Venenwände dieselben dem ständigen Druck der Blutsäule immer weiter nachgeben. Sie leiern regelrecht aus.

Die **Wand** der **Venen** ist also **dünner** als diejenige der Arterien, ihr **Lumen** jedoch **weiter** (➤ Abb. 2.14). Zum Beispiel beträgt der innere Durchmesser der Hohlvenen 3 cm bei einer Wandstärke von 1,5 mm. Der innere Durchmesser der Aorta liegt bei lediglich 2,5 cm bei einer Wandstärke von 2,5 mm. Die Wandstärke mittlerer Arterien liegt bei 1 mm bei einem Lumen von 4 mm. Die Werte der entsprechenden Venen betragen bei 0,5 mm Wanddicke etwa 5 mm

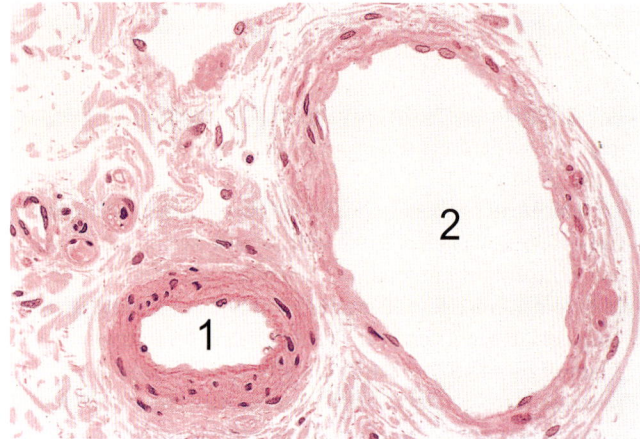

Abb. 2.14 Arteriole (**1**) neben einer Venole (**2**) [M375]

Lumen. Arteriolen besitzen ein Lumen ähnlich ihrer Wandstärken (0,02 mm) – im Gegensatz zu Venolen, bei denen das Lumen 0,06 mm, die Wandstärke aber nur 0,01 mm beträgt. Dies bedeutet, dass die **Querschnittsfläche** der venösen Rückstrecke sehr viel **größer** ist als diejenige der arteriellen Gefäße, wodurch der Rückstrom des Blutes zum Herzen **weniger Widerstand** erfährt und entsprechend weniger abgeschwächt wird.

Dieser Effekt wird nochmals dadurch verstärkt, dass nahezu überall (im Vergleich mit den zuführenden Arterien) eine **größere Zahl an Venen** das Blut aus den Geweben herausführt, wodurch die Querschnittsfläche weiter vergrößert wird: Aus den beiden Aa. pulmonales gehen 4 Vv. pulmonales hervor, aus einer Aorta 2 Hohlvenen, aus 2 Unterschenkelarterien mindestens 4 Unterschenkelvenen usw.

Mikrozirkulation

Der Gesamtquerschnitt des Gefäßbaumes weitet sich von den etwa **7 cm²** Querschnittsfläche der **Aorta** auf kaum vorstellbare **1.000 m²** im Bereich der **Kapillaren**. Diese Austauschfläche mit dem Interstitium als Transitstrecke zu den Organen (> Fach Histologie) übertrifft die Körperoberfläche um das mehr als 500-Fache. Entsprechend der **zunehmenden Gesamtquerschnittsfläche** der Gefäße muss auch der **Druck sinken**.

Ein reißender kleiner Fluss verliert Zug um Zug seine Strömungsgeschwindigkeit, wenn er allmählich in ein immer noch breiteres Bett geleitet wird, weil sich das vorhandene Wasser auf einen immer breiteren Querschnitt verteilt. Von daher ist es logisch, dass sich die 100 mmHg Mitteldruck in der Aorta bei immer weiter zunehmendem Querschnitt des Arterienbettes nicht aufrechterhalten lassen – zusätzlich aber auch deswegen, weil der Strömungswiderstand gewaltig zunimmt. Immerhin ist aber die Druckentwicklung des linken Ventrikels so stark, dass zu Beginn der kapillären Wegstrecke noch etwa 30 mmHg erhalten sind.

Auf der gesamten Strecke vom Anfang bis zum Ende der Kapillaren stehen sich zwei Kräfte gegenüber. Es ist dies zum einen der **hydrostatische Druck** bzw. **Fließdruck** von 30 mmHg, der den wässrigen Anteil des Blutplasmas mitsamt den gelösten kleinen

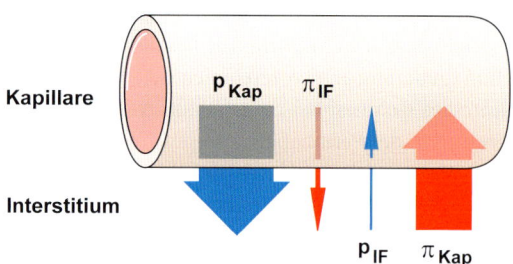

Abb. 2.15 Hydrostatischer (P_{Kap}) und onkotischer Druck (π_{Kap}) [L123]

Molekülen und Ionen durch die Poren der Kapillaren hindurch ins Interstitium treibt. Zum anderen ist es der **osmotische** (= **kolloidosmotische** = **onkotische**) **Druck** der großen Eiweißmoleküle des Blutes (v.a. **Albumin**), der die Flüssigkeit an sich zu binden sucht und so das Ausströmen verhindert (> Abb. 2.15).

Der „Wettkampf" endet im Wesentlichen unentschieden, denn während am Beginn der Kapillare der hydrostatische Druck noch stärker ist und Flüssigkeit einschließlich der porengängigen Moleküle ins Interstitium treibt (**Filtration**), behält am Ende der Kapillare der kolloidosmotische Druck die Oberhand und holt sich den größten Teil der Flüssigkeit (90 %) wieder ins Gefäßlumen zurück (**Reabsorption**).

Dies ist deswegen möglich, weil im Verlauf der Kapillaren, bedingt durch den inneren Widerstand ihres dünnen Lumens von etwa 4–7 µm, der Druck von anfangs noch 30 mmHg immer weiter abfällt, bis an ihrem Ende beim Übertritt des Blutes in die Venolen nur noch etwa 12–15 mmHg zur Verfügung stehen. Der kolloidosmotische Druck steht mit seiner Kraft von rund 20 mmHg gerade zwischen diesen beiden Drücken, sodass er am Beginn der Kapillare schwächer, an deren Ende aber stärker als der verbleibende Fließdruck ist. Zusätzlich hat er dort durch die im Kapillarverlauf stattfindende Konzentrierung der Plasmaflüssigkeit nochmals weiter zugenommen. Das, was trotzdem an Flüssigkeit scheinbar verloren geht (**gut 2 l/Tag**), bildet die **Lymphflüssigkeit** und wird über das Lymphsystem wieder zum Angulus venosus geleitet.

Der tiefere Sinn dieses evolutionär fein ausgeklügelten und ausbalancierten Systems besteht darin, dass die Serumflüssigkeit mit sämtlichen Inhaltsstoffen, die für Ernährung und Funktion von Zellen bedeutsam sein könnten, über die interstitielle Transitstrecke direkt an den angrenzenden Organen und Geweben vorbeifließt – gewissermaßen angetrieben vom Fließdruck des Blutes –, sodass deren Zellen sich daraus bedienen und ihren Abfall entsorgen können. Die Flüssigkeit gelangt anschließend direkt wieder in die Blutgefäße zurück und wird zu Organen wie Leber, Lunge oder Niere geleitet, welche die Konstanz der Serumflüssigkeit aufrechterhalten bzw. wiederherstellen.

Die 10 % (2 l/Tag), welche scheinbar verloren gehen und die Lymphflüssigkeit bilden, besitzen ihrerseits eine eminent wichtige immunologische Funktion: Diese Flüssigkeit bildet den (flüssigen) Raum, der sich u.a. direkt unterhalb sämtlicher äußerer und innerer Körperoberflächen befindet und in den deshalb alle Mikroorganismen gelangen, denen die Invasion durch die bedeckende Epithelschicht hindurch geglückt ist. Sie werden von der Lymphflüssigkeit zu den nächstgelegenen (regionären) Lymphknoten geschwemmt und dort vom unspezifischen und spezifischen Immunsystem in aller Regel erkannt und „aus dem Verkehr gezogen".

Zwischen der **Filtration** aus den Kapillaren einerseits und der **Reabsorption** zusammen mit dem **Lymphabfluss** andererseits besteht unter physiologischen Bedingungen ein **Gleichgewicht**. Ist dieses Gleichgewicht gestört, indem entweder größere Flüssigkeitsmengen abfiltriert werden und die Kapazität des Lymphsystems überfordern, oder indem die Lymphabflüsse selbst pathologisch verändert sind, kommt es zu **Flüssigkeitsansammlungen (Ödemen)** im interstitiellen Gewebe. Näher besprochen wird dies u.a. unter ➤ Kap. 5.5 sowie im ➤ Fach Leitsymptome.

EXKURS

Die Autoregulation der Arteriolen führt **unabhängig vom systolischen Blutdruck** zu einem **konstanten Blutfluss** in den Kapillaren, mit einem Druck von etwa 30 mmHg an deren Anfang und gut 12 mmHg, die am Übergang zu den Venolen übrig bleiben. Nimmt der Blutdruck zu, werden die Arteriolen enger, nimmt er ab, entsprechend weiter, sofern der Sympathikus Letzteres nicht überstimmt.

Ödeme entstehen u.a. als Folge einer **Druckerhöhung** im kapillären Bereich. Die in Bezug auf das Verständnis notwendige Schlussfolgerung aus dem Zusammenhang der Autoregulation besteht darin, dass **druckbedingte Ödeme** lediglich infolge eines erhöhten **Gegendrucks** aus dem **venösen Schenkel** zustande kommen können, während ein **erhöhter (arterieller) Blutdruck** ursächlich **ausscheidet**. Andererseits wurde oben angesprochen, dass die an den Folgegefäßen der **Hirnarterien** (Aa. vertebrales und Carotiden) bis etwa **180 mmHg** sehr streng eingehaltene Autoregulation **oberhalb** dieser Grenze **allmählich verloren geht**. Dies bedeutet nun in diesem spezifischen Zusammenhang tatsächlich, dass *eine* der Gefahren extrem überhöhter Blutdrücke, z.B. systolisch 240 mmHg oder darüber hinaus bei der sog. **hypertensiven Krise** (Hochdruckkrise), in der Ausbildung eines **Hirnödems** besteht – ganz abgesehen von den möglichen Gefäßzerreißungen oder einem akuten Herzversagen, die bei derartigen Extrembelastungen von Gefäßen und linkem Ventrikel möglich sind.

2.2.3 Strömungswiderstand im Gefäßsystem

Arteriolen und Viskosität

Der **Widerstand**, den die Gefäße dem Blutfluss entgegensetzen, ist hauptsächlich und weit überproportional von ihrem **Innendurchmesser** (Lumen) **abhängig** (r^4), sodass er mit dem nach peripher immer enger werdenden Gefäßlumen auch **weit überproportional zunimmt**. Daraus geht hervor, dass der eigentliche Gefäßwiderstand fast ausschließlich durch die **Arteriolen**, nur in geringem Umfang von den größeren und kleineren Arterien und fast gar nicht mehr von den Venen verursacht wird. So fällt der arterielle Mitteldruck (= Mitte zwischen systolischem und diastolischem Blutdruck) von etwa 100 mmHg in der Aorta während der sehr langen Strecke (bis zu 1 m) bis zum Erreichen der Arteriolen nur auf 70 mmHg. Allein in dieser vergleichsweise extrem kurzen Gefäßstrecke im Millimeterbereich wird er dann bis auf ca. 30 mmHg abgeschwächt, in Ausnahmefällen durch sympathische Kontraktion sogar bis auf null.

MERKE

Die eigentlichen **Widerstandsgefäße** sind die **Arteriolen**. Ihre Autoregulation und sympathische Innervation bestimmen im Verein mit den lokalen Mediatoren weit überwiegend die Durchblutung der versorgten Organe.

Zu einem deutlich kleineren Teil wird der Gesamtwiderstand auch von der **Viskosität** des Blutes beeinflusst, die nicht immer denselben Wert aufweist, sondern sich mit der Strömungsgeschwindigkeit und dem Gefäßdurchmesser ändert. Hierauf wird nicht weiter eingegangen. Wichtig ist aber der Hinweis auf die Abhängigkeit der Blutviskosität vom Gehalt des Blutes an **Erythrozyten**: Mit **steigendem Hämatokrit** nimmt die Viskosität **zu**. Es resultieren ein steigender Gesamtwiderstand und ein schlechteres Fließverhalten. Umgekehrt führt eine Anämie zu besserem Fließverhalten und vermindertem Widerstand, v.a. in Arteriolen und Kapillaren – im Ergebnis also zu einer besseren Organdurchblutung. Dieser Zusammenhang kann im Einzelfall dazu führen, dass Blut mit einem geringeren Gehalt an Erythrozyten und damit Sauerstoff zu einer **besseren Sauerstoffversorgung** der Gewebe führt als Blut mit hohem oder auch nur grenzwertig erhöhtem Hämatokrit.

EXKURS

Das wichtigste „Medikament" vergangener Jahrhunderte, der **Aderlass**, war also sicherlich in manchen Fällen von Nutzen. Heute gibt es für einen therapeutischen Aderlass nur noch wenige Indikationen: die **Hämochromatose**, bei der mit der Entfernung des Blutes gleichzeitig auch das gebundene Eisen aus dem Körper verschwindet und aus den überfüllten Depots nachgeliefert werden muss, oder die **Polyglobulie** (gesteigerte Zahl an Erythrozyten), bei der der Nutzen vorübergehender Natur ist, da sich an deren Ursache nichts verändert, sodass sie von Neuem entsteht. Während eine Polyglobulie im Idealfall ursächlich behandelt werden kann, sodass der Aderlass in diesen Fällen überflüssig wird, ist das bei der **Polyzythämie** nicht mehr möglich. Bei dieser Erkrankung des Knochenmarks kommt es zusätzlich zur Polyglobulie auch zu einer Vermehrung der Leukozyten (Leukozytose) und Thrombozyten (Thrombozytose), sodass auf wiederholte Aderlässe häufig nicht verzichtet werden kann (➤ Fach Hämatologie). Die beim Aderlass entnommene Blutmenge sollte bei **500 bis maximal 800 ml** liegen. Was darüber hinausgeht, führt zu Kreislaufproblemen, im Extremfall bis hin zum hypovolämischen Schock.

Der weit überwiegende Einfluss des Innendurchmessers der Blutgefäße auf den Gesamtwiderstand hat also zur Folge, dass hauptsächlich die Arteriolen die Größe dieses Widerstands bestimmen, und damit auch die verbleibende Fließgeschwindigkeit in den nachgeschalteten Kapillaren und Venen. Die Venen selbst mit ihrem vergleichsweise großen Lumen setzen dem Blutstrom keinen wesentlichen Widerstand mehr entgegen. Nur dadurch ist es möglich, dass von den 12 mmHg am Ende der Kapillaren im weiteren Gefäßbett der Venolen und Venen noch so viel übrig bleibt, dass das Blut überhaupt zum Herzen zurückgelangen kann, jedenfalls bei Einsatz der entsprechenden Hilfseinrichtungen.

Die **Arteriolen** mit ihrem geringen Innenradius von ca. 10 µm können mit **kleinsten Änderungen ihres Lumens** durch Kontraktion oder Erschlaffung ihrer Wandmuskulatur große Veränderungen in der Durchblutung des nachgeschalteten Gefäßbettes bewir-

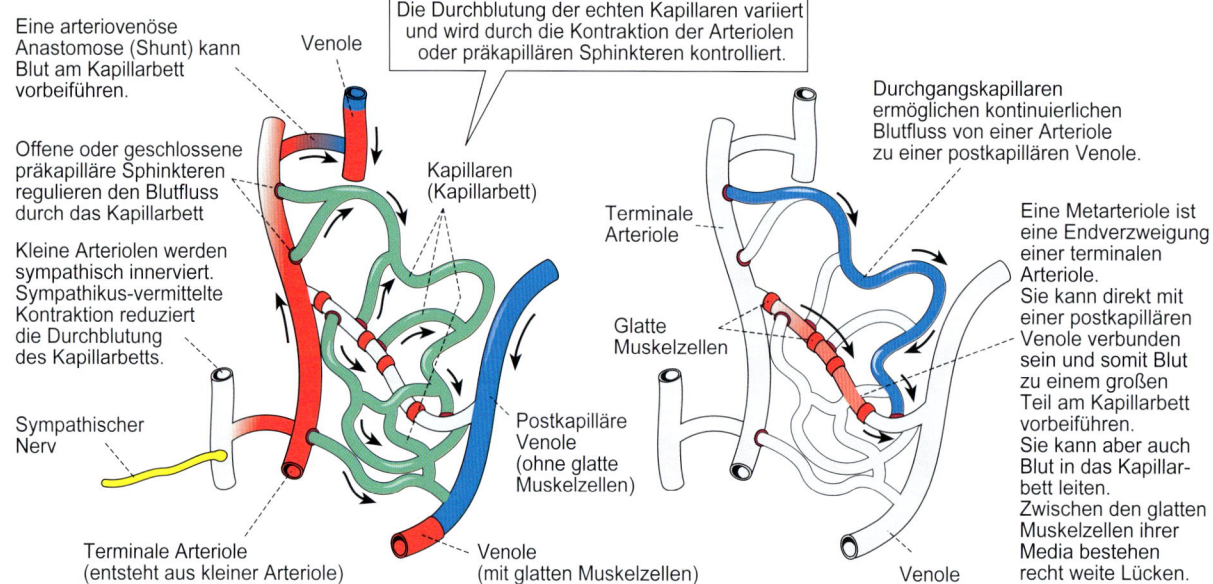

Abb. 2.16 Mikrozirkulation [L106]

ken. Die präkapillären Arteriolen sind sogar imstande, durch kräftige Kontraktion ihrer Gefäßwände, sympathisch gesteuert, ihr Lumen **vollständig zu verschließen**, sodass die nachfolgenden Kapillaren überhaupt nicht mehr durchblutet werden. Dadurch können z.B. in der Haut wechselnde Gewebeanteile von der Blutversorgung abgeschnitten werden. Das Blut strömt in solchen Fällen über arteriovenöse Anastomosen direkt in ableitende Venen (> Abb. 2.16). Allerdings gilt das Prinzip der lokalen Mediatoren (NO, CO_2, Adenosin) ubiquitär: Bevor es zu Gewebeschäden kommen könnte, werden der Sympathikus überstimmt und die Arteriolen zumindest vorübergehend geöffnet.

Zentraler Venendruck

Der mittlere Druck beträgt im rechten Vorhof sowie in den beiden Hohlvenen noch etwa 3 mmHg – abhängig von ihrem Füllungszustand, der Vorhofphase, der Atmung und den weiteren Hilfseinrichtungen (Muskelpumpe usw.), der Körperlage und vom Widerstand des rechten Ventrikels. Man bezeichnet diesen Druck der herznahen, „zentralen" Venen auch als **zentralen Venendruck (ZVD)**.

PATHOLOGIE
Wenn bei einer **Rechtsherzinsuffizienz** der rechte Ventrikel nicht mehr die Kraft hat, das angebotene Blutvolumen vollständig aufzunehmen und in den Lungenkreislauf weiterzutreiben, staut sich ein Teil des Blutes in den rechten Vorhof und die zuführenden Venen zurück. Dies führt zu einer Erhöhung des zentralen Venendrucks. Damit erhöht sich auch der Druck in den herznahen Jugularisvenen, was beim Patienten anhand der gefüllten Halsvenen erkennbar wird.

Gestaute Halsvenen bedeuten also in der Mehrzahl der Fälle eine Volumenzunahme und/oder Druckzunahme im rechten Vorhof und damit im Allgemeinen auch eine Insuffizienz des rechten Herzens bzw. einen Rückstau durch eine insuffiziente (undichte) oder verengte Trikuspidalklappe. Das Ausmaß kann grob abgeschätzt werden, indem man prüft, bei welcher Neigung des Oberkörpers die Halsvenenfüllung auftritt. Ein Rückstau im Sitzen zeigt demnach ein stärkeres Ausmaß an als ein Rückstau im Liegen mit nur wenig angehobenem Oberkörper.

Der Vollständigkeit halber sei erwähnt, dass es noch weitere Ursachen für einen erhöhten zentralen Venendruck gibt, die mit der myokardialen Funktion nichts zu tun haben. So könnten ein Mediastinaltumor mit Kompression der Venen, ein Pneumothorax oder eine Entzündung des Herzbeutels (Perikarditis) entsprechende Auswirkungen haben.

2.2.4 Neubildung von Gefäßen

Eine über längere Zeit erfolgende **Mehrdurchblutung** eines Organs löst eine zusätzliche **Kapillarsprossung** aus. Dieselbe Folge zeigt sich bei einer anhaltenden **Minderversorgung** in Bezug auf die Menge an Blut oder an Sauerstoff. Es werden also bei jeder Abweichung vom Normalen zusätzliche Gefäße gebildet, die den erhöhten Sauerstoffbedarf eines Gewebes befriedigen bzw. einen Mangelzustand auszugleichen suchen.

Besonders ausgeprägt ist eine solche Gefäßneubildung in der Muskulatur von Herz und Skelett, z.B. bei der Aufnahme einer sportlichen Betätigung. Es ist also durchaus sinnvoll, ein mangeldurchblutetes Herz durch Ausdauersport zu trainieren, sofern man Kontraindikationen beachtet und auf Maximalbelastungen verzichtet.

KAPITEL 3
Untersuchung

3.1	Anamnese	73
3.2	Inspektion	74
3.3	Auskultation	74
3.3.1	Auskultation der Herzklappen	75
3.3.2	Herztöne	75
3.3.3	Herzgeräusche	77
3.4	Blutdruckmessung	79
3.4.1	Grundlagen	79
3.4.2	Durchführung	79
3.4.3	Blutdruckwerte	83
3.4.4	Ursachen der beiden Blutdrücke	85
3.5	Palpation	87
3.5.1	Herzspitzenstoß	87
3.5.2	Tasten der peripheren Pulse	88
3.6	Perkussion	92
3.7	EKG	93
3.7.1	Grundlagen der EKG-Ableitung	93
3.7.2	Analyse des EKG	95
3.7.3	Veränderungen im EKG	96
3.7.4	Belastungs- und Langzeit-EKG	98
3.8	Weitere Untersuchungsmöglichkeiten	99

Einführung

Für die Untersuchung von Herz und Kreislauf gibt es zahlreiche Möglichkeiten, die nicht alle von gleicher Bedeutung sind, sich jedoch im Wesentlichen gegenseitig ergänzen. Damit wird in der Summe eine außerordentlich exakte Beurteilung von Anatomie, Funktion und eventuellen pathologischen Veränderungen möglich. Teilweise sind die Untersuchungen einfach und schnell und mit geringen bzw. keinen zusätzlichen Kosten durchführbar und stehen damit auch dem Heilpraktiker zur Verfügung, teilweise sind sie nur apparativ und mit etwas größerem Aufwand an Zeit und Geld möglich und erfordern dann (fach)ärztliches Wissen.

Zunächst werden Blutdruck und Puls gemessen und hinsichtlich möglicher Pathologika beurteilt. Anschließend wird das Herz auskultiert, bei Bedarf auch einzelne Gefäße. Wenn abschließend noch die wesentlichen Pulse, v.a. aber die Fußpulse getastet und beurteilt worden sind, ist die obligate Untersuchung des Herz-Kreislauf-Systems in der Allgemeinpraxis bereits abgeschlossen. Lediglich wenn im Rahmen dieser Untersuchung bzw. bereits während der vorausgehenden Anamnese Pathologika aufgefallen sind oder möglich scheinen, folgen weitere Untersuchungen.

3.1 Anamnese

Das Gespräch mit dem Patienten vermag im Einzelfall zahlreiche Symptome aufzuzeigen, die mit einer Erkrankung des Herzens und/oder der Gefäße in Verbindung stehen können. Es wird jedoch kein einziges darunter sein, das wirklich spezifisch oder gar beweisend wäre. Immer gilt es, differenzialdiagnostisch einzelne bis zahlreiche weitere Organe bzw. Zusammenhänge abzugrenzen, um dann letztendlich nach ausreichend genauer Untersuchung zum diagnostischen und therapeutischen Ziel zu gelangen.

Symptome, bei denen man zuvorderst an eine Beteiligung des Herzens denkt, sind zum Beispiel:

- Atemnot (Dyspnoe) bei Belastung mit allgemein eingeschränkter Leistungsfähigkeit
- Gewichtszunahme (Ödeme) in Verbindung mit Nykturie als Hinweis auf eine Rechtsherzinsuffizienz
- Husten bzw. Dyspnoe beim (nächtlichen) Liegen sowie die Verwendung mehrerer Kissen, um dies abzumildern (Linksherzinsuffizienz)
- subjektiv empfundenes Herzklopfen (Palpitationen) oder sogar Arrhythmien

All diese Symptome sind **mehrdeutig** und bedeuten lediglich, dass man u.a. *auch* das Herz ursächlich in seine Überlegungen mit einbeziehen sollte. Dies gilt auch für Schmerzen in der Herzgegend, die vom Patienten nahezu immer dem Herzen zugeordnet werden und entsprechende Ängste hervorrufen.

Natürlich bedeutet dies nicht, dass man sich als Therapeut die Anamnese ersparen kann. Es bedeutet vielmehr, dass man anamnestisch über die geschilderten Symptome hinausgehen sollte, um über möglichst vollständige Symptomkonstellationen zur wahrscheinlichsten Ursache zu gelangen. Besprochen werden diese Zusammenhänge im ➤ Fach Leitsymptome (Thoraxschmerz, Hypertonie, Tachykardie, Dyspnoe, Zyanose, nächtlicher Hustenreiz, Ödeme, Aszites, Lungenödem usw.).

3.2 Inspektion

Bei der Inspektion des Patienten achtet man auf **Auffälligkeiten**, z.B.
- Zyanose
- kardial verursachte Anomalien der Haut wie eine Facies mitralis (Mitralstenose; ➤ Kap. 5.2.1)
- Herzbuckel oder andere Thoraxdeformierungen
- Ödeme der Unterschenkel
- Kräftiges Pulsieren der Carotiden in der seitlichen Halsgegend, evtl. sogar verbunden mit einem pulssynchronen Kopfnicken (Musset-Zeichen), weist auf eine Aorteninsuffizienz hin.
- erkennbares Pulsieren der Halsvenen: Zeichen einer Trikuspidalinsuffizienz, weil ohne Ventrikelaktion keine Pulswelle zustande kommen kann. Wenn aber die systolische Welle des rechten Ventrikels retrograd läuft, kann die Trikuspidalklappe nicht dicht sein. Nicht verwechseln darf man einen derart kräftigen Puls mit den feinen, höchstens einmal angedeutet im Bereich der Jugularisvenen sichtbaren „Pulsationen", die man als Venenpuls bezeichnet. Ursache sind die Systole und Erschlaffung der Vorhöfe, verbunden mit ihrer Füllung und der darauf folgenden Entleerung. Nachdem zwischen Vorhöfen und zuführenden Venen keine Klappen existieren, machen sich diese geringen Druckschwankungen als „Puls" bemerkbar. Etwas deutlicher wird ein solcher Venenpuls bei einer Hypertrophie des rechten Vorhofs.
- gestaute Halsvenen (= erhöhter zentraler Venendruck): Sie lassen an eine Rechtsherzinsuffizienz oder eine Trikuspidalstenose denken. Auch eine Einflussstauung bei einer Herzbeuteltamponade, einem Mediastinaltumor oder einem Pneumothorax kommt ursächlich in Frage. Beurteilt werden sollte v.a. die dem M. sternocleidomastoideus aufliegende V. jugularis externa. Die jeweilige Ausprägung der Druckerhöhung lässt sich aus der Neigung des Oberkörpers abschätzen; ein erkennbarer Rückstau bis in eine aufrechte Sitzposition hinein besitzt eine andere Qualität als eine lediglich bei leicht angehobenem Oberkörper hervortretende Jugularisvene.

3.3 Auskultation

MERKE
Die Auskultation erfolgt bevorzugt im Sitzen, alternativ auch im Liegen mit angehobenem Oberkörper.

Auskultation bedeutet „Abhören" des Patienten mit dem Stethoskop. Hören kann man Geräusche, die entweder physiologisch oder pathologisch entstehen. Solche Geräusche werden im menschlichen Körper vom Herzen und den großen Gefäßen, von der Lunge und ihren zuführenden Atemwegen sowie vom Darm infolge seiner Peristaltik erzeugt. Während die auskultatorische Untersuchung des Darms lediglich im Vordergrund stehende Untersuchungen ergänzt, stellt sie bei den **Thoraxorganen** die eigentliche und **wesentlichste Untersuchungsmethode** dar.

Das **Stethoskop** sollte über dem zu untersuchenden Organ grundsätzlich **fest angedrückt** werden, um Weichteilschichten zu überwinden und dem Organ bzw. seinen Geräuschphänomenen so nah wie möglich zu kommen. Außerdem werden hierdurch störende Nebengeräusche, die z.B. durch behaarte Haut entstehen könnten, vermindert. Probleme können bei stark behaarten Männern dennoch entstehen, weil bei den Bewegungen des Thorax Kratzgeräusche möglich sind. Bei der Auskultation des Herzens kann man dies dadurch vermeiden, dass die Patienten wiederholt die Luft anhalten. Spätestens bei der Auskultation der Lunge ist das nicht mehr möglich. Versuchsweise können hier die Haare angefeuchtet werden, bevor man an radikalere Alternativen denkt.

Das feste Andrücken des Stethoskops gilt auch für Patientinnen. Grundsätzlich sollte man hinsichtlich der Mammae nicht allzu zimperlich sein. Das **vorsichtige** Hineindrücken des Stethoskops in Randbereiche des Drüsengewebes bis zur festen Auflage auf dem Thorax verursacht **keine Schmerzen**. Dasselbe gilt im Rahmen der Perkussion für den Plessimeter-Finger oder auch für die Palpation des Herzspitzenstoßes bzw. die Auskultation der Mitralklappe an der Herzspitze, bei der das Stethoskop unterhalb der Mamma aufgesetzt wird, evtl. unter Wegdrücken des Drüsengewebes nach oben. Man erhält bei zu großer Ängstlichkeit schlicht und einfach keine verwertbaren Ergebnisse.

HINWEIS DES AUTORS
Sollten bei Auskultation und Perkussion doch Schmerzen in der weiblichen Brust entstehen, werden sie zumeist durch eine Th3-Blockade der zugehörigen Seite verursacht. In diesen Fällen kann man vor der weiteren Auskultation versuchen, den Wirbel zu deblockieren, sofern man chirotherapeutisch erfahren ist oder z.B. nach der Dorn-Methode arbeitet. Dieser Zusammenhang gilt erst recht für die Untersuchung der Brust, z.B. im Rahmen der Vorsorge, die andernfalls manchmal wegen der Schmerzhaftigkeit und Verhärtung des Gewebes unmöglich wird (➤ Fach Gynäkologie, ➤ Fach Bewegungsapparat [➤ Chirotherapie]).

Die **großflächige Membranseite** des Stethoskops eignet sich für erwachsene Patienten. Grundsätzlich sind hiermit auch höherfrequente Geräusche besser zu vernehmen, während die zumeist als Trichter ausgebildete kleinere Rückseite tieffrequente Geräusche, u.a. auch einen evtl. vorhandenen 3. oder 4. Herzton besser zu Gehör bringt. Der Anfänger sollte daran denken, dass man die Auflagefläche an dem Gelenk zwischen Membran und Schlauchteil jeweils um 180° verdrehen muss, wenn man die andere Seite benutzt, weil man ansonsten nichts hört.

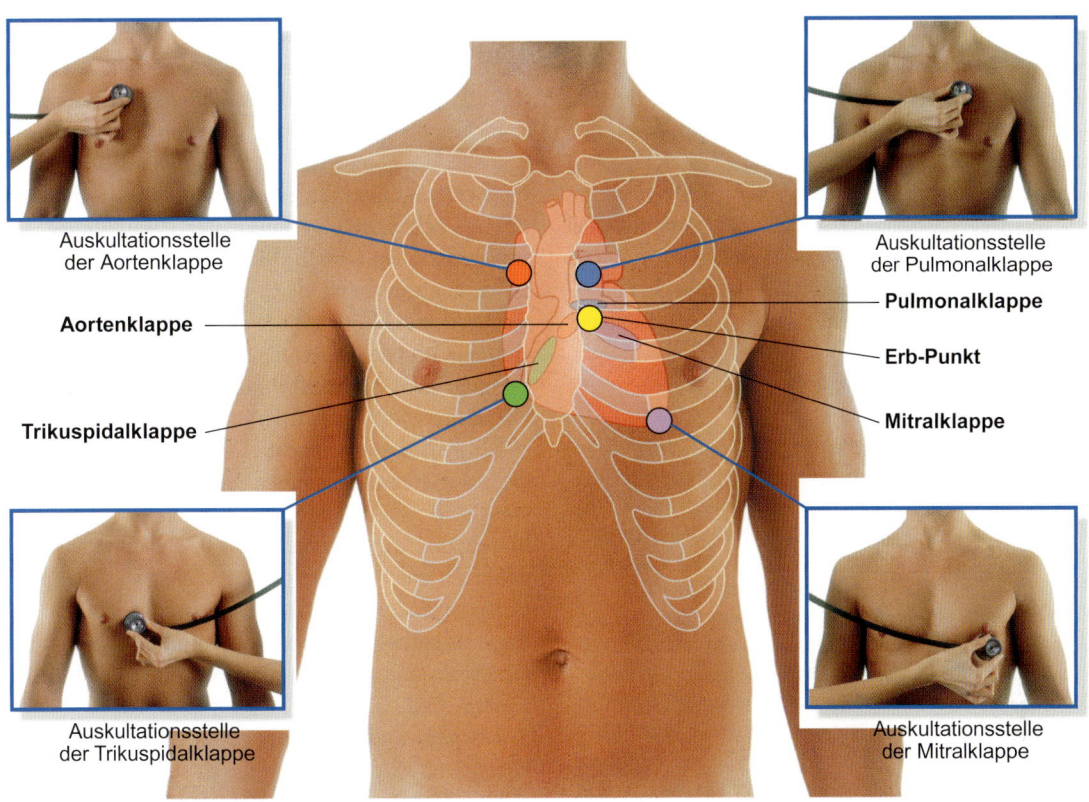

Abb. 3.1 Projektion der Herzauskultationsstellen auf die vordere Brustwand. Die Auskultationsstelle der Trikuspidalklappe befindet sich normalerweise rechts vom Sternum. [E402]

3.3.1 Auskultation der Herzklappen

Hörbar werden Geräuschphänomene, die an Klappen entstehen, zunächst natürlich dort, wo sich diese Klappen befinden (am Erb-Punkt), doch werden sie auch über die Ventrikelwandung und v.a. die Blutsäule **fortgeleitet** (> Abb. 3.1).

- Entsprechend wird der Schluss der **Mitralklappe** abgesehen vom Erb-Punkt über der Herzspitze besonders deutlich vernehmbar.
- Die **Aortenklappe** zeigt wegen des Verlaufs der Aorta ascendens ihr Punctum maximum (p.m.) im 2. ICR parasternal rechts.
- Die **Pulmonalklappe** ist am Erb-Punkt besonders deutlich vernehmbar, projiziert sich aber entsprechend dem Verlauf des Truncus pulmonalis auch auf den 2. ICR parasternal links.
- Die **Trikuspidalklappe** weist ihr p.m. im 4.–5. ICR parasternal rechts auf.

Manchmal wird eine Reihenfolge der Auskultation der Herzklappen empfohlen, was keinen Sinn ergibt. Sinnvoll ist lediglich, mit dem Erb-Punkt zu beginnen, um damit bereits einen Hinweis auf *irgendeinen* Klappenfehler zu erhalten, dem man dann gezielt nachgehen kann. Bei subjektiv empfundenem Bedarf kann sich hier natürlich jeder ein eigenes Schema zurechtlegen bzw. angewöhnen.

Es gab immer schon Studenten, die ihr Wissen lieber aus einem möglichst tiefen Verständnis der Zusammenhänge ableiteten und andere, denen „Eselsbrücken" als subjektiv sinnvolle Alternative erschienen. Natürlich erlernt niemand Namen und Anordnung der Handwurzelknochen ohne passenden Merksatz. Die Frage ist nur, ob eine jede Selbstverständlichkeit ebenfalls einer solchen Hilfestellung bedarf. Für diejenigen also, welche sich die überaus einfache und logische Anordnung der Klappen **einschließlich ihrer Projektionen** lieber ohne Bezug zu den Grundlagen merken wollen, sei nachfolgend eine Merkhilfe angefügt.

Zusammenfassung

Eine Merkhilfe für die Lage der Klappen im Uhrzeigersinn, beginnend beim Erb-Punkt, ist das Wort **„E-Mi-Tr-A-P"**. bzw. der Merkspruch „**E**mil und **Mi**chael **tr**inken **A**pfelsaft und **P**unsch am 3. 5. um 4:22 Uhr".

- **E**rb-Punkt: 3. ICR parasternal links
- **Mi**tralklappe: 5. ICR medioklavikular links
- **Tr**ikuspidalklappe: 4. ICR parasternal rechts
- **A**ortenklappe: 2. ICR parasternal rechts
- **P**ulmonalklappe: 2. ICR parasternal links

3.3.2 Herztöne

Physiologische Geräusche sind am Herzen grundsätzlich **kurz** dauernde Phänomene, die historisch bedingt als **Töne** bezeichnet werden, obwohl es sich akustisch um Geräusche handelt. Sie entstehen im zeitlichen Zusammenhang mit Bewegungen der Klappen, wenn man einmal von den Sonderfällen des 3. und 4. Herztons absieht.

Wenn mit Beginn der Ventrikelsystole die beiden **Segelklappen** zuschlagen, ist dies als **1. Herzton** auskultierbar. Einen noch stärkeren Beitrag als der unter physiologischen Bedingungen eher leise Klappenschluss leistet das **Vibrieren** der sich kontrahierenden **Ventrikelwandungen**. Die Vibrationen entstehen in erster Linie aus der isometrischen (isovolumetrischen) Ventrikelkontraktion heraus, indem wässrige Flüssigkeiten (Blut) nicht kompressibel sind, dem sich aufbauenden Druck also nicht nachgeben können. Der 1. Herzton verschwindet damit in Abhängigkeit von der Herzfrequenz erst etwa 0,12 s später, exakt im Moment der Öffnung der Taschenklappen.

EXKURS

Es ist neuerdings üblich geworden, das Phänomen des 1. Herztons allein der muskulären Ventrikelvibration zuzuschreiben und den Klappenschluss ursächlich möglichst überhaupt nicht mehr zu erwähnen oder höchstens noch in der Kompetenz aufzeigenden Weise, „dass man früher mal gedacht hat …". Diese „moderne Variante" kann jedoch allein schon deswegen nicht korrekt sein, weil sich Art und Lautstärke dieses Herztons mit Klappenveränderungen oder auch Vorhofbelastungen selbst dann deutlich verändern, wenn der Ventrikel hierbei unverändert bleibt (Mitralstenose als Beispiel). Es sollten also nach wie vor **beide** Verursachungen **gemeinsam** angeführt werden, wobei sicherlich mal mehr die eine, und in anderem Zusammenhang mehr die andere Komponente im Vordergrund steht.

Wenn sich gegen Ende der Systole die Ventrikelkontraktion vermindert und dadurch der Druck in den großen Arterien höher wird als in den beiden Ventrikeln, schlagen die **Taschenklappen** zu und verursachen ein Geräuschphänomen, das als **2. Herzton** bezeichnet wird. Es markiert das Ende der Austreibungsphase der Systole, überlagert und **verstärkt** durch ein geringes **Mitschwingen der Gefäßwandungen** von Truncus pulmonalis und v.a. Aorta, weil sich das unter hohem Druck stehende Blut im Zurückströmen an den Gefäßwänden bricht.

Der **1. Herzton** ist im Allgemeinen etwas **akzentuierter**, **dumpfer** und **länger anhaltend** als der 2., der heller, kürzer und oft auch etwas lauter klingt. Allerdings lassen sich die beiden Herztöne sehr viel leichter durch das dazwischen liegende Zeitintervall unterscheiden, indem die Systole deutlich kürzer ist als die nachfolgende Diastole. Bei einer Herzfrequenz von 60 Schlägen/min ergeben sich pro Sekunde jeweils eine Systole und eine Diastole, wobei die Dauer der Systole (bis zum Zuschlagen der Taschenklappen) rund 0,25 s und die der Diastole 0,75 s beträgt. Da die beiden Herztöne jeweils Anfang und Ende der Systole markieren, liegen sie wesentlich enger beieinander (maximal 0,25 s) als der 2. Herzton vom wiederum darauf folgenden 1. Herzton (0,75 s), sodass sich bei der Zuordnung, zumindest bei einer nicht allzu schnellen Herzaktion, keine Probleme ergeben. Bei Unsicherheiten kann man auch parallel zur Auskultation den Radialispuls tasten: Die Pulswelle erscheint direkt nach dem 1. Herzton (maximal 0,1 s später), beim Carotispuls sogar nahezu zeitgleich. An den Beinen dauert es bis zum Ankommen der Welle etwa 0,2 s, doch gilt grundsätzlich, dass der tastbare Puls **zwischen den beiden Herztönen** erscheint.

Das Blut fließt in der Diastole des Herzens aus den Vorhöfen samt vorgeschalteten Venen durch die geöffneten Segelklappen (Mitral- und Trikuspidalklappe) in die Ventrikel. Hierbei entstehen wegen des relativ geringen Drucks sowie des großen Querschnitts der Klappenöffnungen an den Klappen selbst keine Geräuschphänomene. Bei Kindern und Jugendlichen kann manchmal das schnelle Einströmen des Blutes zu Beginn der Füllungsphase bzw. das **Brechen** dieses Blutes an der **Ventrikelwandung** mit der Auslösung tieffrequenter muskulärer Vibrationen auskultatorisch wahrgenommen werden. Dies wird als **3. Herzton** bezeichnet und ist dementsprechend nicht als pathologisch anzusehen. Bei **Erwachsenen** ergibt sich die Wahrnehmbarkeit eines zumeist als **pathologisch** zu definierenden 3. Herztons bei Erkrankungen, die mit **vermehrten Ventrikelfüllungen** einhergehen, z.B. Herzinsuffizienz, Mitral- oder (selten) Trikuspidalinsuffizienz.

Ein **4. Herzton** entsteht manchmal bei Kindern und Jugendlichen als Geräuschphänomen der **Vorhofkontraktion** und dementsprechend gegen Ende der Diastole (sog. präsystolischer Galopprhythmus), während ein evtl. auskultierbarer 3. Herzton an deren Anfang entsteht (protodiastolischer Galopp = Dritter-Ton-Galopp; protos = früh). Bei **Erwachsenen** ist der 4. Herzton in der Regel als **pathologisch** anzusehen und weist auf eine entsprechende Druckbelastung (Hypertrophie) der Vorhöfe hin, z.B. bei Mitralisfehlern.

Taschen- und Segelklappen öffnen und schließen jeweils **synchron**. Dies mag zunächst vielleicht verwunderlich erscheinen, weil sich die Drücke des linken Herzens wesentlich von denjenigen des rechten Herzens unterscheiden, und sowohl Öffnung als auch Schluss der Klappen nicht durch irgendwelche aktiven Mechanismen, sondern ausschließlich durch die jeweils vorhandenen Drücke auf den beiden Seiten der jeweiligen Klappe verursacht werden. Doch muss man sich hierzu vor Augen halten, dass der geringere Druckaufbau des rechten Ventrikels (maximal 25 mmHg systolisch) mitsamt seiner dünneren Wandung mit dem geringeren Druck im Truncus pulmonalis genauso **übereinstimmt** wie der Druckaufbau des dickeren linken Ventrikels (120 mmHg) mit demjenigen in der Aorta, sodass sich die Verhältnisse genau entsprechen. **Weichen** jedoch die **Druckverhältnisse** einer Herzseite wesentlich **vom Normalen ab**, z.B. bei einer Klappenstenose, -insuffizienz oder Ventrikelhypertrophie, kann der eine Ventrikel mit seiner Füllung oder Austreibung später fertig werden als der andere, woraus eine **Spaltung der Herztöne** resultiert, die auskultatorisch erkennbar wird.

Dies ist im Einzelfall und **in Abhängigkeit von der Atmung** sogar als **physiologisch** zu betrachten, indem sich die intravasalen Drücke distal der Pulmonalklappe während einer tiefen Inspiration durch die hierbei erfolgende Aufdehnung von Thorax samt darin verlaufenden **dünnwandigen** Lungenarterien etwas verringern, um in der Exspiration mit entsprechender Kompression geringfügig anzusteigen. Der **Gegendruck** hinter der Pulmonalklappe wird also während einer tiefen Inspiration **kleiner**, weshalb die Pulmonalklappe **später schließt**. Der Schluss der Pulmonalklappe als *einer* Komponente des **2. Herztons** erfolgt dementsprechend während der Inspiration ein wenig später als derjenige der Aortenklappe, was dann im Einzelfall, besonders deutlich oft im Kindesalter, als **gespaltener 2. Herzton** erkennbar werden kann. Man kann es als „**inspiratorische Verspätung der Pulmonalklappe**" bezeichnen.

Da dies sozusagen einen erwarteten, physiologischen Prozess darstellt oder darstellen kann, bezeichnet man eine Spaltung des 2. Herztons, bei dem der Schluss der **Aortenklappe** der Pulmonalklappe **nachfolgt**, als **paradoxe Spaltung**.

Der **2. Herzton** entsteht mit dem Schließen der beiden Taschenklappen zu einem Zeitpunkt, an dem der Druck in den Ventrikeln zwar unter den Druck in den großen Arterien abgefallen, jedoch noch nicht bei null angelangt ist. Dementsprechend reicht der sehr niedrige Druck in den Vorhöfen auch noch nicht aus, um die Segelklappen zu öffnen. Diese Öffnung erfolgt erst kurze Zeit später bei vollständiger Erschlaffung der Ventrikelwandungen, womit nun die **Füllungsphase** beginnt. Die Öffnung der Segelklappen erfolgt nicht allzu heftig, weil die Drücke in den Vorhöfen mit 3 mmHg (rechts) bzw. bis zu 8 mmHg (links) niedrig sind, sodass die Öffnung keine Geräusche verursacht. Dies ändert sich jedoch bei **Stenosen der Klappen** wodurch nicht nur der Druck vor der betroffenen Klappe erhöht ist, sondern die Klappe selbst gewissermaßen eine „Anschlagsbegrenzung" bekommt. Dies kann als **Öffnungston** dieser Klappe in der frühen Diastole wahrgenommen werden, **besonders deutlich** bei der relativ häufigen **Mitralstenose** (Mitralöffnungston, MÖT).

Zusammenfassung
- **1. Herzton:** Schluss der Segelklappen und, als Hauptursache, Vibration der muskulären Ventrikelwandungen
- **2. Herzton:** Schluss der Taschenklappen und Schwingung der Aortenwandung
- **3. Herzton:** muskuläre Vibration am Beginn der Diastole, bei Kindern physiologisch, bei Erwachsenen bei Erkrankungen mit vermehrter Ventrikelfüllung und/oder starrer Ventrikelwandung
- **4. Herzton:** muskuläre Vibration der Vorhofsystole, bei Kindern evtl. physiologisch, beim Erwachsenen Hinweis auf eine Druckbelastung (Hypertrophie) der Vorhöfe

3.3.3 Herzgeräusche

Herzgeräusche werden nicht durch Klappenbewegungen oder muskuläre Vibrationen, sondern durch **Turbulenzen des Blutes** an absoluten oder relativen **Engstellen** hervorgerufen. Sie dauern **länger** als die physiologischen Töne, werden deshalb als **Geräusche** bezeichnet und, abgesehen von Ausnahmen, als **pathologisch** angesehen.

In der Systole wird das Blut durch die geöffneten Taschenklappen (Aorten- und Pulmonalklappe) in die großen Arterien ausgetrieben. Entsprechend der diastolischen Füllungsphase gibt es auch hierbei trotz des wesentlich höheren Drucks keine auskultierbaren Geräusche, weil der Querschnitt der geöffneten Klappen mit rund 6–7 cm² außerordentlich groß ist. Herzgeräusche entstehen dementsprechend grundsätzlich im Bereich von **Stenosen**, wenn z.B. eine Klappe nicht vollständig öffnet oder schließt, oder wenn an Stenosen der großen Gefäße Turbulenzen des Blutes entstehen.

Sind **systolische Austreibungsgeräusche** (Strömungsgeräusche) trotz **unveränderten** Klappenquerschnitts zu vernehmen, kann dies als Hinweis auf ein **stark vergrößertes Schlagvolumen** gewertet werden, indem die Klappe nun **relativ** zur durchfließenden Blutmenge **enger** geworden ist. Besonders häufig auskultiert man sie bei **hohem Fieber**, **Hyperthyreose**, einer ausgeprägten **Anämie** oder auch einmal beim **Spitzensportler**. Diese an **unveränderten Klappen** entstehenden, meist leisen, prinzipiell durch Beheben der Ursache reversiblen Strömungsgeräusche werden als **funktionell** bezeichnet. Sie sind entweder physiologisch (im Fieber, beim Sportler) oder weisen auf eine therapierbare, nicht-kardiale Ursache hin (Hyperthyreose, Anämie).

EXKURS

Große Schlagvolumina als **Voraussetzung** funktioneller (systolischer) Herzgeräusche entstehen im Fieber und bei der Hyperthyreose aus demselben Zusammenhang heraus: Der aktivierte Sympathikus rekrutiert Zusatzvolumen für die Hochdruckseite, indem er die venösen Kapazitätsgefäße verengt. Gleichzeitig aktiviert er über seine Rezeptoren an den afferenten Nierenarteriolen das RAAS, sodass das zirkulierende Volumen auch insgesamt zunimmt. An den Ventrikeln verstärkt er die Kraft, mit der das Volumen ausgeworfen wird (positiv inotrope Wirkung). Das in die überwärmte Haut abfließende Blut senkt den diastolischen Druck, wodurch sich die Blutdruckamplitude vergrößert und die Diskrepanz zwischen Klappenweite und dem gewaltigen Schlagvolumen an der (unveränderten) Aortenklappe weiter zunimmt.

Bei der Anämie registriert der Sympathikus den Sauerstoffmangel und veranlasst daraufhin prinzipiell dieselben Vorgänge. Aufgrund fehlender Überwärmung des Patienten sind die Hautgefäße unverändert bzw. bei der Eisenmangelanämie als Folge der Unterkühlung sogar verengt, sodass aus diesem Zusammenhang keine große Blutdruckamplitude entstehen kann. Dass man dieselbe bei einer ausgeprägten Anämie dennoch beobachtet, liegt am ubiquitären Sauerstoffmangel der Gewebe, in deren Folge die lokalen Mediatoren eine Dilatation der Arteriolen bewirken – nahezu überall, nur eben nicht an den Gefäßen der Haut, weil diese Wirkung dort sympathisch und von der Kälte überstimmt wird. Das Ergebnis im Hinblick auf diastolischen Druck und Amplitude ist allerdings identisch. Dies gilt aus anderem Zusammenhang heraus auch für den Spitzensportler (s. später).

Entstehen derartige, meist ebenfalls sehr **leise Herzgeräusche** ohne erkennbares Missverhältnis zwischen Klappenquerschnitt und Schlagvolumen, grundsätzlich also **ohne Pathologika** und damit auch Erklärungsmöglichkeit, bezeichnet man sie als **akzidentell** (= zufällig, bedeutungslos). Sie treten überwiegend im **Kindesalter** und nur während der **Systole** auf. Da sie im Stehen schwächer werden oder verschwinden, hätte man sie problemlos den funktionellen Geräuschen zuordnen können, denn das Schlagvolumen wird in aufrechter Körperlage kleiner, indem ein Teil des Blutvolumens in Becken und Beinen versackt – beim Erwachsenen immerhin etwa 500 ml. Ein **akzidentelles** ist deswegen (nach der Prüfung) auch nichts anderes als ein **funktionelles Herzgeräusch**, für das man eben lediglich keine offensichtliche Erklärungsmöglichkeit gefunden hat, denn sowohl die geringe Lautstärke mit fehlender Fortleitung und dem Auftreten während der Systole als auch die **Abhängigkeit** von der **Körperlage** stimmen überein, sodass von einem **relativen „Missverhältnis"** zwischen Schlagvolumen und Klappen-Durchlassvolumen des Wachstumsalters ausgegangen werden darf. Aus demselben Grund werden beide Geräusche **unter Belastung** und entsprechend weiter vergrößertem Schlagvolumen **lauter**.

Die **Lautstärke** von **pathologischen Strömungsgeräuschen** entspricht zumindest prinzipiell dem Druck bzw. der **Druckdifferenz** proximal und distal der Engstelle. Typisch ist ihre Zunahme mit dem Fortschreiten der Stenose, wobei das Geräusch allerdings dann, wenn ein Gefäß oder eine Klappe weitgehend verschlossen ist, auch wieder leiser werden kann, sodass die Lautstärke keineswegs dem jeweiligen Stenosegrad entsprechen muss. Bleibt die Druckdifferenz, wie dies bei einem Ventrikelseptumdefekt oder der Mitralinsuffizienz der Fall ist, während der Gesamtzeit der Systole erhalten, ergibt sich ein über dem Defekt auskultierbares gleichmäßig lautes (= bandförmiges), über die ganze Systole andauerndes (= **holosystolisches**) Geräusch.

Ändern sich dagegen die Druckverhältnisse z.B. bei der Aorteninsuffizienz, wo am Beginn der Diastole mit hohem Druck in der Aorta und fehlendem Druck im linken Ventrikel große Mengen Blutes durch die verbleibende Klappenöffnung in den Ventrikel zurückgepresst werden, während mit zunehmender Füllung diese Differenz schwindet, wird dies auskultatorisch vernehmbar. Man spricht dann von einem **diastolischen Decrescendo-Geräusch** (crescendo = zunehmen, anschwellen; decrescendo = abnehmen, abschwellen).

Pathologische Auskultationsbefunde (> Abb. 3.2)

Das bei der **Aorten(klappen)stenose** mit zunehmendem Ventrikeldruck anschwellende und anschließend wieder nachlassende Geräusch wird als systolisches Crescendo-Decrescendo-Geräusch bzw. als spindelförmiges Geräusch bezeichnet.

Bei der **Mitralstenose** entstehen zwei getrennte Geräuschphänomene in der Diastole des linken Ventrikels, indem zu Beginn der Ventrikelfüllung der größte Teil des Blutes einströmt, sodass mit zunehmender Füllung und nachlassendem Druck das vernehmbare Geräusch verschwindet, um dann erst zum Ende der Füllungsphase durch die Vorhofkontraktion erneut in Erscheinung zu treten. Indem sich durch den Stau vor dem linken Ventrikel auch ein höherer Druck im linken Vorhof aufbaut, und die Klappe selbst hängen bleibt, ist bei der Mitralstenose zusätzlich ein Mitralöffnungston (MÖT) zu hören.

Der **offene Ductus Botalli** verursacht ein Strömungsgeräusch in **beiden Herzphasen**, das als **Maschinengeräusch** bzw. **Lokomotivgeräusch** bezeichnet wird.

Projektion pathologischer Herzauskultationsbefunde auf die vordere Brustwand

MERKE

Abweichend von der üblichen Projektion der Herztöne (> Abb. 3.1) ist zu beachten, dass ein Geräusch, das z.B. an einer verengten Klappe durch das Vorbeiströmen des Blutes entsteht, nach dorthin mitgetragen wird, wohin das Blut fließt. Ein systolisches Stenosegeräusch der Aortenklappenstenose wird also in die Aorta hineingetragen und ist sowohl im 2. ICR rechts parasternal als auch im weiteren Verlauf über den Carotiden des Halses auskultierbar. Man spricht hier von **fortgeleiteten Geräuschen**.

Bei der **Aorteninsuffizienz** fließt das Blut in der Diastole des Ventrikels aus der Aorta in den Ventrikel zurück und verursacht an der Engstelle der Klappe ein Geräusch, das nun in den Ventrikel hineingetragen wird und unmöglich im 2. ICR rechts erscheinen kann. Dieses Geräusch könnte an der Herzspitze gehört werden, doch ist dieser Ort irgendwie unveränderbar für die Auskultation der Mitralklappe „reserviert", sodass man sich in der Heilpraktikerprüfung mit einem p.m. am Erb-Punkt begnügen sollte.

Entsteht bei einer **Mitralinsuffizienz** an dieser Klappe ein systolisches Geräusch, wird es nun ungeachtet aller Definitionen und „Reservierungen" gerade nicht zur Ventrikelspitze fortgetragen, denn das Blut, das an der Klappe das Geräusch verursacht, fließt anschließend in Gegenrichtung in den linken Vorhof. Allerdings kann es in Abhängigkeit vom Umfang der entstehenden Klappenöffnung so laut werden, dass es zusätzlich zu seinem p.m. am Erb-Punkt auch an der Herzspitze zu vernehmen ist.

> Abb. 3.3 gibt einen Überblick über die Auskultationsbereiche von Klappenfehlern. Nur aufgrund dieser spezifischen Projektionen kann ein am Erb-Punkt auskultiertes Geräusch einer bestimmten Klappe zugeordnet werden.

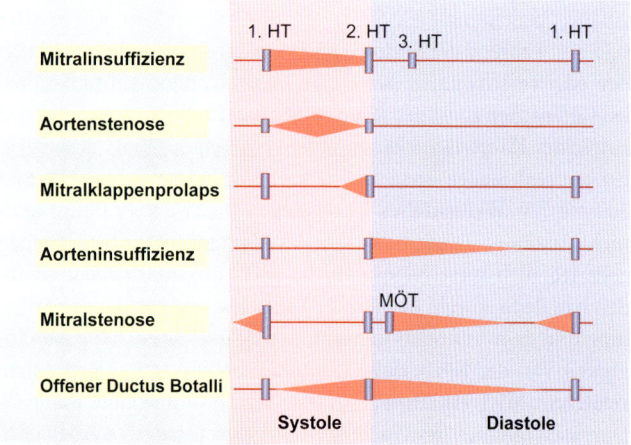

Abb. 3.2 Pathologische Herzauskultationsbefunde. HT = Herzton, MÖT = Mitralöffnungston. [L157]

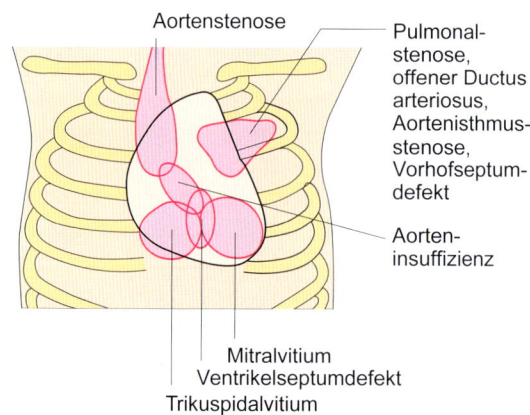

Abb. 3.3 Projektion pathologischer Herzauskultationsbefunde auf die vordere Brustwand [S107]

Perikarditis

Die Perikarditis (> Kap. 5.2.6) kann mit erheblichen präkordialen oder retrosternalen, drückenden oder stechenden Schmerzen einhergehen, die in Rücken, Schulter, Hals oder Epigastrium ausstrahlen können und insgesamt an einen Herzinfarkt erinnern. Begünstigt wird diese Verwechslungsgefahr auch durch eine Blutdruckerniedrigung bzw. einen erhöhten zentralen Venendruck im Falle eines Perikardergusses. Begleitend findet man Dyspnoe, Tachypnoe und Tachykardie. In den meisten Fällen bestehen allerdings aufgrund der häufigsten Ursachen (viraler Infekt, Fortleitung aus einer Pneumonie, rheumatisches Fieber) eine Temperaturerhöhung und weitere Zeichen der zugrunde liegenden Ursache.

Die **Pericarditis exsudativa schwächt** infolge des Flüssigkeitsmantels die auskultierbaren Herztöne. Perkutorisch ist das Herz verbreitert.

Die **Pericarditis sicca** verursacht **hochfrequente Reibegeräusche**, die sich wie aneinander reibende Seidenstoffe, evtl. kratzend oder schabend, anhören und ohne Bezug zu den Herztönen in Systole **und** Diastole erscheinen, oft auch in wechselnder Stärke. Im Gegensatz zu den meisten pathologischen Herzgeräuschen gibt es keine Ausstrahlung oder Weiterleitung. Am besten sind sie am Erb-Punkt zu vernehmen. Von den ähnlichen Geräuschen einer **Pleuritis** unterscheiden sie sich v.a. durch ihr Entstehen im Rhythmus des Herzens, während die Reibegeräusche der Pleuritis der Atmung zuzuordnen sind. Manchmal ist das Reiben nicht so deutlich und auch nur in einer Herzphase (meist in der Systole) zu vernehmen, sodass in diesen Fällen Verwechslungen mit sonstigen Herzgeräuschen möglich sind.

Zusammenfassung

Herzgeräusche entstehen durch Turbulenzen des Blutstroms zwischen den Herztönen.

Je nachdem, ob ein Herzgeräusch in der Systole oder in der Diastole zu hören ist, wird es als Systolikum oder als Diastolikum bezeichnet. Ursachen für ein

- **Systolikum:** Stenose der Taschenklappen, Insuffizienz der Segelklappen
- **Diastolikum:** Stenose der Segelklappen, Insuffizienz der Taschenklappen
- **funktionelle Herzgeräusche:** nahezu ausschließlich systolisch, bedingt durch vergrößerte Schlagvolumina an unveränderten Klappen
- **akzidentelle Herzgeräusche:** stets systolisch, ohne offizielles Erklärungsmodell, im Stehen nachlassend

3.4 Blutdruckmessung

3.4.1 Grundlagen

Das Schlagvolumen des linken Ventrikels verursacht in Aorta und nachgeschalteten Arterien eine **Druckwelle**, deren Stärke direkt vom **Volumen** selbst abhängt sowie von der **Kraft**, mit der es ausgetrieben wird. Da etwa die Hälfte dieses Volumens zunächst zur Dehnung des Windkessels benutzt wird, folgen der Druckwelle in der **Diastole** des Ventrikels mit der Entdehnung der großen Arterien die zweiten 40 ml in relativ gleichmäßigem Blutfluss hinterher. Während Systole und Diastole des Herzens strömt ein Teil des Blutes über die Kapillaren in die Venen ab, sodass der zunächst mit dem Schlagvolumen aufgebaute Druck deutlich abnimmt, bis die nächste Systole die nächste Welle des Schlagvolumens durch das Hochdrucksystem rollen lässt.

Der vorübergehend mit der Druckwelle des (halben!) Schlagvolumens erreichte Druck heißt **systolischer Blutdruck** und stellt den **maximal erreichbaren** Blutdruck dar. Der **tiefste Wert**, also derjenige Druck, der nach dem Durchrollen der systolischen Druckwelle noch im Gefäßsystem verbleibt, wird direkt vor der nächsten Kammersystole erreicht und heißt **diastolischer Blutdruck**. Seine Höhe wird nicht nur durch die Menge des abfließenden, sondern wie erwähnt auch durch die Menge und den Druck des aus dem Windkessel nachfließenden Blutes bestimmt. Der Blutdruck besteht also aus jeweils 2 Werten, einem oberen Grenzwert und einem unteren.

3.4.2 Durchführung

Die genaueste Messung erfolgt als **direkte**, sog. „blutige Druckmessung" in den großen Gefäßen selbst, vorzugsweise in der Aorta. Diese Methode ist natürlich für die Praxis nicht geeignet. Eine ausreichend genaue Näherung an die Druckwerte in der Aorta erreicht man aber auch mit der üblichen **indirekten Methode**. Nach ihrem Entdecker heißt diese Methode „Blutdruckmessung nach **R**iva-**R**occi" und ihm zu Ehren werden die beiden Anfangsbuchstaben RR vor den erhaltenen Wert gestellt – also z.B. RR 120/80, wenn der systolische Wert mit 120, und der diastolische mit 80 mmHg gemessen wurde.

Die Messung (> Abb. 3.4) erfolgt in der Regel am **sitzenden Patienten**, indem eine **aufblasbare Manschette**, deren Binnendruck man an einem geeichten Manometer ablesen kann, um seinen **Oberarm** gelegt wird, mit einem **Abstand** von etwa 2 Querfingern bzw. **3 Zentimetern zur Ellenbeuge**. Erreicht der untere Manschettenrand die Ellenbeuge, wird die effektive Gesamtstrecke der Manschette kürzer, weil sie nicht mehr auf ganzer Länge gleichmäßig anliegt. Dies gilt auch für die irgendwie modern gewordene Unsitte, das Stethoskop unter den Rand der Manschette zu schieben. Zusätzlich ist darauf zu achten, dass die völlig entleerte Manschette gleichmäßig herumgewickelt wird und der Haut direkt aufliegt, allerdings ohne bereits Druck zu erzeugen. **Beengende Kleidung** muss vor der Messung entfernt werden, weil sich deren Druck andernfalls zum Druck der Manschette dazuaddieren und zu Fehlmessungen führen würde. Ein anliegender, dünner Stoff von z.B. Hemd oder Bluse kann dagegen durchaus am Oberarm verbleiben, soweit sich unter der Manschette keine störenden Falten bilden.

Man bläst die Manschette dann um etwa **30 mmHg** über den erwarteten systolischen Druck des Patienten auf, soweit dieser Druck bereits bekannt ist. Bis zur Prüfung sollte man jedoch grundsätzlich von erstmaligen Messungen bei neuen Patienten ausgehen. In diesen Fällen tastet man während des **Aufpumpens** mit der anderen

Hand den **Puls** der **A. radialis**. Sobald der Puls verschwindet, muss der systolische Druck erreicht sein. Bedeutsam für den medizinischen Alltag ist dies v.a. deswegen, weil es völlig sinnlos und mit Zeitverlust verbunden ist, wenn man bei einem Patientenblutdruck von systolisch 120 mmHg z.B. auf 200 mmHg hochpumpt. Daneben ist ein derart hoher Druck am Oberarm für den Patienten auch schmerzhaft. Andererseits stellt das Überschreiten des erwarteten bzw. zuvor über den Puls in erster Näherung gemessenen systolischen Blutdrucks um ca. 30 mmHg einen ausreichenden und gleichzeitig **notwendigen Abstand** für die nachfolgende Messung dar, um einerseits den exakten Wert zu ermitteln und andererseits Fehlmessungen z.B. aufgrund einer etwaigen auskultatorischen Lücke (s. unten) zu vermeiden.

Gibt es Probleme bei der Messung, weil man z.B. versehentlich die Luftablassschraube zu weit geöffnet hat, sollte man die entwichene Luft nicht wieder hineinpumpen, sondern zunächst die gesamte Luft aus der Manschette herausströmen lassen, um erst nach einer kleinen **Pause** von **1–2 min** die Messung von vorn zu beginnen. Diese kleine Pause gilt grundsätzlich für Nachmessungen bzw. Kontrollen, damit sich das komprimierte Gewebe ausreichend regenerieren kann.

Nach dem Aufpumpen lässt man die **Luft** sehr **langsam** (etwa 2 bis **maximal 3 mmHg/Sekunde**) aus der Manschette **entweichen**. Gleichzeitig wird direkt distal der Manschette – am medialen Oberarm oder in der Ellenbeuge – mit dem Stethoskop über der **A. brachialis** bzw. **A. cubitalis auskultiert**. Das Ellbogengelenk sollte ganz leicht angebeugt sein, weil es in vollständiger Streckstellung zu kleinen Abweichungen kommt, und das **Stethoskop** mit ausreichendem **Druck** aufliegen, weil man andernfalls nichts hört. Dem Autor hat sich bewährt, für diesen Druck den Daumen zu verwenden, weil dabei die restlichen Finger dieser Hand über dem Ellenbogen des Patienten für einen angemessenen Gegendruck sorgen und gleichzeitig den Arm ruhigstellen können. Natürlich kann der Arm auch auf einer Tischplatte gelagert werden, soweit verfügbar.

Das erste Strömungsgeräusch entsteht in dem Augenblick, in dem die systolische Druckwelle gerade stark genug ist, den Gegendruck der Manschette teilweise zu überwinden und gewissermaßen unter ihr hindurch nach distal unter das Stethoskop zu wandern. Das Geräusch entspricht also einem **Stenosegeräusch**, hervorgerufen durch die Gefäßstenosierung der A. brachialis unter der Manschette. Ab diesem Zeitpunkt werden Klopfgeräusche im Rhythmus der ventrikulären Systolen vernehmbar. Die Geräusche werden als **Korotkow-Geräusche** bezeichnet. Der Vollständigkeit halber sei erwähnt, dass diese Geräusche je nach noch vorhandenem Kompressionsumfang der Oberarmarterie Lautstärke und Charakter leicht verändern.

Wird die Luft aus der Manschette immer weiter abgelassen, halten die Strömungsgeräusche so lange an, wie noch eine Gefäßkompression stattfindet. Kann die Druckwelle ungehindert in die Peripherie abfließen, hören sie auf. Es herrscht nun der Druck im Gefäß, der nach dem Abfließen des (halben) Schlagvolumens im arteriellen System verbleibt, also der Blutdruck der Diastole.

Da die Pulswellen auch dann noch und unabhängig von einer etwaigen Kompression der A. brachialis weiterlaufen, sind auch nach dem Erreichen des diastolischen Blutdrucks manchmal noch Geräusche zu vernehmen; jedoch erscheint der diastolische Blutdruck auch bei diesen Patienten als **Zäsur**, weil die Geräusche, sobald die Kompression der Arterie vollständig beendet ist, schlagartig deut-

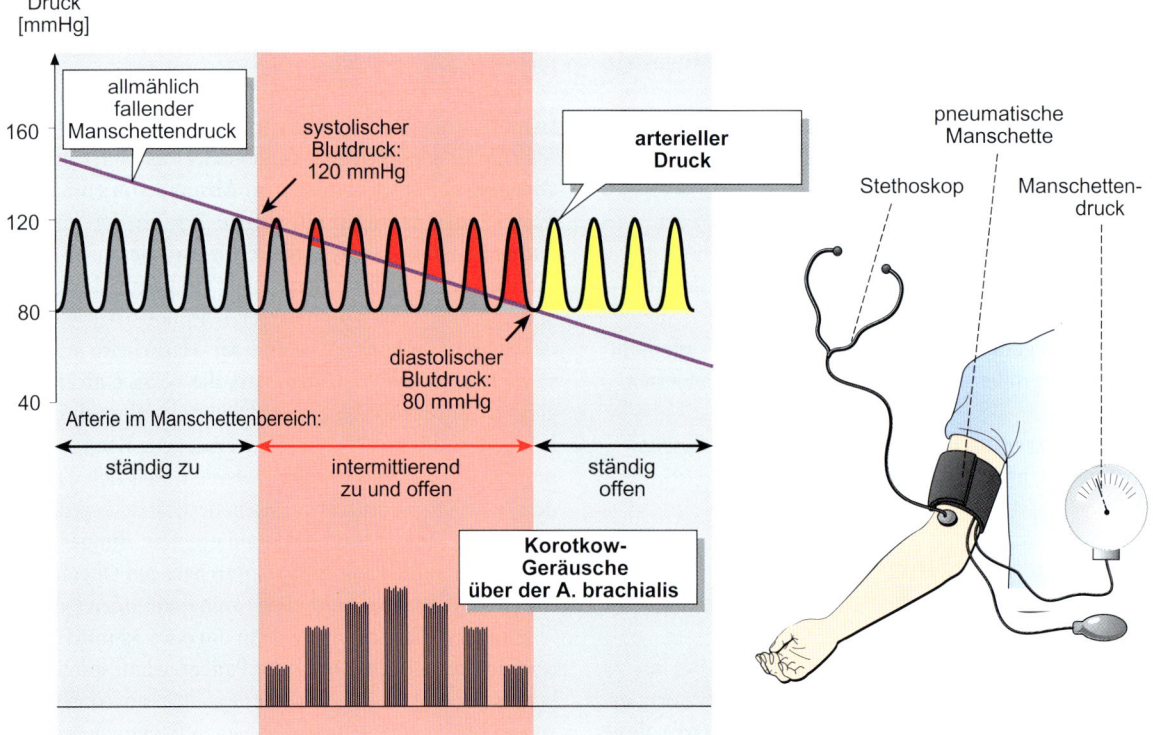

Abb. 3.4 Blutdruckmessung [L106]

lich leiser werden. Sie sind v.a. bei **großem Schlagvolumen** und gut erhaltenen **(elastischen) Gefäßen** zu vernehmen, u.a. bei einer Aortenklappeninsuffizienz, weil die druckbedingte Dehnung der A. brachialis/A. cubitalis dabei so umfangreich wird, dass sie vom Stethoskop erfasst werden kann. Der diastolische Blutdruck wird demnach in diesen Fällen durch den Augenblick des Leiserwerdens definiert.

Gewissermaßen als Gegenteil anhaltender Korotkow-Geräusche kann man die bei manchen Patienten auftretende **auskultatorische Lücke** ansehen, bei der die Geräusche **vorübergehend** und lediglich für ein sehr kurzes Intervall vollständig **verschwinden**, um dann wiederum in alter Frische zu erscheinen, als ob nichts gewesen wäre. Das glücklicherweise recht seltene Phänomen ist nicht genau definiert. Unterschiedliche Modellvorstellungen sind widersprüchlich. Meist erscheint die Lücke im Anschluss an die ersten, zunächst lauter werdenden Korotkow-Geräusche. Da das Phänomen überwiegend bei arterieller Hypertonie und relativ dicht unterhalb des ersten systolischen Geräuschs auftritt, kann man eventuell von wechselnden Füllungszuständen des Ventrikels ausgehen. Möglicherweise entstehen auch vorübergehende Interferenzen mit prall gefüllten Armvenen (V. basilica?), weil die Lücke besonders häufig dann erscheint, wenn die Manschette längere Zeit unter Druck stand. Jedenfalls stellt diese mögliche Lücke das gewichtigste Argument dafür dar, die Manschette zunächst deutlich über den palpatorisch erfassten systolischen Druck aufzupumpen, denn erwischt man bei unzureichendem Aufpumpen ausgerechnet diese Lücke und definiert die danach auftretenden Geräusche als systolischen Druck, wird derselbe zu tief angenommen.

> **MERKE**
> Der Druck, der am Manometer der Manschette beim ersten hörbaren Ton abzulesen ist, entspricht dem **systolischen Blutdruck**. Derjenige, bei dem die Geräusche vollständig verschwinden oder doch sehr deutlich leiser werden, entspricht dem **diastolischen Blutdruck**.

Größe der Blutdruckmanschette

Manschettenlänge und -breite sind genormt (> Tab. 3.1). Dies ist für die Breite deshalb von Bedeutung, weil dieselbe die Gesamtlänge der Gefäßkompression vorgibt, die ihrerseits an einer möglichst genauen Übereinstimmung mit dem tatsächlichen, also blutig gemessenen Druck ausgerichtet ist.

Der Oberarmumfang eines normalgewichtigen Erwachsenen bewegt sich zwischen 24 und 32 cm. Darauf abgestimmt ist die **übliche Manschettenbreite von 12 cm**, verbunden mit einer Gesamtlänge der reinen Kompressionsstrecke, die in etwa dem Doppelten der Breite entspricht (24 cm) und in Verbindung mit einer zusätzlichen Reserve ein ausreichendes Überlappen ihrer Enden gestattet. Oberarme, die entweder überaus adipös oder, bei einem Sportler, entsprechend muskulös sind, weisen häufig einen Umfang zwischen 33 und 41 cm auf, nur sehr selten nochmals darüber hinaus. Manschetten für solch kräftige Oberarme weisen in der Breite **15 cm** auf, verbunden mit entsprechender Länge. Für darüber hinaus reichende Extreme (> 41 cm) sind ebenfalls Manschetten er-

Tab. 3.1 Übliche Manschettenbreiten

	Oberarmumfang	Manschettenbreite
Kleinkind		5 cm
Kind		8 cm
Jugendlicher; sehr schlanker Erwachsener	maximal 24 cm	10 cm
Üblicher Erwachsener	24–32 cm	**12 cm** (geeignet auch für die Messung am distalen **Unterschenkel**)
Adipöser/kräftiger Erwachsener	33–41 cm	15 cm
Extrem massige Oberarme	> 41 cm	18 cm (geeignet auch für Messungen am **Oberschenkel**)

hältlich. Diese Manschetten mit einer Breite von **18 cm** sind zusätzlich für die Blutdruckmessung an einem **Oberschenkel** üblicher Breite geeignet.

> **HINWEIS PRÜFUNG**
> Diese Maße sind nicht prüfungsrelevant. Lediglich die **übliche Breite von 12 cm** der meist einzig vorhandenen Blutdruckmanschette sollte man sich vorsichtshalber merken.

Vermeidbare Fehler

Zunächst ist daran zu denken, dass der aktuelle Blutdruck eines Patienten von seinen körperlichen und geistigen Aktivitäten abhängt. Nach längerem Liegen und erst recht bei anhaltender Bettlägerigkeit nimmt er deutlich ab, bei Belastungen steigt er analog zu den abverlangten Leistungen an. Bezogen werden die genormten Blutdruckwerte auf mobile Personen, die sich zum Untersuchungszeitpunkt in **körperlicher Ruhe** befinden. Um also korrekte und vergleichbare Werte zu erhalten, sollte sich der Patient aus seinem Alltag heraus vor der Messung auf einem bequemen Stuhl mindestens **5–10 Minuten ausgeruht** haben. Bei bisher unbekannten Patienten könnte es sich zusätzlich anbieten, Anamnese und anderweitige Untersuchungen vorzuziehen, um zunächst die alltäglichen Erwartungshaltungen und Ängste soweit wie möglich abzubauen.

Wichtig ist, dass sich die **A. brachialis**, über der die Manschette liegt, in etwa auf **Herzhöhe** befindet. Wird der Arm nach unten gehalten, ist der gemessene Druck höher, da sich zum Blutdruck nun noch die Auswirkung der Schwerkraft dazuaddiert. Entsprechend wird er zu tief gemessen, wenn sich der Oberarm deutlich oberhalb des Herzniveaus befindet. Bedeutung hat dies v.a. bei Patienten-Eigenmessungen am Handgelenk. Desgleichen ist bei einer Messung am Bein im Bereich der A. femoralis darauf zu achten, dass der Patient liegt und sich sein Bein dadurch wiederum etwa auf Herzhöhe befindet. Beim stehenden Patienten ist der Blutdruck am Oberschenkel **30–40 mmHg höher** als am Oberarm, woran sich der Einfluss der Schwerkraft gut ablesen lässt. Erstaunlich ist dies dennoch, weil die beiden Messpunkte weniger als 1 m auseinander liegen.

Was man aber bei dieser Gelegenheit im Hinblick auf die druckabhängigen arteriosklerotischen Veränderungen ableiten kann, ist deren zeitlich bevorzugtes Entstehen an den Arterien des Beins.

Sehr wichtig ist das **langsame Ablassen** der Luft aus der Manschette, was man gut an einem überzogenen Beispiel erkennen kann: Bei einem Patienten mit einer extremen Bradykardie von 40/min (evtl. als Rhythmus des AV-Knotens) dauert es deutlich länger als 1 Sekunde, bis die jeweils nächste Pulswelle anrollt. Ist man mit dem Luftablassen zu schnell, verpasst man mit einiger Sicherheit den genauen Punkt, an dem das Schlagvolumen gerade eben den Manschettendruck überschreitet, und misst stattdessen den systolischen Druck erst 1½ Sekunden später, wo der nun abgelesene Druck bereits um vielleicht 10 oder 15 mmHg tiefer liegt. Man sollte also bei einer üblichen Pulsfrequenz zwischen 60 und 80 Schlägen/min **höchstens 3 mmHg/s** aus der Manschette ablassen, um mit einer maximalen Abweichung von ≤ 5 mmHg zu messen. Bei einer ausgeprägten Bradykardie wären 3 mmHg/Pulsschlag anzustreben. Die Ablassgeschwindigkeit muss man so lange üben, bis sie zur Routine geworden ist, denn auch ein zu langsames Ablassen der Luft mit eventuell stehender Blutsäule ist im Sinne der Genauigkeit kontraproduktiv.

HINWEIS DES AUTORS

Ärzte kennen diese Zusammenhänge selbstverständlich. Ungeachtet dessen dürfte es einem aufmerksamen Patienten schwer fallen, auch nur einen einzigen routinierten Arzt zu finden, der sich daran hält! Diese Behauptung ist nicht ehrenrührig, sie entspricht schlicht dem medizinischen Alltag und sollte als Aufforderung verstanden werden, es selbst ein wenig genauer zu nehmen anstatt dem Zeitdruck nachzugeben.

Eine **zu schmale** oder **zu breite Manschette** führt zu Fehlmessungen, weil der Druck, der **effektiv** auf die in der Tiefe liegende A. brachialis einwirkt, von der **Masse** an **dazwischenliegendem Gewebe** in Relation zur **Länge der Kompressionsstrecke** abhängt. Dieser effektive Druck muss demnach bei identischer Gewebedicke mit der Gesamtstrecke an Kompression zunehmen und bei verkürzter Gesamtstrecke abnehmen. Andersherum führt bei gleich bleibender Kompressionsstrecke zusätzliches Gewebe zwischen Manschette und Arterie zu einem abnehmenden Druck, der effektiv für die Kompression der Arterie übrig bleibt.

Legt man z.B. einem Kind oder auch übermäßig schlanken Erwachsenen eine übliche, 12 cm breite Erwachsenenmanschette um den Oberarm, führt die relativ kräftige, weil zu langstreckige Kompression der A. brachialis dazu, dass das Gefäß erst später aufgeht, also auch erst unterhalb des eigentlichen systolischen Werts die ersten Geräusche gehört werden. Eine zu **schmale Manschette** um den kräftigen Oberarm eines Adipösen oder Sportlers erzeugt dagegen hörbare Geräusche oberhalb des eigentlichen Wertes. Man misst den Blutdruck dann scheinbar **erhöht**. Dasselbe gilt für die Messung am Bein. Es bietet sich also an, in der eigenen Praxis neben der genormten Manschette mit einer Breite von 12 cm zusätzlich eine breitere sowie eventuell eine schmale Kindermanschette bereitzuhalten.

MERKE

Eine **relativ** zum Oberarmumfang **zu breite Manschette** komprimiert die A. brachialis auch dann noch, wenn der eigentliche systolische Druck bereits erreicht ist. Der erste Korotkow-Ton wird dadurch erst hörbar, wenn der Manschettendruck unter den korrekten Druck des Patienten abgefallen ist. Damit wird der systolische Blutdruck des Patienten fälschlich **zu tief** gemessen.

Eine übliche Manschette mit 12 cm Breite um den kräftigen Oberarm eines Sportlers verursacht auf das verdickte Gewebe über der A. brachialis eine insgesamt zu geringe Kompression. Der systolische Druck im Gefäß des Patienten überwindet diesen verminderten Gegendruck deshalb bereits vor dem tatsächlichen Wert. Der Druck wird deshalb immer dann, wenn die Manschette **relativ zu schmal** ist, fälschlich **zu hoch** gemessen.

Vergleichbar mit der Situation einer in Relation zum Gewebe zu schmalen oder zu breiten Manschette entstehen auch bei einer **zu locker** herumgewickelten Manschette Fehlmessungen: Die zunächst hineingepumpte Luft bewirkt lediglich, dass das Gewebe nun der Haut anliegt, ohne jedoch eine Kompression zu erzeugen. Am Manometer ist allerdings bereits ein Druck von z.B. 20 mmHg abzulesen, zu dem sich dann der eigentliche Druck des Patienten dazuaddiert. Der angezeigte Gesamtdruck liegt oberhalb des wirksamen Drucks. Damit würden die beiden Blutdruckwerte des Patienten in diesem Beispiel um 20 mmHg **zu hoch** „gemessen" bzw. angenommen. Daraus folgt, dass die Blutdruckmanschette **gleichmäßig** und **eng anliegend** herumgewickelt werden sollte, allerdings **ohne** bereits **Druck aufzubauen**.

Bei manchen Patienten ist das auskultierbare Strömungsgeräusch dermaßen **leise** (z.B. bei sehr adipösen Armen), dass man keine zuverlässige Messung erhalten kann. Dies gilt auch für Messungen in **lauter Umgebung**. In diesen Fällen lässt sich wenigstens der **systolische Wert** exakt ermitteln, indem man statt des Stethoskops auf der A. brachialis bzw. A. cubitalis die Finger auf die **A. radialis** legt und beim Luftablassen aus der Manschette den Wert bestimmt, an dem erstmals ein **Puls** zu tasten ist.

Zusammenfassung

Vermeidbare Fehler

- fehlende Ruhephase des Patienten vor der Messung, direkt vorausgehender Kaffeekonsum oder Zigarettenrauchen, emotionale Belastung (z.B. „Weißkittelhochdruck")
- einschnürende Kleidung am Oberarm
- Bei der Erstmessung wird nur auf einer Seite gemessen.
- Lokalisation der Druckmessung befindet sich nicht auf Herzhöhe.
- Manschettenbreite passt nicht zum Gewebedurchmesser.
- Manschette wird nicht gleichmäßig und eng anliegend, sondern entweder zu locker oder bereits einengend angelegt.
- Manschette beim Anlegen nicht vollständig luftleer
- kein Abstand zwischen unterem Manschettenrand und Ellenbeuge
- keine Pulskontrolle beim Aufpumpen, Manschettendruck deshalb zu knapp oder viel zu weit oberhalb des systolischen Werts
- zu schnelles Ablassen der Luft

Messung am Bein

Die Messung am Bein ist obligatorisch bei Erkrankungen, bei denen deutliche Unterschiede zum Arm zu erwarten sind wie z.B. bei einer Isthmusstenose, einem offenen Ductus Botalli oder einer Claudicatio intermittens. Allerdings hätte sie auch grundsätzlich und routinemäßig v.a. bei älteren Patienten größte Bedeutung: Eine beginnende AVK, z.B. beim Diabetiker, bei Hypertonie oder beim rauchenden Patienten lässt sich mit einer gewissen Zuverlässigkeit bereits als **pAVK** am Bein messen, lange **bevor kardiale** oder **lokale Symptome entstanden** sind. Dabei gilt ein einfacher Bezug: Misst man am liegenden Patienten den Blutdruck sowohl am Oberarm als auch am Unterschenkel, sollte der systolische Druck am Bein idealerweise um eine Nuance (ca. 10 mmHg) **höher** sein als der Druck am Oberarm. Der **Quotient** aus Blutdruck/Bein zu Blutdruck/Arm beträgt also **mindestens 1,0**. Liegt der Quotient **unterhalb 0,9** und ist damit der Druck am Bein abgeschwächt, stellt dies einen deutlichen **Hinweis** auf eine beginnende **periphere Verschlusskrankheit** dar. Sehr viel entscheidender ist jedoch eine weitere Konsequenz: Auch ohne die geringsten Symptome bei den Betroffenen kommt es bei einem beachtlichen Anteil dieser Patienten innerhalb weniger Jahre zu kardialen Symptomen wie v.a. einer **KHK**. Damit stellt die zusätzliche Druckmessung am Bein eine wertvolle **prophylaktische Maßnahme** dar, die bei pathologischem Ergebnis weitere Untersuchungen und eine angemessen Beratung und Therapie veranlassen sollte.

Gemessen wird **direkt oberhalb der Knöchel**, weil man hierfür die übliche Manschette benutzen kann und weil der Druck am Unterschenkel des liegenden Patienten dem Druck am Oberarm des sitzenden Patienten nahekommt (s. oben). Bestimmt wird über die **Palpation** der **Fußpulse** der **systolische** Druck. Eine auskultatorische Bestimmung beider Blutdrücke ist an den dünnen Arterien des Fußes in aller Regel nicht möglich. Dies gilt entsprechend für die Messung am **Oberschenkel**, weil die A. poplitea nicht gut zu auskultieren ist. Man sollte es trotzdem versuchen, denn manchmal gelingt es doch. Dabei wären dann systolisch etwa 20 mmHg höhere Werte zu erwarten als am Arm.

Für die Druckmessung am Bein werden alternativ auch **oszillometrisch** messende **Automaten** verwendet, die dann beide Blutdrücke auf ihrem Display anzeigen. Mit dem Doppler-Ultraschall lässt sich der systolische Druck bestimmen.

Messgeräte

Standard über viele Jahrzehnte waren mobile oder stationäre, in der Praxis eingesetzte Geräte, die das flüssige Metall **Quecksilber** (**Hg** für Hydrargyrum) verwendeten. Die unverändert gültige Angabe von Drücken in mmHg (= mm Quecksilbersäule) beruht darauf. Diese Geräte maßen exakt und so konstant, dass sie praktisch nicht geeicht zu werden brauchten. Außerdem waren sie preiswert. Es spricht auch heutzutage nichts dagegen, sich als **stationäres Gerät** für den Schreibtisch ein entsprechend stabiles Quecksilbermessgerät anzuschaffen. Diese professionellen Geräte unterliegen auch nicht dem für das breite Publikum geltenden Quecksilberverbot.

Aufgrund der Toxizität von Quecksilber einschließlich Übergehens in die Atemluft nach Freisetzung hat dieses Metall bei mobilen Geräten einschließlich Fieberthermometern, die leicht zu Bruch gehen können, schon lange ausgedient. Am weitesten verbreitet und üblich sowohl bei professionellen Blutdruckmessgeräten als auch solchen, die an Oberarm oder Handgelenk für die häusliche Selbstmessung verwendet werden, sind Geräte, die **oszillometrisch** messen. Dabei werden von Automaten die druckabhängigen **Schwingungen der Gefäßwand** erfasst, ausgewertet und dem systolischen bzw. diastolischen Blutdruck zugeordnet. Ein zusätzlicher Vorteil besteht gegenüber der manuellen Methode darin, dass die Pulsfrequenz parallel aufgezeichnet und zusätzlich eine Rhythmusanalyse durchgeführt wird. Alle automatisierten, selbstständig messenden Geräte, die für Oberarm oder Handgelenk auf dem Markt sind, messen nach diesem oszillometrischen Prinzip. Die Oberarmgeräte scheinen nach vorherrschender Meinung eine höhere Genauigkeit aufzuweisen, doch messen laut verschiedener Vergleiche der Stiftung Warentest auch die Handgelenkgeräte für die häusliche Selbstmessung überwiegend mit sehr geringen Abweichungen. Wenn man ganz sicher gehen möchte, kann man sich an der **Liste** der Geräte orientieren, die von der **Deutschen Hochdruckliga** mit positivem Ergebnis geprüft wurden.

> **MERKE**
> Die professionellen, oszillometrisch messenden Geräte für den medizinischen Einsatz z.B. in der Praxis müssen im **2-Jahres-Rhythmus** neu **geeicht** werden. Dies gilt auch für die **mechanisch** messenden, sog. **Aneroid-Messgeräte**, die mit rundlicher Skala und Zeiger versehen über einen Schlauch mit der Luftkammer der Blutdruckmanschetten verbunden sind. Ihre Mechanik ist störanfällig, wodurch eine regelmäßige, spätestens 2-jährliche Überprüfung erforderlich ist.

3.4.3 Blutdruckwerte

Für Erwachsene gilt:
- **Normalwert** (pauschaliert): **maximal 139/89 mmHg**
  - optimal: < 120/80 mmHg
  - normal: < 130/85 mmHg
  - hoch normal: < 140/90 mmHg
- **leichte Hypertonie:** systolische Werte zwischen 140 und 159 mmHg sowie diastolische zwischen 90 und 99 mmHg
- **mittelschwere Hypertonie:** ab RR 160/100 mmHg
- **schwere Hypertonie:** ab RR 180/110 mmHg

Für die Zuordnung des Blutdrucks zu einer bestimmten Kategorie müssen nicht beide Werte dem Kriterium entsprechen. Ein erhöhter systolischer **oder** diastolischer Druck definiert bereits die Hypertonie. Natürlich kann man dies auch genauer bezeichnen und von einer **systolischen** bzw. **diastolischen** Hypertonie sprechen, sofern nur ein Wert die Voraussetzungen erfüllt.

Die Grenzwerte haben sich im Verlauf der Jahre verändert und mehr nach unten, zu niedrigeren Werten hin orientiert, weil man gelernt hat, den Bezug zu möglichen Folgen wie KHK und Schlaganfall genauer herzustellen. Auch der Begriff der *Grenzwerthypertonie* (*Borderline-Hypertonie*) für systolische Werte, die heute bereits als eindeutig hyperton eingeordnet werden, gilt deshalb als obsolet (veraltet) und wird **nicht mehr verwendet**.

Angefügt sei, dass nach einer Empfehlung der WHO inzwischen als Obergrenze eines normalen Blutdrucks 135/85 mmHg angegeben werden, wobei allerdings für Deutschland die bisherigen Werte, definiert von der Deutschen Hochdruckliga, immer noch Gültigkeit besitzen. Andererseits besteht Übereinstimmung darin, **139/89 mmHg** als **Obergrenze** eines „noch normalen" (= **hochnormalen**) Drucks beim **Therapeuten** und **135/85 mmHg** als **Obergrenze** der häuslichen **Selbstmessung** zu verwenden. Dabei sollte der Begriff der Obergrenze gut beachtet werden, denn der anzustrebende **Zielblutdruck** (→ normal, optimal) liegt nochmals deutlich darunter (s. oben).

Als **maligne Hypertonie** bezeichnet man einen Blutdruck, der sich **diastolisch** ständig **oberhalb 120 mmHg** befindet. Maligne (bösartig) deswegen, weil er unbehandelt innerhalb weniger Jahre zum Tod führt. Weitere Definitionen werden bei der Hypertonie (➤ Kap. 5.3.3) besprochen.

Das **Lebensalter** modifiziert die **Interpretation** des gemessenen Blutdrucks, wobei aber die oben angegebenen Grenzwerte definitionsgemäß in jedem Lebensalter Gültigkeit besitzen. Nach der Heilpraktikerprüfung wird man allerdings einem 80-Jährigen mit einem Blutdruck von 145/85 mmHg zu seinem wunderbaren Blutdruck gratulieren, anstatt ihm eine Hypertonie anzudichten. Man macht also den **optimalen Blutdruck** auch und besonders vom **Lebensalter** abhängig. Im jungen Erwachsenenalter darf man im Idealfall etwa RR 120/75 mmHg erwarten, bei **Patientinnen** eher nochmals wenig bis deutlich **darunter**, während man im mittleren Lebensabschnitt mit RR 130/85 hochzufrieden wäre, sofern nicht bereits Risikofaktoren bestehen. Dagegen würde man RR 130/80 ungeachtet aller Definitionen bei einem 20-Jährigen als **„gefühlte Hypertonie"** betrachten, engmaschige Kontrollen einschließlich einer 24-Stunden-Blutdruckmessung anschließen, um schließlich, sofern sich der Wert erhärtet, eine zunächst ambulante, bei Erfolglosigkeit stationäre Abklärung in einer kompetenten Einrichtung anzustreben.

Durchschnittswerte des Blutdrucks in Abhängigkeit vom Lebensalter zeigt ➤ Tab. 3.2.

Wichtig ist, dass eine **allererste Messung** wenig bis **keine Aussagekraft** besitzt. Eine gewisse Nervosität, Ängste oder Erwartungshaltungen vermögen große Abweichungen nach oben zu verursachen. Erst wenn **wiederholte Kontrollen**, bei besonders ängstlichen Patienten evtl. sogar häusliche Selbstmessungen, einen erhöhten Blutdruck bestätigen, darf man von einer Hypertonie sprechen und weitere Abklärungen sowie eine Therapie veranlassen.

Tab. 3.2 Durchschnittliche Blutdruckwerte im Abhängigkeit vom Lebensalter

Alter	Systolischer Blutdruck [mmHg]	Diastolischer Blutdruck [mmHg]
Geburt	60–70	40
bis 10 Jahre	105	70
10–30 Jahre	120	75
30–40 Jahre	130	85
40–60 Jahre	140	90
über 60 Jahre	145	90

> **MERKE**
> Nach der derzeit gültigen Definition muss man an zumindest **zwei** verschiedenen Terminen **insgesamt** mindestens 3-mal einen erhöhten Blutdruck gemessen haben, bevor die Diagnose einer Hypertonie gestellt werden darf.

Man sollte niemals vergessen, bei der **ersten** Blutdruckmessung an **beiden Oberarmen**, evtl. (jedenfalls bei älteren Patienten) zusätzlich am Bein zu messen, um Differenzen und weitere Pathologika nicht zu übersehen. Diese können durch Gefäßstenosen oder andere Anomalien verursacht sein. Ist auch nach wiederholten Messungen eine geringe Differenz der beidseitigen Blutdruckhöhe zu beobachten, wird für künftige Messungen die **Seite des höheren Drucks** gewählt.

Seitendifferenzen von mehr als 10 mmHg findet man angeblich bei **6 % der Patienten**, weit überwiegend ohne fassbare Pathologika bei der sich anschließenden Abklärung. **Ursächlich** hierfür dürfte die **Definition** von 3 Messungen an 2 verschiedenen Terminen sein, in Verbindung mit der üblichen, äußerst knapp bemessenen Zeit, die den Ärzten im Praxisalltag zur Verfügung steht. Es lässt sich nämlich immer dann, wenn man sich wenigstens beim neuen Patienten jenseits der unsinnigen Vorgabe ausreichend Zeit nimmt, eine einfache Gesetzmäßigkeit herstellen:

Ein neuer Patient kommt grundsätzlich mit gewissen Ängsten, die nach 10 min körperlicher Ruhe im Wartezimmer nicht einfach verschwinden. Der zunächst gemessene Blutdruck ist daher beinahe **ausnahmslos zu hoch**. Abhängig vom Verhalten des Therapeuten darf er dann bereits bei der Kontrollmessung auf der Gegenseite ein Stück abfallen, sozusagen auf dem Weg zum korrekten Blutdruck dieses Patienten, um bei der nachfolgenden Messung an der eingangs gewählten Seite nochmals tiefer zu imponieren. Sofern man sich also angewöhnt, im Rahmen eines ruhigen, erklärenden, durchaus bereits anamnestischen Gesprächs mit dem neuen Patienten, im Abstand jeweils weniger Minuten die Messungen **mehrmals (!) zu wiederholen**, kommt man unweigerlich an den Punkt, an dem die erhaltenen Werte nun einerseits stabil und deutlich niedriger sind als zu Beginn, und andererseits die anfängliche **Seitendifferenz nicht mehr besteht**. Die scheinbar verlorene Zeit von 10 oder 20 Minuten sollte man eher als **Gewinn** betrachten, weil sie Auswirkungen auf die künftige Arzt-Patienten-Beziehung hat und den relativ häufigen „Weißkittelhochdruck" zu einem eher seltenen Ereignis werden lässt.

In den **überaus seltenen** Fällen **anhaltender** Seitendifferenzen hat man selbstverständlich auf die Suche zu gehen. In Frage kommen v.a. Stenosen der A. subclavia (auch knöchern durch Halsrippe oder Klavikula verursacht), Stenosen des Aortenbogens einschließlich Isthmusstenose oder eine Aortendissektion.

HINWEIS DES AUTORS
Erstmalige Druckmessungen bei neuen Patienten unterliegen, wenn sie zum Ziel führen sollen, weit überwiegend dem obigen, selbstverständlich auch abänderbaren Schema. Die auf die **beidseitigen** Druckmessungen meist folgenden **Patientenfragen** nebst Erklärung, sofern dies nicht bereits begleitend erfolgte, zeigen sehr häufig ein gewisses Erstaunen darüber, dass dies zuvor so noch niemals durchgeführt wurde. Selbst ältere Patienten können sich in aller Regel nicht daran erinnern, jemals beidseits gemessen worden zu sein. Aus der Sicht des Autors wirft es kein übermäßig gutes Licht auf den medizinischen Alltag, wenn eine beidseitige Blutdruckmessung Verwunderung hervorruft. Darüber hinaus erzeugt dies

auch leise Zweifel an den offiziell deklarierten Blutdrücken in der Bevölkerung, verstärkt durch die unglaublich **sinnlose Vorgabe** einer insgesamt lediglich **3-maligen Blutdruckmessung** an 2 Terminen. Was genau möchte man daraus ableiten?

Bei unklaren oder wechselnden Blutdrücken bzw. auffallenden Diskrepanzen zwischen den Werten, die in der Praxis und bei Selbstmessungen erhalten werden, wird man das Patientengerät abgleichen bzw. die Technik der Druckmessung kontrollieren. Häufig bietet sich bei Unklarheiten auch eine **24-Stunden-Blutdruckmessung** an – beispielsweise, um bei einem Diabetiker, einer Niereninsuffizienz oder einem Patienten mit Schlafapnoe-Syndrom zu erkennen, ob die **nächtliche Absenkung** des Blutdrucks noch intakt ist. Bei einem Tagesmittelwert von RR 135/85 würde man bei fehlenden Besonderheiten einen nächtlichen Blutdruckabfall auf etwa RR 120/70 erwarten. Auch der Puls verlangsamt sich.

Oder es wird mittels der Langzeitmessung eine Therapieoptimierung bei schwer einstellbaren Hypertonie-Patienten angestrebt. Sporadische Blutdruck-Entgleisungen z.B. bei Hyperthyreose oder einem Phäochromozytom sind auf andere Weise ohnehin kaum zu erkennen. Dies gilt auch für die paroxysmale Tachykardie, die oftmals nur während längerer Ruhephasen erscheint, weil die zugrunde liegende Blockade erst darunter ihre Auswirkungen zum Vorschein bringt (> Fach Chirotherapie).

3.4.4 Ursachen der beiden Blutdrücke

Systolischer Blutdruck

Die Höhe des systolischen und des diastolischen Blutdrucks hat unterschiedliche Ursachen.

Der systolische Blutdruck ist abhängig von der erzeugten Druckwelle des linken Ventrikels, also vom ausgeworfenen **Volumen** und dem vom Ventrikel erzeugten **Druck**. Ein Schlagvolumen von 100 ml erzeugt einen höheren Druck als eines von 80 ml. Ebenfalls von Bedeutung ist, ob ein definiertes Schlagvolumen als Bolus, also auf einmal, oder aber zögerlich als abgeflachte Welle in den Arterien ankommt, wie dies bei einer Aortenstenose oder fortgeschrittenen Linksherzinsuffizienz der Fall ist. Dagegen spielt es in dem Augenblick, wo der Bolus durch die großen Gefäße strömt und den Druck der Systole verursacht, noch keine Rolle, wie es dieser Druckwelle später in den Widerstandsgefäßen ergehen wird, ob sie also schnell oder eher langsam abzufließen vermag. Dies bedeutet zusammengefasst, dass die Höhe des systolischen Blutdrucks ganz alleine von der **Größe des Schlagvolumens** und von der **Kraft des Ventrikels** abhängt, mit der er dieses Volumen austreibt.

Daraus geht hervor, dass alle Faktoren, die die Gesamtmenge des Blutes erhöhen (Adipositas, hormonelle Faktoren, übermäßig salzhaltige Kost, Spitzensport) und dadurch gleichzeitig auch das **Schlagvolumen vergrößern**, den **systolischen Blutdruck anheben** müssen. Denselben (vorübergehenden) Einfluss auf den systolischen Blutdruck hat der **Sympathikus**, der nicht nur mit seiner positiv inotropen Wirkung diesen Druck erhöht, sondern durch Verengung der venösen Kapazitätsgefäße gleichzeitig Zusatzvolumen für den linken Ventrikel bereitstellt. Neben dem Sympathikus besitzen auch **Medikamente** wie Digitalis eine positiv inotrope Wirkung und erhöhen damit den systolischen Blutdruck.

Der **Zustand des Windkessels** erhält erst dann eine zusätzliche Bedeutung, wenn er wie z.B. bei der Aortensklerose mehr oder weniger abhanden gekommen ist. In diesem Fall erhöht sich das „wirksame" Schlagvolumen um den Anteil, der in den unelastisch gewordenen Arterien nicht mehr versacken kann und sich nun stattdessen zum üblichen halben Schlagvolumen dazu addiert. Dementsprechend muss sich der systolische Blutdruck erhöhen (**Windkesselhochdruck**).

Diastolischer Blutdruck

Der diastolische Druck hingegen wird maßgeblich bestimmt durch den **Widerstand** in der **Peripherie**. Am besten nachzuvollziehen ist dies, wenn man ein fiktives und völlig überzogenes Beispiel betrachtet: Angenommen, man würde sämtliche Arteriolen der Peripherie wegschneiden, müsste die Druckwelle der Systole am Gefäßende aus den entstandenen Löchern schlicht hinausfallen. Was aber hinausgefallen ist, kann in den Gefäßen davor keinen Druck mehr verursachen. Der diastolische Blutdruck müsste sich auf null reduzieren, der Blutdruck würde z.B. mit RR 110/0 mmHg gemessen. Würde man aber in einem anderen Fall sämtliche Arteriolen zubinden, und würde man die Reibung in den Blutgefäßen hierbei vernachlässigen, könnte kein Tropfen mehr in den venösen Schenkel abströmen. Was aber nicht abströmt, muss in die arteriellen Gefäße zurückstauen und Druck verursachen. Der gemessene Blutdruck läge z.B. bei RR 110/110 mmHg.

Die Beispiele zeigen in ihrer Übertreibung ziemlich genau, dass der diastolische Druck im Wesentlichen alleine vom **Zustand der Arteriolen** abhängt. Deren Engstellung muss den diastolischen Blutdruck erhöhen, eine Weitstellung erniedrigen. Zusätzlich ist Folgendes zu bedenken: Bei einem mit Wasser gefüllten, an beiden Enden verschlossenen Schlauch spielt es keine Rolle, wo man ein Loch hineinschneidet, um zu erreichen, dass das Wasser hinausläuft und der Binnendruck entsprechend absinkt. Das Hinauslaufen an **irgendeiner** Stelle senkt den Druck immer im **gesamten Schlauch**. Ebenso ist die arterielle Hochdruckseite als Einheit aufzufassen. Ob das Loch hinten entsteht (weit gestellte Arteriolen) oder ganz am Anfang (Aorteninsuffizienz) oder irgendwo dazwischen (Ductus Botalli apertus), hat keine Bedeutung. Immer muss durch den zusätzlichen „Blutverlust" der diastolische Blutdruck sinken. Bei der Hyperthyreose befindet sich das „Loch" in den Gefäßen der Haut, die sperrangelweit offen stehen, um die Überwärmung des Körpers nach außen abzuleiten. Dasselbe Prinzip gilt für die Sauna oder jede anderweitige Überwärmung: Der diastolische Druck muss sinken.

Bei der Aorteninsuffizienz, dem Ductus Botalli apertus, der Hyperthyreose oder weit gestellten Arteriolen ist zu bedenken, dass das „Loch", das in der Diastole den Druck absinken lässt, **für die Systole keine Bedeutung hat**. Die Frage, ob die Aortenklappe während der Diastole schließen wird, hat in der Systole keine Bedeutung, denn hier ist sie in jedem Fall offen. Die Zunahme des Blutvolumens und damit des Schlagvolumens wird also ganz ungeachtet dessen, was anschließend passiert, den systolischen Druck erhöhen.

EXKURS

Im Zusammenhang gilt es zweierlei zu beachten:
1. Die Herzfrequenz hat Auswirkungen auf das Herzzeitvolumen, nicht jedoch auf die Höhe des systolischen Blutdrucks. Wenn der Sympathikus den systolischen Blutdruck erhöht, bewirkt er dies durch seine positiv inotrope Wirkung auf das Myokard und über die Rekrutierung von Zusatzvolumen aus den venösen Kapazitätsgefäßen, bei anhaltender Aktivierung zusätzlich durch Mitnahme des RAAS. Dagegen befördert ein Ventrikel mit 120 Systolen/min zwar gegenüber einem Ventrikel mit 60 Systolen/min die doppelte Menge an Blut, doch bleibt der systolische Druck unverändert, solange sich die Größe des Schlagvolumens nicht verändert.
2. Wenn in der Diastole im Bereich der Kapillaren für den Austausch mit den Geweben weniger Blut zur Verfügung steht, weil sich ein Teil davon durch eine insuffiziente Aortenklappe, durch vermehrten Abfluss in die Haut oder eine Kurzschlussverbindung im Aortenbogen verabschiedet hat, bedeutet dies einen Mangel an Volumen und damit auch an Druck, der im gesamten arteriellen System zurückbleibt. Die vordringlichste Funktion des Sympathikus besteht darin, bereits den geringsten Mangel an Blut, an Sauerstoff und Glukose zu bemerken und umgehend, im Verein mit dem RAAS, so lange gegenzusteuern, bis der Mangelzustand behoben ist. Ein jeder anhaltende Blutverlust, jede Anämie oder Hypoglykämie wird deswegen das gesamte Blutvolumen so lange und so weit erhöhen, bis die Versorgung der Peripherie ausreichend geworden ist. Dies bedeutet, dass Schlagvolumen und systolischer Blutdruck in etwa im selben Umfang zunehmen werden, wie es dem diastolischen Verlust entspricht. Die unabdingbare Folge besteht in einer **großen Blutdruckamplitude** (Differenz zwischen systolischem und diastolischem Blutdruck).

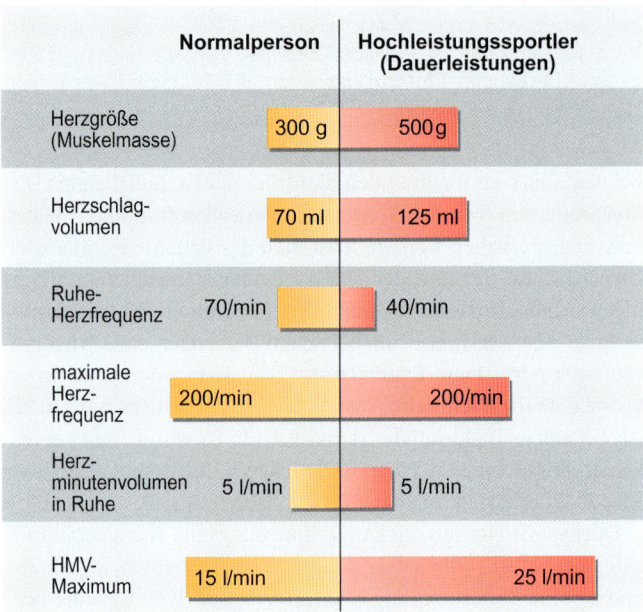

Abb. 3.5 Reserven des Hochleistungssportlers [L106]

Pathologische Konstellationen

Beim **Ductus Botalli apertus** besteht ein Loch, durch das bereits während der Systole Blut abströmt und demzufolge den Blutdruck vermindert. Da dieses Abströmen jedoch erst hinter den Gefäßen des Aortenbogens erfolgt, betrifft der systolische Blutdruckabfall lediglich den nachfolgenden Anteil von Aorta und Peripherie, nicht jedoch die Arme, wo zunächst der Blutdruck gemessen wird. Der systolische Bolus verursacht hier also den zugehörigen hohen Druck, während sich das Abströmen in der darauffolgenden Diastole auch auf den Blutdruck der Arme auswirken wird. Der Blutdruck liegt damit an den Armen z.B. bei RR 160/60, während an den Beinen z.B. RR 120/60 gemessen werden.

Der **Spitzensportler** besitzt eine zusätzliche Menge an Blut und deswegen auch ein vergrößertes Schlagvolumen. Der systolische Blutdruck ist erhöht. Gleichzeitig aber resultiert gerade deswegen (durch Reizung der Druckrezeptoren) in **körperlicher Ruhe** ein **Vagotonus**, was bedeutet, dass der Sympathikus weitgehend inaktiv ist und die Arteriolen entsprechend weit gestellt sind. Der diastolische Blutdruck ist erniedrigt. Weiter verstärkt wird diese Erniedrigung durch die Inaktivität des Sympathikus auch am Herzen, woraus eine Bradykardie resultiert. Diese verlängert die Diastolendauer, sodass zusätzliches Blut in den venösen Schenkel abfließen kann und nochmals weniger Druck zurückbleibt. Es resultiert dementsprechend die typische Konstellation aus erhöhtem systolischem Blutdruck bei **großer Blutdruckamplitude** und **verlangsamter Pulsfrequenz** – also z.B. RR 145/60 mmHg bei einem Puls von 44/min Weil diese Konstellation keine Differenzialdiagnose kennt, muss man seinen neuen Patienten gar nicht fragen, ob er Sport treibt, sondern gleich, welchen Sport er denn so intensiv betreibt. Das gilt natürlich nur für den Fall, dass man beim Zählen des Pulses nicht eingeschlafen ist. ➤ Abb. 3.5 gibt die Reserven, die ein Spitzensportler zur Verfügung hat, sehr zurückhaltend an. Man geht davon aus, dass im Extremfall ein Herzminutenvolumen (HMV) von bis zu 40 l/min möglich ist.

Dieselbe Augenblicksdiagnose erhält man letztendlich bei **jeder großen Blutdruckamplitude**. Ein Patient mit Hyperthyreose zeigt neben seiner Überwärmung eine Tachykardie, derjenige mit offenem Ductus Botalli oder Aorteninsuffizienz besitzt einen Puls im üblichen Rahmen, was sowohl die Hyperthyreose als auch die sportlichen Aktivitäten ausschließt.

Aus demselben Zusammenhang heraus kann man jedem überwiegend **diastolischen Hochdruck** die wahrscheinliche Ursache zuordnen. Es reduziert sich hierbei alles auf die Frage, ob die Arteriolenverengung sympathisch verursacht wurde (und evtl. zusätzlich durch Angiotensin II) oder ob der Sympathikus gar nicht beteiligt ist, weil dann nur noch mechanische Ursachen übrig bleiben (Arteriosklerose bzw. Arteriolosklerose). Die **Aktivität des Sympathikus** lässt sich problemlos an der **Pulsfrequenz** festmachen: Ein Patient mit RR 130/95 mmHg bei einem Puls von 68/min hat eine Arteriosklerose. Dagegen kann man einem Patienten mit RR 130/95 mmHg und einem Puls von 100/min gleich zum guten Zustand seiner Gefäße beglückwünschen, denn die diastolischen 95 mmHg sind alleine sympathisch bedingt. Dies wird im ➤ Fach Leitsymptome genauer besprochen.

Natürlich spielt auch bei der Höhe des diastolischen Blutdrucks der Windkessel eine Rolle, indem dann, wenn seine Wirkung abgenommen hat, die in der Diastole aus ihm nachfließende Blutmenge ebenfalls vermindert ist. Der im Gefäßsystem verbleibende Druck muss also in ähnlichem Maße abnehmen, wie der systolische Druck zugenommen hat. Das Merkmal des sog. **Windkesselhochdrucks** ist also eine große Blutdruckamplitude bei einer Pulsfrequenz im Normbereich. Dies bedeutet aber gleichzeitig, dass ohne eine derartige Konstellation davon auszugehen ist, dass der Windkessel ausreichend funktioniert. Insofern reduziert sich bei der Beurteilung des diastolischen Patientenblutdrucks in der Regel alles auf die Frage, ob der Sympathikus, ablesbar an der Herzfrequenz, aktiv ist, die Arteriolen also eng- oder weitgestellt sind, und ob evtl. eine zusätzliche Abflussmöglichkeit für das Blut der Diastole gegeben ist – bzw. systolisch eben, warum denn nun das Schlagvolumen erhöht ist.

Anpassung des diastolischen an den systolischen Druck

Ein **zusätzliches Blutvolumen** verursacht über das vergrößerte Schlagvolumen einen zusätzlichen systolischen Druck. Bestehen keine weiteren Pathologika und besitzen demnach auch die Arteriolen ihren üblichen Grundtonus, folgt hieraus, dass ein dem erhöhten Blutvolumen angemessener Anteil des Blutes auch in der Diastole im Hochdrucksystem verbleibt. Daraus kann man ableiten, dass ein Blutdruck von z.B. RR 125/75 mmHg durch Zusatzvolumen mit Erhöhung des Schlagvolumens nun nicht auf z.B. RR 150/75 mmHg steigen wird, sondern eher auf RR 150/90 mmHg. Der diastolische Blutdruck wird dem systolischen also in einem gewissen Umfang folgen. Erst wenn hochdruckbedingt zusätzlich eine Arteriosklerose entstanden ist, wird sich dies zusätzlich am diastolischen Druck bemerkbar machen, sodass jetzt z.B. ein RR 150/105 mmHg entsteht. Es ist dies der übliche Fall einer sog. essenziellen Hypertonie (> Kap. 5.3.3), bei der keine der oben diskutierten fassbaren Ursachen besteht, die eine Interpretation einer Blutdruck- und Pulskonstellation so einfach werden ließen.

Zusammenfassung

Blutdruck

Druck des strömenden Blutes an den Gefäßwänden, wird v.a. bestimmt durch:
- Größe des Schlagvolumens
- Kraft (Inotropie) des linken Ventrikels
- peripheren Widerstand
- Blutvolumen im arteriellen System

Er wird über periphere Druckrezeptoren, Sympathikus und RAAS sowie zentral über das ZNS gesteuert.

Blutdruckmessung

Es werden erfasst:
- **systolischer Blutdruck:** Ergebnis der Auswurfleistung des linken Ventrikels (normal < 140 mmHg)
- **diastolischer Blutdruck:** abhängig v.a. vom Lumen der Widerstandsgefäße (normal < 90 mmHg)
- **Blutdruckamplitude:** Differenz zwischen systolischem und diastolischem Blutdruck; abhängig vom Schlagvolumen einerseits und den Abflussmöglichkeiten des Blutes andererseits, d.h., ein großes Schlagvolumen führt in Verbindung mit weit gestellten

Widerstandsgefäßen oder zusätzlichen Abflussmöglichkeiten zu einer großen Amplitude, ein kleines Schlagvolumen in Verbindung mit eng gestellten Arteriolen zu einer kleinen Amplitude. Die normale Differenz liegt etwa zwischen 35 und 50 mmHg, also z.B. zwischen RR 120/85 und RR125/75 mmHg. Beim arteriellen Hochdruck kann sich der Abstand mehr oder weniger deutlich vergrößern, z.B. auf RR180/115 mmHg. Dagegen befindet sich bei einer großen Blutdruckamplitude der systolische Wert grundsätzlich im hypertonen, der diastolische im normalen Bereich, z.B. RR160/60 mmHg.

Korotkow-Geräusche

Unterschreitet der Manschettendruck den systolischen Blutdruck, werden sie hörbar. Sobald der diastolische Blutdruck erreicht wird, verschwinden sie wieder bzw. werden mit einem Schlag deutlich leiser. Ein kurzfristiges Verschwinden der Geräusche bezeichnet man als auskultatorische Lücke. Sie kann zu Fehlmessungen führen, sofern die Manschette nicht ausreichend (30 mmHg) über den systolischen Druck aufgepumpt wurde.

3.5 Palpation

3.5.1 Herzspitzenstoß

Der **Herzspitzenstoß** kann palpiert, bei schlanken Menschen auch an der Thoraxwand gesehen und dem entsprechenden ICR zugeordnet werden (normal **5. ICR etwas medial der MCL** in der Atem-

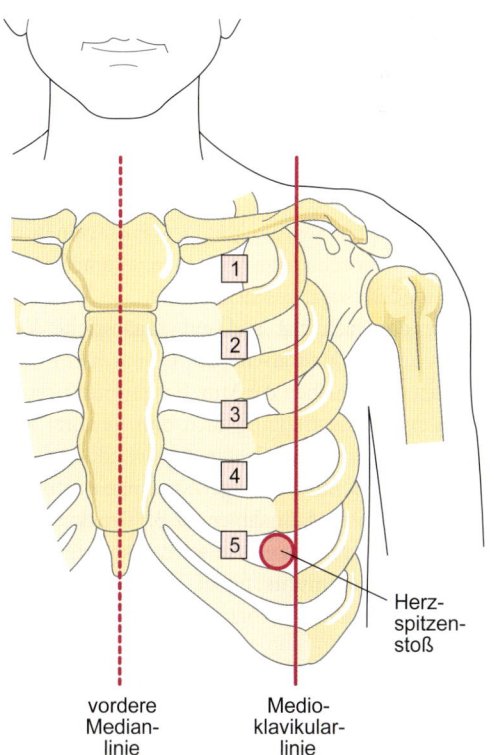

Abb. 3.6 Palpation des Herzspitzenstoßes [L106]

ruhelage; > Abb. 3.6). Bei einer Herzhypertrophie ist die Herzspitze nach lateral und unten verlagert. Bei konzentrisch hypertrophierten Ventrikeln findet sich häufig ein auffallend kräftiger, hebender Herzspitzenstoß, der mit den Fingern nicht unterdrückt werden kann. Dagegen kann man den durchaus kräftigen Stoß gegen die Thoraxwand, der bei einem dilatierten (exzentrisch hypertrophierten) Ventrikel entsteht, durchaus unterdrücken. Derlei Feinheiten sind allerdings nicht prüfungsrelevant.

Was es jedoch zu beachten gilt, ist die Verlagerung des Herzspitzenstoßes in Abhängigkeit von der Form des Thorax sowie von der Stellung des Zwerchfells: Beim breiten Thorax des Pyknikers kann die Herzspitze nach lateral und oben verschoben sein; beim schlanken Astheniker steht die Herzachse steiler, die Herzspitze ist nach medial und unten abgewichen. Dies gilt entsprechend für einen Patienten mit Lungenemphysem, bei dem das Zwerchfell tiefer steht, unter Verlagerung der Herzspitze nach kaudal. Bei der fortgeschrittenen Lungenfibrose oder einem sehr ausgeprägten abdominellen Meteorismus (z.B. Roemheld-Syndrom) findet sich passend zum Zwerchfellhochstand eine Querlage des Herzens mit Abweichung von Herzspitze und Herzspitzenstoß nach oben und lateral.

3.5.2 Tasten der peripheren Pulse

Durchführung

Periphere Pulse können an folgenden **Arterien getastet** werden: A. axillaris, A. brachialis, A. cubitalis, A. radialis, A. ulnaris (> Abb. 3.7), A. carotis, A. temporalis (an der Schläfe), A. subclavia (direkt oberhalb des Schlüsselbeins), Aorta abdominalis, A. femoralis, A. poplitea, A. dorsalis pedis und A. tibialis posterior (> Abb. 3.8). Natürlich gibt es darüber hinaus tastbare Pulse kleiner Arterien, die aber für den Alltag keine Bedeutung haben. Der **Herzspitzenstoß** zählt logischerweise **nicht** zu den peripheren Pulsen, weil die Pulsationen das Herz betreffen und nicht irgendeine Arterie. Ebenso ist es nicht möglich, den Puls der Aorta thoracica zu palpieren. Dagegen können die kräftigen **Pulsationen der Aorta abdominalis** bei sehr schlanken Menschen paramedian links nicht nur getastet, sondern sogar gesehen werden.

Der relativ oberflächliche und gut zugängliche Verlauf der **A. brachialis** auf der **Medialseite** des Oberarms in der **Muskellücke** zwischen den Bäuchen der Mm. biceps und triceps kann abgesehen von der Pulsbeurteilung auch dazu genutzt werden, die Blutung einer distal z.B. am Unterarm befindlichen Verletzung durch kräftigen Druck mit den Fingern so lange zu stoppen, bis die Blutung durch lokale Maßnahmen (z.B. Druckverband) unter Hochlagerung der Extremität gestillt werden konnte.

Die **A. carotis communis** findet man am Vorderrand des M. sternocleidomastoideus, bevorzugt in der Einsenkung direkt neben dem Kehlkopf.

Zur Pulsmessung verwendet man nicht den Daumen, weil man sonst evtl. den eigenen Puls anstelle desjenigen des Patienten misst und den Falschen ins Krankenhaus einweist. Benutzt werden **Zeige- und Mittelfinger** bzw. die **Finger 2–4**, bei denen diese Gefahr nicht gegeben ist. Palpiert wird mit **mäßigem Druck**, der kräftig genug sein muss, um die Arterie ein klein wenig zu komprimieren, aber natürlich nicht so hoch sein darf, dass das Gefäß durch den Druck verschlossen wird.

Für die Bestimmung der Pulsfrequenz braucht man nicht minutenlang zu zählen. Es genügt völlig, den Sekundenzeiger **15 s lang** im Auge zu behalten und den erhaltenen Wert dann mit 4 zu multiplizieren. Stellt man bei der Messung allerdings eine Arrhythmie fest oder berichtet der Patient über subjektiv spürbare Extrasystolen, wird man länger messen, um ihr Ausmaß abschätzen zu können.

Üblicherweise wird der Puls der **A. radialis am Handgelenk** gemessen und beurteilt. Zur Beurteilung der Pulsqualität eventuell besser geeignet ist der besonders kräftige Puls der A. brachialis oder A. femoralis. Der Puls der **A. carotis** ist im **Schock** häufig der letzte noch deutlich tastbare Puls. Hier sollte **nicht zu kräftig** und v.a. auch **niemals gleichzeitig auf beiden Seiten** palpiert werden, weil ansonsten reflektorisch über den N. vagus ein Herzstillstand droht. Andererseits können die an der Carotisgabelung vorhandenen Rezeptoren dazu benutzt werden, eine massive Tachykardie zu verlangsamen, indem man diese Stelle **einseitig** und **vorsichtig** mit dem Finger massiert.

Die Pulse an **Beinen** und **Füßen** geben einen recht genauen Überblick über den **Gesamtzustand des arteriellen Gefäßsystems**, weil diese Arterien bei Gefäßerkrankungen wie einer Arteriosklerose bevorzugt befallen werden. Natürlich braucht man bei kräftigen Fußpulsen (A. dorsalis pedis und A. tibialis posterior) die proximal hiervon befindlichen Arterien (A. femoralis, A. poplitea) nicht mehr aufzusuchen; wenn das Blut die Peripherie erreicht, kann das Gefäß davor nicht verschlossen sein. Wichtig ist dagegen die Palpation von A. femoralis und A. poplitea in den Fällen, wo keine tastbaren Fußpulse mehr erhalten werden, um die Höhe des Gefäßverschlusses zu lokalisieren. Dabei ist der kräftige Puls der A. femoralis in der Leiste in etwa so leicht aufzufinden, wie dies bei der A. poplitea Probleme bereiten kann. Am besten drückt man dafür bei angebeugtem Kniegelenk des Patienten die Finger beider Hände so lange in die Weichteile der Kniekehle, bis man unter minimalen Ortswechseln der Fingerspitzen die Pulsationen ertastet hat (> Abb. 3.8).

Bei hypotonen und hypovolämischen Patienten, bevorzugt also bei jungen Frauen, die wenig trinken, lassen sich manchmal im Liegen nur angedeutet tastbare Fußpulse bei häufig kalten Füßen erhalten. Hier muss man nicht gleich an eine Notfalleinweisung denken. Wichtiger als die absolute Tastbarkeit eines oder beider Fußpulse ist der **Vergleich mit der Gegenseite**: Solange keine Unterschiede bestehen, kann bei leerer Anamnese von physiologischen Verhältnissen ausgegangen werden.

Das **Ertasten der Fußpulse** bereitet manchmal Probleme, weil man dafür ihre exakte Position benötigt: Die **A. dorsalis pedis** findet man am leichtesten am **proximalen** Fußrücken – nicht distal, aber auch noch nicht auf Höhe von Fußwurzel oder gar Sprunggelenk! – zwischen dem 1. und 2. Strahl der Zehen, also möglichst exakt **zwischen** den proximalen Verlängerungen der 1. und 2. Zehe. Dies wird in der > Abb. 3.8 nicht ganz korrekt dargestellt, weil die Finger dort bereits über dem 2. Strahl liegen anstatt dazwischen, außerdem eine Kleinigkeit zu weit proximal, und weil sich die Sensibilität der Palpation durch Zuhilfenahme von D4 weiter steigern lässt. Zusätzlich sollten sich die Finger 2–4 nicht quer oder „irgendwie" schräg, son-

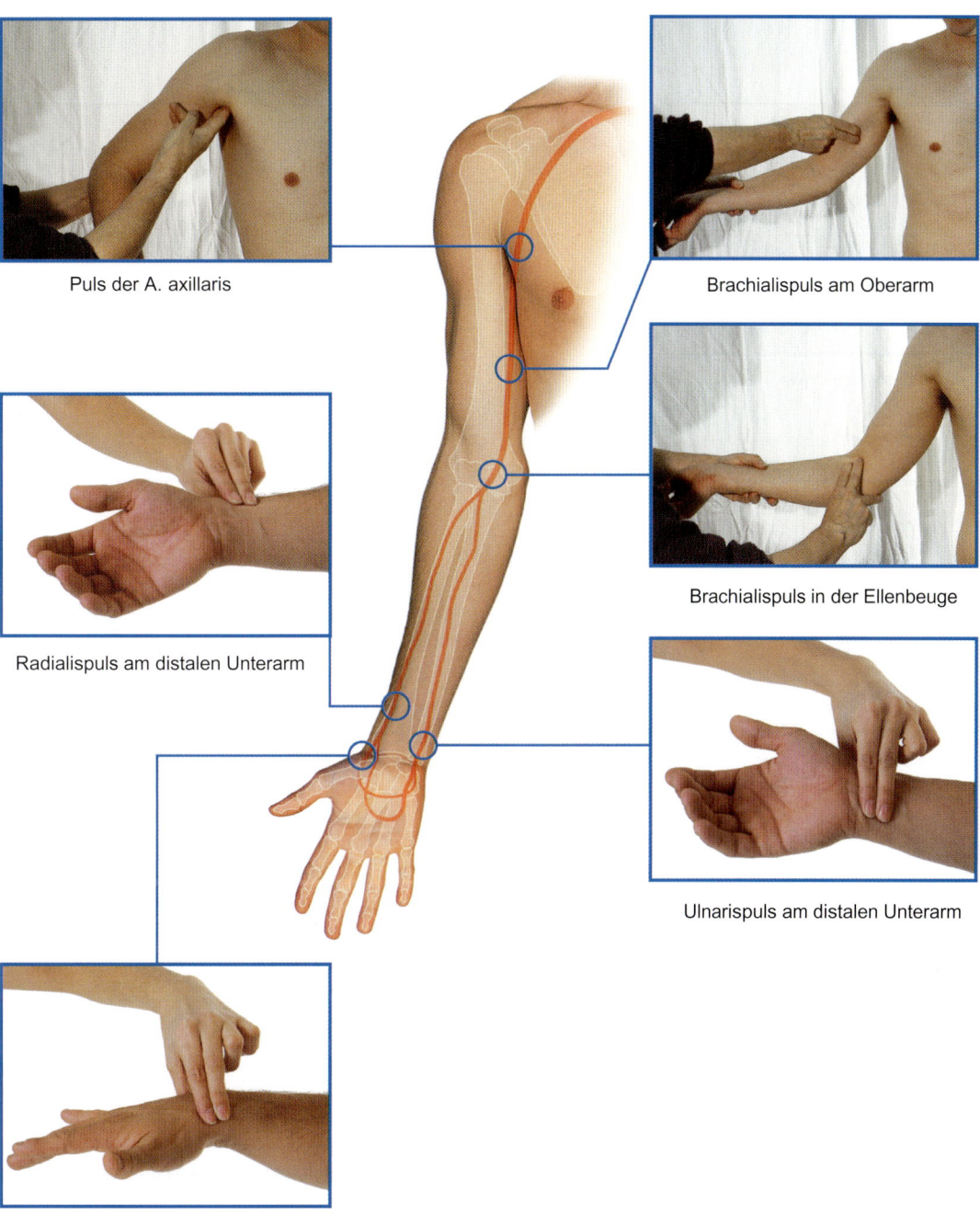

Abb. 3.7 Tastbare Pulse der oberen Extremität [E402]

dern möglichst genau längs hintereinander gereiht im Gefäßverlauf befinden. Die **A. tibialis posterior** findet man in der Einsenkung zwischen Innenknöchel und Calcaneus (> Abb. 3.8).

Pulsfrequenz

Die **normale** Herz- und damit Pulsfrequenz liegt definitionsgemäß zwischen **60 und 80/min.** Bei weniger als 60 Schlägen/min spricht man von der **Bradykardie**, bei mehr als 100/min von der **Tachykardie**. Bei der Tachykardie besteht eigentlich ein großer Graubereich, weil eine Frequenz zwischen 80 und 100 laut Definition nicht mehr im Normbereich liegt, andererseits aber auch noch nicht als tachykard bezeichnet wird.

Bei **Kindern** liegt die Pulsfrequenz, abhängig vom Lebensalter, deutlich oberhalb der Erwachsenenwerte. Zum Beispiel schlägt das Herz des Neugeborenen noch 140-mal/min, dasjenige eines 4-jährigen Kindes 100-mal/min und eines 10-Jährigen 90-mal/min.

Auch bei der **Frau** liegt die Frequenz mit etwa 70–80/min etwas oberhalb derjenigen des **Mannes** (60–70/min) und hängt primär

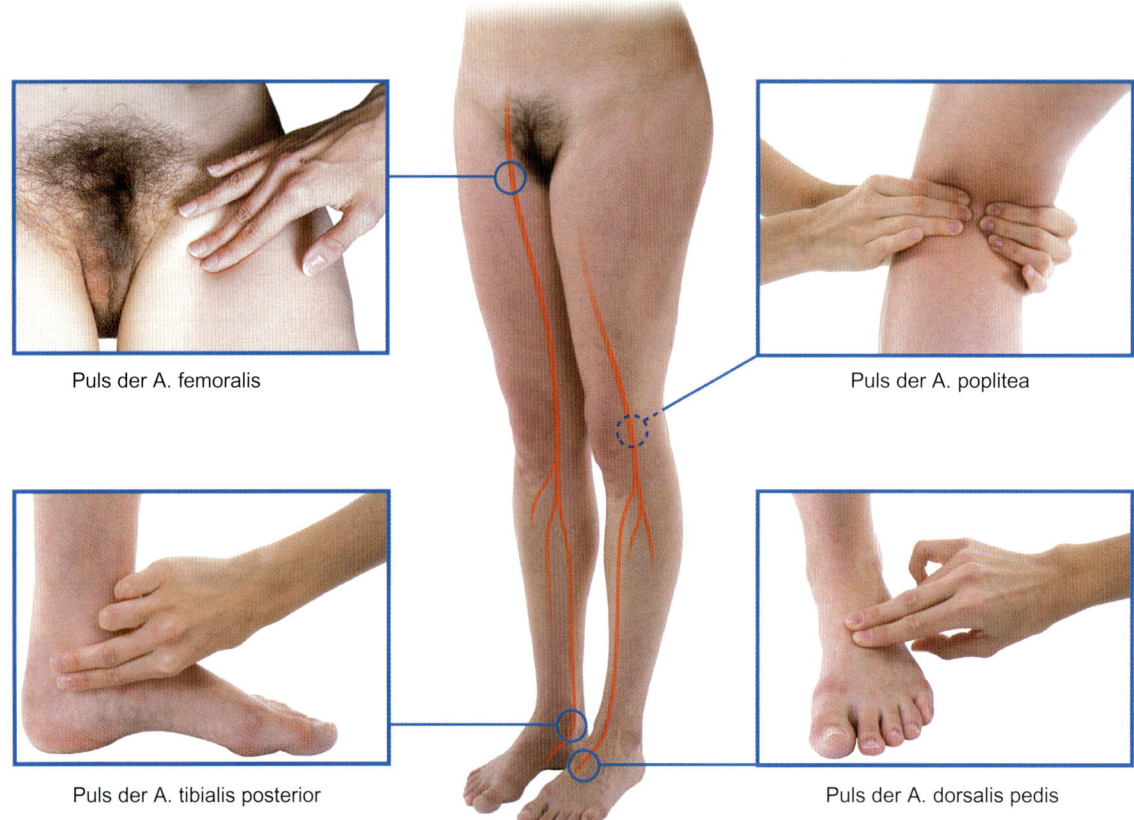

Abb. 3.8 Tastbare Pulse der unteren Extremität [E402]

von der geringeren Körpergröße und dem geringeren Gewicht ab. Zusätzlich leiden viele Frauen unter einer mehr oder weniger deutlichen Anämie, die ihrerseits den Puls beschleunigt.

Bei Kindern und Jugendlichen gelten **kleinere Abweichungen** wie z.B. eine mäßige Sinusarrhythmie als **noch normal**. Auch beim Erwachsenen kann es kleinere Abweichungen im Rhythmus geben, die z.B. von der Atemphase (Inspiration und Exspiration) verursacht werden (respiratorische Arrhythmie). Dies hängt u.a. mit den wechselnden Druckverhältnissen in den großen (zentralen) Venen zusammen, wodurch es bei der diastolischen Füllung der Ventrikel zu minimalen Differenzen kommt, auf die dann der Sympathikus mit wechselnder Aktivität antwortet. Daran kann man erkennen, wie penibel der Sympathikus kleinste Unregelmäßigkeiten überwacht bzw. bemerkt, um umgehend gegenzusteuern.

Pulsqualitäten (> Abb. 3.9)

Der **tastbare Puls** ist abhängig von demjenigen Anteil am **Schlagvolumen** des Herzens, der nicht im Windkessel der herznahen Gefäße versackt. Dieser Anteil bestimmt auch die Höhe des systolischen Blutdrucks. Wesentlich bei der Beurteilung der Pulsqualität ist zunächst, daran zu denken, dass das Schlagvolumen des linken Ventrikels nicht allmählich, sondern nahezu **auf einmal**, also als **Bolus**, in die Gefäße strömt (die Austreibungsphase dauert lediglich rund 0,2 s) und deswegen auch unter dem tastenden Finger als einzelne Welle ankommt. Dabei dauert es gerade mal 0,2 s, bis die Pulswelle in den Arterien des Fußes angekommen ist. Wie im Folgenden ausgeführt wird, kann bereits aus der Pulsqualität und deren Ursache der zu erwartende Blutdruck des Patienten abgeleitet werden. Dies ist im Einzelfall recht praktisch, wenn man z.B. ohne Blutdruckmessgerät unterwegs ist.

Der tastbare Puls ist zwar abhängig vom Schlagvolumen, doch entspricht er genau genommen der **Blutdruckamplitude**, also der **Differenz** zwischen dem in der Diastole noch verbleibenden Druck und der systolischen Welle, die sich darauf aufpfropft. Ist das Schlagvolumen des linken Ventrikels groß, bei gleichzeitig großer Blutdruckamplitude wie bei der **Hyperthyreose**, dem **Phäochromozytom**, dem **offenen Ductus Botalli** oder der **Aorteninsuffizienz**, wird auch eine **hohe Amplitude** des Pulses erhalten. Steht der Windkessel durch eine fortgeschrittene Sklerosierung der Aorta nicht mehr zur Verfügung, wird die tastbare Pulswelle um den nicht mehr versackenden Anteil des Schlagvolumens vergrößert, während der diastolische Druck entsprechend vermindert ist. Bei all diesen Erkrankungen entsteht so lange, wie der linke Ventrikel noch gut bei Kräften ist und die peripheren Arterien noch keine wesentliche Arteriosklerose entwickelt haben, ein Puls mit **hoher Amplitude** und **steilem Anstieg**. Dies bedeutet, dass er unter den palpierenden Fingern auf einmal und in einer Stärke durchrollt, dass dieselben beinahe abgehoben werden. Diesen Puls bezeichnet man als **Pulsus celer et altus**. *Celer* bedeutet schnell, wobei nicht die Pulsfrequenz, sondern der schnelle (steile) Anstieg der Pulswelle gemeint ist. *Altus* heißt hoch und bezeichnet die große Druckwelle, die auf dem niedrigen Druck der Diastole aufsetzt. Nimmt man zu den aufgelisteten Erkrankungen noch den Puls des **Spitzensportlers** dazu, so sind bereits sämtliche Ursachen eines Pulses celer et altus aufgelistet.

EXKURS
Wasserhammerpuls

Der fachlich als **Pulsus celer et altus** exakt und unmissverständlich beschriebene Puls einer sehr großen Blutdruckamplitude wurde in der Trivialmedizin, vor knapp 200 Jahren erstmals erwähnt, auch als **Wasserhammerpuls** bezeichnet. Diese veraltete Begrifflichkeit wird dann auch in der Prüfung sozusagen gerne genommen, muss bis dahin also dem „celer et altus" zugeordnet werden. Entstanden ist der Begriff in Anlehnung an das, was in einer Wasserleitung passiert: Wird in einer geöffneten Leitung die Auslaufarmatur sehr abrupt geschlossen, erfolgt aufgrund der Trägheit des bis dahin fließenden Wassers ein heftiger Schlag gegen das nunmehr geschlossene Ende der Leitung – ein „Wasserschlag". Die heftige Druckerhöhung kann bei Vorschädigungen bis zum Rohrbruch führen. In vergangenen Zeiten wurden große Schmiedehämmer mit dieser Wasserkraft betrieben (→ Wasserhammer).

Heutzutage sind derlei Assoziationen mit der Technik eigentlich unverständlich geworden, weil die Technik nicht mehr existiert und von daher auch keine Assoziationen zu wecken vermag. Zusätzlich gibt es beim P. celer et altus keinerlei „akute Absperrungen" oder auch nur Stenosierungen. Die alleinige Ursache der Druckwelle besteht in einem kräftigen Ventrikel mit großem Schlagvolumen, sodass der Vergleich doch ein wenig hinkt. Außerdem wurde und wird der Begriff, sofern er noch irgendwo auftaucht, ausschließlich der Situation einer Aortenklappeninsuffizienz zugeordnet, obwohl Erkrankungen wie eine Hyperthyreose vergleichbare Druckwellen erzeugen können. Es kann also abschließend nur darum gehen, bis zur Prüfung die aus der Mode gekommene Wortwahl der Prüfer zu verstehen.

Wird das Schlagvolumen über einen verlängerten Zeitraum ausgeworfen, wie dies z.B. bei einer **Stenose der Aortenklappe** oder einer **Linksherzinsuffizienz** der Fall ist, wird dies an der Pulswelle erkennbar, die nun längere Zeit benötigt, um unter den palpierenden Fingern durchzufließen. Gleichzeitig erfolgt dabei auch der Anstieg nur allmählich und verzögert, bei gleichzeitig kleiner Druckwelle als Resultat der kleinen Blutdruckamplitude. Dementsprechend erhält man abweichend vom normalen Puls nun einen **Pulsus tardus et parvus**. *Tardus* bedeutet langsam, wobei auch hier der langsame und flache Anstieg und nicht etwa eine langsame Frequenz des Herzschlags gemeint ist. *Parvus* heißt klein und bezeichnet die kleine Differenz zwischen diastolischem und systolischem Druck.

Bei einer vom Normalen abweichenden Blutdruckdifferenz zwischen oberen und unteren Extremitäten, z.B. beim offenen Ductus Botalli, besteht proximal des Blutabflusses von der Aorta in den Truncus pulmonalis, also an den Armen, ein Pulsus celer et altus, und an den Beinen ein Pulsus parvus – diesmal ohne begleitendes „tardus", weil die verbliebene Druckwelle nicht verzögert, sondern wie üblich als Bolus in die Beine strömt.

Der „seltene" Puls bei der Bradykardie kann (theoretisch) als **Pulsus rarus** (rarus = selten) bezeichnet werden, und der schnelle Puls bei der Tachykardie als **Pulsus frequens** (frequens = häufig). Beides ist eher unüblich, wird zumeist nur durch **bradykard** bzw. **tachykard** ersetzt. **Pulsus alternans** bezeichnet einen Puls mit wechselnd großer Amplitude, **Pulsus irregularis** den unregelmäßigen Puls der kardialen Arrhythmie. Auch die Bezeichnungen für derlei Pulsqualitäten sind weder alltags- noch prüfungsrelevant.

Dies gilt jedoch nicht für den so wichtigen **fadenförmigen**, kaum noch tastbaren und **sehr schnellen** Puls, den man v.a. im **Schock** palpiert. Man benennt diese Pulsqualität als **Pulsus filiformis** (filiformis = fadenförmig) und erkennt auch hier wieder sehr deutlich den unmittelbaren Zusammenhang zwischen Blutdruck und tastbarer Pulsqualität. Man benötigt demnach am Unfallort weder Stethoskop noch Blutdruckmanschette, um einen Schock zu diagnostizieren: Die gerade noch tastbaren „Fädchen" weisen auf ein Schlagvolumen, das diesen Namen kaum noch verdient, die Frequenz, bei der man kaum noch mit dem Zählen nachkommt, auf einen Sympathikus, der aufgrund der unmittelbaren Lebensbedrohung sozusagen „am Anschlag" ist.

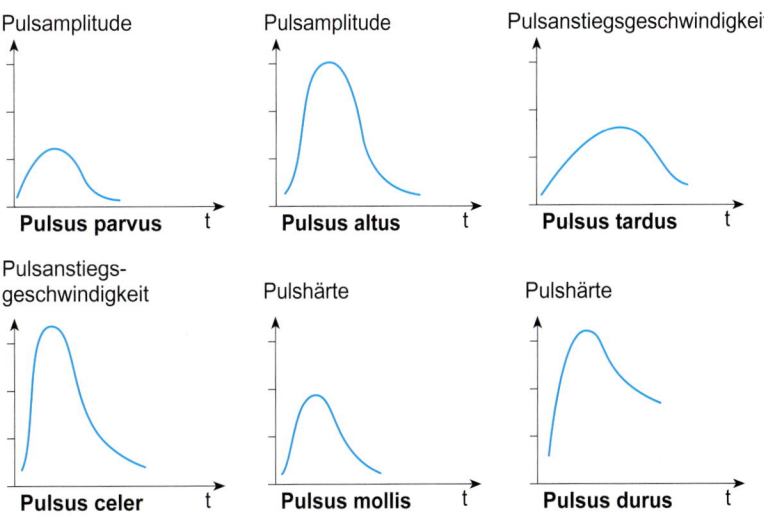

Abb. 3.9 Schematische Darstellung wichtiger Pulsqualitäten [L252]

Einen **weichen** Puls, der gut zu unterdrücken ist, nennt man **Pulsus mollis** (mollis = weich). Beispiele hierfür bieten hypotone Patienten mit kleinem Schlagvolumen bzw. auch die Linksherzinsuffizienz, soweit der Ventrikel noch in der Lage ist, das kleine Volumen einigermaßen „auf einmal", als Bolus auszuwerfen. Das Gegenteil ist der nur schwer zu unterdrückende, „klopfende" **Pulsus durus** (durus = hart) des Hypertonikers mit großem Schlagvolumen und arteriosklerotischer Gefäßwand. Auch der **Pulsus contractus** ist wegen sklerosierter Gefäßwände hart, doch handelt es sich hier um einen kleinen Puls bei eher verkleinerter Blutdruckamplitude, also z.B. RR 120/95 mmHg.

Das **periphere Pulsdefizit**, bei dem man **während** der kardialen **Auskultation gleichzeitig** den peripheren Puls **tastet** und hierbei ein Defizit, also eine gegenüber den auskultierbaren Herzaktionen **verminderte Zahl an Pulswellen** feststellt, kann man auch, etwas ungebräuchlich, als Pulsus deficiens oder Pulsus intermittens bezeichnen. Die wesentliche Ursache eines peripheren Pulsdefizits stellen **frustrane Systolen** dar, bei denen die geringe Menge ausgeworfenen Blutes nicht immer dazu ausreicht, eine tastbare Pulswelle hervorzurufen. Zugrunde liegende Erkrankungen sind z.B. eine Arrhythmie oder eine fortgeschrittene Herzinsuffizienz.

Zusammenfassung

Der **tastbare Puls** entspricht der Differenz zwischen systolischem und diastolischem Blutdruck, also der Blutdruckamplitude. Insgesamt vermittelt er folgende **Informationen:**
- Frequenz und Regelmäßigkeit des Herzschlags: normal beim Erwachsenen 60–80 Schläge/min, Tachykardie > 100, Bradykardie < 60
- Größe des Schlagvolumens: Hinweis auf die Höhe des systolischen Blutdrucks; z.B. weicher Puls (mollis) bei kleinem Schlagvolumen, kaum noch tastbar im Schock (Pulsus filiformis), entsprechend einem Blutdruck von z.B. RR 60/40 mit reaktiver Tachykardie
- schnell ansteigende (celer), große Pulswelle (altus) bei großer Blutdruckamplitude (z.B. RR 170/70)
- zögerlich ankommende (tardus), kleine Pulswelle (parvus) bei Stenosen (Aortenklappe, Gefäße) oder Linksherzinsuffizienz
- Zustand der Gefäße: großer harter Puls (durus) bei großem Schlagvolumen und unnachgiebiger Gefäßwand (Arteriosklerose); kleiner, harter Puls (contractus) bei normalem Schlagvolumen und arteriosklerotischer Gefäßwand

3.6 Perkussion

Die Perkussion dient der **ungefähren Bestimmung der Herzgröße**. Da dies tatsächlich nur ungefähr möglich ist, ist diese Untersuchungsmethode lediglich für eine erste, sehr grobe Orientierung hinsichtlich dieser Fragestellung geeignet. Die eigentliche Domäne der Perkussion ist die Untersuchung der Lunge, eingeschränkt auch des Bauchraums.

Perkussion bedeutet Beklopfen des Patienten mit den Fingern. Dies kann **direkt** oder **indirekt** mittels eines sog. **Plessimeters** erfolgen. Geeignet als Plessimeter ist ein Kunststoffplättchen, bevorzugt im Alltag allerdings einfach nur ein aufgelegter Finger (➤ Abb. 3.10).

Benutzt wird für die **Bestimmung von Organgrenzen** (z.B. Lunge/Herz) besonders die **indirekte Methode**, wo der Mittelfinger der einen Hand fest auf das Gewebe des Patienten gepresst wird, und drei Finger der anderen Hand zum Beklopfen dieses Fingers und damit des Patienten verwendet werden. Hierbei ist Verschiedenes zu beachten:
- Zum einen darf nur der Plessimeter-Finger möglichst **fest** und **gleichmäßig** aufgedrückt werden. Die weiteren Finger dieser Hand sollten keinen Kontakt zum Gewebe haben, müssen also abgehoben werden, um den hörbaren Klopfschall nicht zu verfälschen.
- Zum anderen sollte zum Beklopfen nicht ein einzelner Finger genommen werden, wie dies häufig zu beobachten ist, sondern zwei oder besser drei. Grund hierfür ist die Möglichkeit, damit sehr sanft, aber auch sehr kräftig perkutieren zu können, ganz nach den jeweiligen Erfordernissen. Hierzu muss man sich klarmachen, dass ein leichtes Beklopfen das oberflächlich liegende Gewebe erfasst, während man mit fortschreitender Stärke der Perkussion zunehmend in die Tiefe kommt und bei kräftigster Perkussion (das verursacht in aller Regel **keine Schmerzen**!) Gewebe in bis zu etwa 6 cm Tiefe erfassen und beurteilen kann. Die oberflächlichen Schichten werden damit nicht mehr erfasst; sie werden sozusagen „durchschlagen", was im Einzelfall größte Bedeutung hat: So besteht der untere Leberrand aus einem sehr

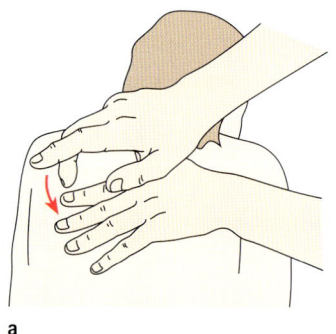
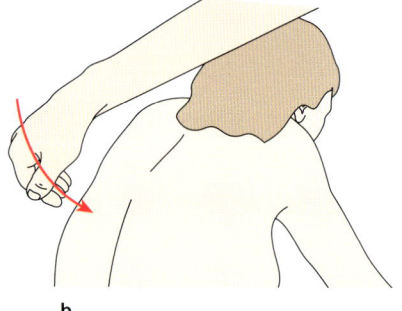

a **b**

Abb. 3.10 Indirekte (**a**) und direkte (**b**) Perkussion [L106]

dünnen Gewebe, das zusätzlich auch noch sehr oberflächlich direkt unterhalb der Bauchdecke liegt. Wird die Perkussion nicht sehr zart durchgeführt, erreicht man die dahinter befindliche lufthaltige Bauchhöhle, sodass man den unteren Leberrand nicht erwischt und ihn stattdessen kranial davon vermutet, weil das Lebergewebe dort dicker wird. Der obere Leberrand wird dagegen von Lungengewebe überlagert, sodass die Perkussion sehr kräftig zu erfolgen hat, wenn man dahinter die Leber erkennen möchte. Macht man beides falsch, diagnostiziert man eine stark verkleinerte Patientenleber und teilt dem Patienten daraufhin mit einfühlsamen Worten mit, dass er mit seiner fortgeschrittenen Leberzirrhose nicht mehr allzu lange zu leben hat.

- Schließlich ist die korrekte Technik auch insofern von Bedeutung, als man beim Perkutieren mit steifem Handgelenk und breit auftreffenden Fingerbeeren ein völlig verfälschtes Klangbild erhält. Richtig ist dagegen das Beklopfen mit den **Fingerspitzen** aus einem vollkommen **lockeren Handgelenk** heraus. Die korrekte Technik bedarf einiger Trockenübungen z.B. auf einer Tischplatte – natürlich möglichst unter Anleitung.

Die Luft eines lufthaltigen Gewebes (Lunge, Darm) schwingt je nach Luftmenge unterschiedlich, während man über solidem Gewebe (Skelett- oder Herzmuskel, Leber) einen gedämpften Klopfschall erzeugt (zu den verschiedenen Schallphänomenen > Fach Atmung). Perkutiert man also vom Lungengewebe aus in Richtung Herz, wird sich der schwingende (sonore) Lungenschall genau dann in seiner Qualität in Richtung Dämpfung verändern, wenn die Herzgrenze erreicht ist. Perkutiert man hierbei allerdings zu sanft, kommt also nur einige Millimeter weit in die Tiefe, beurteilt man lediglich den Bereich der **absoluten Herzdämpfung**, weil sich **über der Peripherie des Herzens lufthaltiges Lungengewebe** befindet. Dies bedeutet, dass man zur Beurteilung der tatsächlichen Herzgrenzen kräftiger perkutieren sollte, um die dünnen Lungenanteile „zu durchschlagen". Damit erhält man dann also den Bereich der **relativen Herzdämpfung** und damit die **Grenze** zwischen dem eigentlichen **Lungengewebe** und dem Lungenanteil, unter dem bereits das **Herz** liegt.

Auch die Grenze zwischen dem (lufthaltigen) Bauchraum und dem aufliegenden Herzen kann so in etwa definiert werden, während die Perkussion von kranial in Richtung Herzbasis keine Veränderung des Klopfschalls erzeugen kann, weil das Mediastinum keine Luft enthält.

Sehr viel **genauer** zur Bestimmung der Herzgröße geeignet sind die **Röntgenübersichtsaufnahme** und die **Echokardiographie** (Ultraschall). Selbst das **EKG** (> Kap. 3.7) lässt genauere Aussagen hinsichtlich einer etwaigen Vergrößerung des Herzens zu, als dies über die Perkussion möglich ist.

3.7 EKG

3.7.1 Grundlagen der EKG-Ableitung

Das **E**lektro**k**ardio**g**ramm (EKG) gibt dem Therapeuten die Möglichkeit, als Ergänzung zu den üblichen Beurteilungen der kardialen Funktion eine ganze Reihe von Zusatzinformationen über die Arbeit des Herzens zu gewinnen. Wesentlich dabei ist auch, dass diese Informationen ohne großen Aufwand, ohne Risiko und ohne Schmerzen für den Patienten erhalten werden. Die Beurteilung eines EKG's ist andererseits nicht immer so ganz einfach. Sollten also Pathologika vermutet werden oder möglich scheinen, ist der Patient ohnehin an den Hausarzt oder Kardiologen zu verweisen. Und indem ohne reichliche Erfahrung kleinere Unregelmäßigkeiten leicht übersehen oder fehleingeschätzt werden können, lohnt sich die Anschaffung eines EKG-Gerätes für den HP eher nicht.

> **HINWEIS PRÜFUNG**
>
> In einer mündlichen Heilpraktikerprüfung vom Herbst 2005 wurden erstmals Fragen zum EKG gestellt. Es ist unklar, ob das sporadisch immer noch praktiziert wird, sodass man sich vorsichtshalber darauf einstellen sollte, auch wenn es sich um eine erstaunliche Unverfrorenheit handelt, die von der Prüfungsordnung keinesfalls gedeckt wird. Derselbe klare Ausschluss gilt für Fragen von Beisitzern einzelner Prüfungsorte, in denen dezidiert und ohne Einschreiten des vorsitzenden Amtsarztes naturheilkundliche Therapien geschildert werden müssen, die dem Beisitzer erkennbar am Herzen liegen. Im Hinblick auf das EKG reicht es andererseits aus, die verschiedenen Zacken und Ausschläge mit der Herzaktion in Verbindung zu bringen, ohne detaillierte Kenntnisse.

Das EKG besteht in einer Registrierung der **(pseudo-)elektrischen Abläufe (Ionenflüsse)**, die im Herzmuskel stattfinden, von der Körperoberfläche aus.

Dabei benutzt man in den allermeisten Fällen ein gleichseitiges Dreieck, bei dem die Elektroden an rechtem und linkem Arm sowie am linken Bein befestigt sind **(Extremitätenableitungen)**, und bei dem nach **Einthoven** bzw. **Goldberger** jeweils 3 Ableitungen aufgezeichnet werden können (> Abb. 3.11, > Abb. 3.12). Ergänzend werden nach **Wilson** 6 Brustwandelektroden angelegt **(Brustwandableitungen)** (> Abb. 3.13). Man erhält so **insgesamt 12 Ableitungen**, die sich in ihrer Aussagekraft ergänzen. Dem Verständnis zuliebe sollte man sich klarmachen, dass das Dreieck, das durch die an den Extremitäten angebrachten Elektroden gebildet wird, wegen

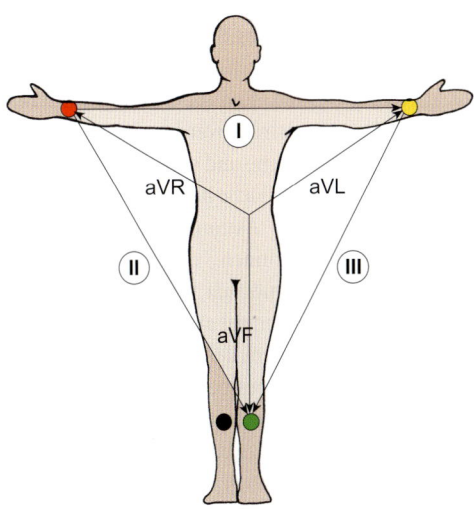

Abb. 3.11 Extremitätenableitungen nach Einthoven I, II, III (bipolar) und Goldberger aVR, aVL, aVF (unipolar) [L157]

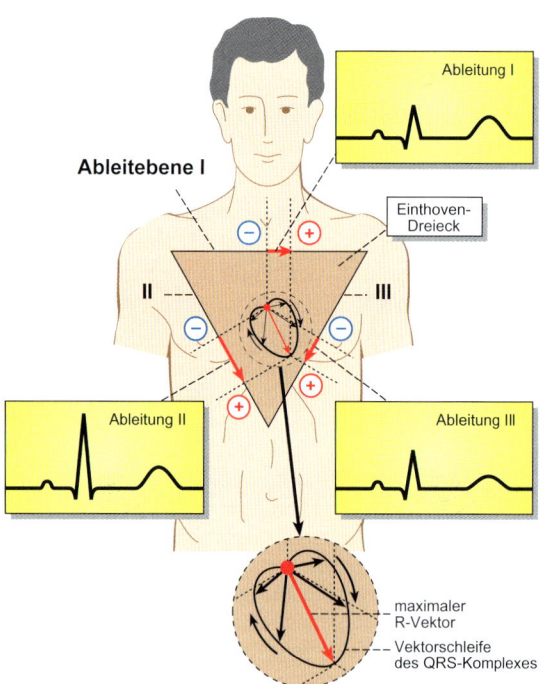

Abb. 3.12 Die drei Ebenen nach Einthoven mit ihren typischen EKG-Ausschlägen [L106]

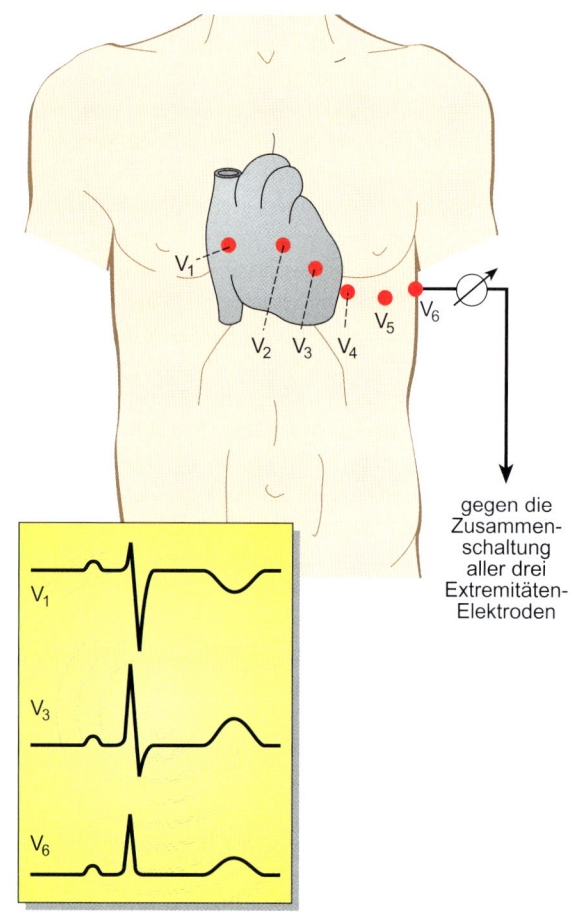

Abb. 3.13 Brustwandableitungen V_1–V_6 nach Wilson [L106]

des gut leitenden, wässrigen Körpergewebes dem sehr viel kleineren **Einthofen-Dreieck**, das in ➤ Abb. 3.12 lediglich **formal** auf den Thorax projiziert ist, **genau entspricht**. Die nach unten weisende Spitze dieses Dreiecks ersetzt damit sozusagen die am linken Unterschenkel angebrachte Elektrode, die beiden oberen Ecken entsprechen den Elektroden an den beiden Handgelenken.

Das Körpergewebe leitet die Potenzialdifferenzen nicht in jedem Fall gleich gut und gleich stark zur Körperoberfläche, wo die Elektroden sitzen. Zum Beispiel schwächt eine subkutane Fettschicht die Signale ab, sodass adipöse Menschen kleinere Ausschläge produzieren. Auch ein Perikarderguss behindert die Weiterleitung.

Ein gleichmäßiges elektrisches Feld wie das Ruhepotenzial einer einzelnen Herzmuskelzelle kann für sich von der Oberfläche dieser Zelle nicht abgeleitet werden. Erst die **Potenzialdifferenz** zur Innenseite der Zelle kann registriert werden, indem man gleichzeitig eine Elektrode an der Oberfläche und eine zweite auf der Zytosolseite platziert. Auch an der Oberfläche benachbarter Zellen, die sich in derselben Phase (Ruhe oder Aktion) befinden, wird man keine Potenzialdifferenz erhalten können.

Entsprechend ist es nicht möglich, von den EKG-Elektroden der Körperoberfläche aus ein Potenzial abzuleiten, wenn zwischen verschiedenen Anteilen des Herzens keine Unterschiede in den elektrischen Phasen bestehen. Eine messbare Spannung mit entsprechenden Ausschlägen am verwendeten Gerät wird erst dann erhalten, wenn an der Körperoberfläche zwei oder mehr Elektroden benachbart liegen und wenn gleichzeitig zwischen diesen Elektroden eine **Differenz des elektrischen Feldes** vorhanden ist. Messbar ist also weder das Potenzial eines sich in der Diastole befindlichen Herzens, noch dasjenige eines vollständig kontrahierten Herzens. Erst wenn ein **Teil** des Herzens erregt ist und ein **anderes Membranpotenzial** aufweist als ein **anderer Teil** des Herzens, der noch sein Ruhepotenzial zeigt, kann diese **Differenz** an der Körperoberfläche registriert werden.

MERKE
Gemessen werden also die Erregungswelle, die über die Vorhöfe und Kammern hinwegrollt, und die Welle der Repolarisation. In der Phase vollständiger Erregung oder vollständiger Ruhe beträgt das ableitbare Potenzial jeweils null.

Vorhöfe und Kammern sind durch die **bindegewebige Ventilebene** (Herzskelett) elektrisch voneinander **getrennt**. Eine vollständige Vorhoferregung bei gleichzeitigem Ruhepotenzial der Kammern macht deshalb an den Elektroden der Körperoberfläche wiederum keinen Zeigerausschlag. Ableitbar sind jedoch die **Erregungswelle** die über die **Vorhöfe** rollt, diejenige der **Kammern** sowie die **Repolarisationswelle** der Vorhöfe und Kammern, die ebenfalls wieder Potenzialdifferenzen zwischen verschiedenen Anteilen des Herzens darstellen. Ableitbar und definierbar ist auch die **Richtung** der verschiedenen Erregungs- und Repolarisationswellen, sodass hieraus auch die Lage des Herzens im Mediastinum, also die **Herzachse** ersichtlich wird. Ursache hierfür ist, dass eine „elektrische" Welle, die

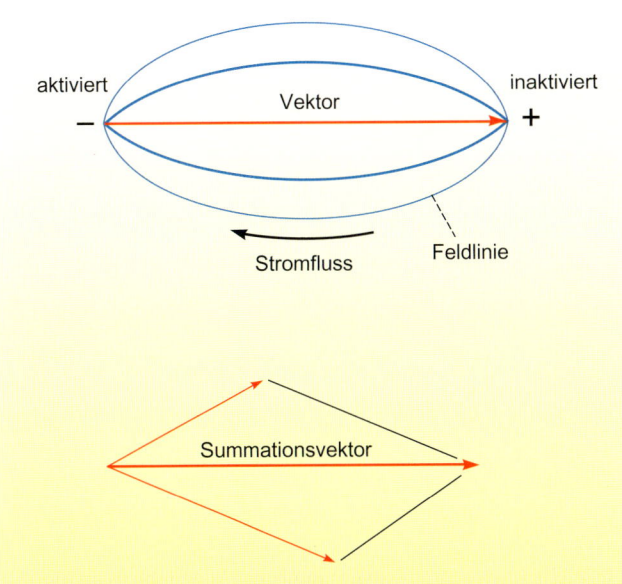

Abb. 3.14 Vektordarstellung der Potenzialdifferenz. Oben ist eine Potenzialdifferenz, die zu einem bestimmten Zeitpunkt der Herzerregung gemessen wird, quantitativ mithilfe eines Vektors dargestellt. Unten sind beispielhaft 2 Vektoren (von in Wirklichkeit sehr vielen) dargestellt, die sich zum Summationsvektor addieren. Dieser ist die Summe aller zum gleichen Zeitpunkt auftretenden Einzelvektoren. [L123]

exakt auf eine Elektrode zu- oder exakt von ihr wegläuft, einen größtmöglichen Ausschlag nach oben oder unten verursacht. Läuft die Welle jedoch schräg an der Elektrode vorbei in Richtung einer Nachbarelektrode, ist der Ausschlag kleiner. Wenn die Erregungswelle genau parallel an dieser Elektrode vorbeiläuft, ohne ihr näher zu kommen oder sich zu entfernen, wird gar kein Ausschlag entstehen können. Die Elektroden, unter denen die größten Ausschläge entstehen, definieren demnach den hauptsächlichen Verlauf der Wellen, mithin die Herzachse.

Des Weiteren handelt es sich um **Summationspotenziale**. Dies bedeutet, dass sämtliche an einer Erregungswelle beteiligten Herzmuskelzellen gemeinsam einen Ausschlag produzieren. Natürlich breitet sich die Erregungswelle nicht in jedem Anteil exakt in dieselbe Richtung aus, weil die beteiligten Zellen auch nicht alle parallel zueinander liegen, doch gibt es eine **Hauptrichtung**, die man auch als **Summationsvektor** bezeichnen kann (➤ Abb. 3.14). Insgesamt kann abgeleitet werden, dass die Höhe einer Zacke bzw. die darunter befindliche Fläche umso ausgeprägter erhalten werden, je mehr Muskelgewebe sich daran beteiligt. Besonders **hohe**, über die Norm hinausragende Zacken bzw. Wellen stehen dementsprechend für eine **Hypertrophie** der beteiligten Muskulatur in Kammern oder Vorhöfen.

Nicht ableitbar ist die kleine und langsame Erregungswelle, die den **AV-Knoten** durchwandert, weil die Gesamtzahl seiner Zellen zu klein ist, sodass nicht genug Energie über das leitende Gewebe der Umgebung in die EKG-Schreiber fließt. Dasselbe gilt für die geringe Zellzahl in His-Bündel, Tawara-Schenkeln und Purkinje-Fasern.

3.7.2 Analyse des EKG

Man sieht im EKG (➤ Abb. 3.15, ➤ Abb. 3.16) zunächst eine kleine Welle (**P-Welle**), die der Erregungsausbreitung in den **Vorhöfen** entspricht, danach während deren vollständigen Erregung und dem Durchwandern des AV-Knotens eine Nulllinie, schließlich Ausschläge nach unten, oben und wieder unten (**QRS-Komplex = Kammerkomplex**), die dadurch hervorgerufen werden, dass die Erregungswelle zunächst kleinere Muskelanteile überwiegend im **Kammerseptum** betrifft (**Q-Zacke**), um dann sehr breit über die **Kammermuskulatur** zu laufen, überwiegend aus den Innenschichten in Richtung Epikard (**R-Zacke**) und dann erst einen kleinen Rest an der **Basis** des linken Ventrikels zu erfassen (**S-Zacke**). Nach einer erneuten Nulllinie während der vollständigen Ventrikelerregung erkennt man abschließend eine breite, nur mäßig hohe Welle (**T-Welle**), die durch die **Repolarisation** der Ventrikelmuskulatur bis zu ihrem Ruhepotenzial verursacht wird. Die Repolarisation der Vorhöfe ist nicht zu erkennen, weil sie gerade in die Zeit fällt, in der im EKG die großen Ausschläge für die Ventrikelerregung registriert werden.

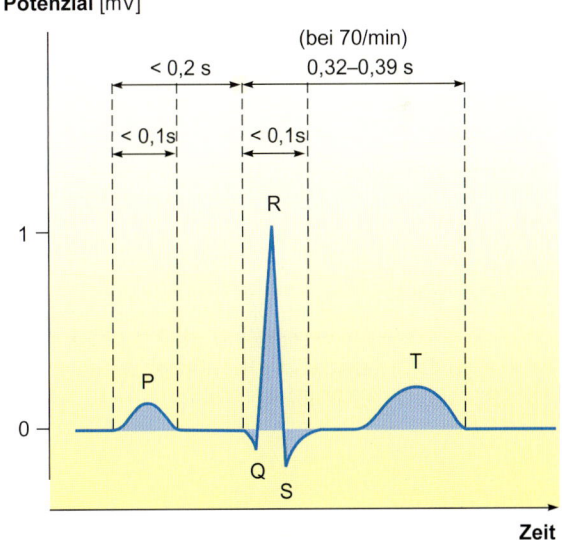

Abb. 3.15 Typische EKG-Ableitung nach Einthoven II [L123]

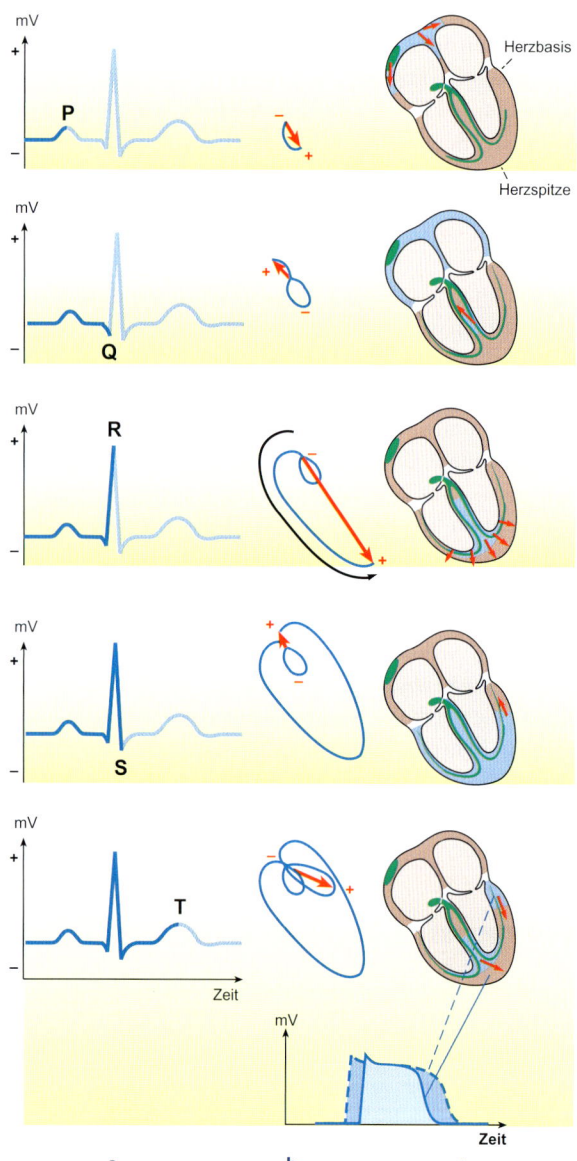

Abb. 3.16 EKG: Summationsvektor und Herzerregung. **a** EKG-Ableitung II nach Einthoven. **b** Der Summationsvektor zeigt die momentane Richtung der Erregungsausbreitung im Moment der Erregung an, die im EKG durch die Bezeichnung der jeweiligen Zacke spezifiziert ist. **c** Herzerregung; die Summe der Vektoren ergibt den Summationsvektor in Spalte b. [L123]

Zusammenfassung

Interpretation des EKG's

- **P-Welle:** Vorhoferregung
- **PQ-Strecke** (Ende P bis Anfang Q): vollständige Erregung der Vorhöfe
- **PQ-Zeit** (Beginn P bis Beginn Q): Zeit zwischen dem Erregungsbeginn der Vorhöfe und der Kammern; diese Zeit wird bis maximal 0,21 s als physiologisch angesehen
- **Q-Zacke:** Erregung des Kammerseptums
- **QRS-Komplex:** Erregungsausbreitung in den Kammern (Kammerkomplex)
- **ST-Strecke** (Ende S bis Anfang T): vollständige Erregung der Kammern
- **T-Welle:** Erregungsrückbildung der Kammern
- **QT-Zeit** (Beginn Q bis Ende T): gesamte elektrische Kammeraktion
- **U-Welle** (nicht dargestellt): sporadisch im Anschluss an die T-Welle erscheinende Nachschwankung; Bedeutung immer noch nicht vollständig geklärt; häufiger bei Hypokaliämie

➤ Abb. 3.17 zeigt den unmittelbaren zeitlichen Zusammenhang zwischen den einzelnen Herzaktionen, den begleitenden Phänomenen und den Untersuchungen (EKG und Auskultation).

3.7.3 Veränderungen im EKG

Man ersieht aus dem EKG also **Frequenz** und **Regelmäßigkeit** (Abstand der P-Wellen auf dem geeichten Papier), die **Lage** des Herzens sowie den **zeitlichen Ablauf** der myokardialen Erregungswellen. Man erkennt die **Verzögerung im AV-Knoten** (PQ-Zeit) und den gestörten oder ungestörten Ablauf der **Repolarisation** der Ventrikel (T-Welle). Aus der Höhe der R-Zacke ersieht man die **Muskelmasse der Ventrikel** (z.B. eine Herzhypertrophie), aus derjenigen der P-Welle eine etwaige Hypertrophie **der Vorhöfe**.

Vorhofhypertrophie

Eine **Erhöhung der P-Welle** – insgesamt, im ersten oder im letzten Anteil – weist auf die Hypertrophie eines oder beider Vorhöfe hin. Weil die Vorhoferregung im rechten Vorhof beginnt und erst kurze Zeit später den linken erreicht, kann dies entsprechend zugeordnet werden.

AV-Block

P-Wellen ohne Bezug zu einem nachfolgenden Kammerkomplex weisen auf einen drittgradigen AV-Block hin, bei dem der vom AV-Knoten erzeugte Kammerrhythmus vollständig vom Sinusknotenrhythmus der Vorhöfe abgekoppelt ist, weil der AV-Knoten nicht mehr leitet (➤ Abb. 3.18).

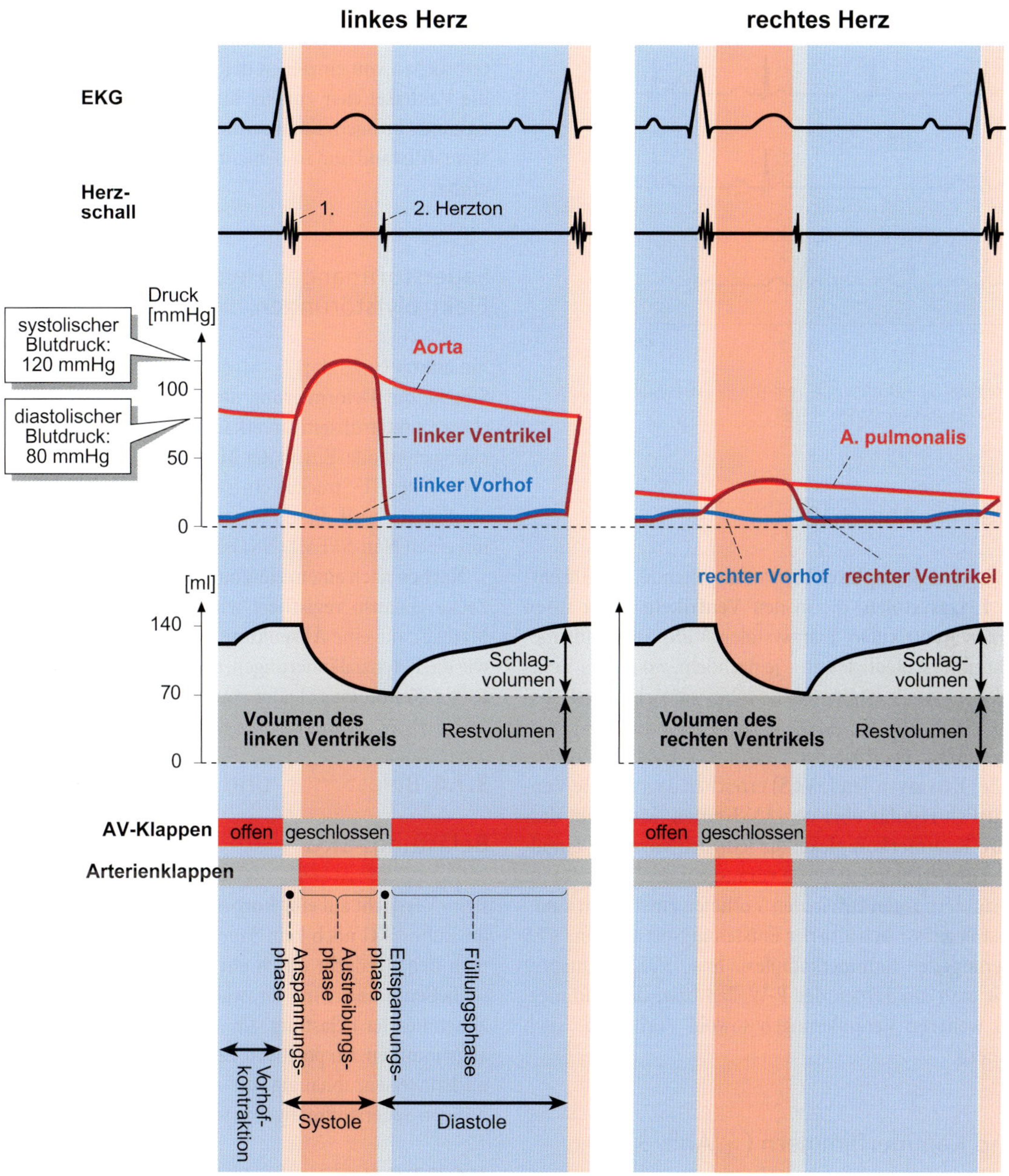

Abb. 3.17 Phasen der Herzaktion [L106]

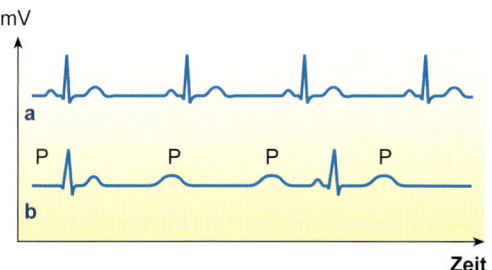

Abb. 3.18 a Normaler Sinusrhythmus. **b** AV-Block III. Grades. [L106]

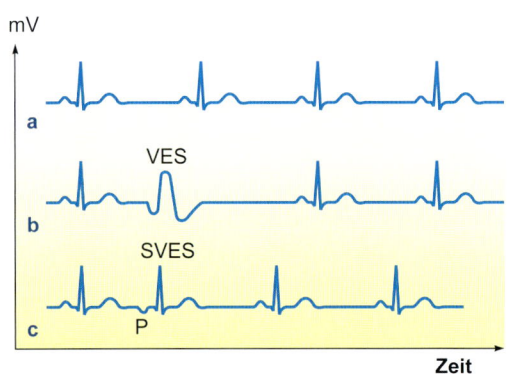

Abb. 3.19 a Normaler Sinusrhythmus. **b** Ventrikuläre Extrasystole (VES). **c** Supraventrikuläre Extrasystole (SVES). [L106]

Extrasystolen (> Abb. 3.19)

Deformierte Kammerkomplexe ohne vorausgehende P-Welle entstehen durch **Extrasystolen**, die in den **Ventrikeln** selbst ihren Ausgang nehmen (**v**entrikuläre **E**xtra**s**ystolen, **VES**). Die Deformierung kann sehr unterschiedlich sein – je nachdem, wo in den Ventrikeln die Erregungswelle beginnt und wohin sie sich zuerst ausbreitet.

Supraventrikuläre (oberhalb der Ventrikel, also in den Vorhöfen entstehende) **Extrasystolen (SVES)** erreichen dagegen die Ventrikel grundsätzlich **regulär** über den **AV-Knoten**. Man sieht deswegen **reguläre Kammerkomplexe**, die lediglich **vorzeitig** einfallen und denen eine irreguläre P-Welle vorausgeht, weil sie nicht im Sinusknoten, sondern **irgendwo** in den Vorhöfen entstanden sind.

Bei Extrasystolen lässt sich also der Entstehungsort ablesen (VES mit Deformierung der Kammerkomplexe bzw. SVES). Entsprechend erkennt man am Fehlen der P-Wellen bzw. der Kammerkomplexe mit weiteren Veränderungen sowohl Vorhof- als auch Kammerflimmern.

Vorhof- und Kammerflimmern (> Abb. 3.20)

Beim **Vorhofflimmern** entstehen anstatt der P-Wellen in großer Anzahl „Zitterbewegungen" in unregelmäßiger, aber sehr schneller Abfolge, unterbrochen durch reguläre Kammerkomplexe. Beim

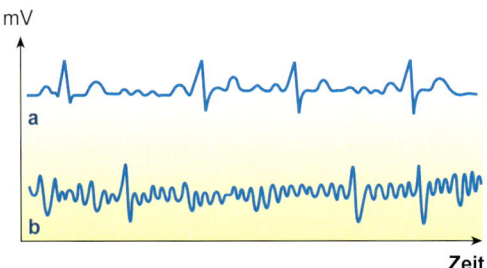

Abb. 3.20 a Vorhofflimmern. **b** Kammerflimmern. [L106]

Kammerflimmern sieht man weder P-Wellen noch QRS-Komplexe, sondern lediglich Wellenbewegungen in großer Zahl, evtl. unterbrochen von einzelnen deformierten Kammerkomplexen, wenn die Ventrikel eher zufällig mal wieder eine (insuffiziente) Systole zustande bringen. Kammerflimmern bedeutet einen **funktionellen Herzstillstand** und ist dementsprechend **mit dem Leben nicht vereinbar**.

Sauerstoffmangel, Herzinfarkt und Elektrolytstörungen

Ein **akuter** Herzinfarkt = Myokardinfarkt (zumeist Hebung der ST-Strecke mit Deformierung des QRS-Komplexes) wird im EKG sicherer und frühzeitiger erkannt als mit jeder anderen Untersuchungsmethode. Ein akuter **M**yokard**in**farkt, der eine Hebung (**El**evation) der **ST**-Strecke verursacht, wird als STEMI bezeichnet bzw. abgekürzt. Wird diese Elevation nicht erkennbar, handelt es sich um einen **N**on-STEMI (NSTEMI).

Narben nach einem Herzinfarkt werden als Vergrößerung der Q-Zacke genauso registriert wie eine **Durchblutungsstörung** (O_2-Mangel), die eine **Absenkung der ST-Strecke** verursacht – ebenso wie die Potenzialänderungen, die von Schwankungen der Elektrolyte (v.a. Kaliumionen) oder von Herzglykosiden herrühren.

3.7.4 Belastungs- und Langzeit-EKG

Belastungs-EKG

Beim Verdacht auf eine **koronare Herzerkrankung (KHK)**, bei der im Ruhe-EKG noch kein Sauerstoffmangel nachzuweisen ist, kann man den Verdacht durch ein Belastungs-EKG erhärten oder ausschließen. Dabei wird vor, während und kurze Zeit nach dosierter, zunehmender Belastung, z.B. auf dem Fahrradergometer, ein EKG abgenommen. Im positiven Fall wäre eine **Senkung der ST-Strecke** nachzuweisen, abhängig vom Ausmaß der Belastung bzw. der zugehörigen Sauerstoffmangelversorgung.

> **ACHTUNG**
> Bei manifester, dekompensierter Herzinsuffizienz, instabiler KHK oder Verdacht auf Herzinfarkt ist ein Belastungs-EKG **streng kontraindiziert**. Dies gilt auch, wenn die dabei zu erwartende Blutdruckerhöhung ihrerseits kritisch werden könnte, z.B. bei einem bekannten Aneurysma von Aorta oder zerebralen Arterien oder bei systolischen Blutdrücken ab etwa 200 mmHg.

Langzeit-EKG

Berichtet der Patient von nächtlichen **Rhythmusstörungen** oder sonstigen Störungen, die kardial bedingt sein könnten und im üblichen EKG nicht erkennbar werden, ist ein Langzeit-EKG über 24 Stunden indiziert.

3.8 Weitere Untersuchungsmöglichkeiten

> **HINWEIS PRÜFUNG**
>
> Weitere apparative Untersuchungsmöglichkeiten des Herzens, seiner Gefäße bzw. auch peripherer Gefäße sind nicht prüfungsrelevant und sollen deshalb nur kurz vorgestellt werden. Lediglich die Koronarangiographie soll aufgrund ihrer überragenden Bedeutung und trotz fehlender Prüfungsrelevanz etwas ausführlicher besprochen werden.

Mittels der **Echokardiographie** (= Ultraschall des Herzens) beurteilt der Kardiologe Lage und Größe des Herzens, die Dicke und Funktionsfähigkeit seiner Muskulatur einschließlich des Septums zwischen Vorhöfen und Kammern sowie die Klappen einschließlich ihrer physiologischen oder pathologischen Funktion. Die so erhaltenen Einblicke, ohne Risiken oder Schmerzen für den Patienten, stellen eine geradezu perfekte Ergänzung zum EKG dar und machen in der Mehrzahl der Fälle weitere Untersuchungen überflüssig, sofern man von einer symptomatischen KHK und dem akuten Herzinfarkt absieht.

> **EXKURS**
>
> **Herzkatheter/Koronarangiographie**
>
> Bei **symptomatischen KHK-Patienten**, einem **akuten Infarkt** oder (sehr selten) unklaren Diagnosen, z.B. hinsichtlich der Funktion von Ventrikeln oder Klappen, kann die **Herzkatheter-Untersuchung** eingesetzt werden. Meistens erfolgt sie zum Zwecke der **Koronarangiographie**, zunehmend werden damit auch künstliche **Aortenklappen** eingesetzt (Transkatheter-Aortenklappen-Implantation = **TAVI**) – v.a. bei alten Patienten, bei denen offene Operationen nicht mehr infrage kommen. Da es sich bei einer Katheter-Untersuchung um eine **invasive Methode** handelt, ist sie durchaus mit (geringen) Risiken verbunden (dies gilt auch für die Angiographie peripherer Gefäße). Im Vordergrund stehen Nachblutungen, z.B. an der Einstichstelle, sowie Reaktionen auf das benötigte Kontrastmittel.
>
> Man schiebt den nur noch 2 mm dicken Herzkatheter unter Monitor-Kontrolle bis zum Abgang der Koronarien direkt distal der Aortenklappe, um hier dann Kontrastmittel unter definiertem Druck freizusetzen. Die begleitenden Röntgenaufnahmen stellen das Lumen der Gefäße einschließlich eventueller Engstellen dar. Als Zugang kommen A. brachialis und A. femoralis infrage. Der Zugang über die A. femoralis ist technisch einfacher, jedoch mit mehr Komplikationen verbunden. Der **Zugangsweg** über eine Punktion der **A. brachialis** ist für Ärzte mit ausreichender Erfahrung auch nicht schwierig und unter dem Strich deutlich **komplikationsärmer**, weshalb er heute **bevorzugt wird**.
>
> Dabei erschöpfen sich die Eingriffe nicht in der reinen Diagnostik, sondern werden ganz nach Bedarf dazu genutzt, vorhandene Engstellen der Koronarien zu weiten und mit einem **Stent** zu versorgen. Damit wird dann in etwa 40 % aller Herzkatheter-Eingriffe die Diagnostik durch eine **minimalinvasive Therapie** ergänzt. Eine insgesamt sehr segensreiche Methode für die Betroffenen, die im Verlauf der Jahre zunehmend optimiert wurde. Das bedeutsamste, glücklicherweise sehr selten eintretende **Risiko** besteht in einem platzenden Gefäß als Folge seiner Aufdehnung, weshalb man Stents nach Möglichkeit nur in einem Katheterlabor mit angeschlossener Herzchirurgie setzen sollte, damit die Betroffenen umgehend versorgt werden können.
>
> Inzwischen hat sich auch die **Druckdrahtmessung** etabliert, bei der zur Vorabklärung über den Katheter ein dünner Draht zur Engstelle geschoben und die Blutdrücke vor und hinter der Stenose gemessen werden. Da man einer mittels Koronarangiographie diagnostizierten Koronarstenose die Dringlichkeit einer Stent-Versorgung nicht unbedingt ansieht, lässt sich das nun aus der Druckdifferenz problemlos ableiten. Man kann also davon ausgehen, dass künftig eine Stent-Versorgung nur noch dann erfolgen wird, wenn sie wirklich notwendig ist.
>
> Zur Beurteilung linksventrikulärer Funktionen kann der Katheter durch die Aortenklappe in den Ventrikel vorgeschoben werden. Will man die **rechte** Herzseite beurteilen, ist natürlich ein **venöser** Zugang zu wählen (z.B. über **V.** brachialis oder **V.** femoralis).
>
> In Deutschland wird der Herzkatheter weit häufiger eingesetzt als in vergleichbaren Ländern, insgesamt knapp 900.000-mal/Jahr. Die Ursache hierfür besteht nicht in einer begründbaren Notwendigkeit dieser exorbitanten Zahl, sondern im Druck durch Krankenkassen und Verwaltungen: Mittelgroßen (Kreis-)Krankenhäusern ohne Katheterlabor droht die Schließung. Dies gilt dann letztendlich auch bei einer unzureichenden Zahl an jährlichen Untersuchungen. Zusätzlich entstand Konkurrenz durch niedergelassene Kardiologen mit ambulanten Katheterplätzen. Die Folge ist eine ungewöhnliche Dichte an entsprechenden Einrichtungen – im deutschlandweiten Durchschnitt **alle 20 km**. Dies ist im Hinblick auf die Versorgung von Notfällen (v.a. Herzinfarkt) natürlich überaus positiv, doch nimmt jede Einrichtung den benachbarten Häusern Patienten weg, sodass die Auslastung oft unzureichend wird sowie Routine und Erfahrung der Ärzte v.a. hinsichtlich seltener Komplikationen darunter leiden. Insgesamt entstand so ein Angebot für Herzkatheter-Untersuchungen, denen die vorhandene Zahl an Patienten sozusagen nicht gewachsen ist.
>
> Die Quintessenz der Überversorgung besteht darin, dass man entgegen den Leitlinien auch beschwerdefreie KHK-Patienten kathetert. Oder dass Patienten nach erfolgter Katheterisierung oft beinahe routinemäßig **Kontrolltermine** erhalten, z.B. 2 Monate später und ohne Abstimmung mit dem Hausarzt – Kontrollen, die zum einen zu diesem frühen Zeitpunkt absolut überflüssig sind und zum anderen mögliche Risiken beim Patienten wie beispielsweise Vorerkrankungen wie u.a. Nierensteine oder Blutungsrisiken nicht berücksichtigen, gerade weil die Hausärzte mit ihrer Kenntnis des Patienten nicht einbezogen werden. Man gefährdet also zahlreiche Patienten, ohne diesem Risiko einen nennenswerten Gewinn gegenüberzustellen.
>
> **Alternativen zum Kathetern**
>
> Nahezu risikofreie Alternativen zum Kathetern mit halbwegs vergleichbaren diagnostischen Ergebnissen stellen v.a. die Stress-Echokardiographie, die **Szintigraphie** des Herzmuskels sowie **CT-Angiographie** und **Stress-MRT** dar. Bei der **Stress-Echokardiographie** als einfachster und kostengünstigster Alternative vergleicht der Kardiologe mittels Ultraschall die Kontraktilität des Herzmuskels in Ruhe und unter Belastung. Abweichungen der Wandbewegungen unter Belastung weisen auf entsprechende Ischämien und damit Stenosierungen zugehöriger Koronargefäße hin. In der Szintigraphie können mangeldurchblutete Bereiche abgegrenzt werden. Das MRT erfasst die Durchblutungssituation ohne und mit Belastung. Dabei wird die Belastung des Herzens pharmakologisch durch Substanzen wie Adenosin oder Dobutamin nachgeahmt. Der entscheidende Nachteil dieser Alternativmethoden besteht darin, dass sie nicht nach Bedarf **therapeutisch ergänzt** werden können. In diesen Fällen muss dann eben doch noch der Katheter zum Einsatz kommen, sodass die vorausgehende Diagnostik eventuell umsonst durchgeführt wurde. Das Gesamtrisiko vermindert sich allerdings trotzdem.

KAPITEL 4

Injektionstechniken

4.1	Grundlagen und Vorbereitung 101	4.5	Blutentnahme und intravenöse Injektion 110
4.2	Intrakutane Injektion 104	4.6	Infusion 113
4.3	Subkutane Injektion 105	4.7	Zwischenfälle nach Injektionen 116
		4.7.1	Paravasale Injektionen 116
4.4	Intramuskuläre Injektion 106	4.7.2	Intraarterielle Injektionen 117
		4.7.3	Weitere Zwischenfälle 117

Einführung

Injektionen und Infusionen stellen unentbehrliche Stützen der modernen Medizin dar. Lebenserhaltende Intensivmedizin würde ohne sie gewissermaßen überhaupt nicht stattfinden. In der Notfallmedizin ist der venöse Zugang eine der ersten und wichtigsten Maßnahmen. Abklärungen von Erkrankungen oder auch nur Befindlichkeitsstörungen sind ohne Labordiagnostik aus dem Serum nicht vorstellbar. Ein Schutz vor zahlreichen „Geiseln der Menschheit" durch Impfung wäre nicht möglich.

Intravenöse Transfusionen und Infusionen dienen vor allem dem **Ersatz von Blut**, das z.B. im Rahmen einer Operation oder eines manifesten bzw. drohenden Schocks verloren ging und ersetzt werden muss. Eine weitere Indikation besteht bei einer **Insuffizienz des Knochenmarks**.

Medikamente lassen sich einer Infusion hinzufügen. Die **parenterale Applikation eines Medikaments** wird ambulant vor allem dann bevorzugt, wenn der Faktor Zeit von Bedeutung ist, wenn die enterale Resorption pauschal oder im Einzelfall unzuverlässig oder unmöglich ist (z.B. Insulin, B_{12} bei Perniciosa) oder wenn die Compliance des Patienten unsicher erscheint. Außerdem besitzt die Spritze einen nicht zu unterschätzenden Placebo-Effekt: Ein gespritztes Analgetikum wirkt meist auch dann besser als eine Tablette, wenn die Dosis identisch gewählt wird.

Während ein Medikament nach oraler Gabe üblicherweise erst im Verlauf von Stunden seinen maximalen Serumspiegel erreicht, geschieht dies nach intravenöser Gabe bereits innerhalb einer Minute. Ein Medikament, das in eine Kubitalvene der Ellenbeuge gespritzt wird, erscheint nach seinem Weg durch rechtes Herz, Lungenkreislauf und linkes Herz bereits 20 Sekunden später in den Arterien des Fußes. Davon entfallen lediglich 3 Sekunden auf den Lungenkreislauf. Eine gleichmäßige Aufsättigung des Blutes unter gleichzeitiger Verteilung ins interstitielle Gewebe ist nach wenigen Minuten abgeschlossen, sofern das Medikament nicht an die Plasmaproteine gebunden wird. Ein derart ausgeprägter Zeitgewinn einschließlich der Sicherheit einer vollständigen Aufnahme in den Organismus kann z.B. bei einer lebensbedrohlichen bakteriellen Infektion entscheidend sein.

ACHTUNG

Intramuskuläre oder subkutane Injektionen sind **nur bei regulären Kreislaufverhältnissen** sinnvoll. Wenn, wie z.B. im Schock, das periphere Gewebe kaum noch durchblutet ist, kann ein Medikamentendepot in Muskel oder Fettgewebe nicht mehr abtransportiert werden, demnach auch keine systemische Wirkung entfalten. Zusätzlich kann es durch die anhaltende Konzentration des Medikaments am Injektionsort zu lokalen Schäden kommen.
Weiterhin ist zu beachten, dass Medikamente ganz unabhängig von der gewählten Lokalisation **stets langsam** zu injizieren sind, um die Gewebestrukturen möglichst wenig zu reizen.

4.1 Grundlagen und Vorbereitung

Desinfektion

Jede Blutentnahme, Infusion oder parenterale Applikation von Medikamenten beinhaltet die Gefahr der **Keimeinschleppung** mit nachfolgender lokaler oder systemischer Infektion. Es muss deshalb auf strengste Asepsis geachtet werden, was in der Hektik des medizinischen Alltags nicht immer ausreichend beachtet wird.

Bei den verwendeten Materialien wie Spritzen oder Kanülen handelt es sich ausschließlich um sterile Gerätschaften zum Einmalgebrauch. Hiervon gehen keine Gefährdungen aus, sofern der korrekte Umgang damit gewährleistet bleibt. **Infektionsgefahr** entsteht vor allem aus der Keimbesiedelung der Haut von Patient und Therapeut (Hände) sowie aus den Keimen der Mundhöhle durch Tröpfcheninfektion des zu punktierenden Hautareals. Beispielsweise sind Staphylococcus aureus und Pneumokokken häufige Bestandteile der Mundflora gesunder Erwachsener.

Der Therapeut sollte deswegen vor der Punktion nicht nur seine Hände waschen und desinfizieren bzw. zusätzlich Handschuhe benutzen, sondern auch vermeiden, unmittelbar vor der Punktion zu sprechen – zumindest nicht in die Richtung der gewählten Punktionslokalisation. Bei intraarteriellen und erst recht intraartikulären Injektionen ist neben dem Anlegen steriler Handschuhe ein Mundschutz zu benutzen. Handschuhe sind ansonsten, wenn man einmal vom Eigenschutz absieht, kein Erfordernis; das kann bei üblichen Injektionen oder Blutentnahmen jeder Therapeut für sich selbst entscheiden.

Das Punktionsareal muss gereinigt und desinfiziert werden, nachdem man sich durch Palpation für eine Lokalisation entschieden hat. Dabei sind entzündlich oder ekzematös veränderte Areale oder auch die Injektion im Bereich eines Nävus zu meiden. In Abhängigkeit von den hygienischen Verhältnissen beim Patienten sind für die Hautreinigung sehr unterschiedliche Zeitspannen erforderlich. Zusätzlich ist eine Einwirkzeit des Desinfektionsmittels von 30–60 Sekunden notwendig, um eine ausreichende Keimreduktion zu erreichen. Die Tupfer selbst brauchen nicht steril zu sein, weil sie einem entsprechend gefertigten Spender entnommen werden, wodurch Kontaminationen nahezu ausgeschlossen sind.

HINWEIS DES AUTORS
Dem Autor hat sich bewährt, die z.B. gewählte Ellenbeuge oder den Hochstetter-Punkt (➤ Kap. 4.4) zunächst so lange mit dem Desinfektionsspray zu befeuchten und mit Zellstofftupfern zu säubern, bis der Tupfer schließlich absolut sauber erscheint. Hierfür sind manchmal etliche Durchgänge erforderlich.

Abschließend wird die Haut gründlich eingesprüht. Während der Einwirkzeit von mindestens 30 Sekunden besteht ausreichend Gelegenheit, die benötigten Materialien nochmals zu kontrollieren bzw. den Arm für die beabsichtigte Venenpunktion zu stauen. Die verbleibende Restfeuchtigkeit wird direkt vor der Punktion mit einem frischen Tupfer abgewischt, weil sie andernfalls zu Reizungen tiefer liegenden Gewebes führen könnte.

Spritzen und Kanülen

Spritzen

Die Einmalspritzen sind entsprechend des gewählten Zwecks zu wählen. Wesentlich ist, dass man bei einer Medikamentengabe noch ausreichend Reservevolumen zur Verfügung hat, um eine Aspiration von Blut zu ermöglichen. Das Medikament muss hier vor der Punktion bei aufrecht nach oben gehaltener Spritze und aufgesetzter Kanüle mit dem Spritzenstempel so weit nach vorne gedrückt werden, dass **keine Luftblasen** verbleiben. Erreicht ist dies, wenn ein kleiner Tropfen des Medikaments an der Nadelspitze erscheint. Zuvor entfernt man durch seitliches Beklopfen der Spritze Luftreste aus der Flüssigkeit.

Kanülen

Für das Aufziehen der Medikamentenflüssigkeit aus der Brechampulle und die nachfolgende Injektion werden verschiedene Nadeln verwendet – allein schon deswegen, weil die Aufziehnadel durch Kontakt mit dem Ampullenboden sehr schnell stumpf wird. **Nadeln** werden heute grundsätzlich nicht mehr in ihre Schutzhülle zurückgesteckt, da man sich dabei verletzen kann, sondern direkt in die bereitstehende Sammelbox entsorgt.

Die Nadel sollte so dünn wie möglich gewählt werden, weil der **Punktionsschmerz** dadurch kleiner wird. Dem steht bei einer Blutentnahme entgegen, dass ein zu enges Nadellumen bei gleichzeitig kräftigem Sog zur **Zytolyse** von Erythrozyten führen kann, wodurch vor allem der Kaliumwert fälschlich zu hoch gemessen wird. Als idealer Kompromiss bietet sich beim Erwachsenen die grüne Kanüle (0,8 mm Durchmesser, ➤ Abb. 4.1, ➤ Tab. 4.1) an, die bei einer schmerzarmen Punktion ein vollkommen ausreichendes Durchlasslumen bietet. Dies gilt entsprechend für Braunülen bzw. Venenverweilkatheter, bei denen man ebenfalls auf die dicken Versionen verzichten kann, sofern nicht in Situationen wie einem Schockzustand ein besonders großes Volumen verabreicht werden muss. Dem steht allerdings entgegen, dass man gerade im **Schock** mit kollabierten Venen froh sein kann, wenn man peripher überhaupt noch einen Zugang erhält. Bei sehr schwierigen Venenverhältnissen oder für die Punktion beim Kind ist die schwarze Nadel (0,7 mm) zu bevorzugen.

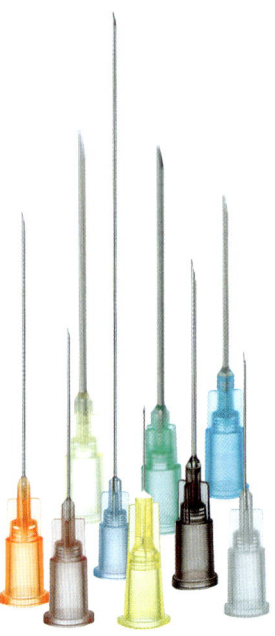

Abb. 4.1 Kanülen: verschiedene Farben und Größen [U223]

4.1 Grundlagen und Vorbereitung

Tab. 4.1 Kanülenfarben und -größen

Nr.	Farbe	Größe	Indikation
1	gelb	0,9 × 40 mm	Blutentnahme, Aufziehen von Medikamenten
2	grün	0,8 × 40 mm	Blutentnahme, i.m. Injektion (schlanke Patienten)
12	schwarz	0,7 × 30 mm	Subkutaninjektion, i.m. Injektion (kachektische Patienten)
14	blau	0,6 × 30 mm	Subkutaninjektion, i.m. Injektion (Kinder)
20	grau	0,4 × 20 mm	intra-, subkutane Injektion

Für i.m. Injektionen gibt es die gelben und grünen Nadeln auch mit einer Länge von 50–70 mm.

Geschlossene Systeme

Zur Blutentnahme, die i.d.R. für unterschiedliche Folgeuntersuchungen mehrerer Spritzen bedarf, die nacheinander befüllt werden müssen (Senkung, Blutbild, Laborchemie), sind seit etlichen Jahren geschlossene Systeme im Handel erhältlich (z.B. von Sarstedt), die durch in die Spritzen und Kanülen integrierte Ventile ein Auslaufen von Blut beim Umsetzen auf ein neues Röhrchen verhindern (> Abb. 4.2, > Abb. 4.3, > Abb. 4.4). Die Blutentnahme wurde dadurch hygienischer und sicherer.

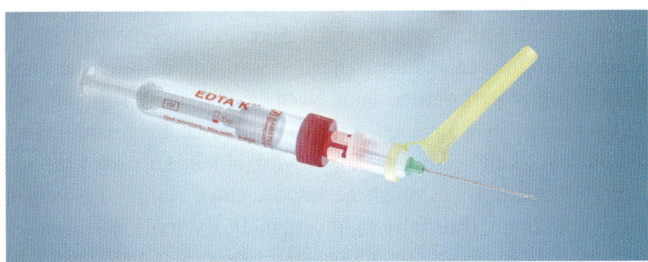

Abb. 4.2 S-Monovette für Blutbild (Sarstedt) [V153]

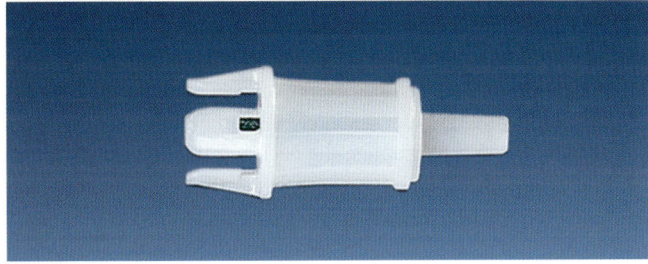

Abb. 4.3 Universaladapter [V153]

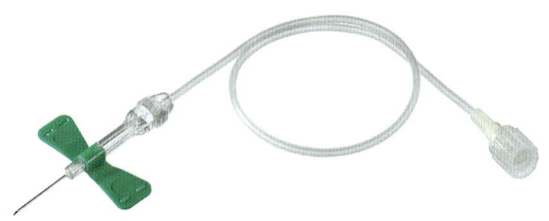

Abb. 4.4 Butterfly-Kanüle mit Venofix-Safety-System [U223]

Dokumentation

Injektionen stellen **Verletzungen** des Patienten dar. Sie sind damit prinzipiell strafbar. Erst das Einverständnis des Patienten macht aus einer strafbaren eine medizinische, erlaubte Maßnahme. Allerdings ist die Einwilligung des Patienten nur dann rechtswirksam gegeben, wenn er die Art der Maßnahme, ihre Indikation und ihre möglichen Folgen verstanden hat. Dies bedeutet, dass eine jede Injektion der Aufklärung durch den Therapeuten bedarf. Diese Aufklärung ist in der Karteikarte bzw. im PC zu dokumentieren. Eine Unterschrift des Patienten ist nicht erforderlich. Es versteht sich von selbst, dass abschließend auch die durchgeführten Maßnahmen dokumentiert werden müssen.

Die Aufklärung hat den **Sinn der Injektion** zu beinhalten. Dabei ist es ratsam, die Indikation nicht subjektiv zu beurteilen, sondern medizinisch zu objektivieren. Kommt es z.B. bei der intravenösen Injektion von B-Vitaminen zum anaphylaktischen Schock, so ist eine medizinische Indikation nur sehr schwer zu belegen, denn B-Vitamine werden, abgesehen von Einzelfällen (z.B. B_{12}, Zöliakie), enteral problemlos resorbiert, sodass die Injektion keinerlei Vorteile bietet. Dies gilt auch für weitere Vitamine wie z.B. die beliebten Infusionen hoher Dosen von Vitamin C. Es sollte sich also grundsätzlich um Präparate handeln, die bei parenteraler Applikation einen belegbaren medizinischen Nutzen zeigen oder in oraler Form von vornherein nicht zur Verfügung stehen.

Auf mögliche **Komplikationen** wie die versehentliche paravenöse oder intraarterielle Injektion ist hinzuweisen. Allergische Reaktionen oder weitere Unverträglichkeiten müssen angesprochen werden, einschließlich ihrer möglichen Folgen. Dies gilt auch für Spritzenabszesse oder Nekrotisierungen von Gewebe, für Gefäßwandreizungen und Hämatome.

Treten Komplikationen auf, muss der Therapeut wissen, wie er damit umzugehen hat. In jedem Fall sollte er Vorsorge vor den Folgen eines anaphylaktischen Schocks getroffen haben, auch wenn er solch schwerwiegende Reaktionen mit großer Wahrscheinlichkeit niemals erleben wird. Nachblutungen in größerem Umfang sind ebenfalls nicht zu erwarten, doch ist im Patientengespräch vor der Injektion neben situationsbezogenen Allergien die Kontraindikation einer Gerinnungsstörung auszuschließen. Dies gilt auch für die etwaige Einnahme von Medikamenten wie Phenprocoumon (Marcumar® und Generika) und die modernen Alternativen wie Pradaxa® und Xarelto®, während die Prophylaxe mit 100 mg ASS selbst im Hinblick auf intramuskuläre Injektionen unkritisch ist.

Zusammenfassung

Vorbereitung der Punktion

- Asepsis beachten
- Hände desinfizieren
- evtl. zum Eigenschutz Handschuhe anziehen
- nicht in Richtung Punktionslokalisation sprechen
- vor intraarteriellen oder intraartikulären Injektionen sterile Handschuhe und Mundschutz anziehen, besondere Desinfektionsvorgaben beachten
- Punktionsareal reinigen und desinfizieren (mind. 30 s einwirken lassen)
- Gerinnungsstörung anamnestisch ausschließen

Spritzen und Kanülen

- bei Medikamentengabe Luftblasen aus der Spritze entfernen
- Aufziehen des Medikaments und Injektion mit unterschiedlichen Kanülen
- Blutentnahme möglichst mit geschlossenen Systemen

Dokumentation

- Punktionen setzen das Einverständnis des Patienten voraus …
- … und, dass er die Maßnahme und ihre möglichen Folgen verstanden hat.
- Aufklärung und Maßnahmen sind zu dokumentieren.

4.2 Intrakutane Injektion

Indikationen

Abgesehen von spezifischen Anwendungen wie einem Tuberkulin-Test dienen intrakutane (i.c.) Injektionen dem Setzen von Quaddeln, also der eher unspezifischen Reiztherapie. Der entscheidende Unterschied zu den übrigen parenteralen Anwendungen besteht darin, dass dabei keine großen Blutgefäße oder Nerven getroffen werden können. Dies gilt erst recht für Narbengewebe, das möglicherweise im Verlauf eines Meridians zu Störungen geführt hat. Für den Heilpraktiker stellt die i.c.-Injektion gleichzeitig die letzte noch verbliebene Möglichkeit der Applikation von Lokalanästhetika dar, weil sie in allen anderen Fällen der Verschreibungspflicht unterliegen (➤ Fach Pharmakologie).

Technik

Das gewählte Mittel – Lokalanästhetikum oder ein homöopathisches Medikament wie z.B. Traumeel® – wird bei dieser Applikationsart direkt unter die Epidermis in die **Lederhaut** (Corium) eingebracht. Erkennbar wird die korrekte Technik am Entstehen einer kleinen **Quaddel**, wofür bereits wenige Tropfen (ca. 0,1 ml) der Injektionsflüssigkeit ausreichend sind. Die Ursache der Quaddelbildung ist in der Straffheit des korialen Bindegewebes begründet, die ein sofortiges Abfließen der Injektionsflüssigkeit verhindert. Dieser Mechanismus liegt auch der Urtikaria bzw. einer einzelnen Urtika zugrunde. Weil das applizierte Medikament zunächst an Ort und Stelle verbleibt und durch den entstehenden Druck die umliegenden (kleinen) Blutgefäße komprimiert, sind Quaddeln meist von heller Farbe.

Als **Nadel** sollte die kleinste Größe (20) gewählt werden, sodass der Schmerz des Einstichs minimal bleibt. Allerdings kann das gespritzte Medikament durch den lokalen Druck auf die sensiblen Nerven einen kurzfristigen, meist eher milden Schmerz erzeugen.

Es ist daran zu denken, dass Epidermis und Corium in Abhängigkeit vom Applikationsort nur wenige Millimeter dick sind. Dieser Bereich kann zuverlässiger eingehalten werden, wenn man die Nadel in **sehr flachem Winkel**, nahezu parallel zur Haut einsticht. Auch ein Straffen der Haut mit den Fingern der anderen Hand sollte aus diesem Grund unterbleiben. Allerdings hat dieses Straffen ohnehin nur bei der i.v. Punktion einen Sinn, weil dadurch die Vene in ihrer Lage fixiert werden kann. Nach dem Eingehen kann die Nadelspitze ein wenig angehoben werden, wodurch die gesamte Haut oberhalb der Kanüle mit angehoben wird und die korrekte Lage anzeigt. Alternativ ist es möglich, mit der einen Hand eine wenige Millimeter breite **Hautfalte** zu bilden, in die dann die Injektion gesetzt wird. Diese Hautfalte sollte nicht im Zentimeterbereich liegen, weil sonst evtl. das Subkutangewebe mit angehoben würde. Die ansonsten übliche **Aspiration** ist bei intrakutanen Injektionen nicht erforderlich. Ein zu tiefes Eindringen der Kanülenspitze bis ins Subkutangewebe lässt sich daran erkennen, dass sich beim Einspritzen keine Quaddel bildet, weil das Subkutangewebe so weich ist, dass das Medikament ungehindert abfließen kann.

Für die kleinen Blutstropfen, die nach intrakutanen Injektionen evtl. austreten, braucht der Patient nicht verpflastert zu werden. Ein Abtupfen mittels bereit gelegter Tupfer ist i.d.R. vollkommen ausreichend.

Applikationsorte

Besonders geeignet für die unspezifische Reiztherapie der Quaddeln sind die Dermatome und Meridiane im Bereich gestörter Gelenke, die direkte Umgebung der Gelenke, der gesamte paravertebrale Bereich im Abstand von etwa 2 cm zu den Dornfortsätzen sowie Narben, die im Bereich von Organen oder Meridianen zu Störungen geführt haben. Auch die Head-Zonen innerer Organe sind dankbare Objekte unspezifischer Reiztherapien. Wer gelernt hat, Triggerpunkte und umschriebene Myogelosen zuverlässig herauszutasten, kann in diesen Bereichen Quaddeln setzen oder sie direkt anspritzen. Für diese tiefer reichenden Injektionen darf der Heilpraktiker dann allerdings keine Lokalanästhetika verwenden.

Zusammenfassung

Intrakutane Injektion
Injektion unter die Epidermis in die Lederhaut

Indikationen
- Setzen von Quaddeln zur unspezifischen Reiztherapie

Technik
- kleinste Nadel verwenden
- Haut nicht straffen
- in sehr flachem Winkel einstechen
- alternativ schmale Hautfalte bilden und dort injizieren
- Aspiration ist nicht notwendig.

Orte
- paravertebrale Haut
- Meridiane und Dermatome
- Head-Zonen

4.3 Subkutane Injektion

Technik

In der Subkutis verlaufen eher dünne Arterien, aber teilweise bereits Venen von mittlerem Kaliber. Beispielsweise befinden sich die Varizen der Beine subkutan. Dies gilt auch für die Venen von Unterarm und Hand, die u.a. für Blutentnahmen genutzt werden. Nach dem Einstechen der Nadel sollte deshalb zunächst **aspiriert** werden, um die versehentliche Injektion in ein Blutgefäß zu vermeiden. Bei einem derartigen Versuch der Aspiration von Blut in die Spritze müssen Spritze und Kanüle mit der einen Hand sorgfältig gehalten und fixiert werden, bevor die andere Hand den Spritzenstempel zurückzieht, um die Kanülenspitze in ihrer Lage zu belassen und Traumatisierungen des Gewebes zu vermeiden. Allerdings gibt es in den empfohlenen und überwiegend benutzten Applikationsorten für die s.c. Injektion (z.B. abdominell) keine größeren Gefäße, sodass z.B. bei homöopathischen Präparaten auch auf eine Aspiration verzichtet werden kann. Jedenfalls wäre dieser Verzicht nicht als Kunstfehler anzusehen.

Für normalgewichtige Patienten eignet sich die dünnste Nadel (Gr. 20) auch für die s.c. Injektion. Lediglich bei Adipösen sollte eine etwas längere Kanüle gewählt werden (z.B. die blaue, Gr. 14). Wichtig bei der subkutanen Injektion ist das Abheben einer ausreichend großen **Hautfalte**, wofür die Finger mehrere Zentimeter auseinanderliegen sollten. Liegen sie zu nah beieinander, wird möglicherweise nur das Corium von der Unterlage abgehoben. Lediglich am Oberarm genügt ein Abstand von 1–2 cm zwischen den Fingern, weil die Haut an dieser Stelle weit verschieblicher ist als an anderer Lokalisation.

Die Nadel wird im Anschluss an die übliche Desinfektion sehr zügig in einem **Winkel von etwa 45°** in die abgehobene Falte eingestochen. Da die zweite Hand dabei für eine Fixation der Nadel bei der nachfolgenden Aspiration nicht zur Verfügung steht, kann dieselbe z.B. bei einem homöopathischen Medikament auch unterbleiben (s.o.). Wird der laterale Oberschenkel gewählt, kann die 20er-Nadel alternativ ohne Abheben einer Hautfalte senkrecht eingestochen werden. Das Subkutangewebe ist hier üblicherweise so dick, dass die Muskulatur mit der kurzen 20er-Nadel nicht erreicht werden kann.

Die Resorption eines Medikaments aus einem subkutanen Depot erfolgt zeitlich weniger gut definiert, also eher unzuverlässiger, von Patient zu Patient verschieden und meist auch langsamer als bei intramuskulär gespritzten Medikamenten. Komplikationen wegen fehlerhafter Technik oder Verletzungen größerer Gefäße oder Nerven sind zwar außerordentlich selten, doch kommt es gerade im Subkutangewebe noch am häufigsten zu Folgeschäden bis hin zu Nekrosen durch Medikamente, die eigentlich i.m. hätten appliziert werden sollen und wegen zu kurz gewählter Nadel diese Lokalisation nicht erreichten. Es ist also gerade bei subkutanen Injektionen streng darauf zu achten, ob von Seiten des Herstellers diese Injektionsmöglichkeit auch tatsächlich vorgesehen ist. Andererseits sind Folgeschäden bei versehentlichen subkutanen Injektionen in Anbetracht der homöopathischen oder phytotherapeutischen Medikamente des Heilpraktikers oder auch z.B. bei der Eigenbluttherapie kaum vorstellbar, sodass es sich im Zusammenhang doch eher um eine theoretische Warnung handelt.

Applikationsorte

Besonders geeignete Lokalisationen für subkutane Injektionen sind der frontale und vor allem laterale Oberschenkel etwa im Bereich des M. vastus lateralis und das periumbilikale, besonders umfangreiche Subkutangewebe des Bauches – unter Wahrung eines Abstandes von mehreren Zentimetern zum Nabel, weil im Bereich der straffen Linea alba nur wenig Subkutangewebe zur Verfügung steht. Auch das Subkutangewebe am seitlichen Oberarm, vor allem über dem M. deltoideus, theoretisch auch in Oberarmmitte über dem mediolateralen Anteil des M. biceps, ist geeignet und wird besonders häufig für Impfungen benutzt.

EXKURS

Subkutan injizierte Medikamente werden aus dem abdominellen Gewebe etwas schneller resorbiert als aus Deltamuskel und Oberschenkel. Diese kleinen Nuancen besitzen üblicherweise **keinerlei Bedeutung**. Es gibt jedoch vereinzelt schulmedizinisch verwendete, verschreibungspflichtige Präparate wie z.B. **Mischinsuline** mit ihrem Anteil aus sowohl schnell wirkenden als auch Depotinsulinen, bei denen es durchaus auf diese Differenzen ankommen kann. So sollten morgendliche Mischinsuline abdominell gespritzt werden, damit der schnell wirkende Anteil den nach dem Frühstück möglichen Blutzuckeranstieg rechtzeitig kompensieren kann. Dagegen sollten für die Abenddosis von Mischinsulinen eher Oberschenkel oder M. deltoideus gewählt werden, um nächtliche Hypoglykämien aufgrund des langsameren Anflutens des löslichen Anteils zu vermeiden. Grundsätzlich gilt, dass der bevorzugte Applikationsort in der Packungsbeilage angegeben wird, sofern dies von Bedeutung sein könnte.

Zusammenfassung

Subkutane Injektion

Injektion in das Fettgewebe der Haut

Indikationen
- Impfungen (meist am Deltamuskel)
- Gabe von Heparin (meist abdominell) oder weiteren Medikamenten

Technik
- kleinste Nadel bei normalgewichtigen Patienten, etwas längere Nadel bei Adipösen
- Hautfalte bilden (am lateralen Oberschenkel beim Erwachsenen ohne Hautfalte senkrecht einstechen)
- im Winkel von 45° zügig einstechen
- Aspiration nicht zwingend erforderlich

Orte
- periumbilikal
- frontaler oder (bevorzugt) lateraler Oberschenkel
- lateraler Oberarm, v.a. Deltamuskel

4.4 Intramuskuläre Injektion

Indikationen

Intramuskuläre Injektionen dienen weit überwiegend der Applikation von Medikamenten. Intravenös entnommenes Blut zur Eigenbluttherapie kann ebenfalls i.m. injiziert werden.

Grundsätzlich ist bei intramuskulären Injektionen darauf zu achten, dass sie tatsächlich im Muskel (➤ Abb. 4.5) und nicht versehentlich im Subkutangewebe landen, weil etliche (schulmedizinische) Medikamente nur im Muskelgewebe vertragen werden und im Subkutangewebe zu Nekrosen führen können (s.o.). Auch die Resorption ist aus dem Muskelgewebe zuverlässiger und besser kalkulierbar. Man kann davon ausgehen, dass die üblichen Medikamente, sofern es sich nicht um ölige Zubereitungen handelt, innerhalb von 30–60 Minuten aus ihrem Depot zur Resorption gelangen und erkennbare Wirkungen zeigen.

Applikationsorte

Vor allem drei Lokalisationen können als geradezu ideal für intramuskuläre Injektionen angesehen werden, weil sie frei von größeren Gefäßen und Nerven sind, sodass bei korrekter Technik ernst zu nehmende Schädigungen weitgehend ausgeschlossen werden können:
- Injektion nach v. Hochstetter in die Gluteus-Muskulatur, vor allem M. gluteus medius
- Injektion in den M. vastus lateralis des Oberschenkels
- Injektion in den M. deltoideus oder mediolateralen M. biceps

Injektion nach v. Hochstetter

Im Bereich der medialen Gluteus-Muskulatur verlaufen mehrere große Gefäße und Nerven, die durch eine Injektion verletzt werden könnten – u.a. der N. ischiadicus. Dagegen ist der **obere äußere Quadrant** des Gesäßes weitgehend frei davon und bietet sich für eine sichere und schmerzarme Punktion an (➤ Abb. 4.6). In diesem Quadranten gibt es wiederum einen umschriebenen Bereich, der als besonders sicher gelten kann und der von v. Hochstetter beschrieben wurde. Anatomische Strukturen, die für ein zuverlässiges Auffinden des Hochstetter-Punktes herausgetastet werden müssen, sind die Crista iliaca mit ihrer vorderen Begrenzung (Spina iliaca

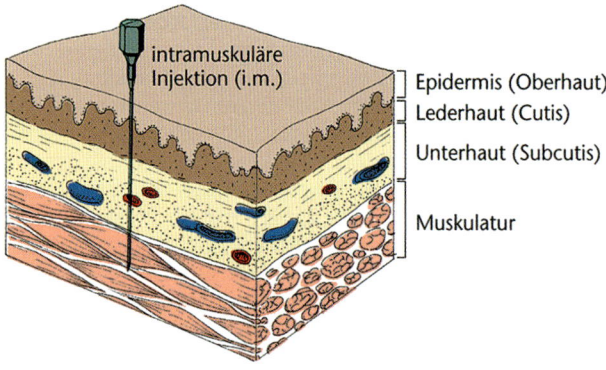

Abb. 4.5 Intramuskuläre Injektion. Die Nadel muss durch alle Hautschichten hindurch die Muskulatur erreichen. [L190]

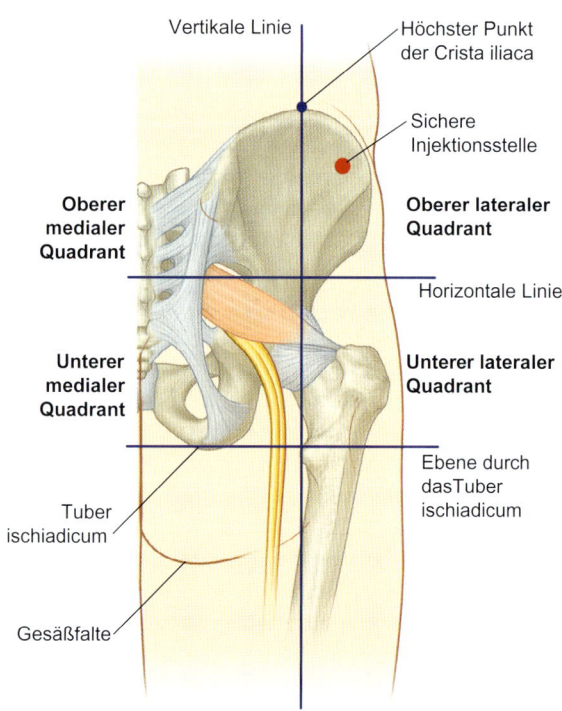

Abb. 4.6 Quadranten des Gesäßes mit Hochstetter-Punkt [E402]

4.4 Intramuskuläre Injektion

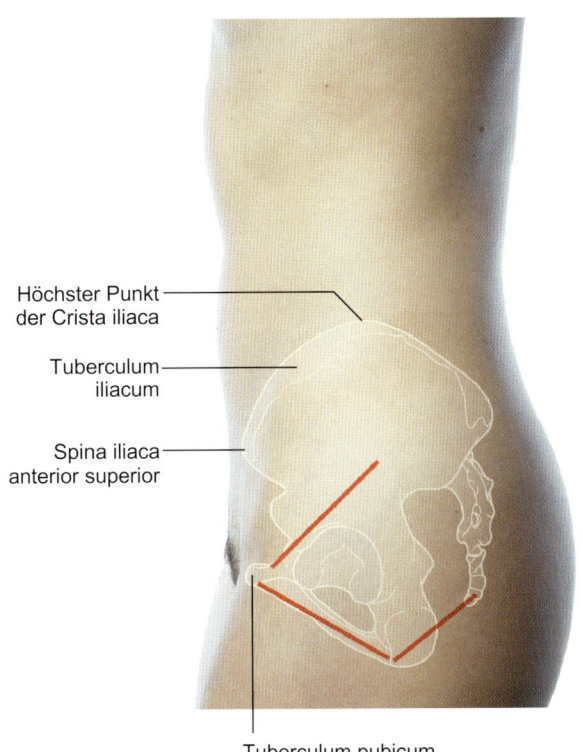

Abb. 4.7 Weibliches Becken mit Crista und Spina iliaca [E402]

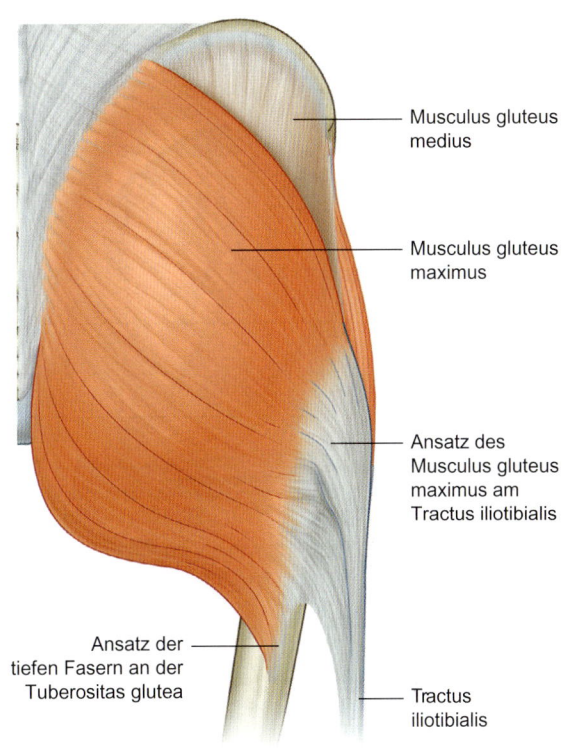

Abb. 4.8 Lage der Glutealmuskulatur [E402]

anterior superior) sowie der große Rollhügel (Trochanter major) am proximalen, lateralen Oberschenkel (> Abb. 4.7).

Am oberen äußeren Quadranten des Gesäßes liegen die drei Gluteus-Muskeln teilweise übereinander, wobei der M. gluteus maximus allerdings die laterale Begrenzung nicht mehr erreicht, sodass hier nur noch die Mm. gluteus medius und minimus übereinander liegen (> Abb. 4.8, > Abb. 4.9).

Die Injektion erfolgt bevorzugt in **Seitenlage** des Patienten mit leicht angezogenem Bein, weil die Muskulatur hierbei optimal entspannt werden kann. Alternativ ist die Injektion in Rückenlage oder auch am stehenden Patienten möglich, doch sollte der Patient hierbei sicher stehen, am besten unter Abstützen mittels seiner Hände, und das Bein der Injektionsseite entlasten.

Bei der Injektion in die rechte Gesäßhälfte des Patienten legt der Therapeut den Handteller seiner linken Hand auf den Trochanter major des Oberschenkels und den Zeigefinger auf den vorderen oberen Darmbeinstachel. Wird die linke Gesäßhälfte gewählt, kommt der Mittelfinger der linken Therapeutenhand auf der Spina iliaca zu liegen. Leider zeigt sich im Alltag, dass zahlreiche Therapeuten nicht in der Lage sind, die **Spina iliaca anterior superior** zuverlässig herauszutasten. Um sie zu finden, fährt man – zu Übungszwecken am besten in Rückenlage des Patienten – auf der Crista iliaca entlang nach ventral, bis der palpierende Finger plötzlich aus der horizontalen Ebene nach kaudal kippt. Wird der Finger mehrmals über die Spina von horizontal nach kaudal und wieder zurück bewegt, erhält man ein Gefühl für diesen knöchernen Vorsprung.

Nach Fixieren des Zeige- bzw. Mittelfingers auf der Spina iliaca wird der weit abgespreizte Mittelfinger (rechts) bzw. Zeigefinger (links) auf die Crista iliaca gelegt, wodurch sich zwischen D2 und D3 ein Dreieck bildet, mit der breiten Basis auf dem Beckenkamm. In Abhängigkeit von den anatomischen Verhältnissen beim Patienten und der Größe der Therapeutenhand kommt der große Rollhügel evtl. nicht unter dem Handteller, sondern im Bereich des Thenars (rechts) bzw. Hypothenars (links) zu liegen, doch ist dies unerheblich.

Die **Injektion** erfolgt senkrecht zur Hautoberfläche im Bereich der Spitze des Dreiecks, das von Zeige- und Mittelfinger der aufgelegten Hand gebildet wird (> Abb. 4.6). Ein kleiner Einstichwinkel in Richtung Darmbeinkamm ist erlaubt. Die Nadel sollte zügig und auf einmal ins Gewebe gleiten, wobei es je nach Kanülenlänge passieren kann, dass die Nadel den Knochen erreicht. In diesem Fall wird sie um 5–10 mm zurückgezogen, damit ihre Spitze sicher im Muskel (M. gluteus medius oder evtl. minimus) zu liegen kommt. Wird das Gewebe des Patienten vor der Injektion palpiert und die verwendete Nadellänge den Gegebenheiten zugeordnet, kann ein (schmerzhafter) Knochenkontakt üblicherweise vermieden werden. In jedem Fall jedoch muss die Nadel während der Injektion für den (extrem seltenen) Fall, dass sie direkt unterhalb ihres Konus abbricht, noch um 5–10 mm aus dem Gewebe herausragen. Sie könnte dann mit den Fingern oder einer Pinzette herausgezogen werden, wodurch dem Patienten die mühsame und evtl. folgenreiche Prozedur einer operativen Entfernung erspart bliebe.

Liegt die Kanüle in korrekter Position, wird **aspiriert**. Fließt kein Blut in die Spritze zurück, wird das Medikament langsam injiziert

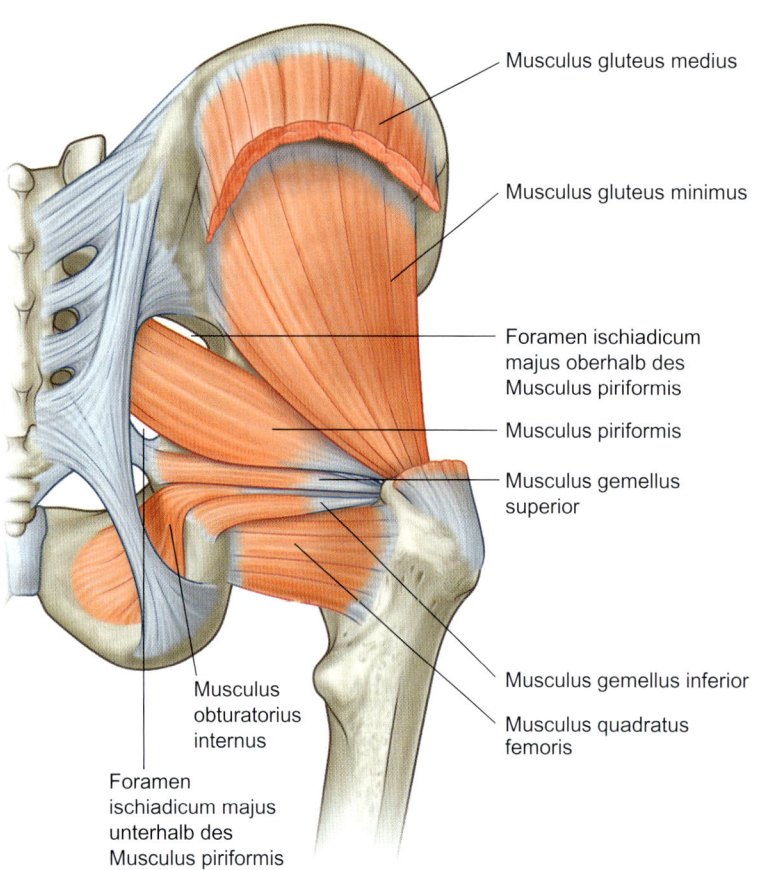

Abb. 4.9 Tiefere Muskulatur des Gesäßes [E402]

und die Spritze danach ebenso zügig wie beim Einstich wieder herausgezogen. Mit einem bereit gelegten **Tupfer** komprimiert der Therapeut abschließend die Injektionsstelle, wobei kreisende oder wechselseitige Bewegungen über den aufgepressten Tupfer helfen, das Medikament besser im Gewebe zu verteilen. Obwohl es in der Mehrzahl der Fälle aus den oberflächlich verletzten Arteriolen und Kapillaren nicht nachblutet, sollte man die Wunde vorsichtshalber mit einem Pflaster versorgen.

HINWEIS DES AUTORS
Intramuskuläre, intra- und subkutane Injektionen brauchen nicht unbedingt schmerzhaft zu sein. Neben der Wahl der dünnsten Kanüle, die bei erforderlicher Nadellänge und unter Berücksichtigung der Konsistenz des applizierten Medikaments möglich ist, trägt zum Erreichen dieses Ziels vor allem eine möglichst hohe Geschwindigkeit bei, mit der die Kanüle eingestochen wird. Zusätzlich ist es hilfreich, den Patienten z.B. durch wechselnden Druck der aufgelegten Hand abzulenken. Im Idealfall fragt der Patient nach der Injektion, wann es denn nun losginge.

Injektion am Oberschenkel

Medial am Oberschenkel verlaufen große Gefäße und Nerven, sodass für eine komplikationslose Injektion der **laterale Bereich** zu bevorzugen ist. Auf der sicheren Seite ist man vor allem beim Muskelbauch des M. vastus lateralis in der Mitte des Oberschenkels. Legt man eine Hand oberhalb des Knies auf den Oberschenkel und die andere Hand beginnend am Trochanter nach distal, entspricht das frei bleibende **mittlere Drittel** der idealen Punktionslokalisation (> Abb. 4.10). Auch dieser Applikationsort wurde bereits von v. Hochstetter angegeben.

Der Patient liegt auf dem Rücken oder auf der Seite und versucht, das Bein möglichst entspannt zu lagern. Vorbereitung und Durchführung der Injektion – zügig und senkrecht zur Hautoberfläche – entsprechen ansonsten derjenigen in den M. gluteus.

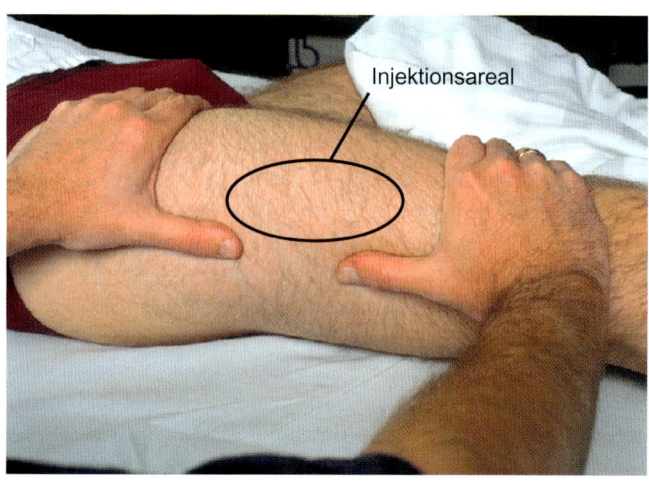

Abb. 4.10 Punktionsort bei i.m. Injektion in den Oberschenkel [K115]

Injektion am Oberarm

Erfahrungsgemäß sind subkutane und intramuskuläre Injektionen am Oberarm vor allem auch in den Stunden und Tagen nach der Injektion schmerzhafter als an Gesäß oder Oberschenkel. Sie sollten deshalb den (meist subkutanen) **Impfungen** vorbehalten bleiben, die angeblich am Arm wirksamer sein sollen als an anderer Lokalisation.

Muskulär kommen der mediolaterale M. biceps und der M. deltoideus in Frage (> Abb. 4.11). Für die Injektion, wie üblich bei i.m. Injektionen senkrecht zur Hautoberfläche, reicht üblicherweise eine kürzere Kanüle der Gr. 2 (grün), bei schlanken Patienten auch der Größen 12 bzw. 14, vollkommen aus, weil Muskulatur und darüber befindliches Subkutangewebe weniger umfangreich sind als am Bein. Der Patient sollte in diesem Fall sitzen oder stehen und seinen Arm locker hängen lassen.

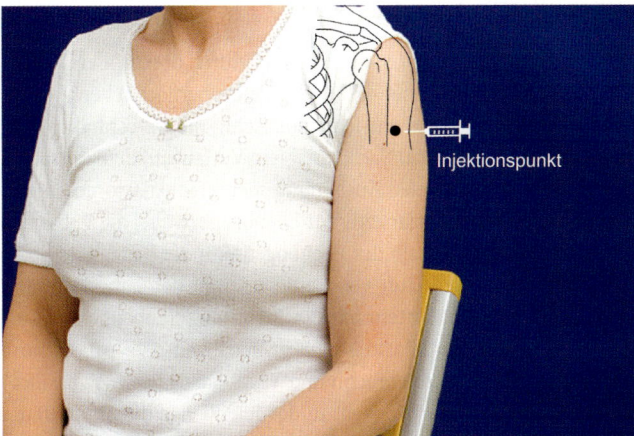

Abb. 4.11 Injektion in den M. deltoideus [K115]

Komplikationen

Komplikationen bei intramuskulären Injektionen entstehen in erster Linie bei
- falschem Applikationsort
- fehlender Aspiration
- Nichtbeachtung von Gerinnungsstörungen
- versehentlicher subkutaner statt intramuskulärer Injektion des Medikaments

Die korrekten **Applikationsorte** Hochstetter-Punkt, Mitte des lateralen Oberschenkels und proximaler Oberarm (vor allem M. deltoideus) sind vorgegeben und schließen Komplikationen weitgehend aus.

Die **Aspiration** zur Vermeidung einer versehentlichen intravasalen Injektion darf niemals vergessen werden! Wenn hierbei 1 oder 2 Tropfen Blut in die Spritze aufgezogen werden, genügt es, die Nadel ein kleines Stück vorzuschieben oder zurückzuziehen und erneut zu aspirieren. Beim Anstechen eines größeren Gefäßes muss die Punktion an einer anderen Stelle erneut durchgeführt werden, weil das Medikament andernfalls direkt in die Blutbahn gelangen könnte.

Bei vorhandenen **Gerinnungsstörungen** (Marcumar®, angeborene oder erworbene Störungen wie z.B. Hämophilie oder bei Leberzirrhose) oder bei **Notfallpatienten**, bei denen eine **Lysetherapie** zu erwarten ist (Herz- und Hirninfarkt, Lungenembolie, peripherer arterieller oder venöser Verschluss) sind **intramuskuläre Injektionen** grundsätzlich und streng **kontraindiziert**, weil es hierbei zu monströsen und kaum beherrschbaren **Einblutungen** ins Gewebe kommen würde. Dies liegt daran, dass eine sich an die Injektion anschließende Kompression mit den Fingern, die beim oberflächlich liegenden Gewebe einer intra- oder subkutanen bzw. intravenösen Injektion wirksam wird und so lange aufrecht erhalten werden kann, bis die Nachblutung zum Stehen gekommen ist, in die Tiefe eines Muskels nicht vorzudringen vermag. Die beim Herzinfarkt häufig angegebene Begründung der Kontraindikation wegen einer Verfälschung der Diagnostik (CK) hat ihre frühere Bedeutung längst verloren, weil aussagekräftigere Parameter zur Verfügung stehen und weil selbst bei einer Bestimmung der Kreatinkinase ohnehin die herzspezifische Form (CK-MB) gewählt wird.

Die meisten Komplikationen im medizinischen Alltag entstehen durch eine **zu kurz gewählte Länge der Injektionsnadel**, wodurch das Medikament im Fettgewebe landet und hier zu Nekrosen führen kann. Am Hochstetter-Punkt liegt die durchschnittliche Gewebedicke beim Erwachsenen zwischen Hautoberfläche und knöcherner Beckenschaufel in Abhängigkeit vom Körpergewicht bei 5–7,5 cm, wobei die Unterschiede zwischen den Geschlechtern relativ gering sind. Rund die Hälfte der Strecke entfällt auf das Subkutangewebe, die zweite Hälfte auf die Muskulatur. Wenn man davon ausgeht, dass die Nadel etwa in der Mitte der Muskulatur platziert sein sollte, bedeutet dies, dass die Nadellänge bei **adipösen** Patienten **mindestens 6 cm** betragen muss, um zuverlässig die Muskelschicht zu erreichen. Zusätzlich sollte ja auch noch ein kleiner Nadelrest übrig bleiben – als Vorsorge für den Fall eines Abbrechens am Konus. Angesichts der Qualität heutiger Injektionskanülen dürfte diese oft gehörte Empfehlung allerdings ihren Sinn weitgehend verloren haben.

Verletzt die Nadelspitze einen der dünnen Nerven, die auch bei korrekter Technik extrem selten getroffen werden können, oder reizt das gespritzte Medikament an der gewählten Lokalisation, wird dies an einem (elektrisierenden) Schmerz des Patienten erkennbar. Die Punktion sollte in diesen Fällen an anderer Lokalisation wiederholt werden. Besonders bei Vitamin-B$_{12}$-Ampullen ist daran zu denken, dass die Präparate einzelner Hersteller das Gewebe reizen, während andere vollkommen schmerzfrei gespritzt werden können.

Zusammenfassung

Intramuskuläre Injektion

Injektion in den Muskel

Indikationen
- Impfungen
- Medikamenten- bzw. Eigenblutapplikation

Kontraindikationen
- hämorrhagische Diathese
- zu erwartende Lysetherapie

Orte

- Hochstetter-Punkt (M. gluteus medius)
- lateraler Oberschenkel (M. vastus lateralis)
- lateraler Oberarm (M. deltoideus oder mediolateraler M. biceps)

Technik nach v. Hochstetter

- Patient stehend oder in Seitenlage, möglichst entspannte Muskulatur
- Crista iliaca mit Spina iliaca anterior superior und Trochanter major tasten
- Bilden eines Dreiecks mit Mittel- und Zeigefinger, dessen Basis an der Crista iliaca liegt
- zügige Injektion senkrecht zur Hautoberfläche etwa an der Spitze des Dreiecks
- Aspirieren (Nadel entfernen, wenn ein Gefäß getroffen wurde)
- langsam injizieren
- Kanüle zügig entfernen
- Medikament mit aufgepresstem Tupfer verteilen

Technik am Oberschenkel

- Patient in Rücken- oder Seitenlage
- mittleres Drittel des lateralen Oberschenkels ermitteln
- zügige Injektion senkrecht zur Hautoberfläche
- Aspirieren (Nadel entfernen, wenn ein Gefäß getroffen wurde)
- langsam injizieren
- Kanüle zügig entfernen
- Medikament mit aufgepresstem Tupfer verteilen

Technik am Oberarm

- Patient sitzt oder steht
- Injektionsort ist der proximale laterale Oberarm (bevorzugt M. deltoideus).
- zügige Injektion senkrecht zur Hautoberfläche
- Aspirieren (Nadel entfernen, wenn ein Gefäß getroffen wurde)
- langsam injizieren
- Kanüle zügig entfernen
- Medikament mit aufgepresstem Tupfer verteilen

4.5 Blutentnahme und intravenöse Injektion

Für Blutentnahmen oder intravenöse Gaben von Medikamenten eignen sich beim Erwachsenen vor allem Arme und Hand-, ersatzweise auch der Fußrücken, beim Kleinkind bzw. Säugling die Venen von Kopf und unterer Extremität. Bevorzugt wird wegen der guten Erreichbarkeit und reichlichen Venenausstattung beim Erwachsenen oder älteren Kind meist die Ellenbeuge. Kann hier keine Punktionsstelle gefunden werden, so stellen volarer Unterarm und Handrücken geeignete Alternativen dar, doch sind die Punktionen wegen der zunehmenden sensiblen Versorgung desto schmerzhafter, je weiter man nach distal kommt.

Anatomische Vorbemerkungen

Unterarm und Hand werden oberflächlich durch drei größere Gefäßstämme drainiert (> Abb. 4.12). Aus dem oberflächlichen Venenplexus des Handrückens entsteht radialseitig die **V. cephalica** und ulnarseitig die **V. basilica**. Nach variablem Verlauf auf dem dorsalseitigen Unterarm und unter Ausbildung mehrerer Anastomosen ziehen die beiden Venen volarseitig zur Ellenbeuge, wobei die V. basilica meist erst direkt unterhalb des Ellenbogens auf die Beugeseite übertritt. Zwischen beiden läuft volarseitig etwa ab der Unterarmmitte noch die **V. mediana antebrachii** in Richtung Ellenbeuge, um sich dort an den venösen Anastomosen zu beteiligen. Die Anastomose zwischen V. mediana antebrachii und V. cephalica (bzw. V. basilica) mit dem größten Volumen stellt in der Ellenbeuge die **V. mediana cubiti** dar. Sie zieht mittig durch die Ellenbeuge von radial schräg nach proximal zur Ulnarseite und gibt ihr Blut hier in die V. basilica. Vv. basilica und cephalica bleiben auch am Oberarm ulnar- bzw. radialseitig und münden im Bereich der Schulter ins tiefe Venensystem.

Die V. mediana cubiti ist mit den verbundenen Vv. cephalica und basilica auch deswegen so voluminös und gut punktierbar, weil sie über eine Anastomose mit der tiefen V. cubitalis verbunden ist und hierüber zusätzliches Blut erhält.

Der **Verlauf der Venen** an Unterarm und Ellenbeuge ist **variabel**, also nicht bei jedem Patienten identisch. Dies gilt erst recht für

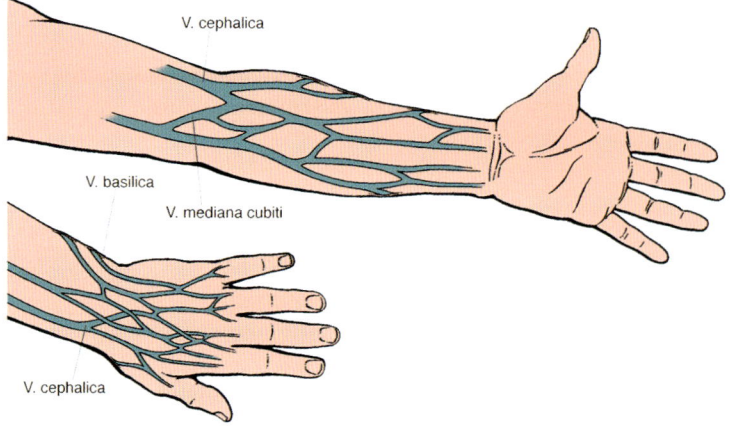

Abb. 4.12 Oberflächliche Venen des Armes mit Punktionsstellen an Hand und Unterarm [L108]

die Arterien im Bereich der Ellenbeuge, wo vor allem die A. brachialis oder einer ihrer Äste recht oberflächlich direkt unterhalb der V. basilica liegen und hier vor allem durch den Ungeübten leicht punktiert werden kann.

ACHTUNG
Wegen der Gefahr einer versehentlichen intraarteriellen Punktion ist die mediale (ulnare) Ellenbeuge nach Möglichkeit zu meiden und die radialseitig liegenden Verbindungen zur V. cephalica zu bevorzugen.

Die Gefahr der intraarteriellen Punktion besteht auch bei Benutzung der „beliebten", weil häufig besonders voluminösen **V. mediana cubiti**. Bei etwa 25 % der Menschen verläuft hier parallel in derselben Richtung und nur knapp unterhalb der Vene eine A. brachialis superficialis, die beim Durchstechen der Vene getroffen werden kann. Dies gilt letztendlich auch für die ungeteilte A. brachialis (A. cubitalis) selbst, die zunächst am distalen Oberarm unterhalb der V. basilica und in der Ellenbeuge unterhalb und parallel zur V. mediana cubiti nach distal zieht. Man sollte sich deshalb entweder streng auf die radialseitigen Venen beschränken, wie dies häufig empfohlen wird, oder alternativ und grundsätzlich die Venen der Ellenbeuge in einem **sehr flachen Winkel** direkt durch die dünne, darüber befindliche Haut hindurch punktieren, wobei dann ein unbeabsichtigtes und unbemerktes **Durchstechen** bis zur darunter verlaufenden Arterie **kaum noch möglich ist**.

Vorbereitung der Punktion

Armlagerung

Der Arm des sitzenden Patienten liegt gestreckt und etwas nach unten geneigt auf einer speziellen, im Handel erhältlichen Armauflage.

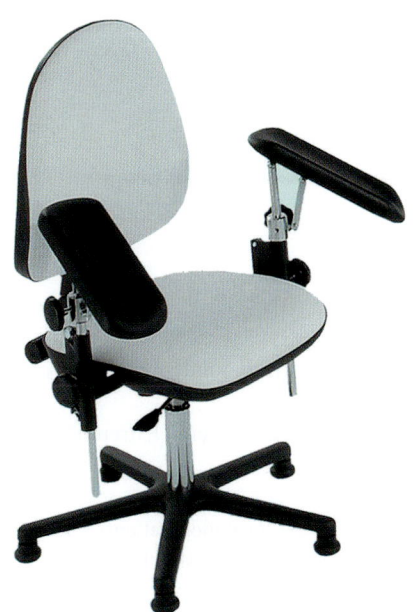

Abb. 4.13 Blutentnahmestuhl (AGA) [V572]

Ideal geeignet für diesen Zweck ist ein Blutentnahmestuhl mit verstellbaren Polstern auf beiden Seiten, die nicht nur den Arm in einer gestreckten und entspannten Position halten, sondern auch einem evtl. kollabierenden Patienten einen ausreichenden Seitenhalt bieten (> Abb. 4.13). Kinder oder Patienten, die vor lauter Angst vor der Blutentnahme zum Kreislaufkollaps neigen, besonders häufig junge Männer, sollte man auf der Liege punktieren. Hierbei entfällt dann allerdings die zusätzliche Venenstauung eines schräg nach unten gehaltenen Armes.

Venenstau

Der Stau am Oberarm, der zur ausreichenden Füllung der distalen Venen erforderlich ist, kann mittels Stauschlauch erfolgen, im Idealfall zumindest bei noch wenig erfahrenen Therapeuten allerdings durch eine Blutdruckmanschette, weil damit der notwendige Druckaufbau sehr viel zuverlässiger eingehalten werden kann. Das Blut muss arteriell unbehindert in die Extremität einströmen und venös in der Extremität verbleiben. Der Manschettendruck sollte demnach unterhalb des diastolischen Drucks gewählt werden, mit ausreichendem Abstand zum venösen Abfluss. Ideal hierfür geeignet ist in den meisten Fällen ein Druck von etwa 40–50 mmHg. Wird ein Stauschlauch verwendet, sollte der Radialis-Puls unverändert **kräftig** zu tasten sein, während die Venen zunehmend hervortreten. Das Volumen der Venen kann durch einen gesteigerten arteriellen Blutfluss zusätzlich erweitert werden, wofür der Patient seine Hand nach angelegtem Stau mehrmals hintereinander zur Faust ballen sollte.

Bei Patienten mit dünnen, wenig sicht- und tastbaren Venen kann man sich die Punktion dadurch erleichtern, dass der Patient zuvor durch ein **warmes Unterarmbad** die Durchblutung verbessert hat. Auch ein Beklopfen der gewählten Vene direkt vor der Punktion mit der behandschuhten Hand oder, falls keine Handschuhe getragen werden, mit einem Tupfer lässt die Vene deutlicher hervortreten.

Vor allem bei Frauen findet man manchmal wegen des ausgeprägteren subkutanen Fettpolsters und der gegenüber Männern meist dünneren Venen keine deutlich sichtbaren Gefäße. Dies ist dann unproblematisch, wenn die Venen wenigstens getastet werden können. Allerdings gilt auch pauschal, dass wenig sichtbare, aber **gut tastbare Venen** für eine Punktion besser geeignet sind als ganz oberflächliche dünne Venen. Man kann Dicke und Verlauf einer Vene mit einigermaßen geübten Fingern in der Mehrzahl der Fälle so gut erkennen, dass die nachfolgende Punktion auch ohne direkte Sicht der Vene gelingt. Dies gilt selbst für die oft sehr voluminösen Venen am streckseitigen Unterarm, die wegen der dickeren und behaarten Haut häufig kaum durchscheinen.

Punktion

Durch Straffen der Haut mit den Fingern der (üblicherweise) linken Hand wird gleichzeitig die **Vene fixiert**. Dies ist durch zwei aufgelegte Finger seitlich des Gefäßes möglich, häufig jedoch effektiver durch Zug im Längsverlauf und distal der gewählten Punktionsstelle. Bei den degenerativ veränderten Rollvenen mancher älterer Patienten kann auch die Vene selbst proximal oder distal der Punktionsstelle in ihrer Position fixiert werden. Zusätzlich sollte in diesen Fällen, wenn immer möglich, der Zusammenfluss zweier Venen zur nächstgrößeren Vene gewählt werden, weil der hier entstehende Winkel meist stabiler in seiner Position verbleibt.

> **MERKE**
> Die zunächst palpatorisch gefundene bzw. gewählte Punktionslokalisation sollte nach der Desinfektion nicht mehr berührt werden!

Zum gewählten **Winkel**, in dem die Nadel durch die Haut eindringen sollte, gibt es zahlreiche Vorschläge. Die einen wählen den Winkel größer (steiler), bis sie die Venenwand durchstochen haben, um erst jetzt die Nadel in flachem Winkel und parallel zur Hautoberfläche in das Gefäßlumen vorzuschieben. Die anderen stechen von vornherein in flachem Winkel in die Haut über der Vene. Wieder andere punktieren zunächst seitlich neben die Vene, um anschließend durch Veränderung der Stichrichtung in das Gefäßlumen zu gelangen. Manche verbiegen sich die Nadel, um den Winkel anzupassen. Schließlich gibt es leider auch Therapeuten, die zur Blutentnahme bei schlecht erkennbaren Venen so lange im Gewebe herumstochern, bis sie Blut in die Spritze bekommen.

Dieselbe Uneinigkeit besteht hinsichtlich der **Lage des Kanülenschliffs**. Mehrheitlich wird die Punktion so vorgenommen, dass der Schliff dabei nach oben zeigt, der vorderste Teil der Nadelspitze also unten liegt. Es gibt aber auch Befürworter der Methode, bei der der Schliff nach unten weist, weil es hierbei weniger leicht zum unbeabsichtigten Durchstechen der Venenrückseite kommt. Schließlich meinen einige, das Ideal darin gefunden zu haben, die Nadel um 90° oder sogar 180° gedreht zu halten und sie erst im Lumen der Vene zu begradigen. Die Vor- und Nachteile der einzelnen Methoden sollen hier nicht erörtert werden. Es steht jedem Therapeuten frei, die Methode zu finden, die seinen Bedürfnissen am besten entspricht. Im Vordergrund sollte die eigene Sicherheit und Zuverlässigkeit stehen und vor allem auch eine für den Patienten möglichst schmerzarme Punktion.

In jedem Fall sollte aber darauf geachtet werden, dass die gewählte Vene nicht auch noch in irgendeinem seitlichen Winkel punktiert wird, beispielsweise die schräg durch die Ellenbeuge ziehende V. mediana cubiti nicht mit einer Spritze, die parallel zum Armverlauf gehalten wird. Vielmehr müssen sich eigene Sitzposition und Lagerung des Arms so aneinander anpassen, dass Nadel und Vene miteinander eine vollkommen gerade Linie bilden, sodass mit Ausnahme des Einstichwinkels nicht noch weitere „Winkel" berücksichtigt werden müssen.

> **HINWEIS DES AUTORS**
> Dem Autor hat sich am besten die Methode bewährt, bei der die Nadel mit dem Schliff nach oben und in flachem Winkel von etwa 15–20° durch das Gewebe direkt über der Vene geführt wird. Der Widerstand lässt genau in dem Moment deutlich spürbar nach, in dem die Nadel im Lumen der Vene positioniert ist, sodass sie anschließend durch ein minimales Kippen von Spritze und Nadel in Richtung Venenverlauf um einige Millimeter vorgeschoben werden kann.
> Natürlich ist es bis zum Erlangen ausreichender Sicherheit immer möglich, die gegenüber liegende Venenwand zu verletzen, doch ist es schwer vorstellbar, wie man bei einem derart flachen Winkel eine unterhalb der Vene laufende Arterie treffen soll. Zusätzlich wird mit dieser Methode am wenigsten Gewebe verletzt – die Punktion wird erfahrungsgemäß besonders schmerzarm und, sofern die Vene im distalen Verlauf fixiert wurde, besonders zuverlässig.

Nach der Punktion wird entweder zur **Blutentnahme** direkt Blut in die Spritze aufgezogen oder man überzeugt sich im Falle einer Medikamentengabe – durch kurze Aspiration von etwas Blut in die Spritze – von der korrekten Lage, bevor man den **Stau** am Oberarm **löst** und mit der **langsamen Injektion** beginnt. Eine versehentliche paravenöse Injektion lässt sich an einer zunehmenden Schwellung und dem brennenden Schmerz beim Patienten erkennen. In diesem Fall ist die Injektion umgehend abzubrechen.

Nach Beendigung von Injektion bzw. Blutentnahme wird die Nadel sehr zügig herausgezogen und die Punktionsstelle mit einem Tupfer komprimiert, wobei der Patient den Arm nach oben halten sollte. Im Fall einer Blutentnahme sollte man nicht vergessen, den Stau am Oberarm vor dem Entfernen der Nadel zu lösen! Im Rahmen einer Medikamentengabe ist dies ja bereits zuvor geschehen. Abschließend wird die Punktionsstelle mit einem vorbereiteten Pflaster versorgt. Ein Anbeugen des Armes als Ersatz für die direkte Kompression sollte unterlassen werden, weil die Vene dadurch zusätzlich traumatisiert werden kann und für nachfolgende Punktionen eventuell nicht mehr zur Verfügung steht. Die physiologische Blutungszeit liegt bei 2–4 Minuten. Steht diese Zeitdauer für eine Kompression mit den Fingern nicht zur Verfügung, kann der Tupfer auch mit einem Streifen Leukosilk fixiert und auf die Wunde gepresst werden. In diesem Fall erübrigt sich das Pflaster, weil der Streifen vom Patienten erst zu Hause entfernt wird.

Zusammenfassung

Venenpunktion zur Blutentnahme oder Medikamentenapplikation

Indikationen
- diagnostische Blutentnahme
- therapeutische Medikamentenapplikation

Kontraindikationen
- keine

Orte
- Venen der Ellenbeuge (insbesondere radiale V. cephalica), Handrücken, Unterarm
- Venen des Kopfes bzw. der unteren Extremität beim Kleinkind

Technik
- Arm des sitzenden oder liegenden Patienten gestreckt lagern (weitgehend, aber nicht durchgestreckt!)
- Venen mit Blutdruckmanschette oder Stauschlauch stauen, dabei möglichst unterhalb des diastolischen Blutdrucks bleiben (kräftiger Puls)

- Haut distal der Punktionsstelle straffen
- Kanüle mit dem Schliff nach oben (Spitze unten) im Winkel von 15–20° direkt in die Vene einstechen (alternative Methoden möglich)
- Blut in die Spritze aufziehen (bei Blutentnahmen)
- Aspirieren, Stauung lösen und langsam injizieren (bei Medikamentenapplikation)
- Nadel zügig entfernen
- Gefäß mit Tupfer über mindestens 3-4 min komprimieren (Arm dabei nicht anbeugen)

4.6 Infusion

Das Anlegen einer Infusion hat für den Heilpraktiker in erster Linie Bedeutung in einer akuten Notfallsituation, sofern der Notarzt nicht in kürzester Zeit eintrifft.

EXKURS

Die Infusion zu therapeutischen Zwecken in der eigenen Praxis entbehrt zumeist jeglicher Grundlage. Vitamine werden in aller Regel auch bei oraler Substitution vollkommen ausreichend resorbiert. Die Infusion von B-Vitaminen birgt die (seltene) Gefahr einer anaphylaktischen Reaktion und ist auch deshalb zu vermeiden. B_{12} wird, bei Patienten mit Resorptionsstörungen, am besten i.m. oder, je nach Präparat s.c. verabreicht. Die gerne vorgenommenen Infusionen hochdosierter Vitamin-C-Präparate sind weitgehend sinnfrei (➤ Fach Pharmakologie, ➤ Fach Endokrinologie mit Stoffwechsel), was nicht an der verabfolgten Menge des Vitamins, sondern in seiner parenteralen Substitution begründet ist. Eisen sollte wegen potenzieller Nebenwirkungen niemals intravenös gegeben werden. Homöopathische Präparate, die gespritzt werden sollen, bedürfen keiner Infusion.

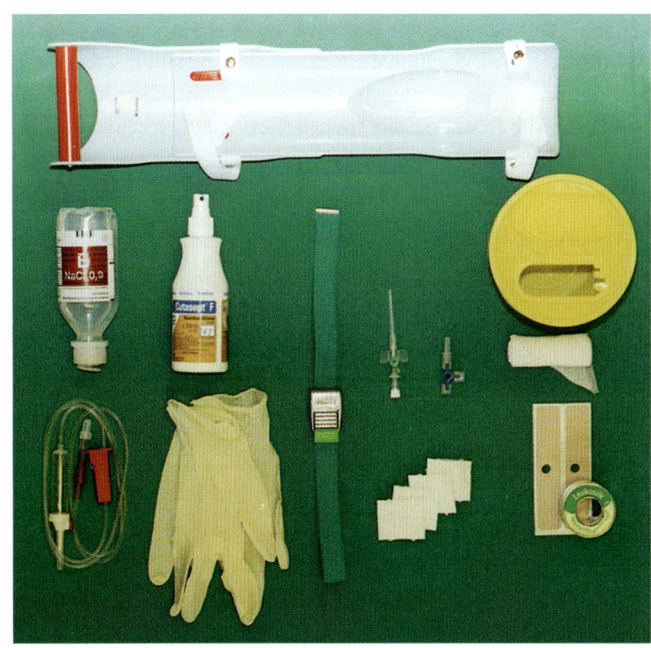

Abb. 4.14 Vorbereitung der Infusion [M742]

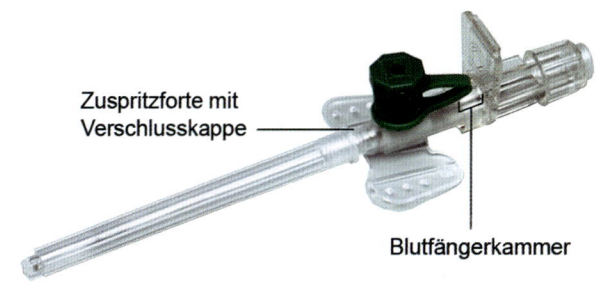

Abb. 4.15 Venen-Verweilkanüle [K183]

Vorbereitung

Die Vorbereitung der Punktion (➤ Abb. 4.14) und der Stau der Venen entsprechen, abgesehen von der Punktionslokalisation, weitgehend der üblichen Venenpunktion (➤ Kap. 4.5).

Venen-Verweilkanülen

Farben und zugehörige Größen der Venen-Verweilkanülen (Braunülen) unterscheiden sich von denjenigen der Injektionskanülen. Im Allgemeinen werden für den eigenen Bedarf lediglich **zwei Größen** benötigt, die grünen (1,2 mm Nadeldurchmesser) zur Verwendung beim Erwachsenen und die rosafarbenen (1,0 mm) für Kinder bzw. bei schwierigen Venenverhältnissen. Anstelle der Verweilkanülen können für Kurzzeitinfusionen auch Butterflys benutzt werden. Ihre intravenös verbleibenden Metallnadeln bergen allerdings ein höheres Risiko einer Venenperforation. Butterflys werden von einigen Therapeuten auch gerne zur Blutentnahme benutzt.

Braunülen besitzen eine geschliffene Metallnadel für die Punktion und gleichzeitig eine flexible, an ihrem Ende stumpfe Kunststoffnadel, die in der Vene verbleibt (➤ Abb. 4.15). An ihrem außen befindlichen Ende enthält sie ein Gewinde, an dem der Infu-

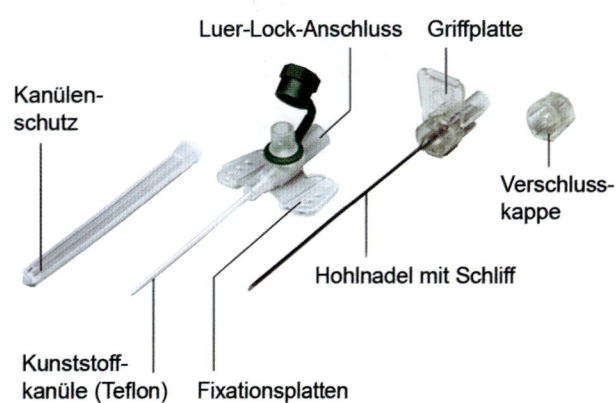

Abb. 4.16 Bestandteile einer Venen-Verweilkanüle [K183]

sionsschlauch befestigt oder eine Verschlusskappe aufgedreht werden kann. Zusätzlich besitzt sie einen genormten Luer-Anschluss zum Aufsetzen einer handelsüblichen Spritze, wodurch während der Infusion jederzeit zusätzliche Medikamente appliziert werden können. Ein Rückfluss von Blut wird durch ein integriertes Ventil verhindert. Für die Fixation des Systems auf der Haut des Patienten besitzen Braunülen zweiflügelige Fixationsplatten, über die im Anschluss an die Punktion ein speziell hierfür entwickeltes Schlitzpflaster geklebt wird (➤ Abb. 4.16).

Infusionsbesteck

Das Infusionsbesteck (➤ Abb. 4.17) zum Anschluss an die Infusion wird vor dem Anlegen der Braunüle vorbereitet, indem der Dorn durch den (zuvor desinfizierten) Gummistopfen der Infusionsflasche eingestochen und der Schlauch anschließend mit Flüssigkeit gefüllt wird. Die Tropfkammer sollte etwa zur Hälfte befüllt sein.

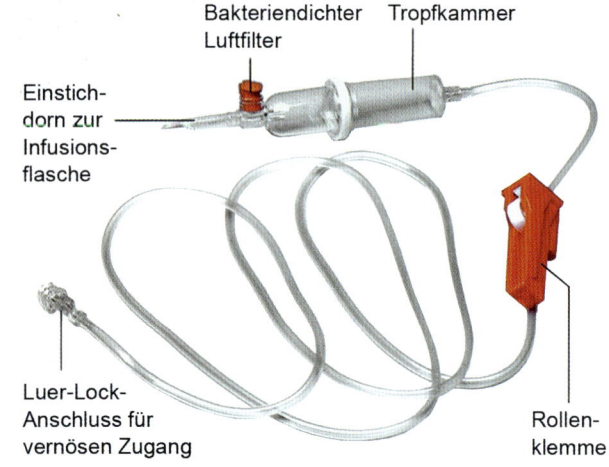

Abb. 4.17 Infusionsbesteck [K183]

Auch hier ist wieder darauf zu achten, dass sich keine Luftblasen im System befinden. Um dies zu erreichen, muss man manchmal etliche Milliliter der Infusionsflüssigkeit in ein vorbereitetes Gefäß abfließen lassen.

Punktion

Ideal geeignet sind die **Venen des Unterarms**, wobei durchaus auch die Dorsalseite in Frage kommt, obwohl die Haut hier deutlich dicker ist als auf der Volarseite. Dafür sind hier oftmals auch die Venen dicker und „haltbarer" als auf der Beugeseite und der Punktionsschmerz ist weniger ausgeprägt. Die **Ellenbeuge** sollte **nur im äußersten Notfall** gewählt werden, weil es für den Patienten schwierig bzw. bei Somnolenz oder Koma sogar unmöglich ist, den Arm über längere Zeit gestreckt zu halten, damit die punktierte Vene unversehrt bleibt.

Der **Einstichwinkel** sollte streckseitig etwas steiler gewählt und erst nach Durchdringen der Haut abgeflacht werden, um den vermehrten Widerstand der dickeren Haut besser überwinden zu können. Ansonsten entspricht die Punktionstechnik prinzipiell der venösen Punktion mittels Spritze und Nadel. Von Vorteil ist, dass man die Braunüle durch ihre integrierte Griffplatte noch sicherer führen kann als dies bei einer Spritze möglich ist.

Müssen die dünnen und empfindlichen Venen des Handrückens benutzt werden, bietet sich die Verwendung einer kleineren Braunüle an – also rosa statt grün.

Nach der Punktion der Vene wird die Nadel noch wenige Millimeter weitergeschoben. Während anschließend die Plastik-Verweilkanüle nochmals vorgeschoben wird, zieht man gleichzeitig die Nadel über die Griffplatte heraus, ohne sie allerdings ganz zu ent-

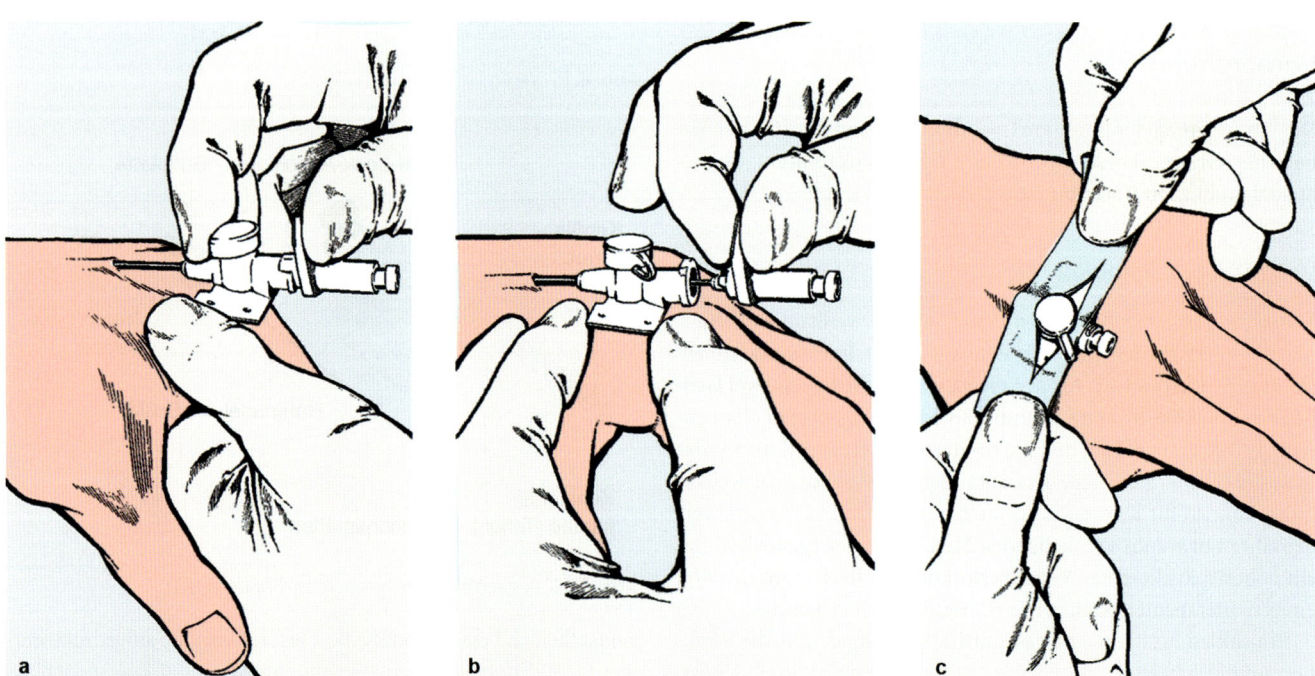

Abb. 4.18 Technik der Venenpunktion. Fixieren der Vene durch Zug an der Haut in Längsrichtung, danach Punktion der Vene (**a**), Vorschieben der Kunststoffkanüle in die Vene und Zurückziehen der Stahlkanüle (**b**), Fixieren der Kunststoffkanüle mit einem Schlitzpflaster (**c**). [L108]

fernen, weil andernfalls Blut austreten würde (> Abb. 4.18). Allerdings fließen in diesem Augenblick einige Tropfen Blut in die Braunüle, woran die korrekte Lage der Verweilkanüle erkennbar wird. Nach dem Lösen des Staus am Oberarm wird die Braunüle zunächst mit dem bereitliegenden Schlitzpflaster fixiert. Um zwischen dem vollständigen Herausziehen der Nadel und dem Anschließen der Infusion den Austritt von Blut zu verhindern, kann man die Vene am Kanülenende mit den Fingern komprimieren.

Abschließend fixiert man den Schlauch des Infusionsbestecks mit einem Streifen Leukosilk auf der Haut des Patienten, am besten in einer kleinen Schleife, damit Braunüle oder Schlauch nicht versehentlich durch Zugkräfte bei Bewegungen des Patienten herausgezogen werden können (> Abb. 4.18).

Zentraler Zugang

Wenn z.B. bei Patienten im manifesten Schock kein peripherer Zugang mehr erhalten werden kann, entscheidet sich der Notarzt in der Regel für die Punktion der **V. jugularis externa**. Diese Vene liegt dem M. sternocleidomastoideus auf und ist somit prinzipiell gut erreichbar (> Abb. 4.19). Im Fall einer kardiogenen Insuffizienz, beispielsweise im kardiogenen Schock, ist sie häufig gestaut und von daher ideal geeignet. Andernfalls muss mit den distal dem Muskel aufliegenden Fingern ein Stau erzwungen werden.

Prinzipiell wäre auch die V. femoralis geeignet und leicht erreichbar, doch besteht hier eine erhöhte Thrombosierungstendenz, sodass sie nur äußerst selten gewählt wird. Bei **Intensivpatienten** im Krankenhaus wird für den zentralen Zugang meist die **V. jugularis interna** oder die **V. subclavia** gewählt.

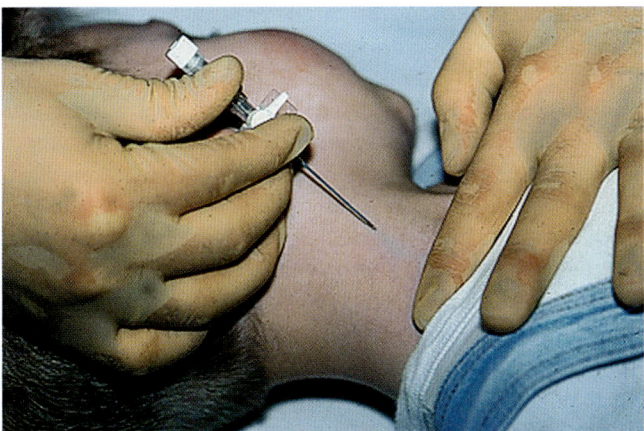

Abb. 4.19 Punktion der V. jugularis externa [O170]

Tibia-Punktion

Bei Säuglingen und Kleinkindern ist manchmal kein ausreichend voluminöser Zugang zu erhalten. Hier kann man ersatzweise die **proximale Tibia** wählen und die Infusionsflüssigkeit direkt in die knöcherne Markhöhle laufen lassen. Dies ist deswegen möglich, weil die Kompakta des kindlichen Knochens noch nicht vollständig entwickelt und deswegen für spezielle Injektionsnadeln gut passierbar ist. Das Erreichen der Markhöhle wird an dem in diesem Moment deutlich nachlassenden Widerstand erkennbar. Die Technik der Punktion ist in > Abb. 4.20 dargestellt, auch wenn sie für den Heilpraktiker höchstwahrscheinlich genauso wenig in Frage kommt wie die Punktion der V. jugularis externa.

Zusammenfassung

Infusion

Intravenöse Verabreichung von Flüssigkeiten, oft mit Medikamentenzusatz

Indikationen
- Flüssigkeitssubstitution, besonders in Notfällen
- Medikamentenapplikation

Orte
- Venen des Handrückens und Unterarms
- Venen des Kopfes bzw. der unteren Extremität beim Kleinkind

Technik am Arm
- Infusion vorbereiten (Infusionsbesteck anschließen)
- Arm des liegenden Patienten gestreckt lagern
- Venen mit Blutdruckmanschette oder Stauschlauch stauen, dabei möglichst unterhalb des diastolischen Blutdrucks bleiben (Pulskontrolle)
- Haut distal der Punktionsstelle straffen
- Braunüle mit dem Schliff nach oben im Winkel von 20–30° durch die Haut stechen, dann etwas absenken und in die Vene einführen (alternative Methoden möglich)
- Nadel und Plastik-Verweilkanüle erst noch wenige Millimeter weiterschieben, dann nur noch die Plastik-Verweilkanüle, die Nadel zurückziehen
- Plastik-Verweilkanüle fixieren (Schlitzpflaster) und vorbereitete Infusion anschließen

Zentraler Zugang
- Punktion der V. jugularis externa
- Venenstau durch die dem M. sternocleidomastoideus aufliegenden Finger
- weiteres Vorgehen wie bei der Technik am Arm

Tibia-Punktion
- bei Säuglingen und Kleinkindern als Ersatz für die Venenpunktion
- Einstichstelle 2 Querfinger unterhalb des Schienbeinhöckers aufsuchen und markieren
- besonders sorgfältig desinfizieren (Gefahr einer Osteomyelitis)
- Kanüle unter sanftem Druck in die Markhöhle einführen
- Kanüle fixieren und Infusion anschließen

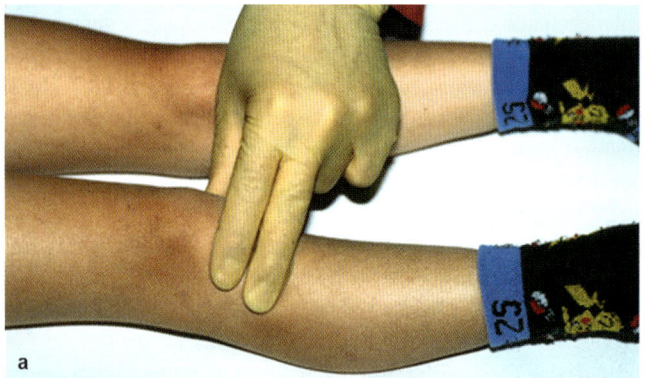
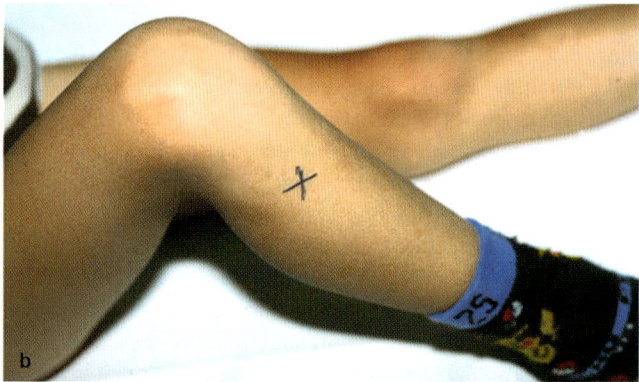
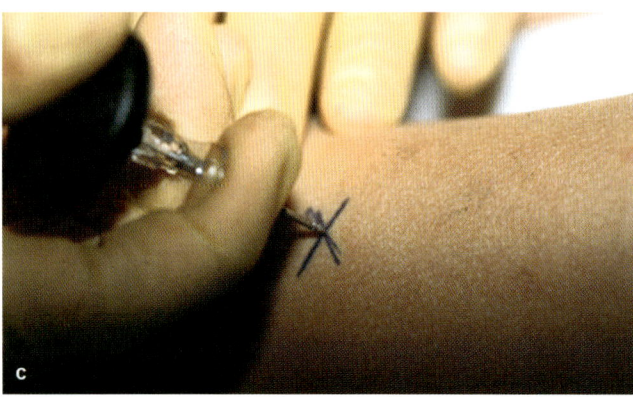
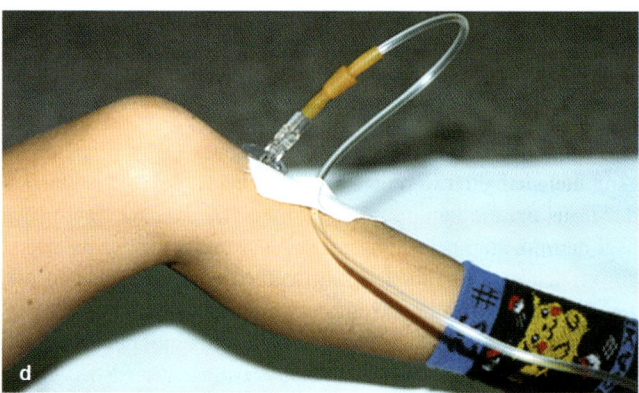

Abb. 4.20 Tibia-Punktion bei Kindern. **a** Die Einstichstelle, etwa zwei Querfinger unterhalb des Schienbeinhöckers, wird getastet. **b** Markierte und desinfizierte Einstichstelle. **c** Die Kanüle wird unter sanftem Druck in die Knochenmarkhöhle eingestochen. **d** Die intraossäre Nadel wird mit Heftpflaster fixiert und die Infusion angeschlossen. [O170]

4.7 Zwischenfälle nach Injektionen

HINWEIS PRÜFUNG
Für die Heilpraktikerprüfung relevante Zwischenfälle bestehen vor allem aus versehentlichen paravasalen (perivasalen, perivaskulären) und versehentlichen intraarteriellen anstatt beabsichtigter intravenöser Injektionen. Nun wird allerdings gerade hierbei angesichts der homöopathischen oder pflanzlichen, in jedem Falle aber rezeptfrei erhältlichen, vergleichsweise schwachen Medikamente des Heilpraktikers in beiden Fällen nicht viel passieren können und keine Gegenmaßnahmen erforderlich machen. Andererseits gab es in Prüfungen lang zurückliegender Jahre einzelne Fragen zu dieser Thematik. Sie soll deshalb kurz besprochen werden, obwohl aktuell keine Fragen mehr zu erwarten sind und auch die Alltagsrelevanz sehr gering ist – abgesehen von einer allgemeingültigen Versorgung.

4.7.1 Paravasale Injektionen

Bei paravasalen Injektionen landet das gespritzte Medikament üblicherweise im **interstitiellen Bindegewebe**, verteilt sich dort, wird verdünnt und findet im Laufe der Zeit anteilig seinen Weg zurück ins Blut. Es kann also ausschließlich von Bedeutung sein, ob es in konzentrierter Form, also im Augenblick der paravenösen Injektion, das interstitielle Gewebe schädigen kann und ob es dem Patienten eventuell Schmerzen bereitet.

Schmerzen können auch bei harmlosen Medikamenten allein aufgrund des Gewebedrucks des verabreichten Medikamentes auftreten, abhängig von der Menge des Infiltrats. **Gewebeschädigungen** sind bei allen, vom Heilpraktiker durchgeführten, sowie bei fast allen durch einen Arzt möglichen Injektionen weitgehend ausgeschlossen.

In aller Regel genügt es vollkommen, bei Hämatombildung durch aus dem verletzten Gefäß austretendes Blut oder Ödembildung durch das gespritzte Medikament die betroffene Extremität **ruhigzustellen** und mit einem **Salbenverband** (z.B. Heparin) zu versorgen, um innerhalb weniger Tage ein folgenloses Abklingen der Beschwerden zu erreichen.

HINWEIS PRÜFUNG
Für die Heilpraktikerprüfung ist davon auszugehen, dass die homöopathische Spritze das Gewebe schädigen kann. In einem solchen Fall wird manchmal eine „**Gegenspritze**" empfohlen, die sterile Kochsalzlösung (5–10 ml), eventuell mit einem lokalanästhesierenden Zusatz enthält, wodurch das verabreichte Medikament im Gewebe verdünnt und gleichzeitig der Schmerz bekämpft wird. Zuvor kann man versuchen, durch Aspirieren wenigstens einen Teil des verabfolgten Mittels in die Spritze zurückzuziehen. Die **Nadel** muss in ihrer paravenösen Position belassen werden, damit nach dem Tausch der ursprünglichen Spritze gegen eine solche mit Kochsalzlösung die Verdünnung möglichst exakt im betroffenen Gewebe stattfindet. Andernfalls hätte sie ja auch keinen Sinn. Abschließend wird der zumeist betroffene Arm ruhiggestellt und mit einem Salbenverband versorgt.

4.7 Zwischenfälle nach Injektionen

> **HINWEIS DES AUTORS**
> Die „Gegenspritze" wird zwar teilweise empfohlen, stellt aber **keinen** medizinischen Standard dar, sodass das sofortige Herausziehen der Kanüle und die anschließende Versorgung lediglich durch Ruhigstellung und eventuell Salbenverband keinen Kunstfehler darstellen.

4.7.2 Intraarterielle Injektionen

Eine weitere mögliche Komplikation stellt die versehentliche intraarterielle (anstatt einer venösen) Injektion dar. Das Medikament landet hier also nicht gut verdünnt im peripheren bzw. zunächst Lungenkreislauf, sondern relativ konzentriert in einer **distalen Extremität**. Möglich ist eine solche Injektion vor allem in der Ellenbeuge, aber theoretisch auch in der Leiste, wo die A. femoralis direkt neben der V. femoralis verläuft, auch wenn hierzu schon sehr viel Ungeschick gehört. In der Ellenbeuge läuft die A. brachialis/cubitalis häufig nur knapp unterhalb der V. basilica, sodass die Punktion der Arterie bei unbemerktem Durchstechen der Vene durchaus möglich ist. Das Medikament wird sich hierbei auf das Gewebe von Unterarm und Hand verteilen. Einzelne **Medikamente**, vor allem die längst nicht mehr gebräuchlichen Barbiturate, aber auch Röntgenkontrastmittel oder manche Narkosemittel und Antibiotika können die arteriellen Blutgefäße selbst schädigen und z.B. arterielle Thrombosierungen mit Gangrän des Gewebes verursachen, die in einzelnen Fällen bis zur Amputation des Unterarms führen können.

> **HINWEIS PRÜFUNG**
> Wenn man auch bei der Spritze des Heilpraktikers von einer möglichen Schädigung ausgehen möchte, zeigt sich die versehentliche arterielle Injektion an Hautverfärbungen oder Hauteinblutungen, Zyanose der Extremität und Schmerzen. Auch hier sollte die **Kanüle** im Gefäß belassen werden, wobei allerdings eine „Gegenspritze" mit Kochsalzlösung weniger Sinn ergibt, weil das nachströmende arterielle Blut bereits für eine Verdünnung des Mittels gesorgt hat. Für die Beantwortung der Prüfungsfragen sollte man trotzdem eine **Kochsalzinjektion** in Erwägung ziehen. Ansonsten genügt es, die Kanüle mit einer Spritze zu verschließen, um eine Blutung zu vermeiden, Kanüle und Spritze zu fixieren und den Arm ruhig zu stellen. Gezielte Gegenmaßnahmen bleiben dem Notarzt bzw. **der Klinik überlassen**.

4.7.3 Weitere Zwischenfälle

Zwischenfälle nach regulär verabfolgten, intravenösen Injektionen sind vorstellbar als Nebenwirkung des Medikaments oder in Form einer allergischen Reaktion bis hin zum anaphylaktischen Schock. Die Erste-Hilfe-Maßnahmen bestehen in der entsprechenden Lagerung, Sicherung der Vitalfunktionen und Verständigung des Notarztes. Da über eine normale Kanüle keine Infusion möglich ist, sollte man sie lediglich vorsichtshalber so lange belassen, mit Heftpflaster fixieren und mit einer Spritze verschließen, bis an anderer Stelle ein belastbarer Zugang gelegt worden ist. Auch das beim anaphylaktischen Schock eventuell lebensrettende Antihistaminikum (z.B. Fenistil®) könnte direkt in die noch liegende Kanüle verabfolgt werden.

> **Zusammenfassung**
>
> **Komplikationen nach Injektionen**
>
> **Paravasale Injektionen**
> - Medikament/Infusionsflüssigkeit befindet sich im Interstitium.
> - aspirieren, um evtl. einen Teil des Medikaments/der Flüssigkeit wieder zurückzuziehen
> - im Fall einer Medikamentenapplikation Nadel in ihrer Position belassen und mit einer Gegenspritze (5–10 ml Kochsalzlösung) Medikament verdünnen
> - Extremität ruhig stellen, ggf. Salbenverband
>
> **Intraarterielle Injektionen**
> - Medikament/Infusionsflüssigkeit befindet sich in einer Arterie.
> - Kanüle im Gefäß belassen, fixieren und mit Spritze verschließen
> - Gegenspritze (Kochsalzlösung) in Erwägung ziehen
> - Arm ruhig stellen
> - weitere Maßnahmen durch Notarzt und/oder Klinik
>
> **Nebenwirkungen/allergische Reaktionen**
> - Lagerung
> - Überprüfung und Sicherung der Vitalfunktionen
> - Notarzt verständigen
> - Zugang legen, Kanüle so lange belassen, fixieren und mit Spritze verschließen

KAPITEL 5

Krankheitsbilder

5.1	Angeborene (kongenitale) Erkrankungen des Herzens	119	5.3.2	Arteriosklerose	168
			5.3.3	Arterielle Hypertonie	175
5.1.1	Angeborene Vitien mit Shuntvolumen	120	5.3.4	Pulmonale Hypertonie	181
5.1.2	Angeborene Vitien ohne Shuntvolumen	125	5.3.5	Hypotonie	182
			5.3.6	Schock	184
5.2	Erworbene Erkrankungen des Herzens	127	5.3.7	Entzündliche Gefäßerkrankungen	188
5.2.1	Herzklappenfehler	127	5.3.8	Morbus Raynaud	191
5.2.2	Herzhypertrophie	134	5.3.9	Arterielle Embolie	192
5.2.3	Herzinsuffizienz	136	5.3.10	Arterielle Verschlusskrankheit	195
5.2.4	Koronare Herzkrankheit (KHK)	143			
5.2.5	Akutes Koronarsyndrom (ACS) – Herzinfarkt und instabile KHK	147	5.4	Erkrankungen der Venen	197
			5.4.1	Venöse Insuffizienz	197
5.2.6	Karditis	155	5.4.2	Phlebothrombose	203
5.2.7	Kardiomyopathie und Myokarditis	159	5.4.3	Thrombophlebitis	207
5.2.8	Herzrhythmusstörungen	161			
5.2.9	Herzneurose	166	5.5	Erkrankungen des Lymphsystems	208
			5.5.1	Lymphödem	208
5.3	Erkrankungen der Arterien	167	5.5.2	Lymphangitis und Lymphadenitis	210
5.3.1	Aneurysma	167			

5.1 Angeborene (kongenitale) Erkrankungen des Herzens

Bezeichnet werden Missbildungen des Herzens als **kardiale Vitien** bzw. einfach nur als Vitien (Vitium = Fehler). Vitien können angeboren sein oder im Verlauf des Lebens erworben werden. Einzelne Missbildungen wie ein offener Ductus Botalli sind stets angeboren, andere werden in der Regel erst in späteren Jahren erworben. Die wesentliche Schnittstelle bilden diejenigen Veränderungen der Klappen, die sowohl angeboren als auch erworben sein können – ganz zuvorderst Stenosen und Insuffizienzen an Mitral- und Aortenklappe.

Die angeborenen Störungen und Missbildungen können jeden Teil des **Herzens** und/oder der **großen Gefäße** betreffen. Auch Fehlbildungen der Gefäße werden daher zu den angeborenen Herzkrankheiten gerechnet. Von allen lebend geborenen Kindern weisen annähernd **1 %** kardiale Missbildungen auf. Die meisten dieser Säuglinge können heute durch Operationen gerettet werden, sofern die Störung rechtzeitig erkannt wird.

Ursachen

Die angeborenen (kongenitalen) Herzmissbildungen entstehen meist in den ersten Schwangerschaftswochen durch eine fehlerhafte Entwicklung oder durch eine unvollständige Fertigstellung von Herzstrukturen. Wesentliche Ursachen sind:

- **Chromosomendefekte:** Im Vordergrund chromosomaler Aberrationen stehen die Trisomie 21 (Down-Syndrom), die Trisomien 13 und 18 und das Turner-Syndrom (X0). Chromosomale Punktmutationen, die primär nicht das Herz, sondern den Stoffwechsel, das Bindegewebe oder den Knochenaufbau betreffen, wirken sich sekundär häufig intrauterin oder im frühen Kindesalter auch auf das Herz aus. Hierzu gehören u.a. die zystische Fibrose, das Marfan-Syndrom (Fibrillin-Defekt der Grundsubstanz) und die Osteogenesis imperfecta (fehlerhafte Kollagenbildung).
- **Umwelteinflüsse:** Die wichtigsten sind Röntgenstrahlen und teratogene chemische Substanzen – also Substanzen, die das Erbgut schädigen. Dazu zählen u.a. manche Pestizide und Insektizide, Dioxin und organische Chlorverbindungen.
- **Infektionen in der Schwangerschaft:** Es gibt kaum einen Erreger, der in der Schwangerschaft nicht auch auf das Kind übergehen und hier Schäden verursachen könnte. Das bekannteste Beispiel stellt eine Infektion der Schwangeren durch das Röteln-Virus dar. Wegen der diesbezüglich zunehmend vollständigen Durchimpfung der Bevölkerung, zumindest bei Mädchen und jungen Frauen, ist die Rötelnembryopathie in der westlichen

Welt zur Rarität geworden. Im Vordergrund stehen heute Infektionen durch Zytomegalieviren, Listerien und HIV.
- **Toxische Ursachen:** Neben einem Alkohol- und/oder Nikotinabusus bzw. Drogenkonsum der Mutter kommen Medikamente wie Phenytoin, Zytostatika, Vitamin-K-Antagonisten (z.B. Phenprocoumon), hochdosiertes Vitamin A bzw. Vitamin-A-Abkömmlinge (Retinoide) oder das frühere Thalidomid (Contergan®) in Frage. Auch ein schlecht eingestellter Diabetes mellitus der Mutter kann zu Missbildungen des Kindes führen. Dasselbe gilt für ausgeprägte Vitaminmangelzustände, wobei v.a. beim Vitamin A nicht nur der Mangel, sondern eben auch eine Überdosierung teratogen wirken kann.

Folgen

Wenig ausgeprägte oder folgenschwere Defekte werden manchmal erst im späteren Kindes- oder Erwachsenenalter erkannt. Häufig bestehen in diesen Fällen nur geringe Auswirkungen, z.B. in Form von **Müdigkeit** oder **geringerer Belastbarkeit**. Sehr kleine Defekte müssen über viele Jahre bzw. zeitlebens überhaupt keine Auswirkungen haben. Hierzu zählt hauptsächlich der Vorhofseptumdefekt, sofern er tatsächlich sehr klein ist. Andere Defekte sind derart ausgeprägt, dass sie ohne angemessene Therapie zum **plötzlichen Herztod** des Kindes, also zum akuten Herzversagen führen können.

Wichtig ist, dass **sekundäre Komplikationen** wie z.B. eine Endokarditis an vorgeschädigten Herzen vergleichsweise sehr viel **häufiger** auftreten als im Durchschnitt der Bevölkerung.

Mögliche Herzerkrankungen

Statistisch gesehen steht der **Ventrikelseptumdefekt** mit einem Anteil von **30 %** an allen Herzmissbildungen einsam an der Spitze, gefolgt von **Vorhofseptumdefekt** (10 %), **offenem Ductus Botalli** (10 %) und **Stenosen** von Aorta (Klappe oder Gefäßanteile) und Pulmonalis (jeweils 10 %).

Mit einem Anteil von **7–10 %** ist die **Fallot-Tetralogie** (tetras = vier) die mit weitem Abstand **häufigste Kombination** verschiedener Missbildungen. Hier sind ein **Ventrikelseptumdefekt**, eine **Pulmonalstenose**, eine nach rechts verlagerte, sozusagen auf dem Ventrikelseptumdefekt **reitende Aorta** und schließlich eine **Hypertrophie des rechten Ventrikels** miteinander kombiniert. Selten entsteht die **Fallot-Trilogie** (tria = drei), die anstelle des Ventrikelseptum- einen Vorhofseptumdefekt mit der Pulmonalstenose und Rechtsherzhypertrophie kombiniert. Bei der ebenfalls seltenen **Fallot-Pentalogie** (pente = fünf) ist die Tetralogie durch einen zusätzlichen Vorhofseptumdefekt ergänzt. Es handelt sich also gewissermaßen um eine Kombination aus Fallot-Tetralogie und -Trilogie.

> **MERKE**
> **Fallot-Tetralogie**
> - Ventrikelseptumdefekt
> - über dem Defekt reitende Aorta
> - Pulmonalstenose (Truncus)
> - Hypertrophie des rechten Ventrikels
>
> **Fallot-Trilogie**
> - Vorhofseptumdefekt
> - Pulmonalstenose
> - Hypertrophie des rechten Ventrikels
>
> **Fallot-Pentalogie**
> - Kombination aus Tri- und Tetralogie

Möglich sind auch **fehlende Klappen** (Klappenatresie), große **Gefäße**, die **gemeinsam aus einem singulären (einzelnen) Ventrikel** abgehen, zu den Ventrikeln vertauschte Gefäße, sodass die Aorta aus dem rechten Ventrikel, die Pulmonalis aus dem linken abgeht **(Transposition der großen Arterien)**, doppelt oder gar nicht angelegte Gefäße usw. Selten entsteht der **Situs inversus**, bei dem die Thoraxorgane (und evtl. Bauchorgane) seitenverkehrt angeordnet sind, das Herz also auf der rechten Seite liegt. Er hat keine weiteren Konsequenzen, sofern nicht zusätzliche Missbildungen vorliegen.

> **HINWEIS PRÜFUNG**
> Im Folgenden werden nur diejenigen Defekte besprochen, die häufig und prüfungsrelevant sind.

5.1.1 Angeborene Vitien mit Shuntvolumen

Ein **Shunt** ist eine **Kurzschlussverbindung zwischen zwei Kreisläufen**, die normalerweise unabhängig und getrennt voneinander sind. Im Allgemeinen meint man damit eine unphysiologische Verbindung zwischen dem (linken) Körperkreislauf und dem (rechten) Lungenkreislauf. Durch diese Verbindung strömt Blut entsprechend der Druckverhältnisse in die benachbarten Gefäße bzw. Räume. Dieses Blut nennt man Shuntvolumen. Fließt das Shuntvolumen von der linken zur rechten Kreislaufseite, spricht man von einem Links-rechts-Shunt, andernfalls vom Rechts-links-Shunt.

In der Fetalzeit besteht in Gestalt des **Ductus arteriosus Botalli** ein physiologischer Rechts-links-Shunt (➤ Kap. 1.2.5), der sich nach der Geburt verschließt. Bleibt dieser Verbindungsgang aus pathologischen Gründen offen, kommt es wegen der veränderten Druckverhältnisse zur **Shunt-Umkehr:** Aus dem Rechts-links- wird nun ein Links-rechts-Shunt. Weitere wichtige Beispiele für angeborene Herzfehler mit Shuntvolumen sind Öffnungen in den Septen zwischen den beiden Vorhöfen **(Vorhofseptumdefekt)** oder Kammern **(Ventrikelseptumdefekt)**. Auch hier kann es im Rahmen einer zunehmenden Hypertrophie des rechten Vorhofs bzw. der rechten Kammer zur Shunt-Umkehr kommen.

Die **Ursachen** für angeborene Herzfehler mit Shuntvolumen sind in der Regel unklar, soweit nicht Chromosomendefekte oder weitere Störungen erkennbar werden. Lediglich beim Ductus arteriosus Botalli apertus (apertus = offen) ist bekannt, dass er besonders häufig im Rahmen einer Rötelnembryopathie entsteht, also einer mütterlichen Rötelnerkrankung in den ersten Schwangerschaftsmonaten, die auf das Kind übergeht.

EXKURS

Ergänzend sei daran erinnert, dass man im weiteren Sinne auch (physiologische) **arteriovenöse Anastomosen** als **Shunt** bezeichnen kann. Hier fließt das Blut nicht über die Kapillaren in den venösen Schenkel ab, sondern aus kleinen Arterien und Arteriolen direkt in kleine Venen bzw. Venolen.

Ductus arteriosus Botalli apertus

Epidemiologie

- 10 % der kongenitalen Herzfehler
- w : m = 3 : 1

Krankheitsentstehung

Wenn sich der Ductus arteriosus Botalli nach der Geburt nicht verschließt und die **Verbindung** zwischen **Aorta** und **Lungenarterien** offen bleibt, ergibt sich aus dem vergleichsweise hohen Druck im Aortenbogen bei gleichzeitig niedrigem Druck im Truncus pulmonalis ein Flüssigkeitsvolumen, das aus der Aorta zusätzlich zum Schlagvolumen des rechten Ventrikels über die Lungenarterien in die Lunge fließt (➤ Abb. 5.1). Man bezeichnet dies als **Links-rechts-Shunt**. Es strömt also eine größere Blutmenge durch die Lunge und zum linken Herzen zurück, doch gleicht sich dies zunächst wieder aus, weil die Blutmenge im Körperkreislauf um den Anteil vermindert ist, der durch den offenen Ductus abfließt. Es gelangt folglich auch weniger Blut zum rechten Herzen zurück und von dort in die Lunge. Dies wird nun allerdings weitgehend durch eine Aktivierung von RAAS (➤ Kap. 2.1.4) und Sympathikus kompensiert, die über periphere Druckrezeptoren die Unterversorgung des Gebietes distal des offenen Ductus Botalli registrieren und gegensteuern, indem sie sowohl das HZV als auch die Gesamtmenge des Blutes vergrößern. Dabei wird die Menge des zirkulierenden Blutes exakt so lange und so weit vermehrt, bis die Organe und Gewebe distal des offenen Ductus ausreichend versorgt sind.

Dies gilt im Übrigen grundsätzlich für jede Mangelversorgung der Peripherie, gleichgültig aus welcher Ursache heraus. Immer kommt es in diesen Fällen zu einer Aktivierung von Sympathikus und RAAS, die so lange anhält, bis der Mangel ausgeglichen ist, soweit dies entsprechend der Ursache im Einzelfall möglich ist. Durch das vergrößerte Blutvolumen (RAAS) und die sympathische Aktivierung des Herzens muss daraus zwangsläufig eine zusätzliche Belastung des Herzens mit allen üblichen Konsequenzen resultieren.

Im Ergebnis entsteht also nun beim offenen Ductus Botalli ein Körperkreislauf, der wie üblich vom linken Ventrikel gespeist wird, und ein Lungenkreislauf, der wie üblich vom rechten Ventrikel, aber eben zusätzlich auch vom linken Ventrikel unterhalten wird. Der rechte Ventrikel hat also eher etwas weniger Blut als üblich zu befördern, weil er lediglich diejenige Blutmenge erhält, die distal des offenen Ductus übrig bleibt, der linke jedoch deutlich mehr. Das wesentlich vergrößerte Volumen des Lungenkreislaufs gelangt vollständig zum linken Herzen, sodass dessen Belastung erheblich zunehmen muss. Gleichzeitig resultiert aus dem gewaltig gesteigerten Schlagvolumen ein deutlich erhöhter systolischer Blutdruck im Gefäßbereich vor dem Abgang des Ductus.

Die **Folgen** des Ductus Botalli apertus bestehen also v.a. in einer **Vergrößerung des linken Vorhofs** und in einer **Hypertrophie und Dilatation des linken Ventrikels** (exzentrische Hypertrophie). Daneben entsteht aus der Mehrdurchblutung und Druckerhöhung im Lungenkreislauf eine **pulmonale Hypertonie**, die von einer Rechtsherzhypertrophie begleitet wird.

Die arteriellen Gefäße der Lunge besitzen physiologischerweise sehr dünne Wandungen, weil sie lediglich den niedrigen Drücken des rechten Ventrikels standzuhalten haben. Mäßig erhöhten Drücken bei vergrößertem Herzzeitvolumen geben diese Gefäße problemlos nach: Die Arteriolen erweitern ihre Querschnittsfläche, sodass physiologische Zusatzvolumina, z.B. im Rahmen sportlicher Aktivitäten, keine bleibenden Veränderungen bewirken. Es sei daran erinnert, dass es an den Arteriolen der Lunge keine Autoregulation gibt.

Wenn nun jedoch der linke Ventrikel mit seinem vergleichsweise extrem hohen Druckaufbau zusätzliche Blutvolumina durch diese Gefäße treibt, erfolgt ein Anpassungsmechanismus in der Art, dass die Lungenarterien bis hin zu den Arteriolen ihre Wandstärke erhöhen. Die Media verdickt sich (**Mediahypertrophie**) und die Intima baut zusätzliche Bindegewebsschichten ein (**Intimafibrose**), sodass insgesamt die Verhältnisse peripherer Arterien erreicht werden. Hierdurch bedingt wird nun allerdings auch das **Lumen** dieser Lungengefäße **enger**, wodurch der Widerstand für den rechten Ventrikel zunimmt. Infolge dessen **hypertrophiert der rechte Ven-**

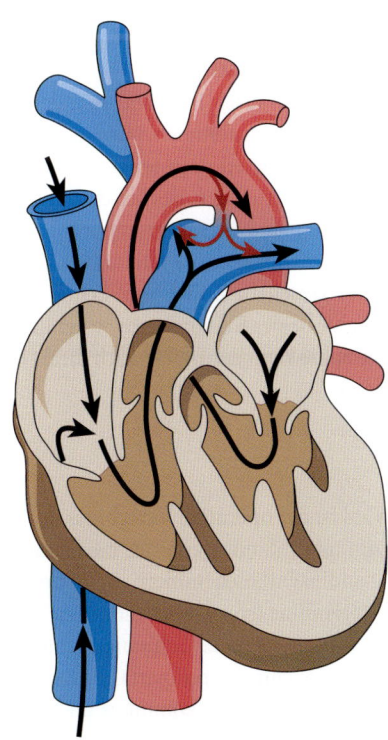

Abb. 5.1 Schema des Ductus Botalli apertus, bei dem durch die offen bleibende Verbindung zwischen Aorta und Lungenarterien ein Links-rechts-Shunt besteht [L106]

trikel und treibt das Blut mit größerem Druck in den Lungenkreislauf. Die Folge hiervon ist nun eine erneute Anpassung der Lungengefäße mit Intimafibrose und Mediahypertrophie, wodurch der Widerstand hinter dem rechten Ventrikel wiederum ansteigen muss. Es entsteht ein **Circulus vitiosus** (Teufelskreis), in dem sich Rechtsherzhypertrophie und Gefäßverengung ständig gegenseitig hochschaukeln, bis nach Jahren die Stärke des rechten Ventrikels diejenige des linken übertrifft. Zu diesem Zeitpunkt kommt es am Ductus Botalli zur **Shunt-Umkehr:** Aus dem Links-rechts- wird ein **Rechts-links-Shunt**. Diese Shunt-Umkehr fortgeschrittener Stadien wird als **Eisenmenger-Reaktion** bezeichnet und kann v.a. auch beim Ventrikelseptumdefekt gesehen werden. Sie ist irreversibel und u.a. deswegen prognostisch ungünstig.

Symptomatik

Da der Ductus Botalli zumeist hinter den großen Gefäßen des Aortenbogens mündet, erhalten die Arterien von Kopf und Armen ein deutlich größeres Volumen als die Gefäße der unteren Körperpartie. Es sei daran erinnert, dass dieses Volumen wegen der Aktivierung des RAAS auch insgesamt wesentlich angewachsen ist. Dementsprechend muss der systolische Blutdruck an den Armen nicht nur deutlich höher liegen als an den Beinen, sondern auch insgesamt erhöht sein. Bei dem (seltenen) Abgang des Ductus Botalli vor der linken A. subclavia besteht zusätzlich eine **Seitendifferenz der A. brachialis-Drücke**. Die hohen Drücke in den beiden Aa. carotides communes führen manchmal zu **rezidivierendem Nasenbluten** (Epistaxis), teilweise auch zu **intrazerebralen Blutungen** (Schlaganfall).

Neben dem **erhöhten systolischen Blutdruck** entsteht gleichzeitig ein **erniedrigter diastolischer Druck**, weil das Blut auch in der Diastole von der linken Kreislaufseite zur rechten hin abströmt und den diastolisch verbleibenden Druck im Körperkreislauf vermindert. Im Ergebnis entsteht eine **große Blutdruckamplitude**.

Wenn RAAS und Sympathikus bereits unter Ruhebedingungen aktiviert sind, bleiben für körperliche Mehrbelastungen weniger Reserven. Die betroffenen Kinder zeigen oft keine Beschwerden oder Entwicklungsstörungen, doch kann es, abhängig von der Größe des Shuntvolumens, auch zur **geringeren Belastbarkeit** mit Belastungsdyspnoe kommen.

Die weiteren Folgen sind im Erwachsenenalter v.a. ein überlastungsbedingtes **Linksherzversagen**, die **pulmonale Hypertonie** mit möglicher Rechtsherzinsuffizienz bis hin zum **Rechtsherzversagen** oder eine bakterielle **Endokarditis** aufgrund mechanischer Endokardschädigungen mit erleichtertem Angehen einer bakteriellen Infektion (➤ Kap. 5.2.6).

Die nach Jahren mögliche **Shunt-Umkehr** (Eisenmenger-Reaktion) führt zur **Zyanose**, also zur lividen (= blau-rötlichen) Verfärbung von Haut und Schleimhäuten, weil ab diesem Zeitpunkt dem peripheren Kreislauf ständig Blut beigemischt wird, das im Körperkreislauf verbraucht wurde und nun vom rechten Ventrikel bzw. Truncus pulmonalis aus zur linken Kreislaufseite gelangt. Bevorzugt von der Zyanose betroffen ist die **untere Körperhälfte**, weil gerade hier – distal des Ductus – eine Sauerstoff-Untersättigung des Blutes besteht.

Wie bei jedem ausgeprägten und chronischen Sauerstoffmangel jedweder Ursache entwickeln sich daneben **Trommelschlägelfinger** bzw. -zehen mit **Uhrglasnägeln** – entsprechend dem Zusammenhang wiederum bevorzugt an den **Zehen** und nicht an den Fingern.

> **MERKE**
>
> Aus dem Zusammenhang der Eisenmenger-Reaktion kann man grundsätzlich ableiten, dass ein **Links-rechts-Shunt** unabhängig von den sonstigen Folgen **keine Zyanose** verursacht, während ein **Rechts-links-Shunt** durch seine Zumischung von sauerstoffarmem Blut zum großen Kreislauf immer eine mehr oder weniger deutliche **Zyanose** verursachen muss.
> Einschränkend muss allerdings bedacht werden, dass ein sehr ausgeprägtes Missverhältnis zwischen dem, was die Körperperipherie anfordert, und dem, was sie z.B. von einem insuffizienten Herzen bekommt, ebenfalls zu einer Zyanose führen kann, indem der Anteil des reduzierten Hämoglobins in solchen Fällen durch die bessere Ausschöpfung im Bereich der Kapillaren ansteigt (Zyanose ➤ Fach Atmung).

Diagnostik

Es gibt nur wenige Erkrankungen mit erhöhtem systolischem Blutdruck bei gleichzeitig auffallend **großer Blutdruckamplitude** – z.B. RR 180/70 mmHg (beim Erwachsenen). Sofern man in diesen Fällen zusätzlich den Blutdruck an den Beinen misst und hierbei einen höchstens noch normalen Blutdruck feststellt, z.B. RR 110/70 mmHg, hat man die korrekte Diagnose schon gefunden.

Der sicherste zusätzliche Hinweis auf den Defekt besteht dann in einem lauten Geräusch über dem Aortenbogen im **2. ICR links** parasternal während Systole **und** Diastole, das an ein **Maschinengeräusch** oder Lokomotivgeräusch erinnert und deshalb auch so bezeichnet wird. Dieses Geräusch ist manchmal derart laut, dass es bereits ohne Stethoskop vernommen werden kann. Eventuell ist über dem Defekt ein Schwirren zu tasten.

Wie bei jeder Vergrößerung v.a. des linken Herzens ist der **Herzspitzenstoß** nach unten und lateral verschoben.

Im **Röntgenbild** erkennt man die überfüllten Lungengefäße und den verbreiterten Herzschatten. **EKG** und **Echokardiographie** zeigen die Hypertrophie beider Kammern sowie des linken Vorhofs. In der Echokardiographie kann der Defekt auch direkt dargestellt werden.

Therapie

Therapie der Wahl ist der **operative Verschluss** des Ductus arteriosus Botalli – zumindest dann, wenn der medikamentöse Versuch mittels Prostaglandinsynthesehemmern (ASS und andere) misslungen ist. Prostaglandine (sog. Gewebehormone) halten den Ductus offen – auch und gerade in der Schwangerschaft durch die mütterliche Produktion. Wenn die postpartal evtl. zu hohe kindliche Eigenproduktion gehemmt wird, kommt es im Idealfall zu seinem Verschluss (➤ Kap. 1.2.5). Im letzten Trimenon der **Schwangerschaft** wäre dies allerdings alles andere als ideal, weshalb während dieser Zeit **ASS** und weitere **Prostaglandinsynthesehemmer kontraindiziert** sind, abgesehen von sporadischen Gaben.

Vorhofseptumdefekt

Der Defekt betrifft zumeist den Bereich des Foramen ovale, kann jedoch auch an anderer Stelle des Vorhofseptums auftreten.

Krankheitsentstehung

Erkennbare Folgen sind häufig überhaupt nicht vorhanden oder zumindest nicht sehr ausgeprägt, weil sich die Drücke in den Vorhöfen mit ca. 3 mmHg rechts und 5–8 mmHg links nicht so sehr unterscheiden.

Es muss deshalb ein **größerer Defekt** vorliegen, um überhaupt Auswirkungen auf den Kreislauf und das Herz zu haben. In solchen Fällen besteht ein **Links-rechts-Shunt**, der zu einer Volumenbelastung des rechten Vorhofs und Ventrikels führt und damit auch zu einer Volumenbelastung des Lungenkreislaufs. Hierdurch steigt nun allerdings auch der Druck im linken Vorhof weiter an und führt zu einer Vergrößerung des Shunt-Volumens. Im Ergebnis entstehen schließlich eine **Rechtsherzhypertrophie** und ein **pulmonaler Hochdruck**, der ein Rechtsherzversagen nach sich ziehen kann.

Die volumenbedingte Hypertrophie und Dilatation des rechten Vorhofs kann manchmal auch zu einer **Shunt-Umkehr** von rechts nach links führen (Eisenmenger-Reaktion), wenn nach Jahren der Druck im rechten Vorhof über den des linken angestiegen ist.

Symptomatik

Bei großen Defekten kommt es wegen der Minderversorgung der Peripherie zu eingeschränkter Belastbarkeit mit **Dyspnoe** und **Tachykardie**, **Infektanfälligkeit** und Entwicklungsstörungen. Im Falle einer Shunt-Umkehr entsteht eine Zyanose.

Diagnostik

Auskultatorisch kann bei sehr großen Shunt-Volumina ein **systolisches Geräusch** über dem Erb-Punkt und dem 2. ICR links vernommen werden. Ursache ist, entsprechend den Verhältnissen bei der Aorteninsuffizienz (➤ Kap. 5.2.1), die **in Relation** zum ausgetriebenen Schlagvolumen des rechten Ventrikels „verengte" Pulmonalklappe. Der **2. Herzton** ist **gespalten**, weil der rechte Ventrikel seine Austreibung wegen des vergrößerten Volumens etwas später beendet als der linke. Dies gilt besonders dann, wenn aus der anfänglichen Hypertrophie eine Insuffizienz entstanden ist.

Die Vergrößerung von rechtem Vorhof und Ventrikel ist im **Röntgenbild** zu erkennen, ebenso die verstärkte Lungengefäßzeichnung. Die Rechtsherzhypertrophie sieht man im **EKG** und bei der **Echokardiographie des Herzens**. Die rechte Herzseite kann in Einzelfällen derart massiv hypertrophieren, dass ein **Herzbuckel** entsteht. Auch **epigastrische Pulsationen** sind möglich.

Therapie

Kleine, asymptomatische Defekte werden lediglich **beobachtet**. Größere Defekte noch ohne kritische hämodynamische Auswirkungen werden – je nach Lokalisation des Defekts mit möglicher Druckerhöhung an der Trikuspidalklappe – wegen der Endokarditisgefahr **antibiotisch** abgedeckt. Bei großen Defekten erfolgt der **operative Verschluss**.

Ventrikelseptumdefekt

Der Ventrikelseptumdefekt ist mit einem Anteil von rund 30 % die weitaus **häufigste kongenitale Missbildung** des Herzens überhaupt. Er kann isoliert oder mit weiteren Anomalien kombiniert auftreten. Kleine Defekte bleiben lange folgenlos, verschließen sich sogar in den ersten Lebensjahren oft von selbst. Große Defekte können früh zum Tode führen.

Krankheitsentstehung

Die direkte Folge umfangreicherer Defekte ist eine **Rechtsherzhypertrophie** und -dilatation, die durch den andauernden **Links-rechts-Shunt** aus dem linken Ventrikel mit seinen hohen Drücken notwendigerweise folgen muss. Durch das vermehrte Volumen im rechten Ventrikel und damit im Lungenkreislauf kommt es zur **pulmonalen Hypertonie**. Ein Teil des Zusatzvolumens resultiert aus der Aktivierung des RAAS, weil der Peripherie derjenige Anteil am Schlagvolumen des linken Ventrikels fehlt, der stattdessen über den rechten Ventrikel in die Lunge strömt.

Der infolge des wachsenden pulmonalen Widerstands ständig dicker werdende rechte Ventrikel führt schließlich zu einer **Shunt-Umkehr** von rechts nach links. Aufgrund dieser Eisenmenger-Reaktion wird nun dem Körperkreislauf regelmäßig sauerstoffarmes, noch nicht durch die Lunge geströmtes Blut zugemischt.

Symptomatik

Die Folgen der Shunt-Umkehr sind **Zyanose**, oft besonders deutlich erkennbar an den bläulich verfärbten Lippen (➤ Abb. 5.2), geringe körperliche Belastbarkeit (**Belastungsdyspnoe**), **Infektanfälligkeit**, **Trommelschlägelfinger** und **-zehen** (➤ Abb. 5.3) mit **Uhrglasnägeln** sowie eine **Polyglobulie** (vermehrte Zahl an Erythrozyten – entsprechend der Trommelschlägelfinger bei *jedem* chroni-

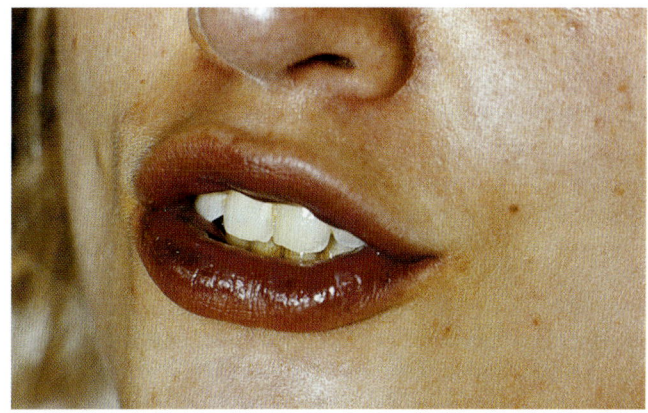

Abb. 5.2 Lippenzyanose [R186]

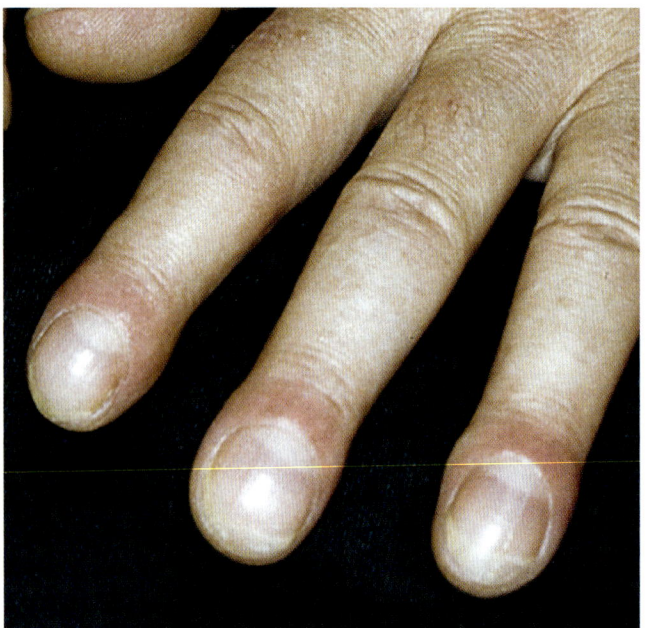

Abb. 5.3 Trommelschlägelfinger [R186]

schen Sauerstoffmangel). Kinder bleiben im Wachstum zurück. Die pulmonale Hypertonie kann ein Rechtsherzversagen nach sich ziehen.

Diagnostik

Ein erster Nachweis erfolgt durch das typische **systolische Geräusch** über dem Defekt, also **links** parasternal im **3.–4. ICR**. Besonders laut wird dieses als Pressstrahl bezeichnete Geräusch bei kleinen Defekten, während es bei zunehmender Größe leiser wird und bei großen Öffnungen im Ventrikelseptum ganz verschwindet. Dieselbe Situation findet sich auch an Klappenstenosen: Während der Querschnitt einer unversehrten Klappe zu groß ist, um ein Geräusch des durchströmenden Blutes entstehen zu lassen, wird dieses Geräusch umso lauter werden müssen, je ausgeprägter die Stenose ist und je höher deshalb auch der Druck des vorgeschalteten, hypertrophierten Ventrikels oder Vorhofs angestiegen ist.

Im **Röntgenbild** erkennt man eine prominente (erweiterte) Pulmonalis, die vermehrte Lungengefäßzeichnung und den vergrößerten Herzschatten. Aus der massiven Vergrößerung der beiden Ventrikel heraus kann ein **Herzbuckel** entstehen. Der **Herzspitzenstoß** ist nach unten und lateral verschoben. Weitere Hinweise gibt das **EKG**. Den eigentlichen Nachweis liefert die **Echokardiographie**.

Therapie

Größere Defekte müssen rechtzeitig **operativ verschlossen** werden. Bei kleineren Defekten wird unter Beobachtung abgewartet, ob sie sich von selbst verschließen. Bei kleinen, persistierenden Defekten, die keiner Operation bedürfen, ist wegen der Endokarditisgefährdung an eine **Antibiotikaprophylaxe** zu denken.

Fallot-Tetralogie

Die Fallot-Tetralogie (tetras = vier) bezeichnet die Kombination aus **Ventrikelseptumdefekt**, **Pulmonalstenose**, **Rechtsherzhypertrophie** und nach rechts versetzter, über dem Septumdefekt „**reitender**" Aorta (> Abb. 5.4). Sie ist mit einem Anteil von 7–10 % an den kongenitalen Herzmissbildungen das weitaus häufigste kombinierte Vitium und gleichzeitig die **häufigste Ursache einer Zyanose** bei Kindern ab dem 2. Lebensjahr.

Bei der **Hypertrophie** des rechten Ventrikels ist zu beachten, dass sie nicht im eigentlichen Sinn kongenital als Vitium entsteht, sondern aufgrund der Engstelle hinter dem Ventrikel (**Pulmonalstenose**) in der Fetalzeit **erworben wird**. Allerdings ist der Zeitraum zwischen Fehlanlage und Geburt mit etwa 8 Monaten so lang, dass sie postpartal (partum = Geburt) bereits vorhanden ist und deswegen eine begriffliche Einheit mit den weiteren Veränderungen darstellt.

Der meist sehr große **Ventrikelseptumdefekt** sitzt im **oberen** Anteil des Ventrikelseptums und erreicht damit nahezu das Bindegewebe der Ventilebene. Da die Aorta gleichzeitig die entwicklungsgeschichtlich vorgesehene Position nicht ganz erreicht und septumnah verbleibt, reitet sie gewissermaßen direkt auf dem Defekt.

Symptomatik

Die Pulmonalstenose bestimmt das Ausmaß der **Rechtsherzhypertrophie** und die Überlebenschancen. Ist sie sehr ausgeprägt, fließt wenig Blut durch die Lunge und umso mehr durch den Septumdefekt nach links. Die Folge ist eine sehr starke **Zyanose** dieser Kinder

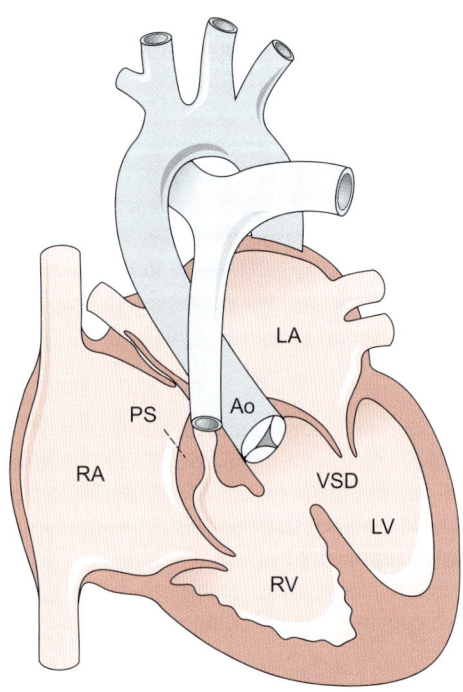

Abb. 5.4 Fallot-Tetralogie. Ao = Aorta, LA = linker Vorhof, LV = linker Ventrikel, PS = Pulmonalstenose, RA = rechter Vorhof, RV = rechter Ventrikel, VSD = Ventrikelseptumdefekt. [L106]

bereits in den ersten Lebensmonaten oder spätestens im 2. Lebenshalbjahr („**blue babys**").

Als weitere Folge entwickeln sich **Trommelschlägelfinger** und **Uhrglasnägel** (➤ Abb. 5.3), eine **Polyglobulie** und eine Belastungs- oder sogar **Ruhedyspnoe**. Die allgemeine Entwicklung einschließlich des Wachstums erfolgt deutlich verzögert. Wie üblich bei Mangelsituationen sind die Betroffenen infektionsgefährdet. Die ausgeprägte **zerebrale Minderversorgung** kann zu Symptomen wie Schwindel, Kopfschmerzen oder sogar **Synkopen** (kurzfristiger Bewusstseinsverlust) führen.

Sämtliche Symptome sind bei Kindern, sofern die Therapie rechtzeitig und ausreichend erfolgt, potenziell reversibel. Dies gilt auch für die Trommelschlägelfinger.

Diagnostik

Eine Zyanose im Säuglings- oder Kleinkindesalter ist immer verdächtig auf eine Fallot-Tetralogie oder (selten) -Pentalogie. Auskultatorisch muss der (große) Ventrikelseptumdefekt nicht unbedingt zu hören sein. Die Pulmonalstenose wird jedoch als **systolisches Geräusch** über dem Erb-Punkt und im **2. ICR** parasternal **links** erkennbar.

Im Blutbild zeigt sich eine **Polyglobulie** aufgrund des peripheren Sauerstoffmangels.

Hinweise gibt das EKG. Der Nachweis wird durch die **Echokardiographie** geführt.

Therapie

Sehr frühzeitige, zumeist mehrere aufeinanderfolgende **operative Korrekturen**, abhängig vom Ausmaß der Pulmonalstenose, sind erforderlich, um die zunehmende Herzinsuffizienz hinauszuzögern. Die durchschnittliche Lebenserwartung lag früher bei 12 Jahren; auch heute noch versterben die Patienten nicht ganz so selten im jungen oder mittleren Erwachsenenalter.

Zusammenfassung

Angeborene Vitien mit Shuntvolumen

Links-rechts-Shunt
Kurzschlussverbindung, über die Blut aus dem Körper- in den Lungenkreislauf strömt, mit den Folgen der pulmonalen Hypertonie und Rechtsherzhypertrophie; ohne zusätzliche Störungen keine Zyanose
- **Ductus arteriosus Botalli apertus:** verbindet Pulmonalarterie mit Aorta, bleibt nach der Geburt offen; Maschinengeräusch
- **Vorhofseptumdefekt:** Foramen ovale zwischen linkem und rechtem Vorhof bleibt nach der Geburt offen; alternativ sonstiger Defekt im Vorhofseptum; bei kleinem Defekt folgenlos, andernfalls pulmonale Hypertonie; selten Shunt-Umkehr im Erwachsenenalter
- **Ventrikelseptumdefekt:** häufigster angeborener Herzfehler; Loch zwischen rechtem und linkem Ventrikel; helles systolisches Geräusch (Pressstrahlgeräusch) bei kleineren Defekten
- **Fallot-Tetralogie:** Pulmonalklappenstenose, Ventrikelseptumdefekt, nach rechts verlagerte reitende Aorta, Rechtsherzhypertrophie; Kind geht zur Entlastung in Hockstellung

Rechts-links-Shunt
Vermischung von sauerstoffreichem und sauerstoffarmem Blut; Zyanose von Anfang an (blue babys bei Fallot-Tetralogie) oder beim Entstehen der Shunt-Umkehr (Eisenmenger-Reaktion, z.B. bei Ductus arteriosus Botalli apertus oder Ventrikelseptumdefekt)

5.1.2 Angeborene Vitien ohne Shuntvolumen

Gefäßstenosen

Stenosen der großen Gefäße haben ähnliche Auswirkungen wie die Stenosen der Taschenklappen. Sie führen zu einer **Mehrbelastung** des betroffenen **Ventrikels** und damit zu seiner **Hypertrophie**.

Mäßige Stenosen (< 50 %) müssen keine Symptome machen. Hochgradige Stenosen führen neben der Minderversorgung der Peripherie auch zu einer relativen Minderdurchblutung der entsprechenden Kammer, weil die Durchblutung eines hypertrophierten Ventrikels zwar in Ruhe zumeist noch ausreicht, stärkeren Belastungen aber nicht mehr gewachsen ist. Aus Minderversorgung von Peripherie und Myokard resultieren Belastungsdyspnoe und Herzinsuffizienz, evtl. auch ein Herzversagen.

Aorta bzw. Truncus pulmonalis sind sowohl vor als auch hinter der Engstelle zumeist erweitert – vor der Stenose aufgrund des erhöhten Drucks und direkt dahinter wegen der Verwirbelung des Blutes am Übergang der Stenose zum normalen Gefäßlumen. Die Stenose des **Truncus pulmonalis** oder der **Pulmonalklappe** kann häufig durch die resultierende Rechtsherzhypertrophie nicht ganz kompensiert werden, sodass das Minutenvolumen kleiner wird und im Röntgenbild eine verminderte Gefäßzeichnung der Lunge sichtbar ist.

Auch eine massive Stenose im Bereich von **Aorta** oder **Aortenklappe** kann trotz Linksherzhypertrophie und Gegensteuerung durch Sympathikus und RAAS zu einer Minderdurchblutung der Peripherie führen – spätestens bei einem angeforderten Mehrbedarf.

Aortenisthmusstenose

Krankheitsentstehung

Die Aortenisthmusstenose hat ihre Engstelle am **Übergang des Aortenbogens zur Aorta descendens** (= Aortenisthmus), also in der Regel distal des Abgangs der großen Gefäße (➤ Abb. 5.5). Entsprechend verteilt sich das Schlagvolumen des linken Ventrikels zu einem größeren Teil auf Arme und Kopf und zu einem relativ kleineren Anteil auf die Organe von Bauch, Becken und Beinen.

Eine Folge ist die Veränderung des vorhandenen **Kollateralkreislaufs**, indem durch den hohen Druck proximal des Aortenisthmus auch eine verstärkte Druckwelle über die Aa. subclaviae in

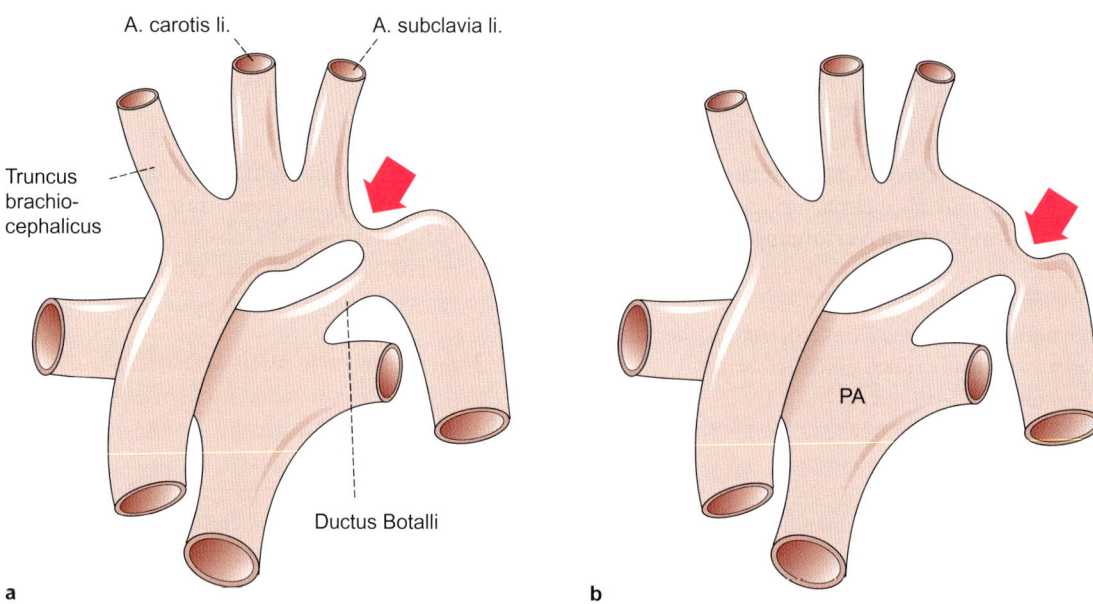

Abb. 5.5 Aortenisthmusstenose. **a** Präduktale Form. **b** Postduktale Form. PA = Truncus pulmonalis. [L106]

die **Aa. thoracicae internae** und zu den **Aa. intercostales posteriores** fließt. Die Strömungsrichtung kehrt sich in den letzteren also um, wodurch die Aorta thoracica in ihrem absteigenden Anteil doch wieder etwas zusätzliches Blut erhält. Der hohe Druck in den Interkostalarterien, die in direktem Kontakt mit den jeweiligen Rippen verlaufen, führt zu Einbuchtungen am Rippenunterrand (**Rippenusuren**), die röntgenologisch nach langem Bestehen gesehen werden können. In früheren Jahren, als noch keine konsequenten kindlichen Vorsorgeuntersuchungen üblich waren, war die Aortenisthmusstenose nicht so selten eine radiologische Diagnose – z.B. im Rahmen einer Röntgenreihenuntersuchung.

Symptomatik

Noch mehr als beim persistierenden Ductus Botalli entsteht eine deutliche **Blutdruckdifferenz** zwischen **Armen** und **Beinen** – dieses Mal allerdings *ohne* große Blutdruckamplitude, weil keine diastolische Abflussmöglichkeit für das Blut gegeben ist. Zusätzlich stimmt der diastolische Druck nun an Armen und Beinen nicht mehr überein, sondern passt sich den systolischen Drücken an. Der systolische Blutdruck ist an den Armen deutlich erhöht und an den Beinen gerade noch normal oder bereits erniedrigt. Im letzteren Fall ist das Gewebe der **Beine mangelversorgt** – mit kalten Füßen und rascher Ermüdbarkeit der Muskulatur, evtl. sogar **ischämischen Schmerzen** unter Belastung.

Je nach Ausmaß der Stenose führt die Linksherzhypertrophie nach längerem Bestand zur **Linksherzinsuffizienz**, sodass deren Zeichen erkennbar werden (➤ Kap. 5.2.3). Bei einer sehr ausgeprägten Stenosierung des Isthmus ist bereits im Kleinkindalter das Auftreten einer Linksherzinsuffizienz bis hin zum Linksherzversagen möglich.

Der hohe Druck in den Carotiden führt zu **Kopfschmerzen** und zur häufigen Komplikation einer **zerebralen Blutung**. Der Mechanismus der Autoregulation in den präkapillären Arteriolen wirkt im Ausbreitungsgebiet der A. carotis interna nur bei Drücken bis etwa 180 mmHg, sodass er bei den hier gegebenen hohen Drücken zum Schutz des Gehirns nicht mehr ausreicht.

Entsprechend führt der erhöhte Druck in der A. carotis externa zu rezidivierendem **Nasenbluten** (Epistaxis). Diese Blutung erfolgt bevorzugt aus Gefäßen des Locus Kiesselbachi – einem Ort (Locus), beschrieben von Herrn Kiesselbach. Es handelt sich hierbei um sehr oberflächlich liegende, physiologischerweise recht weitlumige und damit auch besonders empfindliche Blutgefäße der vorderen Nasenscheidewand zwischen den beiden Nasenhöhlen (Vestibulum nasi).

> **PATHOLOGIE**
>
> Wie bei jedem blutenden Gefäß der Körperoberfläche besteht die wichtigste Maßnahme zur **Blutstillung** in der Ausübung eines festen Drucks auf das blutende Gefäß – in diesem Fall also gegen den Nasenflügel der betroffenen Seite. Wer diesen Druck alle paar Sekunden aufhebt, um zu schauen, ob es noch blutet, wird damit allerdings keine Blutstillung erreichen können; der Druck ist also über mehrere Minuten ununterbrochen aufrecht zu halten. Zusätzlich kann bei umfangreicheren Blutungen durch Aufbringen von Kälte auf den Nacken (z.B. mit einem nassen Waschlappen) eine reflektorische Engerstellung der Gefäße erreicht werden. An die Wirkung des hydrostatischen Drucks ist ebenfalls zu denken. Der Patient sollte sich demnach in aufrechter Körperhaltung befinden, wobei der Kopf eher leicht nach vorne zu neigen ist, damit das Blut nicht in den Rachen ablaufen kann.

Diagnostik

Die **Blutdruckdifferenz** zwischen Armen und Beinen, bei hohem Druck an den Armen und unauffälliger Blutdruckamplitude, lässt ursächlich nur eine Stenosierung zwischen dem Aortenisthmus und den Iliakalarterien zu. Derselbe Zusammenhang gilt entsprechend für den Unterschied in den Pulsqualitäten (Fußpulse bzw. Aa. femorales).

Bei der Auskultation hört man das **systolische Stenosegeräusch** über dem Defekt (links parasternal) mit **Fortleitung** in die Bauchaorta. Im Bereich der thorakalen Anastomosen sowie der Carotiden kann es zu Pulsationen kommen.

Im **EKG** finden sich die Zeichen der Linksherzbelastung. Der eigentliche Nachweis erfolgt durch die **Echokardiographie**.

Therapie

Die einzig mögliche Therapie besteht in der **Operation**, bei der die Engstelle entfernt und durch ein Implantat ersetzt wird. Bei sehr kurzstreckigen Stenosen kann man die Aortenstümpfe auch direkt miteinander vernähen.

Zusammenfassung

Aortenisthmusstenose

Verengung der Aorta am Übergang vom Aortenbogen zur Aorta descendens
- Blutdruckdifferenz zwischen Armen und Beinen: hoher Blutdruck an den Armen und niedriger an den Beinen; unauffällige Blutdruckamplitude
- warme Hände, kalte Füße
- fehlende Fußpulse
- muskuläre Schwäche und evtl. ischämische Schmerzen der Beine
- Kopfschmerzen, Nasenbluten, Gefahr zerebraler Blutungen
- keine Zyanose

5.2 Erworbene Erkrankungen des Herzens

5.2.1 Herzklappenfehler

Obwohl sämtliche Klappenfehler sowohl bei der Geburt vorhanden als auch im späteren Leben erworben sein können, werden sie nachfolgend unter die erworbenen Klappenfehler subsumiert. Die Unterscheidung angeborener von erworbenen Herzfehlern ist ohnehin zum Teil etwas willkürlich. In diesem Zusammenhang könnte man höchstens formulieren, dass Mitralisfehler sehr viel häufiger erworben werden, während Missbildungen an Trikuspidal- oder Pulmonalklappe in der Regel angeboren sind. Die Ursache für die Bevorzugung der Aorten- und v.a. Mitralklappe bei den erworbenen Klappenfehlern ist in den hohen Drücken des linken Ventrikels zu sehen, die sich auf diese beiden Klappen auswirken und hier zu mechanischen Alterationen, sog. Mikrotraumen, führen können. An den Klappen der rechten Herzhälfte bestehen dagegen mit maximal 25 mmHg sehr viel niedrigere Drücke, solange der rechte Ventrikel nicht pathologisch verändert ist.

Stenosen der großen Gefäße sind mehrheitlich angeboren, auch wenn arteriosklerotische Verengungen im fortgeschrittenen Lebensalter immer möglich sind. Andererseits ist klar, dass ein offener Ductus Botalli, Defekte des Vorhof- oder Ventrikelseptums oder eine Fallot-Tetralogie angeboren sein müssen. Als sehr seltene Ausnahme könnte man höchstens anführen, dass im Rahmen eines Herzinfarkts, der das Ventrikelseptum miteinbezieht, auch einmal eine Verbindung zwischen den Ventrikeln entstehen kann.

Definition

Ein Klappenfehler äußert sich *entweder* in der **Schlussunfähigkeit (Insuffizienz)** einer der vier Herzklappen *oder* in der **Verengung ihrer Querschnittsfläche (Stenose)**.

Die häufigste Klappenschädigung betrifft die Mitralis, weniger häufig die Aortenklappe. Die **Mitralstenose** ist der **häufigste erworbene Klappenfehler** überhaupt. An zweiter Stelle folgen die Insuffizienz dieser Klappe sowie die Kombination aus Mitralstenose und Mitralinsuffizienz. Pulmonalklappe und Trikuspidalis sind selten betroffen. Sie werden deshalb nicht besprochen, doch können ihre jeweiligen Folgen aus dem pathophysiologischen Verständnis heraus auch abgeleitet werden.

In Deutschland gibt es aktuell etwa 550.000 Menschen mit Herzklappenfehlern.

Ursachen

Die weltweit häufigste Ursache einer erworbenen **Klappenstenose** ist das **rheumatische Fieber**, weil hierbei Verwachsungen an den Klappen entstehen, die eine vollständige Klappenöffnung verhindern. Die häufigste Ursache einer **Klappeninsuffizienz** ist die **bakterielle Endokarditis**, die eine Schrumpfung der Klappenanteile bewirkt. Allerdings vermögen beide Erkrankungen sowohl Stenosen als auch Insuffizienzen zur Folge haben, sodass man das rheumatische Fieber gemeinsam mit der bakteriellen Endokarditis pauschal als Hauptursachen erworbener Klappenfehler zusammenfassen kann. Das rheumatische Fieber ist jedoch in den westlichen Ländern relativ selten geworden, sodass die **Endokarditis** als **Hauptursache** für jeglichen erworbenen Klappenfehler gelten kann.

Ganz allgemein kommt es dabei zu variablen Schäden an Klappen, Sehnenfäden oder weiteren Endokardanteilen, wodurch einmal eine Stenose, ein anderes Mal eine Insuffizienz und manchmal auch eine Kombination aus beidem entsteht, wenn eine verwachsene und verengte Klappe nicht mehr vollständig zu schließen vermag.

Eine weitere Ursache einer Mitralinsuffizienz besteht in einem **Abriss der Sehnenfäden** oder der **Papillarmuskeln**, z.B. durch ihre Beteiligung an einem Herzinfarkt, sodass die Segel während der Systole in den Vorhof durchschlagen.

Therapie

Die einzig mögliche und dauerhaften Erfolg versprechende Therapie einer weit fortgeschrittenen Insuffizienz oder Stenose einer der vier Herzklappen besteht in einer **operativen** Klappenrekonstruktion oder einem Ersatz dieser Klappe durch künstliches Material oder zunehmend auch durch Prothesen aus Schweineherzen. Inzwischen kann man mittel- bis langfristig davon ausgehen, dass es möglich werden wird, aus körpereigenen Stammzellen der Betroffenen Klappen zu züchten und zu implantieren, wodurch die sich anschließende Therapie für den Patienten wesentlich vereinfacht und risikoärmer wird. Damit würde u.a. die lebenslange Suppression des Immunsystems entfallen, wie sie bei der Übertragung von allogenen (z.B. von Verstorbenen) oder xenogenen (z.B. vom Schwein) Transplantaten notwendig ist.

Da es sich bei einer Klappenrekonstruktion um einen schweren und potenziell lebensgefährdenden Eingriff handelt, versucht man in weniger ausgeprägten Fällen, das betroffene Herz medikamentös zu entlasten und die Symptome abzumildern. Dies hat gerade bei angeborenen Vitien im Kindesalter besondere Bedeutung, weil transplantierte Klappen nicht mitwachsen können und deswegen neuerliche Operationen vorprogrammiert sind.

Stenosierte Klappen können auch mittels Ballonkatheter aufgedehnt werden, doch riskiert man damit gleichzeitig eine Klappeninsuffizienz sowie weitere Komplikationen.

Klappeninsuffizienz

Klappeninsuffizienz bezeichnet die **Undichtigkeit** einer der vier Herzklappen. Dies bedeutet, dass trotz des vorgesehenen Schlusses der Klappe Blut vom Ort des höheren Drucks zum Ort niedrigeren Drucks fließen kann – bei Insuffizienzen der Aorten- oder Pulmonalklappe also aus den großen Gefäßen während der Herzdiastole in die entsprechende Kammer, und bei Insuffizienzen der Segelklappen während der Herzsystole zurück in den entsprechenden Vorhof. Am häufigsten von einer Insuffizienz betroffen sind die Mitral- und die Aortenklappe.

Zu beachten ist, dass eine Klappe üblicherweise **entweder insuffizient oder stenosiert** ist. Dies bedeutet, dass eine insuffiziente Klappe ganz normal öffnet, wenn sie entsprechend der Herzphase offen zu sein hat, aber immer noch teilweise offen ist, wenn sie eigentlich geschlossen zu sein hätte. Entsprechend kann eine stenosierte Klappe nicht mehr im erforderlichen Umfang öffnen, wenn sie vollständig offen zu sein hätte, während hingegen der sich anschließende Klappenschluss nicht gestört ist. Natürlich gibt es auch **kombinierte Vitien**, wo eine Klappe sowohl stenosiert als auch insuffizient ist, sodass in diesen Fällen die Folgen beider Fehler entstehen. Besonders häufig hiervon betroffen ist die Mitralklappe.

Mitralklappeninsuffizienz

Krankheitsentstehung

Die Schlussunfähigkeit der Mitralklappe führt in der Systole des linken Ventrikels zu einem mehr oder weniger großen Rückfluss des Schlagvolumens in den linken Vorhof und in die Lungenvenen. Weil dieses Volumen in der Systole zurückfließt und in der folgenden Diastole wieder in den Ventrikel hinein, nennt man es **Pendelvolumen**.

Die Folge ist eine **Dilatation des linken Vorhofs** und ein Rückstau bis in die Kapillaren der Lunge, der je nach Ausmaß der Klappeninsuffizienz zu einem mäßigen oder ausgeprägten **Lungenödem** führt **(Stauungslunge)**. Bei einem ausgeprägten Rückstau wird nicht nur Blutplasma bzw. Serum, sondern auch komplettes Blut in die Alveolen (Lungenbläschen) gedrückt und erscheint dann beim Husten im Sputum **(Bluthusten = Hämoptyse)**.

Die Erweiterung des linken Vorhofs kann zum **Vorhofflimmern** (> Kap. 5.2.8) und zur Thrombenbildung hauptsächlich im Bereich des linken Herzohrs führen. Wird der Thrombus fortgespült, entsteht eine **Embolie** zerebral (Schlaganfall, Hirninfarkt) oder peripher.

Der Rückstrom in die Lungengefäße bewirkt einen erhöhten Druck in der Lungenstrombahn, der nicht nur zum Abpressen von Flüssigkeit im Bereich der Lungenkapillaren führt, sondern sich bei einer umfangreichen Insuffizienz auch als Gegendruck auf den rechten Ventrikel auswirkt. Die Folge ist die Entwicklung einer **Rechtsherzhypertrophie**. Pulmonaler Hochdruck und Rechtsherzhypertrophie können über die entstehende Herzinsuffizienz zum **Rechtsherzversagen** führen.

Der linke Ventrikel ist durch das insgesamt wesentlich größere Volumen deutlich erweitert. Es entsteht eine Ventrikeldilatation und -hypertrophie (sog. **exzentrische Linksherzhypertrophie**), die zum **Linksherzversagen** führen kann. Das Schlagvolumen, das von der Aorta in den Körperkreislauf gelangt, ist um das durch die insuffiziente Mitralis zurückströmende Volumen vermindert. Der Blutdruck ist dadurch trotz Gegenregulation durch Sympathikus und RAAS mit Vergrößerung des Blutvolumens in Ruhe vermindert oder gerade noch normal, kann aber gesteigerten Anforderungen aus der Peripherie nicht mehr genügen. Es kommt zur **Belastungsdyspnoe**.

Symptomatik

Die wesentlichen Symptome bestehen in Ruhe- oder zumindest **Belastungsdyspnoe**, oft auch nächtlicher Dyspnoe als Folge des Lungenödems, sodass mehrere Kissen benötigt werden. Eine verminderte Leistungsfähigkeit und unangemessene **Tachykardien** (Palpitationen) sind häufig, evtl. sogar in der Form einer anhaltenden **Tachyarrhythmie** bei **Vorhofflimmern**. In fortgeschrittenen Fällen kommt es zu Husten mit evtl. schaumigem oder sogar blutigem Sputum **(Hämoptyse)**. Das unzureichende Sauerstoffangebot an die Peripherie führt zur **Zyanose**. Aus der möglichen Thrombenbildung im dilatierten Vorhof kann sich eine arterielle **Embolie** entwickeln.

> **EXKURS**
>
> Für die **Erleichterung der Atmung** beim Lungenödem durch **Aufrichten des Oberkörpers** (zusätzliche Kissen) gibt es mehrere Ursachen: Zum einen lässt sich hiermit eine geringe Verlagerung von Flüssigkeit aus den Spitzenbereichen der Lunge in die basalen Anteile erreichen, sodass nun mit den kranialen Anteilen effektiver geatmet werden kann. Zum anderen bewirkt die Aufrichtung des Oberkörpers einen erhöhten hydrostatischen Gegendruck für das aus der Peripherie zurückströmende venöse Blut, wodurch diese Menge insgesamt etwas vermindert wird. Blut, das über das rechte Herz nicht mehr nach links gelangt, kann nicht mehr in die Lunge stauen, wodurch sich das Lungenödem minimal zurückbildet. Steigerbar ist dieser Effekt durch **Absenkung des Fußendes**, soweit das

vorhandene Bett diese Möglichkeit zulässt. Immerhin versacken im Stehen rund 500 ml Blut in Becken und Beinen, die dementsprechend auch das Herz nicht mehr belasten können. Schließlich gibt es noch einen dritten Aspekt (➤ Fach Atmung): Die Ausatmung wird in körperlicher Ruhe ausschließlich durch die Retraktionskraft der Lunge bewirkt. Atemhilfsmuskeln sind hierfür nicht erforderlich. Wenn diese Kraft des Lungengewebes, sich zusammenzuziehen und die Luft hinauszupressen, durch zunehmende Flüssigkeitsansammlungen in den Alveolen immer mehr verloren geht, muss nun die **Hilfsmuskulatur** für die Ausatmung eingesetzt werden. Diese Muskulatur arbeitet jedoch in aufrechter Körperhaltung effektiver, wodurch der Patient Erleichterung verspürt.

Diagnostik

Auskultatorisch ist über der Klappe (am Erb-Punkt) ein **holosystolisches Geräusch** zu hören. Der **1. Herzton** ist **leiser** als üblich, weil zum einen der Klappenschlusston im Wesentlichen nur noch von der Trikuspidalklappe erzeugt wird und zum anderen das Mitschwingen der Wandung des linken Ventrikels am Beginn seiner Systole fehlt, da eine Anspannung gegen eine geschlossene Mitralklappe nicht mehr möglich ist. Der **2. Herzton** ist **gespalten**, weil die Aortenklappe durch das zusätzliche Abströmen des Blutes in den Vorhof früher schließt als die Pulmonalklappe. Bei ausgeprägten Defekten mit großem Pendelvolumen entsteht durch das Einströmen großer Mengen, unter Druck stehenden Blutes ein **3. Herzton**.

Wie bei jeder Linksherzhypertrophie ist der **Herzspitzenstoß** nach unten (6. ICR) und lateral verlagert und deutlicher zu tasten als üblich.

Ist es bei massiver Überdehnung des linken Vorhofs zum Vorhofflimmern (➤ Kap. 5.2.8) gekommen, resultiert eine **Tachyarrhythmie**, also ein schneller und unregelmäßiger Herzschlag.

Die erhöhte Venenfüllung der Lungengefäße ist im **Röntgenbild** zu sehen, ebenso die Hypertrophie beider Kammern und des linken Vorhofs. In der **Echokardiographie** können die Fehlfunktion der Klappe selbst und die Verdickung des Ventrikelmyokards erkannt werden. Im **EKG** sieht man die Dilatation und Hypertrophie des linken Vorhofs (verbreiterte, zweigipflige P-Welle), entsprechend auch die Hypertrophie der Kammern.

MERKE
Hinsichtlich der Weiterleitung des systolischen Geräusches ist zu beachten, dass die Herzspitze unabänderlich als Mitralauskultationspunkt zu gelten hat. Des ungeachtet ist allerdings zu bedenken, dass das Geräusch einer pathologisch veränderten Klappe mit dem Blutstrom nur dorthin weitergeleitet werden kann, wohin das Blut auch tatsächlich fließt. Dies ist in diesem Fall nicht die Herzspitze, sondern es sind die Lungenvenen. Tatsächlich wird das **systolische Geräusch** deswegen breit in den **Thorax** hinein, teilweise bis zu den Axillen fortgeleitet und auskultatorisch vernehmbar.

Therapie

Solange die Funktion des linken Ventrikels **medikamentös** aufrechterhalten werden kann, wird konservativ behandelt. Fällt der systemische Blutdruck zu weit ab und lässt sich der Rückstau mit seinen Auswirkungen nicht mehr beherrschen, wird die Klappe **operativ** rekonstruiert oder ersetzt.

Zusammenfassung

Mitralklappeninsuffizienz

Schlussunfähigkeit der Mitralklappe
- leiser 1. Herzton, 2. Herzton gespalten, evtl. zusätzlicher 3. Herzton
- systolisches Geräusch über dem Erb-Punkt, mit Weiterleitung in thorakale Anteile
- Lungenstauung mit Zeichen der Links-, später auch Rechtsherzinsuffizienz
- niedrig-normaler Blutdruck
- Belastungsdyspnoe
- Tachykardie, bei Vorhofflimmern als Tachyarrhythmie
- Husten mit schaumigem, evtl. blutigem Sputum
- Risiko arterieller Embolien

Aortenklappeninsuffizienz

Krankheitsentstehung

Die wesentlichen Ursachen der Aorteninsuffizienz sind die **Endokarditis**, oft als Endocarditis lenta bezeichnet (➤ Kap. 5.2.6), und das **rheumatische Fieber**, sofern sie nicht angeboren ist. Seltenere Ursachen sind z.B. ein Aneurysma im Bereich der Aorta ascendens oder Erkrankungen des Bindegewebes (Ehlers-Danlos-Syndrom, Marfan-Syndrom). Letzteres könnte auch zur Mitralklappeninsuffizienz führen.

Unterschieden werden muss zunächst in die akut entstandene und in die chronische Insuffizienz. Bei der **akuten** Klappeninsuffizienz fehlen die Anpassungsmechanismen der chronischen Form, sodass sie eine andere Qualität besitzt. Der akute Rückstrom des Blutes in der Diastole des linken Ventrikels führt aufgrund der Volumenüberlastung zur **Linksherzinsuffizienz** mit Mangelversorgung der Peripherie und Rückstau in die Lunge. Bei sehr großem Defekt ist auch ein akutes **Herzversagen** im **kardiogenen Schock** möglich.

Die **chronische** Schlussunfähigkeit der Aortenklappe führt durch den Rückstrom aus der Aorta mit nachfolgender Aktivierung von Sympathikus und RAAS ebenfalls zu einer Volumenbelastung. Die allmähliche Entstehung gibt dem Ventrikel jedoch ausreichend Zeit, sich über die Ausbildung einer exzentrischen **Hypertrophie** der Situation anzupassen. Das große Schlagvolumen bedingt einen erhöhten systolischen Blutdruck, das Zurückfließen in der Diastole senkt den diastolischen Druck. Es resultiert eine auffallend **große Blutdruckamplitude**.

Das vergrößerte Volumen, das mit verstärkter Kraft ausgeworfen werden muss, hat eine zunehmende **Linksherzhypertrophie** und -dilatation mit entsprechendem Sauerstoffmehrverbrauch zur Folge. Dies führt nach Jahren bis Jahrzehnten zu einer **Belastungsdyspnoe**, weil die verdickte Myokardschicht v.a. unter zusätzlicher Belastung keine Durchblutungsreserven mehr hat. Im Endeffekt droht ein **Linksherzversagen**.

Symptomatik

Arterielle Hypertonie und kardiale Hypertrophie verursachen per se in der Regel keine Symptome. Eine mäßig ausgeprägte chronische Aorteninsuffizienz verläuft deshalb oftmals über Jahre und so lange asymptomatisch, wie der linke Ventrikel kompensatorisch zu hypertrophieren vermag und noch keine Insuffizienz entwickelt hat. Andererseits ist das Schlagvolumen häufig so groß, dass in den Carotiden des Halses oder in weiteren großen Gefäßen sichtbare **Pulsationen** entstehen. Selten kommt es sogar infolge der gewaltigen Druckwelle – durch die Aa. vertebrales in ihrem knöchernen Kanal der Halswirbel hindurch – zu einem **pulssynchronen Kopfnicken (Musset-Zeichen)**. Derart gewaltige systolische Druckwellen können beim Betroffenen dann auch u.a. zu **Kopfschmerzen**, **Tinnitus** und zum subjektiven Empfinden von Pulsationen führen.

Ungeachtet des evtl. extrem hohen systolischen Drucks vermag der diastolische Druck teilweise so weit abzufallen, dass **orthostatische Beschwerden** mit **Schwindel** und **Kollapsneigung** entstehen, weil der Teil des Schlagvolumens, der für die Peripherie übrig bleibt, beim Aufrichten aus dem Liegen und mit dem Versacken von mindestens 500 ml Blut in Becken und Beinen zusätzlich erniedrigt wird.

Ist es zur Linksherzinsuffizienz gekommen, entstehen eine **Belastungsdyspnoe** mit **Tachykardie** und vermehrtem **Schwitzen**, allgemein eine verminderte Leistungsfähigkeit und weitere Symptome der Insuffizienz einschließlich eines Rückstaus in die Lunge. Aufgrund des relativen Sauerstoffmangels des überbeanspruchten Ventrikels bildet sich eine **Angina pectoris** aus (Enge bzw. Druckgefühl oder sogar Schmerzen in der Brust).

Diagnostik

Die erhöhten Drücke in der Füllungsphase des linken Ventrikels verursachen einen Schluss der Mitralklappe bereits gegen Ende der Diastole – also getrennt von der Trikuspidalklappe. Der **1. Herzton** ist demnach **gespalten**. In der Folge des Einströmens unter hohem Druck stehenden Blutes am Beginn der Diastole entsteht ein **3. Herzton**.

Der Rückfluss des Aortenblutes während der Diastole ist als **diastolisches Geräusch** am besten im 3. ICR links zu hören. Die Fortleitung dieses Geräusches erfolgt nicht „vorwärts in die Aorta", sondern wegen des Rückstroms „in den Ventrikel zurück" und ist demnach über dem Ventrikel oder der Herzspitze am besten zu vernehmen. Auch ein leises **systolisches Geräusch** ist meist zu hören, weil das gewaltig vergrößerte Schlagvolumen an der in Relation hierzu enger gewordenen Aortenklappe ein Strömungsgeräusch verursacht.

Der **Herzspitzenstoß** verlagert sich durch die Ventrikelvergrößerung aus dem 5. ICR nach lateral und unten.

Der **systolische Blutdruck** ist bei der chronischen Insuffizienz **hoch** (bei der akuten Insuffizienz erniedrigt), der Puls imponiert als **Pulsus celer et altus** und entspricht damit der **großen Blutdruckamplitude**. Eventuell erkennt man **Pulsationen am Hals**, manchmal sogar das Musset-Zeichen.

Der Anfangsteil der Aorta ist durch das gewaltige Schlagvolumen dilatiert; der Aortenbogen hebt sich deshalb im **Röntgenbild** deutlicher als üblich hervor. Daneben erkennt man hier die verbreiterte Herzsilhouette.

Weitere Hinweise ergeben sich im **EKG**. Der eigentliche Nachweis erfolgt durch die **Echokardiographie**.

Therapie

Die Therapie der **akuten** Klappeninsuffizienz ist schwierig, weil einerseits versucht werden muss, z.B. durch **Diuretika**, das entstandene Lungenödem abzumildern, andererseits dadurch der ohnehin abgefallene Blutdruck nochmals vermindert wird. Man gibt neben den Diuretika **positiv inotrop wirkende Medikamente** und beatmet unter **Sauerstoffzufuhr**.

Bei der **chronischen** Aorteninsuffizienz geht es darum, den übermäßig erhöhten systolischen Blutdruck abzusenken und dadurch gleichzeitig den Übergang des hypertrophierten Ventrikels in eine Herzinsuffizienz aufzuhalten. Mittel der Wahl sind **ACE-Hemmer**.

Bei großen Defekten kommt man langfristig an einem **Klappenersatz** nicht vorbei.

Zusammenfassung

Aortenklappeninsuffizienz

Schlussunfähigkeit der Aortenklappe
- 1. Herzton gespalten, zusätzlicher 3. Herzton
- helles Decrescendo-Diastolikum durch das zurückschwappende Blut
- häufig zusätzliches leises, funktionelles Systolikum über der Aortenklappe
- sichtbare Pulsationen am Hals, evtl. Musset-Zeichen (pulssynchrones Kopfnicken)
- hoher systolischer und besonders niedriger diastolischer Blutdruck → sehr große Blutdruckamplitude, evtl. orthostatische Beschwerden bis hin zum Kreislaufkollaps

---

Mitralklappenstenose

Die Mitralstenose stellt den häufigsten erworbenen Herzklappenfehler überhaupt dar.

Krankheitsentstehung

Wichtigste Ursache weltweit ist das **rheumatische Fieber**; etwas seltener entsteht sie im Rahmen einer bakteriellen **Endokarditis**.

Die Verengung der Mitralklappe macht sich erst dann bemerkbar, wenn die normale Fläche der Einstrombahn von 6–7 cm² auf die Hälfte oder weniger verkleinert ist. Es kommt dann zu einem Blutstau vor dem linken Ventrikel mit **Erweiterung** und **Hypertrophie** des **linken Vorhofs** und Stau in die Lungenvenen mit Erhöhung des Widerstandes für die rechte Kammer, entsprechend den Verhältnissen bei der Mitralinsuffizienz. Aus der Erweiterung des linken Vorhofs können **Vorhofflimmern** und/oder **Thrombenbildungen** resultieren.

Die Folge ist die Entwicklung einer **Rechtsherzhypertrophie**, einer **pulmonalen Hypertonie** und einer konsekutiven **Rechtsherzinsuffizienz** in Abhängigkeit vom Ausmaß der Stenose. Die mangelhafte diastolische Füllung des linken Ventrikels führt zur peripheren **Blutdruckerniedrigung** und Mangelsituation spätestens unter Belastung.

Symptomatik

Die wesentlichen Symptome entsprechen aufgrund der vergleichbaren Pathophysiologie denjenigen der Mitralinsuffizienz (s. dort).

Durch den vergrößerten Druck aus dem rechten Ventrikel bei gleichzeitigem Stau vor dem linken Ventrikel tritt im Bereich der schwächsten Stelle, den Kapillaren, Plasma und je nach Stenosegrad auch Blut in die Alveolen über. Die Folgen sind ein **Lungenödem** mit schaumigem Sputum sowie bei ausgeprägten Stenosen auch eine **Hämoptyse**. Es besteht eine **Belastungs-** oder sogar **Ruhedyspnoe**. In fortgeschrittenen Stadien kommt es zum **Rechtsherzversagen**.

Bei ausgeprägten Stenosen sieht man das **Mitralisgesicht** (Facies mitralis, „Mitralisbäckchen"; > Abb. 5.6) mit Lippenzyanose und bläulich-roten (livden) Wangen, Nasenrücken und Kinn, sowie zusätzlich auch erweiterte Hautgefäße (Teleangiektasien): Durch den Stau vor dem linken Ventrikel sinkt das Herzzeitvolumen, wodurch es zur verstärkten Sauerstoffausschöpfung in der Peripherie kommt. Das Resultat sind eine Zyanose und eine Erweiterung der peripheren Arteriolen – besonders auffallend im Gesichtsbereich. Da die

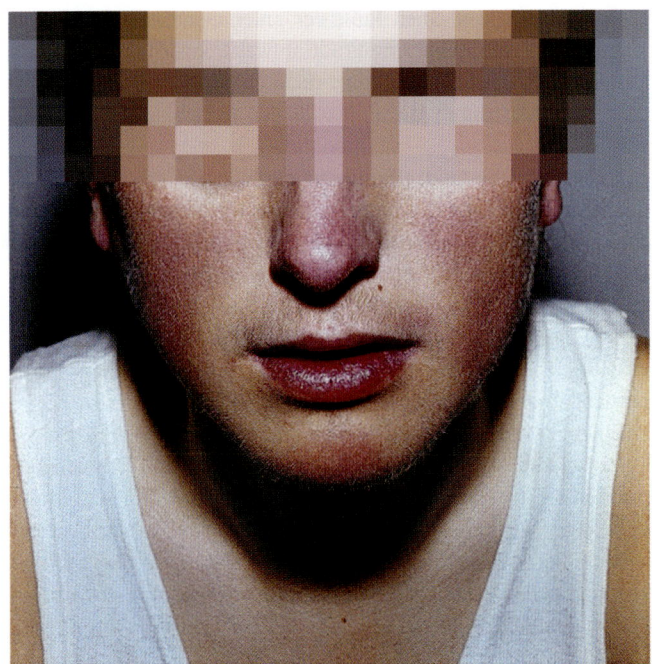

Abb. 5.6 Facies mitralis mit typischer Ausschöpfungszyanose der Wangen und Lippen [R186]

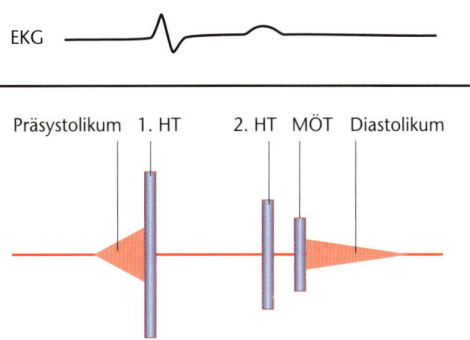

Abb. 5.7 Auskultationsbefund bei Mitralstenose. HT = Herzton, MÖT = Mitralöffnungston. [L157]

Mitralklappenstenose den häufigsten erworbenen Klappenfehler überhaupt darstellt, ist die Facies mitralis im Alltag gar nicht so selten zu sehen.

Diagnostik

Auskultatorisch (> Abb. 5.7) ist ein **diastolisches Geräusch** über dem Erb-Punkt und der Herzspitze zu hören, weil das Blut in der Diastole mit verstärktem Druck durch eine verengte Klappenöffnung gepresst wird. **Beide Herztöne** können **gespalten** sein – der erste, weil die Mitralklappe durch den hohen Gegendruck aus dem linken Vorhof später schließt als die Trikuspidalis, und der zweite, weil der hypertrophierte, evtl. bereits insuffiziente rechte Ventrikel seine Austreibung gegen den erhöhten pulmonalen Gegendruck später beendet als der linke. Der erste Ton ist zumeist auch auffallend laut und akzentuiert. Man spricht von einem **paukenden ersten Herzton**. Ursache ist wiederum der erhöhte Gegendruck aus dem linken Vorhof, wodurch der Klappenschluss nicht nur später, sondern infolge des bis dahin höheren Druckaufbaus im Ventrikel auch heftiger erfolgt. Ein weiterer Herzton entsteht direkt im Anschluss an den 2. Herzton zu Beginn der Diastole, wenn die Mitralklappe an ihre stenosierende Begrenzung anschlägt. Dieser frühdiastolische Ton wird deshalb als **Mitralöffnungston** bezeichnet.

Bei aufgetretenem Lungenödem auskultiert man **feuchte Rasselgeräusche**, in milden Fällen nur basal. Es entsteht dann häufig ein lediglich **nächtlicher Hustenreiz** mit **Herzfehlerzellen** im abgehusteten Sputum (> Kap. 5.2.3).

Entsprechend der Situation bei der Mitralinsuffizienz erkennt man im **EKG** sowohl die Rechtsherzhypertrophie als auch die verbreiterte, zweigipflige P-Welle der Hypertrophie des linken Vorhofs. Die **Echokardiographie** dient dem eigentlichen Nachweis.

Therapie

Der Patient sollte forcierte körperliche **Belastungen meiden**, weil sie über eine Aktivierung von Sympathikus und RAAS den Rückstau in die Lunge verstärken würden. Entsprechendes muss dann auch hinsichtlich einer zu hohen Kochsalzaufnahme oder einer Gewichtszunahme gelten.

Medikamentös wird versucht, die Balance zwischen unzureichendem Auswurfvolumen des linken Ventrikels und zu großem Rückstau in die Lunge zu halten. Je nach der Symptomatik und dem Zustand des Patienten wird **operativ** therapiert.

Zusammenfassung

Mitralklappenstenose

Verengung der Mitralklappe; häufigster erworbener Klappenfehler

Ursachen
- rheumatisches Fieber
- bakterielle Endokarditis

Symptome
- paukender 1. Herzton, Spaltung beider Herztöne, Mitralöffnungston
- Mitralisgesicht (Facies mitralis) mit Lippenzyanose, lividen Wangen, Nasenrücken und Kinn; Teleangiektasien
- Belastungsdyspnoe
- evtl. peripheres Pulsdefizit

Komplikationen
- Lungenödem
- Thrombenbildung im linken Vorhof (Herzohr) bei Vorhofflimmern

---

Aortenklappenstenose

Unter den angeborenen Herzmissbildungen erreicht sie einen Anteil von 4 %.

Krankheitsentstehung

Die Aortenklappenstenose, meist abgekürzt und nicht ganz korrekt als **Aortenstenose** bezeichnet, entsteht häufig im Rahmen einer **Endokarditis** oder durch eine **postrheumatische Verwachsung** der Klappenränder und wird dann teilweise von einer Insuffizienz begleitet, sodass ein kombiniertes Vitium vorliegt. Eine weitere, besonders häufige Ursache ist eine **Kalkeinlagerung** der Klappenanteile im **höheren Lebensalter** im Zuge allgemein-degenerativer Prozesse und begünstigt durch erhöhte systolische Drücke.

Der Widerstand hinter der linken Kammer führt in Abhängigkeit vom Stenosegrad zur konzentrischen Hypertrophie. Diese Form einer **Linksherzhypertrophie** kann als ihre **ungünstigste Variante** überhaupt angesehen werden: Der Blutdruck direkt distal der Klappe, am Abgang der Koronarien, ist **niedriger** als bei jeder weiteren Form, wo entweder der Stenosebereich sehr viel weiter distal liegt oder wo lediglich Volumenüberlastungen zur Hypertrophie geführt haben. In all diesen Fällen stellt der erhöhte systolische Druck auch den Koronarien ein erhöhtes Blutvolumen zur Verfügung, wodurch der Mehrbedarf des hypertrophen Myokards gedeckt werden kann. Die **Mangelversorgung des Myokards** bei der Aortenstenose entspricht somit der Situation einer koronaren Herzkrankheit (KHK; ➤ Kap. 5.2.4). Von daher wird verständlich, dass bei den Betroffenen besonders häufig auch die Symptome der KHK in Gestalt einer **Angina pectoris** entstehen.

Symptomatik

Mäßig ausgeprägte Klappenstenosen sind in der Regel **symptomlos**. Auch bei höhergradigen Stenosen müssen nicht unbedingt subjektive Symptome entstehen, v.a. dann nicht, wenn sich der Patient wenig belastet und hierdurch bedingt die Einschränkung seiner Leistungsfähigkeit überhaupt nicht bemerkt.

Bei symptomatischen Stenosen resultieren Symptome und Gefährdung des Patienten aus der konzentrischen, mangelversorgten Linksherzhypertrophie, die zum Herzversagen führen kann, sowie aus den unzureichenden systolischen Drücken, wodurch **Schwindel** oder **Kollapszustände** bis hin zu **Synkopen** möglich werden – häufig im Zuge körperlicher Belastungen.

Ansonsten dominieren **Müdigkeit** und **eingeschränkte Belastbarkeit** mit dem Symptom der **Angina pectoris**. Spätestens im Rahmen der sich entwickelnden Linksherzinsuffizienz gesellt sich ein Rückstau in die Lunge hinzu, mit **Ruhedyspnoe** zunächst im Liegen, später als **Orthopnoe**, bei der eine halbwegs ungestörte Atmung nur noch in aufrechter Körperhaltung (orthos = gerade, aufrecht) möglich ist.

Diagnostik

Das verminderte Auswurfvolumen ist an einem gerade noch normalen oder bereits erniedrigten systolischen Blutdruck, einer **kleinen Blutdruckamplitude** (reaktive sympathische Engstellung der Arteriolen) sowie an einem **Pulsus tardus et parvus** zu erkennen. Es handelt sich um einen Puls, der unter dem tastenden Finger klein ist, also eine kleine Amplitude aufweist, sowie relativ langsam ansteigt, weil das Schlagvolumen nicht auf einmal, als Bolus, sondern verzögert durch die Engstelle der Aortenklappe getrieben wird.

Das **systolische Austreibungsgeräusch** des mit erhöhtem Druck durch das Nadelöhr der Stenose gepressten Blutes ist zusätzlich zum Erb-Punkt am besten im 2. ICR parasternal rechts zu hören. Es wird bis in die großen Arterien des Aortenbogens weitergeleitet, ist also auch über den Carotiden des Halses zu vernehmen. Man spricht hier von einem **fortgeleiteten Geräusch**. Der **2. Herzton** ist **gespalten**, weil der linke Ventrikel seine Austreibung etwas später beendet als der rechte. Die konzentrische Linksherzhypertrophie ist an einem kräftigen, **hebenden Herzspitzenstoß** zu erkennen.

Der apparative Nachweis erfolgt mittels **EKG** und **Echokardiographie**. Mittels **Herzkatheter** können die Drücke vor und hinter der Klappe gemessen und der Zustand der Koronarien beurteilt werden. Bei erworbenen Stenosen älterer Patienten wird der Katheter auch zunehmend zur Implantation einer künstlichen Aortenklappe eingesetzt, um damit die riskantere Operation am offenen Herzen zu umgehen. Die Ergebnisse dieser als **TAVI** (Transkatheter-Aortenklappen-Implantation) bezeichneten Methode sind allgemein sehr gut.

Therapie

Mit Ausnahme der Empfehlung, **körperliche Belastungen zu vermeiden**, bleibt konservativ nichts Entscheidendes zu tun, solange es noch nicht zur Insuffizienz gekommen ist. Bei höhergradigen Stenosen mit entsprechenden Auswirkungen gibt es demnach keine Alternative zur **Operation**, bei erworbenen Stenosen meist als **TAVI** (s. oben). Bei jungen Patienten kann der Herzkatheter auch für eine **Ballondilatation** genutzt werden.

Zusammenfassung

Aortenklappenstenose
Verengung der Aortenklappe

Symptome
- mangelnde Belastbarkeit, evtl. Schwindel und Synkopen
- kleine Blutdruckamplitude
- Pulsus tardus et parvus
- lautes, fortgeleitetes systolisches Geräusch
- gespaltener 2. Herzton
- Linksherzinsuffizienz mit Lungenödem, Belastungsdyspnoe
- niedriger systolischer Druck bei kleiner Blutdruckamplitude und Pulsus tardus et parvus

Komplikationen
- Angina pectoris
- Ruhedyspnoe
- Linksherzversagen

Mitralklappenprolaps

Der Mitralklappenprolaps ist im eigentlichen Sinn **kein Herzklappenfehler** und wird deshalb getrennt besprochen. Insgesamt sollen rund **10 % der Gesamtbevölkerung** davon betroffen sein, Frauen sehr viel häufiger als Männer, was evtl. mit der allgemein etwas schwächeren Ausprägung bzw. Struktur des Bindegewebes zusammenhängt, besonders gut zu erkennen u.a. am Korium der Oberhaut und den Venenwänden an Becken und Beinen. Eine fassbare Ursache für den Prolaps ist allerdings nicht bekannt.

Krankheitsentstehung

In der Regel hat er keinerlei Auswirkungen und stellt lediglich einen **Zufallsbefund** dar, wenn aus anderer Ursache eine Untersuchung des Herzens erfolgt. Familiäre Häufungen kommen vor; man denkt an eine dominante Vererbung, doch ist dies reine Spekulation. Manchmal findet man gleichzeitig weitere Defekte oder Erbkrankheiten wie z.B. das Marfan-Syndrom, eine generalisierte Erkrankung des Bindegewebes.

Man versteht unter dem Mitralklappenprolaps ein mehr oder weniger starkes **Aufblähen** oder, sehr selten (!), sogar **Zurückschlagen** eines oder beider **Mitralsegel in den linken Vorhof**, wenn sich der linke Ventrikel in seiner Systole kontrahiert. Ursächlich kommen verlängerte bzw. zu elastische Sehnenfäden in Frage. Das Zurückschlagen bedeutet gleichzeitig eine Klappeninsuffizienz, weil die Mitralklappe in diesem Fall nicht mehr perfekt schließen kann.

Symptomatik

Bei einem **ausgeprägten Prolaps** kommt es zu den Symptomen der **Mitralinsuffizienz** (s. dort). Dies ist aber eine seltene Ausnahme; meist ist ein Mitralklappenprolaps klein, bleibt ohne jede Folge einschließlich einer normalen Lebenserwartung und wird überhaupt nur per Zufall entdeckt.

Diagnostik

Die abrupte Überdehnung bzw. das Durchschlagen eines oder beider Klappenanteile kann auskultatorisch in der **Systole** als kurzes, helles **Klickgeräusch** vernommen werden, evtl. mit nachfolgendem Strömungsgeräusch über der Mitralklappe. Kommt es lediglich zum üblichen Fall eines mäßig ausgeprägten Aufblähens der Segelklappen, ist ambulant weder eine weiterführende Diagnostik möglich noch überhaupt erforderlich.

Nachgewiesen wird der Mitralklappenprolaps durch die **Echokardiographie**, bei der sowohl die übliche Überblähung der Segel als auch ihr (seltenes) Zurückschlagen problemlos darstellbar sind.

Therapie

Der übliche, asymptomatische Mitralklappenprolaps bedarf **keinerlei Behandlung**. Man sollte den Patienten lediglich gelegentliche Kontrollen anraten. Kommt es zu den Symptomen der **Mitralinsuffizienz**, wird entsprechend therapiert.

> **HINWEIS DES AUTORS**
> Aus dem üblichen Zusammenhang der Diagnosestellung heraus (Herzneurose mit paroxysmalen Tachykardien und Palpitationen → unauffälliges EKG → Kardiologe → echokardiographische Diagnose eines Prolaps) werden die Symptome der Herzneurose (➤ Kap. 5.2.9) häufig dem in aller Regel **symptomlosen Prolaps** zugeordnet. Therapiert wird mit Betablockern – leider im Alltag auch bei ohnehin bereits hypotoner Ausgangslage, also den besonders häufig betroffenen jungen Patientinnen.
> Es ist daran zu denken, dass für die Kollagensynthese sowohl **Magnesium** als auch **Vitamin C** als Co-Faktoren benötigt werden. Das Protein Kollagen ist das wesentliche Stützelement allen Bindegewebes, also auch stabilisierender Anteil von Klappen und Sehnenfäden. Bei der üblichen unklaren Ursache des Mitralklappenprolapses, ob symptomatisch oder per Zufall entdeckt, scheint eine Substitution mit diesen beiden Faktoren durchaus lohnend zu sein. Man sollte in diesem Fall eine echokardiographische Kontrolle beim Kardiologen wenige Monate später in Erwägung ziehen, um Erfolg oder Misserfolg der Therapie zu verifizieren. Vor allem aber sollte man die Patienten über die vollkommene Harmlosigkeit ihrer „Krankheit" unterrichten und die übliche, zur Untersuchung führende Symptomatik adäquat behandeln (➤ Kap. 5.2.9).

Zusammenfassung

Ductus arteriosus Botalli apertus	Maschinengeräusch (Lokomotivgeräusch) in beiden Herzphasen
Vorhofseptumdefekt	systolisches (funktionelles) Geräusch bei großen Defekten (Pulmonalklappe), 2. Herzton gespalten
Ventrikelseptumdefekt	systolisches helles Geräusch („Pressstrahl")
Pulmonalklappenstenose	gespaltener 2. Herzton, systolisches Geräusch
Aortenisthmusstenose	systolisches Stenosegeräusch über dem Isthmus
Mitralklappeninsuffizienz	systolisches Stenosegeräusch am Erb-Punkt, 1. Herzton leise, 2. Herzton gespalten, evtl. 3. Herzton vorhanden
Aortenklappeninsuffizienz	helles Decrescendo-Diastolikum, häufig zusätzliches (funktionelles) Systolikum 1. Herzton gespalten, 3. Herzton
Mitralklappenstenose	paukender 1. Herzton, Mitralöffnungston, beide Herztöne gespalten
Aortenklappenstenose	gespaltener 2. Herzton, lautes Systolikum mit Weiterleitung in die Carotiden

5.2.2 Herzhypertrophie

Krankheitsentstehung

Jeder Muskel des Körpers, der über längere Zeit vermehrt belastet wird, nimmt an Umfang und Kraft zu. Die Hypertrophie des Skelettmuskels erfolgt nicht durch Zellvermehrung, sondern einzig und allein durch **Vermehrung der Myofibrillen** in den betroffenen Zellen. Die einzelnen Muskelfasern nehmen an Dicke zu. Die Summe der Querschnittsvergrößerung der einzelnen Muskelfasern ergibt die Dickenzunahme des Gesamtmuskels.

Auch die Hypertrophie des Myokards erfolgt weit überwiegend auf diese Weise. Daneben ist allerdings beim Herzmuskel in geringem Umfang auch eine **Zellvermehrung** möglich.

Stimulus der Herzhypertrophie ist eine **Überbeanspruchung** der betroffenen Herzhöhle (Ventrikel oder Vorhof) aufgrund ständig erhöhten Gegendrucks oder vergrößerten Schlagvolumens. Die Mehrarbeit kann abhängig von der Ursache eine der vier Herzhöhlen betreffen oder variable Kombinationen. Sofern eine nähere Zuordnung fehlt, meint man allerdings mit dem Begriff der Herzhypertrophie üblicherweise die Hypertrophie eines oder beider **Ventrikel**, unabhängig von einer etwaigen Beteiligung der Vorhöfe.

Angefügt werden soll, dass es auch konzentrische Hypertrophien und Ventrikeldilatationen gibt, die nicht reaktiv erzwungen, sondern u.a. als Folge von Mutationen **angeboren** sind. Man fasst diese Störungen unter dem Begriff der **primären Kardiomyopathie** zusammen.

Konzentrische Hypertrophie

Die Stenose der Aortenklappe, der Aorta (z.B. als Aortenisthmusstenose) oder weiter in der Peripherie liegender Gefäße im Rahmen der Arteriosklerose bedingt eine ständige **Druckbelastung** der linken Herzkammer. Es entsteht eine konzentrische Linksherzhypertrophie, bei der sämtliche **Myokardanteile gleichmäßig verdickt** sind. Die Ausprägung der Hypertrophie entspricht dabei dem Ausmaß des Widerstands.

Eine Stenose im Lungenkreislauf durch Pulmonalstenose, pulmonale Hypertonie in der Folge von Lungenerkrankungen oder durch einen Widerstand vor dem linken Herzen (Mitralstenose oder -insuffizienz, Linksherzinsuffizienz) hat auf den rechten Ventrikel dieselbe Auswirkung. Es kommt zur konzentrischen Rechtsherzhypertrophie.

Die gleichmäßige Dickenzunahme der Ventrikelwandung im Rahmen einer **konzentrischen Hypertrophie** hat mehrere **Nachteile**.

Die Nachgiebigkeit (Elastizität) der Ventrikelwand nimmt ab. Das enddiastolische Volumen bleibt in körperlicher Ruhe etwa gleich. Es kann aber einem erhöhten Bedarf unter körperlicher Belastung nicht mehr angepasst werden, weil das nun im Umlauf befindliche Zusatzvolumen durch den erhöhten Gegendruck des Ventrikels nicht vollständig aufgenommen werden kann. Die Herzhypertrophie aufgrund einer vermehrten Druckbelastung **verhindert** also die übliche physiologische Reserve durch den **Frank-Starling-Mechanismus**. Übrig bleibt hauptsächlich eine Anpassung durch Aktivierung des Sympathikus, der allerdings bei ausgeprägten Stenosen ohnehin bereits im Einsatz ist, um eine adäquate Ruhedurchblutung der Peripherie zu sichern. Dadurch ist nun sogar die Reserve, die durch Frequenzsteigerung üblicherweise zur Verfügung steht, eingeschränkt. Das hypertrophierte Herz verweigert zunehmend einen Mehrbedarf des Körpers. Es kommt zur verminderten Belastbarkeit mit **Belastungsdyspnoe**.

Eine zusätzliche Einschränkung hinsichtlich einer Mehrarbeit besteht in der **Beschränkung der Sauerstoffreserve**. Die Herzkranzgefäße erhalten durch den höheren Druck vor der Stenose ohnehin schon eine größere Blutmenge, sofern die Stenose nicht die Aortenklappe selbst betrifft. Der erhöhte Bedarf der verdickten Muskulatur kann dadurch in körperlicher Ruhe gestillt werden, nicht jedoch eine zusätzliche Anforderung unter Belastung. Der Weg des Blutes zu den endokardnahen Herzinnenschichten ist länger geworden, sodass bis dahin auch weniger Sauerstoff übrig bleibt. Die höheren Drücke, die jetzt nicht nur die Systole, sondern auch noch das Ende der Diastole betreffen, wo das eingeströmte Volumen einen höheren Druck an der starr gewordenen Wand verursacht, behindern auch in dieser Phase eine effektive Durchblutung. Zusätzlich ist die Zeit, die der Durchblutung zur Verfügung steht, durch die Sympathikusaktivierung mit nachfolgender Frequenzsteigerung ohnehin bereits verkürzt.

Die „chemischen" Mechanismen (CO_2, Adenosin, NO) wirken auch am hypertrophen Herzen. Der Effekt ist aber geringer, weil die zuführenden Herzkranzgefäße und ihre Äste nun wesentlich mehr Gewebe zu versorgen haben. Daran vermag auch die zusätzliche Kapillarsprossung im Rahmen der entstehenden Hypertrophie nichts zu verbessern, denn dies bedeutet lediglich, dass die unverändert vorhandene Menge an Blut der Koronarien nun auf einen größeren Querschnitt verteilt wird.

Alle diese Mechanismen beschränken also entscheidend eine ausreichende Anpassung an einen Mehrbedarf des Körpers.

Exzentrische Hypertrophie

Eine **Volumenbelastung** einer oder beider Herzkammern, z.B. durch eine Insuffizienz der Aorten- oder Pulmonalklappe, bei Adipositas oder beim Spitzensportler, führt ebenfalls zu einer **Herzhypertrophie**, daneben aber auch zu einer **Dilatation** der entsprechenden Kammer. Die Hypertrophie eines volumenbelasteten Herzens heißt **exzentrische Hypertrophie**.

Die Wanddicke nimmt bei solchen Herzen nur mäßig zu, setzt also dem einströmenden Blut weniger Widerstand entgegen als die konzentrische Hypertrophie. Die enddiastolische Füllung ist größer, entsprechend auch das Schlagvolumen. Ein solches Herz arbeitet ökonomischer als ein Herz mit konzentrischer Hypertrophie, weil durch die bessere Füllung die Möglichkeit für den Frank-Starling-Mechanismus gegeben ist. Der Sauerstoffbedarf bereits unter Ruhebedingungen wird dadurch zwar nicht wesentlich verringert, doch ist eine bessere Anpassung an gesteigerte Anforderungen möglich. Vor allem aufgrund der geringeren Wandstärke wird auch die durchblutungsbedingte Grenze der Sauerstoffreserve nicht so schnell erreicht.

Die Volumenbelastung der **linken Kammer** ergibt sich aus einer Insuffizienz der Aorten- oder Mitralklappe, einem offenen Ductus Botalli oder einem Ventrikelseptumdefekt, der **rechten Kammer** aus einer Insuffizienz von Trikuspidal- oder Pulmonalklappe, einen Ventrikelseptum- oder Vorhofseptumdefekt. Eine ständig erhöhte Menge des Blutvolumens (**Hypervolämie**) führt in **beiden Kammern** zu einer Volumenbelastung mit der Ausbildung einer beidseitigen exzentrischen Hypertrophie, weil alles Blut, das den einen Ventrikel verlässt, den anderen erreichen wird. Dies gilt gleichzeitig für beide Vorhöfe, die parallel zu den Kammern hypertrophieren und dilatieren. Beispiele hierfür sind die Adipositas, eine chronisch gewordene Anämie oder auch die Situation des Spitzensportlers.

Das Herz eines gut trainierten **Sportlers** weist stets eine exzentrische Hypertrophie auf, weil Blutmenge und HZV unter Belastung vergrößert sind. Das vergrößerte Blutvolumen bleibt auch in der Ruhe erhalten, weil diese Ruhephasen in Anbetracht des täglichen Trainings nie lange genug andauern, um eine Reduktion zu ermöglichen. Das Zusatzvolumen bedingt automatisch ein auf Dauer **vergrößertes Schlagvolumen**, woraus nun die exzentrische Hypertrophie beider Kammern einschließlich ihrer Vorhöfe entstehen muss. Die Folge ist eine **Bradykardie unter Ruhebedingungen**, weil der Bedarf des Körpers in Ruhe auch beim Sportler nicht erhöht ist und die Gesamtmenge des HMV als Produkt aus Schlagvolumen und Herzfrequenz deshalb unverändert bleibt. Der systolische Blutdruck wird infolge des vergrößerten Schlagvolumens höher sein als üblich, der diastolische Druck dagegen niedriger, weil in der verlängerten Diastole mehr Volumen in Mikrozirkulation und Venen abströmen kann. Zusätzlich ist der Sympathikus inaktiv, wodurch die Arteriolen weit gestellt sind. Das Überwiegen parasympathischer Aktivität bezeichnet man als **Vagotonus**. Die Blutdruckamplitude ist entsprechend vergrößert. Das Herz des Sportlers arbeitet ökonomischer, versorgt die Peripherie mit einem Schlagvolumen in langsamerer Abfolge, ist wegen der längeren Diastolendauer besser durchblutet und hat v.a. durch Frequenzsteigerungen weit größere Reserven (HMV bis zu 40 l/min). Bei aller Begeisterung über derart beeindruckende Resultate sollte jedoch nicht übersehen werden, dass der erhöhte systolische Druck in den Fällen, bei denen begleitend eine Hypercholesterinämie oder weitere Störungen vorliegen, zur beschleunigten Ausbildung einer Arteriosklerose führen muss.

Bei einer abrupten Einstellung der sportlichen Betätigung droht ein sog. **Entlastungssyndrom** – gekennzeichnet durch psychische und physische Störungen mit vegetativer Fehlsteuerung, z.B. Herzrhythmusstörungen. Werden die sportlichen Aktivitäten dagegen allmählich über längere Zeiträume reduziert, sind alle Veränderungen prinzipiell vollständig reversibel, wenn man einmal von möglicherweise bereits eingetretenen arteriosklerotischen Veränderungen absieht.

> **MERKE**
> Die **Druckbelastung** eines Ventrikels führt zur **konzentrischen** Hypertrophie, eine **Volumenbelastung** zur **exzentrischen** Herzhypertrophie. Ein **konzentrisch** hypertrophiertes Herz besitzt ein Schlagvolumen üblicher Größe, das sich nicht wesentlich steigern lässt, während ein **exzentrisch** hypertrophiertes Herz durch seine Dilatation ein größeres Volumen aufnimmt und dasselbe wegen der erhaltenen Elastizität seiner Wandung gleichzeitig noch weiter steigern kann. Die Reserven bei entsprechenden Anforderungen aus der Peripherie sind dementsprechend ungleich größer.

Symptomatik

Symptome des Patienten sind nicht zu erwarten, solange sich das Herz der Mehrarbeit anzupassen vermag und die Durchblutung adäquat und ungestört erfolgt.

Umfangreiche Volumen- und noch mehr Druckbelastungen des Herzens mit Hypertrophie der Ventrikelwandung führen zu einem Sauerstoffmangel bei erhöhten Anforderungen aus der Peripherie. Das Herz ist zunehmend nicht mehr in der Lage, diesen Anforderungen zu genügen. Es kommt zur **Herzinsuffizienz** (> Kap. 5.2.3).

Diagnostik

Im Rahmen der körperlichen Untersuchung ist bei der Linksherzhypertrophie neben dem **erhöhten Blutdruck** ein verstärkter, hebender **Herzspitzenstoß** zu tasten. Bei der Rechtsherzhypertrophie sieht man manchmal **epigastrische Pulsationen**. Die **Pulsqualität** muss dem Blutdruck entsprechen; beim Sportler wäre demnach ein Pulsus celer et altus zu erwarten. Nach langem Bestand entsteht evtl. ein **Herzbuckel**.

In **EKG** und **Echokardiographie** erkennt man die verdickte Muskulatur, im **Röntgenbild** die Verbreiterung der Herzsilhouette.

Therapie

Die Hypertrophie des Herzmuskels ist nicht als Krankheit, sondern als physiologische Antwort auf erzwungene Mehrbelastungen anzusehen. Sie bedarf deshalb auch keiner Therapie. Therapiebedürftig ist allein eine etwaige pathologische Ursache, soweit sie behandelbar ist. Dies gilt in jedem Fall dann, wenn aus der Herzhypertrophie eine Herzinsuffizienz entstanden ist.

5.2.3 Herzinsuffizienz

Insuffizienz bedeutet **Schwäche**, Unvermögen. Die Herzinsuffizienz ist definiert als Unvermögen des Herzens, die ihm in seiner Diastole angebotene venöse Blutmenge aufzunehmen, **oder** (alternativ) als Unvermögen, den gesamten Organismus nach dessen Erfordernissen mit Blut zu versorgen. Den ersten Teil der Definition kann man als **diastolische Insuffizienz** bzw. als **Rückwärtsversagen** bezeichnen und vom zweiten Teil abgrenzen. Dieser besteht in einer **systolischen Insuffizienz** bzw. einem **Vorwärtsversagen**. In der Mehrzahl der Fälle sind systolische und diastolische Insuffizienz miteinander kombiniert, doch treten sie auch isoliert auf. Eine möglichst exakte Unterscheidung und Zuordnung hat Bedeutung hinsichtlich Therapie und Prognose der Erkrankung.

Je nachdem, ob eine oder beide Kammern betroffen sind, spricht man von einer **Linksherzinsuffizienz**, einer **Rechtsherzinsuffizienz** oder einer **Globalinsuffizienz**.

Entstehen aus der Herzinsuffizienz deutliche Symptome und Beschwerden, nennt man sie **dekompensiert**. Verschwinden dieselben unter medikamentöser Therapie oder durch andere Maßnahmen, spricht man von einer **kompensierten** Herzinsuffizienz. Eine Insuffizienz mit lediglich milden Symptomen wie z.B. minimalem Rückstau in Lunge oder Beine wird als **noch kompensiert** bezeichnet.

Ein weiteres Einteilungskriterium betrifft den Zeitraum, in dem sich die Herzinsuffizienz entwickelt. Entsteht sie innerhalb von Stunden, Tagen oder wenigen Wochen, handelt es sich um eine **akute** Herzinsuffizienz, andernfalls um eine **chronische**.

Epidemiologie

Eine Herzinsuffizienz entwickelt sich bevorzugt in der **zweiten Lebenshälfte**, wobei ganz allgemein die Wahrscheinlichkeit mit zunehmendem Alter ansteigt. Im Einzelfall ist aber auch bereits im Kindesalter die Ausbildung einer Herzinsuffizienz möglich – v.a. im Zusammenhang mit angeborenen Herzfehlern. In den westlichen Ländern gilt die Herzinsuffizienz als **häufigste Herzerkrankung** überhaupt. Bedingt durch die zunehmende Zahl alter Menschen betrifft sie auch insgesamt größere Anteile der Bevölkerung. Der geschätzte Bestand (Prävalenz) in den verschiedenen Altersgruppen ergibt sich aus ➤ Abb. 5.8. Hochgerechnet kommen in Deutschland pro Jahr rund 1 Million Patienten neu hinzu (Inzidenz).

Einteilung

Die Einteilung der Herzinsuffizienz erfolgt nach ihrem ersichtlichen Schweregrad, so wie er von der **N**ew **Y**ork **H**eart **A**ssociation (NYHA) vorgeschlagen worden ist:
- **NYHA I:** Insuffizienz, bei der in Ruhe und unter normalen Alltagsbelastungen keinerlei Beschwerden auftreten

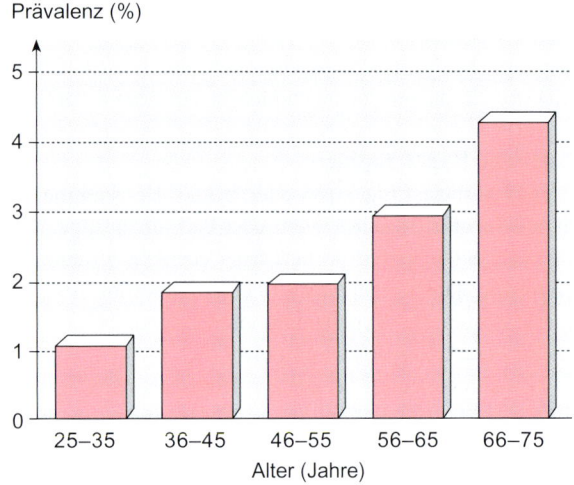

Abb. 5.8 Prävalenz der Herzinsuffizienz [L106]

- **NYHA II:** Insuffizienz, die in Ruhe noch nicht in Erscheinung tritt, unter körperlicher Alltagsbelastung jedoch bereits Symptome wie Tachykardie, Dyspnoe und vorzeitige Ermüdbarkeit auslöst
- **NYHA III:** Die Symptome treten bereits unter leichter körperlicher Tätigkeit auf, doch sind die Patienten in Ruhe noch beschwerdefrei.
- **NYHA IV:** Insuffizienzzeichen bereits in Ruhe mit Zunahme bei leichtester Arbeit

Folgende **Beispiele** mögen der Verdeutlichung dienen: Wer in sehr zügigem Tempo die Treppen zum 3. Stock hinaufeilt, vielleicht dabei sogar zwei Stufen auf einmal nimmt, oben dann schwer atmet und evtl. seinen schnellen Puls spürt, der fällt in die Gruppe NYHA I. Wer die Treppe auf übliche Weise und Stufe für Stufe erklimmt und oben angekommen dann ebenfalls unter Dyspnoe und Tachykardie leidet, gehört zur Definition NYHA II. Der Patient mit NYHA III wird die Treppen trotz einer sehr gemächlichen Gangart nicht auf einmal schaffen, sondern spätestens am jeweils folgenden Treppenabsatz verschnaufen müssen, und der Patient mit NYHA IV schnauft schon, wenn er die Treppe nur hinaufschaut.

Natürlich treten die Symptome des Stadiums NYHA I auch beim untrainierten gesunden Menschen auf, doch sind sie in diesem Fall milder und verlieren sich mit ein wenig körperlichem Training, während dies bei der manifesten, unbehandelten Herzinsuffizienz nicht der Fall ist. Klar ist auch, dass die Symptome nach NYHA I–IV isoliert betrachtet mehrdeutig sind und auch bei weiteren Erkrankungen wie einer ausgeprägten Anämie oder Lungenerkrankung auftreten können. Die Einteilung lässt eine eindeutige Aussage zum Ausmaß der Insuffizienz also nur zu, wenn die Herzinsuffizienz als solche durch eine ausreichende Diagnostik nachgewiesen worden ist.

Krankheitsentstehung

Das entscheidende Merkmal eines insuffizienten Ventrikels besteht darin, dass er die ihm in der Diastole angebotene Blutmenge in seiner Systole nicht vollständig gegen den Widerstand der Peripherie auszutreiben vermag. Dieser **Widerstand** wird auch als **Nachlast (afterload)** bezeichnet, weil er sich hinter dem Ventrikel befindet. Er ist beim insuffizienten Ventrikel z.B. durch eine umschriebene Stenose oder durch den Gesamtwiderstand der arteriellen Gefäße in Relation zur Kraft des Ventrikelmyokards zu groß geworden. Man bezeichnet das als **systolische Insuffizienz** bzw. **Vorwärtsversagen**.

Als **Vorlast (preload)** wird das in der Diastole angebotene **Volumen** der zuführenden Venen bezeichnet, das bei der **diastolischen Insuffizienz** (= **Rückwärtsversagen**) nicht mehr vollständig aufgenommen werden kann.

Akute Herzinsuffizienz

Wenn sich eine Insuffizienz nicht allmählich über Jahre entwickelt, sondern aus heiterem Himmel heraus erscheint, muss hierfür auch ein Akutereignis ursächlich sein. In Frage kommen als **Ursachen** eine **Myokarditis** als akute Form einer Kardiomyopathie, ein akut entstandener **Klappenfehler**, eine **Herzbeuteltamponade**, z.B. aus einer Pericarditis exsudativa heraus, eine **Lungenembolie**, akut entstandene **Rhythmusstörungen** oder, besonders häufig, ein **Herzinfarkt**. Auch aus einer chronischen Insuffizienz heraus kann sich eine akute Dekompensation entwickeln, wenn z.B. ein gut eingestellter und weitgehend asymptomatischer Patient eigenmächtig seine Medikamente absetzt (Non-Compliance) oder in der Folge einer übermäßigen Flüssigkeitsaufnahme mit vorübergehender Überfüllung des Extrazellulärraums und entsprechender Vergrößerung des Schlagvolumens.

Die Auswirkungen sind grundsätzlich dieselben wie bei der chronischen Insuffizienz, entwickeln sich jedoch nicht nur mit großer Geschwindigkeit, sondern oftmals auch sehr dramatisch, weil die Anpassungsmechanismen Zeit benötigen, die hier in der Regel nicht zur Verfügung steht (➤ Abb. 5.9).

Chronische Herzinsuffizienz

Wesentliche **Ursachen** der chronischen Insuffizienz sind mechanischer Art und entsprechen den Ursachen für die Entstehung einer konzentrischen oder exzentrischen Hypertrophie. Auf den **linken Ventrikel** bezogen stehen demnach Fehler der Aortenklappe sowie eine Hypertonie gleich welcher Ursache im Vordergrund. Entsprechend kommt es beim **rechten Ventrikel** durch Pulmonalklappenfehler oder durch eine pulmonale Hypertonie zu Hypertrophie und Insuffizienz. Eine druck- oder volumenbedingte Herzhypertrophie mündet also, sofern sie nicht bei geringen Stenosen oder geringen Volumenbelastungen selbstlimitierend ist, stets früher oder später in eine Herzinsuffizienz.

Weitere Ursachen der chronischen Insuffizienz sind **Narben** der Ventrikelwandung nach einem **Herzinfarkt**, **Rhythmusstörungen** einschließlich einer Tachykardie bei Hyperthyreose, **Phäochromozytom** oder **Vorhofflimmern**, **Medikamente** (Calciumantagonisten) oder **Stoffwechselerkrankungen**, die auch das Herz betreffen (Hämochromatose, Amyloidose, Diabetes mellitus), **Schlafapnoe-Syndrom**, die seltenen **Tumoren des Herzens** oder, besonders häufig, die **koronare Herzkrankheit** (KHK). Hier kommt es dann zusätzlich zu den Symptomen der Angina pectoris.

Der Hochdruck im Lungenkreislauf wird durch einen **Stau** vor dem linken Herzen verursacht, besonders häufig jedoch durch Lungenerkrankungen, die mit einem **Umbau des Lungengerüstes** verbunden sind (Lungenemphysem, Lungenfibrose, Atelektasen nach rezidivierenden Lungenembolien), weil hierbei ein Teil der Lungengefäße verloren geht, der Gesamtquerschnitt damit kleiner wird und dem durchströmenden Blut mehr Widerstand entgegensetzt. Bezeichnet wird die **Rechtsherzinsuffizienz** im Gefolge einer **Lungenerkrankung** als **Cor pulmonale** (➤ Fach Atmung).

Setzt man die beiden wichtigsten Ursachen in Bezug zur daraus entstehenden Unterform der Insuffizienz, so gelten **KHK** und Narben nach einem **Herzinfarkt** als wesentliche Ursache einer systolischen Pumpstörung (**Vorwärtsversagen**) und eine **Hypertonie** in Peripherie oder Lunge als Hauptursache für die diastolische Form (**Rückwärtsversagen**) (➤ Abb. 5.10). Dies ist gut verständlich, wenn man sich vor Augen führt, dass gerade die Verdickung des Ventrikels im Rahmen einer Hypertonie zur mangelnden Elastizität der Wandung führt, sodass ein diastolisches Mehrvolumen bei erhöhten Anforderungen aus der Peripherie nicht mehr aufgenommen werden kann. Ganz besonders gilt dies natürlich für die konzentrische Hypertrophie.

Zusätzlich nimmt man an, dass ein sich mit übermäßiger Kraftentwicklung kontrahierender Ventrikel Probleme hat, das einge-

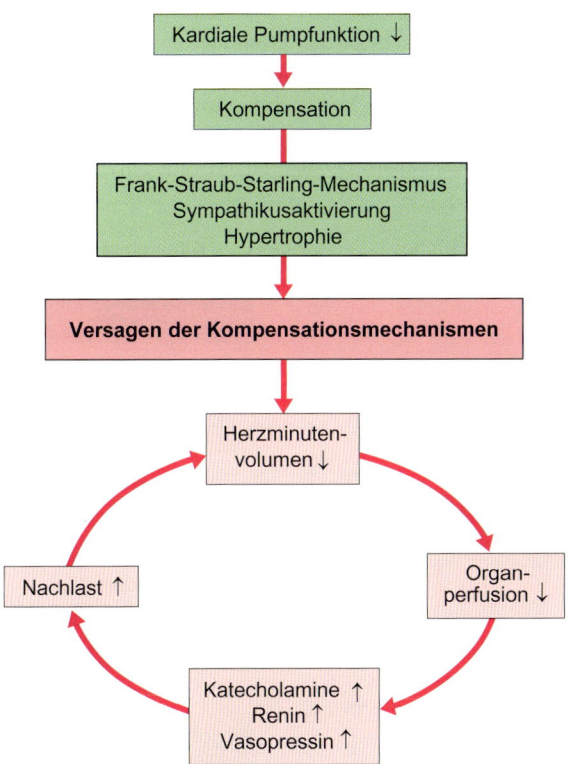

Abb. 5.9 Bei Verringerung der kardialen Pumpfunktion vermögen Kompensationsmechanismen über einen bestimmten Zeitraum hinweg das Herzminutenvolumen aufrechtzuerhalten. Bei Versagen der Kompensationsmechanismen und Abfall des Herzminutenvolumens kommt es zur Aktivierung vasokonstriktorischer, Natrium und Wasser retinierender Mechanismen, die eine weitere Nachlasterhöhung bedingen und damit einen Circulus vitiosus in Gang bringen, der eine weitere Reduktion der Pumpleistung des Herzens verursacht. [L106]

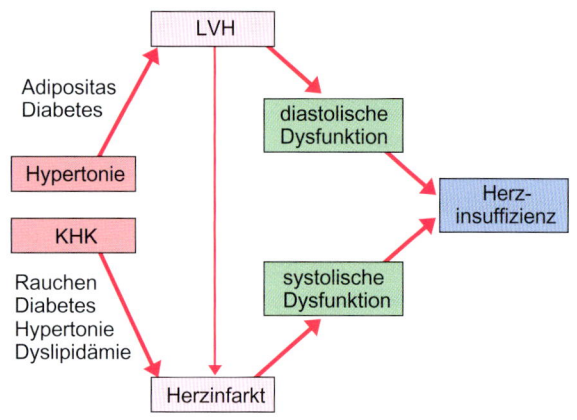

Abb. 5.10 Wichtigste Faktoren der Herzinsuffizienz. KHK = koronare Herzkrankheit, LVH = linksventrikuläre Hypertrophie. [L106]

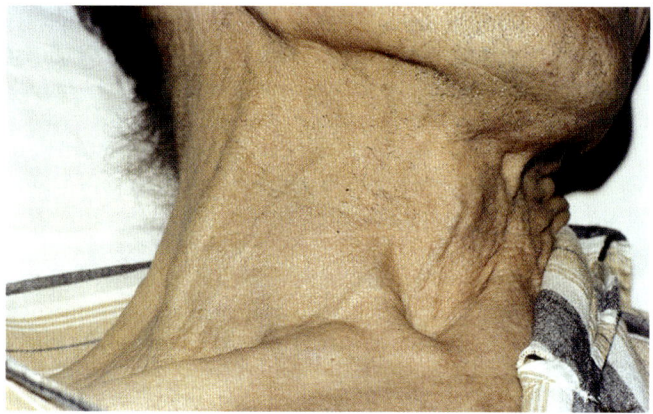

Abb. 5.11 Gestaute Halsvenen bei Rechtsherzinsuffizienz [R186]

strömte Calcium mittels seiner Calcium-Pumpen in angemessener Zeit wieder aus seinen Zellen hinauszubefördern. Jedenfalls kann man in vielen Fällen eine **Relaxationsstörung** des betroffenen Ventrikels beobachten, wodurch in der Konsequenz dem einströmenden Blut ein **größerer Widerstand** entgegengesetzt und die diastolische Füllung behindert wird. Dies wirkt sich auch äußerst ungünstig auf die Durchblutung des Myokards aus: Der Widerstand der unelastischen Ventrikelwandung führt spätestens gegen Ende der Diastole zu derart hohen Drücken des Blutes gegen die Innenschichten des Myokards, dass dort die Durchblutung sistiert und deren Sauerstoffversorgung ein weiteres Mal eingeschränkt wird.

Der Sauerstoffmangel bei einer KHK führt dagegen unter Belastung zu einem Mangel an ATP und damit gleichzeitig zu einem Mangel an Pumpleistung, wodurch die Nachlast, also der Widerstand hinter dem betroffenen Ventrikel, weniger leicht überwunden werden kann.

Symptomatik

Wenn eine Herzkammer das ihr angebotene Blut nicht mehr vollständig aufnehmen kann, bedeutet dies, dass sie einen Rückstau in ihren Vorhof und damit in die zuführenden Venen verursacht (diastolische Insuffizienz).

Eine **Rechtsherzinsuffizienz** führt dementsprechend zu einem **Stau in die Venen des Körperkreislaufs** mit **gestauten Halsvenen** (➤ Abb. 5.11), **Ödemen in den Beinen** (zunächst im Knöchelbereich), Stau über die untere Hohlvene in die Leber mit Vergrößerung derselben (**Hepatomegalie**) sowie über die gestaute Leber in die Pfortader mit Vergrößerung der Milz (**Splenomegalie**). Die vermehrte Füllung der Venen von Magen und Darm verursacht gastrointestinale Störungen wie z.B. eine **Stauungsgastritis** mit Völlegefühl und Übelkeit, evtl. auch eine Resorptionsstörung aus dem Darmlumen (**Malabsorption**). Ein **Pleuraerguss** (Flüssigkeitsansammlung zwischen Lunge und Thoraxwand) ist möglich, weil die Durchblutung der Pleura parietalis über den peripheren (Körper-)Kreislauf der Thoraxwand erfolgt, das venöse Blut also nicht in die Lungenvenen, sondern in die obere Hohlvene abgeleitet wird. Auch eine Erweiterung der rektalen Venen ist häufig, was zu **Hämorrhoiden** führt.

Im Finalstadium bei **NYHA IV** ist sogar ein Serumaustritt ins Abdomen möglich; es kommt zum **Aszites** (Bauchwassersucht), in chronischen Fällen durch den massiven Rückstau auch zur Schädigung der Leber bis hin zur **Leberzirrhose** (➤ Fach Verdauungsapparat). Ein weiteres Symptom fortgeschrittener Stadien ist eine **Zyanose**. Diese livide (blau-rötliche) Verfärbung von Haut und Schleimhaut zeigt den ausgeprägten Sauerstoffmangel des Patienten (➤ Fach Atmung).

Die **Linksherzinsuffizienz** führt zu einem **Rückstau in die Lunge** mit **Lungenödem**, evtl. blutig-schaumigem oder rostbraun verfärbtem Sputum, **Tachykardie**, **Dyspnoe** bis hin zur **Orthopnoe** und Zyanose (➤ Abb. 5.12). Orthopnoe bedeutet, dass eine halbwegs ungestörte Atmung nur noch bei aufgerichtetem Oberkörper möglich ist (orthos = gerade, aufrecht), wobei das Lungenödem teilweise in die basalen Anteile abfließt und ein Teil des Blutes

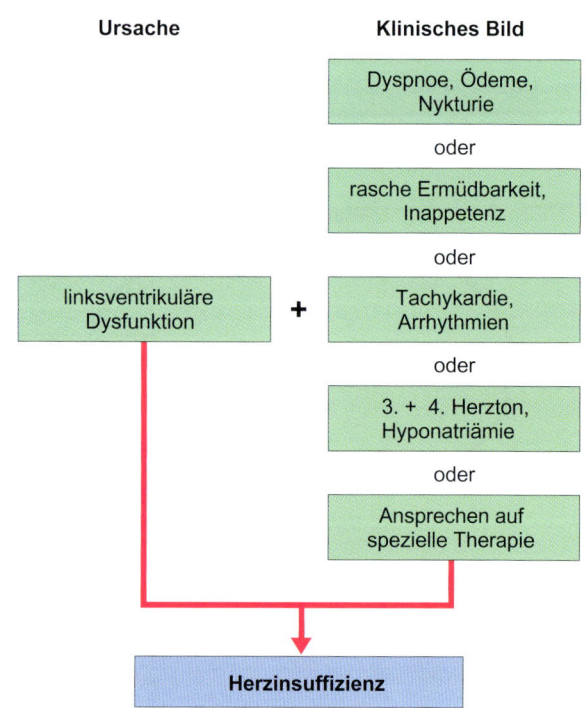

Abb. 5.12 Symptomatik bei Herzinsuffizienz [L106]

(ca. 500 ml) in Becken und Beinen versackt (sog. unblutiger Aderlass), sodass die das Herz belastende Flüssigkeitsmenge um diesen Betrag vermindert ist. Ein schaumiges Sputum entsteht grundsätzlich bei jedem Lungenödem gleich welcher Ursache. Blutbeimengungen sind die Folge eines besonders ausgeprägten Rückstaus in die Kapillaren der Lunge, wodurch dort neben seröser Flüssigkeit auch korpuskuläre Blutbestandteile wie Erythrozyten abgepresst und im Sputum ausgehustet werden können.

Eine **Belastungsdyspnoe** besteht ab NYHA II. Eine **Zyanose** tritt bei jeder Form einer fortgeschrittenen Herzinsuffizienz auf. Bei der **Linksherzinsuffizienz** ist die Ursache darin zu sehen, dass durch das verringerte Blutangebot an die Peripherie der Sauerstoffgehalt des Blutes vermehrt ausgeschöpft wird (von normal etwa 25–35 % des enthaltenen Sauerstoffs bis auf 90 %). Zusätzlich behindert ein etwaiges Lungenödem auch die Aufsättigung des Blutes, sodass der linke Ventrikel nicht nur zu wenig, sondern auch unzureichend mit Sauerstoff angereichertes Blut auswirft. Bei der **Rechtsherzinsuffizienz** strömt eine unzureichende Menge Blut durch die Lunge, sodass auch die Gesamtmenge an Sauerstoff für die Peripherie nicht ausreichend sein kann. Daneben bestehen als wesentliche Ursache der Rechtsherzinsuffizienz besonders häufig auch Lungenveränderungen wie eine Fibrosierung des Lungengewebes oder ein Lungenemphysem mit verminderter O_2-Aufsättigung.

Bereits unter geringen Belastungen kommt es zur **Tachykardie**, weil das insuffiziente Herz durch Sympathikusaktivierung eine bessere Versorgung der Peripherie zu erreichen versucht. Vorzeitige **Ermüdbarkeit** und **Nykturie** (nächtliches Wasserlassen) sind weitere Symptome. Weil der insuffiziente Ventrikel unter Sauerstoffmangel leidet (bei einer ursächlich oder zusätzlich bestehenden KHK weiter verstärkt), wodurch das Ruhepotenzial absinken kann, sind auch Extrasystolen, pauschal **Herzrhythmusstörungen**, möglich. Die mangelhafte zerebrale Versorgung kann zu **Schwindel**, **Kopfschmerzen** und **Konzentrationsstörungen** führen. **Tinnitus** (Ohrgeräusche) findet man sowohl bei hypo- als auch bei hypertonen Blutdrücken. Der massive Sauerstoffmangel im Stadium NYHA IV verändert manchmal sogar die Atmung: Es entsteht die **Cheyne-Stokes-Atmung** mit Atempausen (➤ Fach Atmung).

Die **Nykturie** ist von ihrer Anzahl her oft ein recht guter Parameter für das Ausmaß einer Rechtsherzinsuffizienz. Je mehr Ödemflüssigkeit in körperlicher Ruhe und im Liegen mit Wegfall der hydrostatischen Drücke in den Kreislauf zurückströmen bzw. über die Lymphbahnen abtransportiert werden kann, um dann von der Niere ausgeschieden zu werden, desto mehr muss zuvor parallel zum Ausmaß der Insuffizienz ins Gewebe ausgetreten sein. Wer also bei erhaltener Nierenfunktion nur einmal in der Nacht die Toilette aufsuchen muss, der kann keine massive Insuffizienz haben. Zu einer Anamnese, zumindest bei älteren Menschen, gehört also auch die Frage nach dem Ausmaß einer evtl. bestehenden Nykturie. Zusätzlich ist im Zusammenhang zu berücksichtigen, dass die Flüssigkeit, die tagsüber in die peripheren Gewebe abgepresst wird, der Niere nicht mehr zur Verfügung steht: Der Urin wird konzentriert und mengenmäßig verringert. Natürlich können auch ein chronischer Harnwegsinfekt oder eine Prostatahyperplasie eine beständige Nykturie verursachen, doch haben solche Patienten zusätzliche Symptome und im Allgemeinen auch keine peripheren Ödeme. Ein Harnwegsinfekt kann durch Anamnese und Urin-Teststreifen in der Regel leicht bestätigt oder ausgeschlossen werden. Die **b**enigne **P**rostata**h**yperplasie (BPH) verursacht auch tagsüber ihre typischen Symptome (➤ Fach Urologie) und ist dadurch abzugrenzen.

Bei **Ödemen**, z.B. im Bereich der Beine, ist Folgendes zu beachten: Solange sie täglich neu entstehen und nachts wieder resorbiert und über die Niere ausgeschwemmt werden, bestehen sie aus seröser Flüssigkeit. Hier kann man **prätibial** durch anhaltenden Druck mit dem Daumen eine **Delle** erzeugen, die mit dem Zurückströmen der Flüssigkeit allmählich wieder verschwindet. Ist die Rechtsherzinsuffizienz jedoch so ausgeprägt, dass die **nächtliche Resorption nicht mehr möglich** ist (➤ Abb. 5.13), die Schwellungen am frühen Morgen demnach immer noch bestehen, werden sie allmählich im Verlauf von Monaten **organisiert**. Organisation eines Ödems bedeutet, dass zunehmend Bindegewebe einsprosst und die Flüssigkeit ersetzt. Die Ödeme werden fibrotisch und fest, Dellen lassen sich nicht mehr erzeugen. Gleichzeitig treten bei einem derart ausgeprägten Rückstau auch zelluläre Blutbestandteile ins Gewebe aus, wobei die Erythrozyten in diesem Fall von Gewebemakrophagen phagozytiert und zu Hämosiderin abgebaut werden. Die Farbe des abgelagerten Hämosiderin verleiht nun dem Gewebe einen bräunlich gesprenkelten Farbton, während in der Nachbarschaft weiß gefärbte Gewebeareale

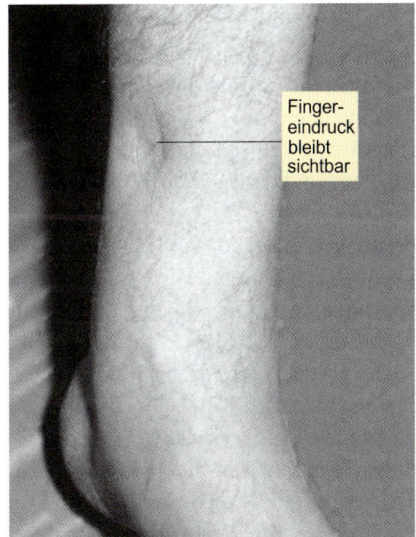

Abb. 5.13 Unterschenkelödem bei Rechtsherzinsuffizienz [T127]

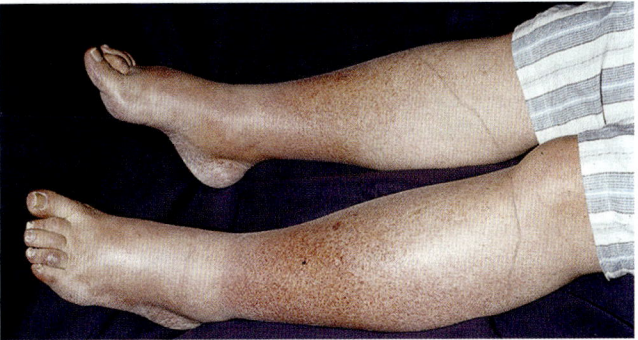

Abb. 5.14 Stauungsdermatose (Stauungshämosiderose) bei chronischer Rechtsherzinsuffizienz [R186]

liegen können, die lediglich fibrotisch-narbig ohne Hämosiderinablagerungen und deshalb depigmentiert imponieren (> Abb. 5.14). Die Haut im Bereich eines chronischen, organisierten Ödems bietet von daher ein **buntes Bild** aus hyperpigmentierten und depigmentierten Arealen (**Stauungsdermatose**). Dasselbe Bild entwickelt sich auch bei chronischen Ödemen anderer Ursache, z.B. im Rahmen der **c**hronisch-**v**enösen **I**nsuffizienz (CVI).

> **MERKE**
> Eigentliche **Leitsymptome** einer Herzinsuffizienz sind die **vorzeitige Ermüdbarkeit** sowie die **Dyspnoe** und **Tachykardie** unter Belastung. Weitere wichtige Hinweise ergeben sich aus sämtlichen oben besprochenen Symptomen.

> **HINWEIS PRÜFUNG**
> Ein **Lungenödem** ist **kein Ödem**. Der Begriff des Ödems bleibt peripheren, mit dem Auge erkennbaren Flüssigkeitsansammlungen vorbehalten. Wenn demnach in der Heilpraktikerprüfung gefragt wird, ob eine Linksherzinsuffizienz Ödeme verursachen kann, so ist die korrekte Antwort: Nein. Sie verursacht vielmehr ein Lungenödem.

Komplikationen

Der ausgeprägte Rückstau vor einem **insuffizienten linken Ventrikel** mit dem resultierenden Überdruck im vorgeschalteten Gefäßbett der Lunge kann den rechten Ventrikel nicht unbeeinflusst lassen. Ein insuffizienter linker Ventrikel führt durch den Rückstau in die Lunge nicht nur zum **Lungenödem**, sondern über den erhöhten Widerstand in den Lungengefäßen auch zu einer **Druckbelastung des rechten Ventrikels** und damit, als Folge der Gefäßanpassungen (Intimafibrose, Mediahypertrophie), im Verlauf der Jahre zur **pulmonalen Hypertonie**. In der Konsequenz entsteht eine konzentrische Hypertrophie dieses Ventrikels mit der üblichen Konsequenz, früher oder später ebenfalls insuffizient zu werden. Es kommt hier also zur **Globalinsuffizienz** des Herzens. In solchen Fällen findet man dann am Patienten nicht ein Lungenödem *oder* Unterschenkelödeme, sondern Lungenödem *und* prätibiale Ödeme, selbstverständlich auch alle anderen Zeichen einschließlich Zyanose.

Dagegen lässt eine **isolierte Rechtsherzinsuffizienz**, z.B. als Cor pulmonale, den linken Ventrikel unbeeinflusst, weil der Rückstau in die Körpervenen nur bis in den Bereich der Kapillaren wirkt. Die langstreckige Verbindung vom linken Herzen bis zu den Arteriolen ist jedoch nicht betroffen, weil sich der vergleichsweise hohe Druck von 30 mmHg am Ende der peripheren Arteriolen durch einen venösen Druck von z.B. ebenfalls 30 mmHg nicht verändern lässt. Es wird dann lediglich im Bereich der schwächsten Stelle, den Kapillaren, mehr Ödemflüssigkeit abgepresst. Folglich resultieren hier auch keine arteriellen Gefäßveränderungen mit Widerstandserhöhung, die sich auf den linken Ventrikel auswirken könnten.

Wie sehr eine Herzinsuffizienz bereits ab dem Stadium NYHA II–III die Lebenserwartung der Betroffenen begrenzen kann, zeigt > Abb. 5.15. Umso bedeutsamer wird dementsprechend eine möglichst perfekte Therapie mit dem Ziel der Kompensation unter Aufhebung der Ursachen.

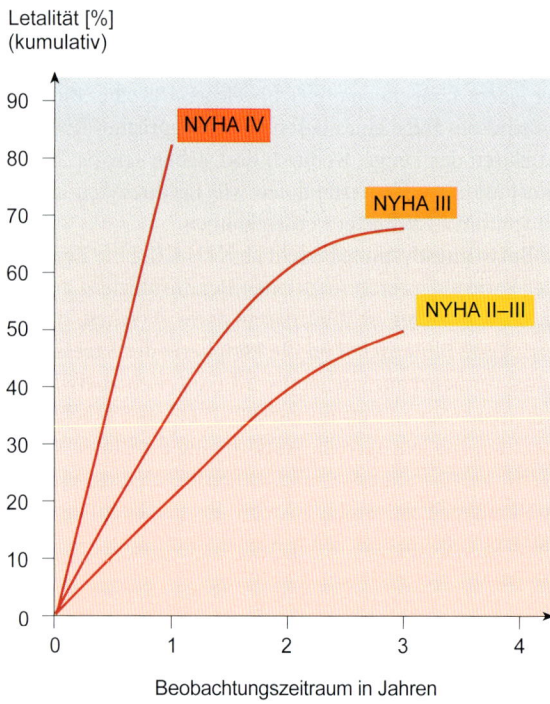

Abb. 5.15 Letalität der Herzinsuffizienz in Abhängigkeit vom NYHA-Stadium [L157]

> **ACHTUNG**
> Eine **dekompensierte Herzinsuffizienz** (NYHA IV) ist als **unmittelbar lebensbedrohend** einzustufen. Geringste Mehrbelastungen können als Folge zusätzlicher Sympathikusaktivierung zum Herzversagen führen. Dies bedeutet für den Alltag des Patienten, dass u.a. Saunagänge, heiße Vollbäder oder selbst opulente Mahlzeiten wegen des resultierenden Blutdruckabfalls genauso vermieden werden müssen wie z.B. ein Sauerstoffmangel in großer Höhe (Berge) einschließlich Flieger.

Diagnostik

Bei geringerer Ausprägung einer **Linksherzinsuffizienz** findet man im Sputum **mikroskopisch** die **Herzfehlerzellen** (Makrophagen mit „unverdaulichem" Hämosiderin = Hämoglobinresten aus phagozytierten Erythrozyten). Der (nächtliche) Rückstau in die Lunge kann einen **nächtlichen Hustenreiz** verursachen. In fortgeschritteneren Fällen kommt es zunächst v.a. im Liegen zur Atemnot (**Asthma cardiale**). Anamnestisch hinführend kann die Schilderung des Patienten sein, dass er zum Schlafen mehrere Kissen benötige, weil er andernfalls nicht genug Luft bekomme. Hier werden dann auch nicht nur einzelne Erythrozyten in die Alveolen gepresst und von Makrophagen phagozytiert (→ Herzfehlerzellen), sondern es kommt zum regelrechten Blutaustritt, sodass das **Sputum** rostbraun oder sogar **blutig** tingiert ist.

Der gleichzeitig im Sputum erscheinende **Schaum** lässt sich einfach verstehen: Für eine Schaumbildung, z.B. beim Händewaschen, benötigt man die drei Faktoren Wasser, Luft und Seife. Luft befindet sich ohnehin in den Lungenalveolen. Beim Lungenödem gesellt sich nun Wasser (Serumflüssigkeit) hinzu. Auch die „Seife" ist grundsätzlich in Gestalt des Surfactant-Faktors (= Lecithin) bereits vorhanden (➤ Fach Atmung). Lecithin ist ein Molekül mit sowohl hydrophilen als auch lipophilen Anteilen, stellt also eine Seife bzw. ein Syndet dar, das man als Seifenersatz zum Waschen benutzen könnte. Damit sind mit dem Erscheinen der wässrigen Flüssigkeit im Rahmen des Lungenödems alle für die Schaumbildung notwendigen Voraussetzungen gegeben. Die Flüssigkeit in einem physiologischerweise lediglich luftgefüllten Raum stellt einen Fremdkörper dar, der Hustenreiz erzeugt. Sie erscheint deshalb samt begleitendem Schaum im abgehusteten Sputum. Dabei ist zu beachten, dass die „Seife" namens Surfactant ausschließlich in den Alveolen vorhanden ist und nicht in den Atemwegen. Eine Flüssigkeitsansammlung in den Bronchien, z.B. im Rahmen einer Bronchitis, vermag deshalb auch keinen Schaum entstehen zu lassen.

Bei der Auskultation ist das Lungenödem an **feuchten feinblasigen Rasselgeräuschen** (RGs) zu erkennen (➤ Fach Atmung). Bei einem milden Lungenödem hört man die Rasselgeräusche hauptsächlich über den basalen Lungenanteilen, in fortgeschrittenen Fällen ist die gesamte Lunge betroffen. Dieses Rasseln kann dann auch dermaßen laut werden, dass es bereits ohne Stethoskop zu vernehmen ist. Häufig entsteht ein **Galopprhythmus**, der durch einen 3. und/oder 4. Herzton verursacht wird. Der 2. Herzton kann zusätzlich gespalten sein, weil der insuffiziente Ventrikel seine Austreibung etwas später beendet. Wurde die Insuffizienz durch Klappenfehler verursacht, sind zusätzlich die pathologischen Geräusche dieser Klappe zu auskultieren.

Palpatorisch fällt hauptsächlich bei der Ventrikelhypertrophie der Linksherzinsuffizienz ein kräftiger, evtl. **hebender Herzspitzenstoß** auf, der zusätzlich nach lateral und unten verlagert sein kann. In fortgeschrittenen Stadien einer Rechtsherzinsuffizienz sieht man epigastrische Pulsationen. Die **Leber** wird unterhalb des rechten Rippenbogens getastet (Hepatomegalie bei **Stauungsleber**), während sie im Normalfall nur dessen Rand erreicht. In diesen Fällen kann dann auch durch Druck auf die Leber eine vermehrte Füllung der Halsvenen beobachtet werden (**hepato-jugulärer Reflux**), weil hiermit das in die Leber gestaute Blut teilweise in Richtung obere Hohlvene und Halsvenen gepresst wird und deren Binnendruck erhöht.

Das Vorwärtsversagen (afterload) der **Linksherzinsuffizienz** muss zu einem **erniedrigten systolischen Blutdruck** führen. Dasselbe gilt für die Rechtsherzinsuffizienz, denn was der linke Ventrikel nicht aus dem rechten Herzen erhält, kann er auch nicht auswerfen. Die Gegenregulation des Sympathikus führt zur **Erhöhung des diastolischen Blutdrucks** (→ kleine Blutdruckamplitude und beschleunigt spätestens unter Belastung die Herzfrequenz bis hin zur **Tachykardie**. Aus demselben Grund kommt es zur beschleunigten Atmung (**Tachypnoe**) und zur mangeldurchbluteten, **kaltschweißigen Haut**, soweit die **Zyanose** nicht bereits im Vordergrund steht. Im Zuge des Sauerstoffmangels der Vorhof- oder Ventrikelmuskulatur kann an einzelnen Zellen das Ruhepotenzial nicht mehr aufrechterhalten werden, sodass **Extrasystolen** oder **Vorhofflimmern** entstehen.

Die im Rahmen der **Rechtsherzinsuffizienz** erscheinenden, der Diagnostik dienenden Symptome wurden bereits besprochen. Im Vordergrund stehen hier die **gestauten Halsvenen** sowie die prätibialen, **symmetrisch** an beiden Beinen entstehenden **Ödeme**. Die Frage nach dem Ausmaß einer evtl. bestehenden **Nykturie** darf nicht vergessen werden.

Die letztendlich eine Herzinsuffizienz beweisende Diagnostik umfasst **apparative Techniken** und **labormedizinische Parameter:**
- EKG
- Röntgen-Thorax
- BNP im Serum
- Echokardiographie

Die wichtigste apparative Untersuchung ist die **Echokardiographie**, aus der nicht nur das Ausmaß der Insuffizienz, sondern auch mögliche Ursachen abzulesen sind – z.B. Klappenfehler, Septumdefekte oder Ventrikelhypertrophien. Meist wird zuvor eine Thoraxübersichtsaufnahme angefertigt und selbstverständlich auch das EKG abgenommen. Im **Röntgenbild** erkennt man die Vergrößerung des bzw. der Ventrikel samt vorgeschalteten Vorhöfen. Im **EKG** sind Hypertrophie und weitere Störungen ablesbar. Nur besonderen Fragestellungen vorbehalten sind invasive Techniken wie v.a. Katheteruntersuchungen.

Labor

Eine besonders **aussagekräftige Laboruntersuchung**, die vor etlichen Jahren entwickelt wurde, betrifft den Serumspiegel der **Peptidhormone**, die in der muskulären Wandung der Vorhöfe (**ANP**) bzw. Kammern (**BNP**) gebildet werden, wenn hier der Druck bzw. die Spannung durch das enthaltene Blut zu groß wird. Sie wirken natriuretisch und damit diuretisch, verkleinern also das zirkulierende Blutvolumen. Speziell das **BNP** (brain natriuretic peptide) dient heute der **frühzeitigen Erfassung einer Insuffizienz** sowie differenzialdiagnostischen Abgrenzung gegenüber z.B. Lungenerkrankungen, die im Einzelfall durchaus mit einer Herzinsuffizienz verwechselt werden können: Wenn das BNP nicht erhöht ist, kann als Ursache der Beschwerden des Patienten eine Herzinsuffizienz ausgeschlossen werden. Das Ausmaß einer Erhöhung definiert dagegen den Grad der Insuffizienz. Diese Untersuchungsmöglichkeit ist im Rahmen einer Vorabklärung auch für den Heilpraktiker geradezu ideal.

Weitere Laborparameter sind hauptsächlich dazu geeignet, anderweitige Ursachen von Tachykardie, Belastungsdyspnoe und mangelnder Leistungsfähigkeit abzugrenzen:
- Das **TSH** gibt Aufschluss über die Funktion der Schilddrüse.
- Ein erhöhtes **CRP** weist auf eine bakterielle Grunderkrankung hin, ist aber auch ein Laborparameter von Herzinfarkt und KHK mit instabiler Angina pectoris. Weitere Entzündungsparameter werden mit dem **großen Blutbild** und der **BSG** erfasst.
- **Ferritin** ist das Speichereisen. Ein Mangel beweist ergänzend zum Blutbild die Eisenmangelanämie mit resultierender Hypervolämie. Dagegen weist ein Überschuss auf eine Hämochromatose hin, die u.a. auch Schäden am Herzmuskel bis hin zur Insuffizienz verursachen kann.
- Bestimmungen der **Serumglukose** zum Ausschluss eines Diabetes mellitus und der **Elektrolyte**, v.a. des Kaliumspiegels, sind obligat.

Therapie

Begleitend zu jeder Therapie der Herzinsuffizienz, in leichteren Fällen auch als Erstversuch vor einer medikamentösen Therapie, sollte der Patient zu **Gewichtsreduktion**, **kochsalzarmer Ernährung** und körperlicher **Schonung** zumindest hinsichtlich der Vermeidung der Belastungsdyspnoe angehalten werden.

Bezüglich eines **Übergewichts** ist zu bedenken, dass auch Fettgewebe gut durchblutet ist, der Kreislauf also allein aufgrund dieses Übergewichts ein zusätzliches Flüssigkeitsvolumen enthält, welches das bereits insuffiziente Herz zusätzlich zu bewältigen hat. Immerhin steigt die Gesamtmenge des Blutes pro 12 kg Körpergewicht um 1 l, die zusätzlich im Umlauf gehalten werden müssen und diastolische Füllung und Schlagvolumen entsprechend vergrößern.

Die **Zufuhr von Kochsalz und Wasser** sollte über ein notwendiges Minimum nicht wesentlich hinausgehen. Beim **Kochsalz** ist eine tägliche Zufuhr von **maximal 5–6 g** anzustreben. Hinsichtlich der Flüssigkeitszufuhr ist in der Regel eine Gesamtmenge (unter Berücksichtigung des Anteils in fester Nahrung) von etwa 1½ bis maximal 2 Liter ideal. Körperliche Aktivitäten müssen dem Zustand des Patienten angepasst werden; auf übermäßige Akutbelastungen gilt es zu verzichten. Man sollte dem Patienten erklären, dass auch übermäßige emotionale Ereignisse, Sauna oder heiße Ganzkörperbäder bzw. ein Sauerstoffmangel in großer Höhe unter den Begriff der Akutbelastungen fallen.

Die eigentliche Therapie der Herzinsuffizienz orientiert sich, wann immer möglich, an ihren **Ursachen**. Bei einem Klappenfehler muss ein Klappenersatz erwogen werden. Aortenstenose oder Ductus Botalli apertus können operativ korrigiert werden. Eine Hypertonie sollte medikamentös sowie durch ergänzende Maßnahmen normalisiert werden. Entsprechendes gilt für KHK, Rhythmusstörungen oder Schlafapnoe-Syndrom.

Medikamentös kommen mehrere unterschiedliche Ansatzpunkte in Frage: Senkung der Vor- und Nachlast durch spezifisch wirkende Medikamente und durch Diuretika, positiv inotrope Substanzen, die ebenfalls die Nachlast beeinflussen, sowie Betablocker.

Durch eine Senkung der Vorlast, der Nachlast oder eine Kombination von beidem kann auf längere Sicht gesehen neben der Entlastung des Herzens auch die bestehende **Hypertrophie** wieder **rückgebildet** werden, wodurch sich die Sauerstoffversorgung des Ventrikels zusätzlich verbessert. **Nachlastsenkung** bedeutet medikamentöse Erweiterung peripherer Arterien – mit einem Schwerpunkt bei den Widerstandsgefäßen –, wenn man einmal von operativ zu behandelnden Stenosen der Taschenklappen, der Pulmonalarterie oder des Aortenisthmus absieht.

Die Verminderung des zirkulierenden Volumens wirkt sich dagegen primär auf die diastolische Füllung und damit auf die Vorlast aus. Zusätzlich wird für den Ventrikel allerdings auch die Nachlast sinken, weil er ein verkleinertes Schlagvolumen leichter gegen den bestehenden Widerstand auszutreiben vermag. Eine Reduktion des Blutvolumens und damit **Vorlastsenkung** lässt sich mit **Diuretika** und durch **ACE-Hemmer** einschließlich der verwandten AT_1-**Antagonisten** (= AT_1-Blocker) erreichen, in geringerem Umfang auch durch **Betablocker**. Weltweit stellen ACE-Hemmer grundsätzlich die 1. Wahl dar. Bei begleitender arterieller Hypertonie gibt es, abgesehen von den AT_1-Blockern, keine adäquate Alternative.

Zumeist werden mehrere Medikamente mit unterschiedlichen Ansatzpunkten miteinander kombiniert, wobei nach den **Leitlinien** grundsätzlich **ACE-Hemmer** den Anfang bilden, die dann bei Bedarf nach und nach durch weitere Medikamente wie zunächst **Betablocker** ergänzt werden. Herzglykoside werden heutzutage nur noch dann eingesetzt, wenn die weiteren Präparate kein zufriedenstellendes Ergebnis zeigen. Für weit fortgeschrittene Insuffizienzen, die zu einer unzureichenden Synchronisation der beiden Kammern geführt haben – erkennbar an einem übermäßig breiten QRS-Komplex im EKG oder in der Echokardiographie –, bestehen heute apparative Möglichkeiten, indem über die Implantation eines **Herzschrittmachers** Synchronisierung und verbesserte Pumpleistung erzwungen werden (sog. **Resynchronisationstherapie**).

HINWEIS PRÜFUNG

Die im ➤ Fach Pharmakologie besprochenen Medikamente waren bisher nur sehr oberflächlich prüfungsrelevant – abgesehen von den Herzglykosiden und den Nitraten. Neuerdings wurde jedoch die Pharmakologie zum **offiziellen Prüfungsfach**. Es wird deshalb empfohlen, die weiteren Medikamentenklassen, natürlich auch wegen ihrer großen Bedeutung für den medizinischen Alltag, in Bezug auf ihre Einsatzgebiete und grundsätzlichen Eigenschaften zur Kenntnis zu nehmen.
Alle dort besprochenen Medikamente verfügen über ausgeprägte Wirkungen und damit auch potenzielle Nebenwirkungen. Durch die sich hieraus ableitende Verschreibungspflicht stehen sie dem Heilpraktiker grundsätzlich nicht zur Verfügung. Einzige Ausnahme stellen die Digitaloide dar, die auch der Heilpraktiker bis zum Stadium NYHA II einsetzen kann.

Herztransplantation

In Finalstadien der Herzinsuffizienz verbleibt, ganz unabhängig von ihrer Ursache, nur noch die Transplantation oder eine **maschinelle Unterstützung** der Pumpfunktion. Das größte Problem bei der Transplantation ist die sehr beschränkte Zahl an Spenderherzen, begünstigt u.a. durch die allgemein abnehmende Bereitschaft zu Organspenden sowie auch durch den glücklichen Umstand, dass in Deutschland immer weniger Verkehrsopfer zu beklagen sind. Zudem muss selbstverständlich die immunologische **Kompatibilität des HLA-Systems** gewährleistet sein, um Abstoßungsreaktionen soweit zu minimieren, dass sie mit der sich anschließenden Therapie möglichst vollständig unterdrückt werden können. Dies gelingt inzwischen mit den modernen immunsuppressiven Medikamenten auf nahezu perfekte Weise. Die Kehrseite dieser Immunsuppression in der Form einer gewissen Infektanfälligkeit und einer mäßig gesteigerten Zahl an malignen Erkrankungen muss für den insgesamt deutlichen Zugewinn an Lebenszeit und Lebensqualität in Kauf genommen werden.

In früheren Jahren war es üblich, die Jahre bis zum Erhalt eines geeigneten Spenderherzens durch künstliche **Herzunterstützungssysteme** zu überbrücken. Dies dürfte künftig aufgrund des zunehmenden Bedarfs und der sehr beschränkten Zahl verbliebener Transplantationen (derzeit nur noch ca. 300 Herztransplantationen in Deutschland) zur Standardtherapie werden. Es gibt unterschiedliche Systeme, wobei es in der Mehrzahl der Fälle darum geht, die Funktion des linken Ventrikels durch eine Pumpe zu ersetzen bzw.

zu unterstützen. Während die Pumpe selbst implantiert wird und das Blut des Ventrikels über eine extrakardiale Leitung in die Aorta führt, werden sowohl das Kontrollgerät als auch die (recht voluminöse) Batterie außerhalb des Körpers getragen. Abgesehen von der sozialen Eingeschränktheit des Patienten bedeutet die zur Pumpe führende Verbindung eine stete **Infektionsgefährdung** ähnlich einem Venen- oder Harnblasenkatheter, weil derartige Zuleitungen Schienen für Bakterien darstellen, über die sie in den Organismus gelangen. Neue Systeme übertragen sowohl die Steuersignale als auch die notwendige Batteriespannung teilweise bereits durch die intakte Haut hindurch über elektromagnetische Induktion an die Pumpe, sodass keine Kabelverbindung mehr benötigt wird. In jedem Fall jedoch können sich **Thromben** bilden, sodass auf Dauer eine **Gerinnungshemmung** mit Marcumar® oder den modernen Alternativen und einschließlich aller hieraus resultierenden Risiken durchzuführen ist. Immerhin befindet sich jedoch die neu gewonnene körperliche Leistungsfähigkeit gegenüber einem transplantierten Herzen auf vergleichbarem Niveau. Derzeit werden in **Deutschland** über **1.000 Unterstützungssysteme** pro Jahr eingesetzt.

Angefügt sei, dass in den **USA kein Mangel an Spenderherzen** besteht, wobei allerdings die Ursache hierfür doch ziemlich krass ist: Dort gibt es zusätzlich zu Verkehrsopfern und weiteren Unfalltoten zehntausende, meist junge Drogentote/Jahr sowie mehr als 30.000 Todesfälle durch Schusswaffen. Das Land der unbegrenzten Möglichkeiten!?

Zusammenfassung

Herzinsuffizienz (> Tab. 5.1)

Das Herz kann kein ausreichendes Blutvolumen aufnehmen und/oder weiterbefördern.

- Einteilung nach den erkennbaren Auswirkungen in NYHA I–IV
- **Linksherzinsuffizienz:** Betroffen ist die linke Kammer, das Blut staut in die Lunge zurück (diastolische Insuffizienz, Rückwärtsversagen), die Peripherie ist mangelversorgt (systolische Insuffizienz, Vorwärtsversagen).
- **Rechtsherzinsuffizienz:** Betroffen ist die rechte Kammer, das Blut staut sich in die Venen des Körperkreislaufs zurück, der linke Ventrikel erhält weniger Blut als üblich.
- **Globalinsuffizienz:** Beide Kammern sind betroffen.

5.2.4 Koronare Herzkrankheit (KHK)

Die **k**oronare **H**erz**k**rankheit (KHK) ist eine ungemein häufige Erkrankung des Herzens bzw. seiner Koronargefäße. In der westlichen Welt entstehen auf dem Boden einer KHK mehr Todesfälle und Folgekrankheiten als bei jeder weiteren Erkrankung! Die Gesamtzahl an Erkrankungen steigt zwar immer noch leicht an, hat sich jedoch mehr ins höhere Lebensalter verschoben. Außerdem ist die Mortalität rückläufig, was einerseits dem medizinischen Fortschritt, andererseits jedoch auch der zunehmenden Wirksamkeit der prophylaktischen Maßnahmen zuzuschreiben ist. Unter Berücksichtigung der starken Zunahme der Erkrankung in bisher noch weniger entwickelten Ländern geht man davon aus, dass die **ischämische Herzkrankheit** irgendwann in den Jahren nach 2020 auch weltweit zur **häufigsten Todesursache** wird.

Ganz allgemein besteht bei der KHK ein **Missverhältnis** zwischen dem Sauerstoffangebot an die Herzmuskulatur und dem, was der Herzmuskel eigentlich benötigen würde. Von daher wird verständlich, dass sich eine ischämische Herzkrankheit, von Ausnahmen abgesehen, zunächst unter **körperlicher Belastung** bemerkbar macht, weil es hier zuvorderst zu einem solchen Missverhältnis kommen kann.

Treten die Symptome eines Patienten über einen längeren Zeitraum nur **unter Belastung** auf und sind medikamentös auch **gut zu behandeln**, nennt man die KHK **stabil**. Bei neu entstehenden oder sich verstärkenden, evtl. schon in Ruhe erscheinenden Symptomen bezeichnet man die KHK dagegen als **instabil**. Eine instabile KHK gilt als potenzielle **Vorstufe des Herzinfarkts**.

> **MERKE**
> Die **instabile KHK** wird aus diesem Zusammenhang heraus und wegen vergleichbarer Symptomatik auch **gemeinsam mit dem Herzinfarkt** unter der Sammelbezeichnung **akutes Koronarsyndrom** geführt.

Ist der Sauerstoffmangel des Myokards im EKG nachzuweisen, ohne dass der Patient Symptome entwickelt, wird die KHK als **stumm** bezeichnet. Besonders häufig betrifft dies Patienten mit einem **Diabetes mellitus** aufgrund ihrer möglichen Polyneuropathie unter

Tab. 5.1 Herzinsuffizienz

	Linksherzinsuffizienz	Rechtsherzinsuffizienz
Mechanische Ursachen	• Klappenfehler des linken Herzens • Herzinfarkt • KHK • Herzrhythmusstörungen • Hypertonie	• Klappenfehler des rechten Herzens • Linksherzinsuffizienz • Mitralisfehler • Lungenerkrankungen (→ Cor pulmonale) • Lungenembolie
Symptome	• Lungenödem • Dyspnoe, Orthopnoe • Asthma cardiale • Stauungsbronchitis	• gestaute Halsvenen • Beinödeme • Nykturie • Hepato- und Splenomegalie • Stauungsgastritis • Aszites
Gemeinsame Symptome	• vorzeitige Ermüdbarkeit • Tachykardie • Herzrhythmusstörungen • Schwindel, Kopfschmerzen • Zyanose	
Therapie	• Diät: kochsalzarme Ernährung, Gewichtsreduktion • Ausdauersport unter ärztlicher Kontrolle • Digitalis (wirkt positiv inotrop, negativ dromotrop und negativ chronotrop) • Calciumantagonisten: Senkung der Nachlast • Diuretika und ACE-Hemmer: Senkung der Vorlast	

Einschluss der vegetativen Nerven. Dies gilt auch für **alkoholkranke Patienten**, die eine Polyneuropathie entwickelt haben. Ganz allgemein werden Schmerzen auch im **vorgerückten Alter** oftmals nicht mehr deutlich wahrgenommen. Dies gilt für KHK und Herzinfarkt, aber auch für abdominelle Erkrankungen wie z.B. eine Appendizitis.

Krankheitsentstehung

Die möglichen **Ursachen** sind zahlreich und schließen letztendlich sämtliche Erkrankungen mit ein, bei denen der Herzmuskel entweder **zu wenig Blut** oder **zu wenig Sauerstoff** erhält. Sie reichen also von Lungenerkrankungen oder Anämien mit ihrem verminderten Sauerstoffgehalt des Blutes über den Teilverschluss einer Herzkranzarterie durch einen Thrombus bis hin zu einer Vergiftung durch Kohlenmonoxid (CO). Eher selten kommt es zur rezidivierenden **Spastik der Herzkranzgefäße** (Prinzmetal-Angina), die dann ausnahmsweise zu einem Anfall in körperlicher **Ruhe** führt. Im Rahmen einer pathologisch erhöhten Herzfrequenz ist der Sauerstoffbedarf des Myokards gesteigert, kann jedoch wegen der insgesamt verkürzten Diastolendauer spätestens unter massiver Belastung nicht mehr ausreichend befriedigt werden. Die konzentrische Hypertrophie mit ihrer ungünstigen Relation zwischen Muskelmasse und Sauerstoffangebot durch die Koronarien stellt eine weitere Ursache dar, v.a. wenn das kritische Herzgewicht von 500 g bereits erreicht ist. Zu denken ist in diesem Zusammenhang besonders an eine Stenose der Aortenklappe, bei der der Druckabfall im gesamten arteriellen System hinter der Klappe, also auch am Abgang der Koronararterien, die Durchblutung des Myokards besonders drastisch einschränkt.

> **MERKE**
> Ungeachtet der großen Zahl möglicher Ursachen besteht die mit weitem Abstand **häufigste Ursache** der ischämischen Herzkrankheit (> 90 %) in einer **arteriosklerotischen Verengung der Koronargefäße**.

Es handelt sich hierbei meist um eng umschriebene Stenosen, am häufigsten im **R**amus **i**nterventricularis **a**nterior (**RIVA-Stenose**), deren Entstehen den gleichen Gesetzmäßigkeiten gehorcht wie die periphere Arteriosklerose. **Hauptursachen** der Arteriosklerose sind auch am Herzen
- arterielle Hypertonie,
- Hypercholesterinämie (LDL-C),
- Nikotinabusus und
- Diabetes mellitus.

Weitere Ursachen sind u.a. Übergewicht, erhöhte Lipoprotein (a)- und Homocystein-Serumspiegel, vermehrter Stress (Disstress-Syndrom) oder – bei Frauen – die Einnahme der Pille im Verein mit Rauchen und einem Alter über 30 Jahren. Allerdings gilt diese manchmal angeführte Konstellation mehr für eine **Thrombenbildung** auf der **venösen Seite** als für eine Progression der Arteriosklerose.

Frauen sind ohnehin durch ihre Östrogene recht gut vor KHK und Herzinfarkt geschützt, holen aber nach der Menopause schnell wieder auf. Insgesamt haben die Männer bei KHK und Herzinfarkt einen „Vorsprung" von mindestens 10 Jahren mit steil ansteigender Häufigkeitskurve etwa zwischen dem **50. und 60. Lebensjahr**. Beim Zusammentreffen mehrerer Risikofaktoren (z.B. starker Raucher mit Adipositas und familiärer Hypercholesterinämie) ist natürlich auch einmal bei einem 20-Jährigen eine KHK möglich.

Eine mäßige Koronarstenose bis zu einem **Stenosegrad** von ca. **50 %** verursacht üblicherweise **keine** symptomatische KHK – es sei denn, das Herz wäre hypertrophiert oder gar schon insuffizient. Auch eine eingeschränkte Koronarreserve anderer Ursache (Tachykardie, Verminderung der Sauerstoffsättigung bei Lungenerkrankung oder Anämie) führt schneller zu einer koronaren Herzkrankheit. Ab einem **Stenosegrad** von etwa **80 %** besteht bereits **in Ruhe** eine Mangelversorgung.

Symptomatik

Eine fortgeschrittene Stenose wird zunächst bei körperlicher oder psychischer Mehrarbeit zu Beschwerden führen. Typisch ist also in den meisten Fällen das Auftreten oder die Verstärkung der Symptome unter **Belastung** und ihr Nachlassen oder Verschwinden innerhalb von 2–5 min körperlicher Ruhe. Ein **Kältereiz** oder eine vorangegangene **Nahrungsaufnahme** können verschlimmernd bzw. als Auslöser wirken, weil beide Vorgänge den **Sympathikus** stimulieren, der seinerseits das Herz zur Mehrarbeit veranlasst.

> **EXKURS**
> Dabei wirkt die Kälte über Rezeptoren der Haut, die mit dem Sympathikus verschaltet sind. Die Nahrungsaufnahme führt neben der Mehrdurchblutung der Darmwand auch zum Verlust extrazellulärer Flüssigkeit ins Darmlumen – mit resultierender Hypovolämie und Sympathikusaktivierung, zusätzlich auch zur Mehrsekretion von Insulin, das direkt das Nebennierenmark (NNM) stimuliert. Das NNM ist Teil des Sympathikus, auch wenn dessen eigentliches nervales Zentrum in der Medulla oblongata angesiedelt ist (➤ Fach Stoffwechsel). Der Sympathikus wird also durch Nahrungsaufnahme gleich auf mehrfache Weise stimuliert, obwohl dieser Vorgang primär in der Verantwortung des Parasympathikus steht.
> Grundsätzlich reagiert der **Sympathikus** auf **jeden Mangelzustand**, der auf das Überleben, zumindest in Gefahrensituationen, Auswirkungen haben kann. Neben einem Mangel an Blutvolumen und damit auch Blutdruck sind dies Defizite an Brennstoff (= Glukose) und an Sauerstoff. In der Konsequenz kann beim KHK-Patienten eine **Hypoglykämie** ebenso zu einem Angina-pectoris-Anfall führen wie eine **Anämie** bzw., weil es hinsichtlich der Auswirkungen dasselbe sein muss, ein Aufenthalt in **großer Höhe**.

Neben Kälte vermag auch **Hitze** einen Anfall auszulösen: Jede Überwärmung des Körpers, sei sie durch Mehrarbeit oder durch entsprechende Umgebungstemperaturen (Sommersonne, Sauna, heißes Vollbad usw.) verursacht, führt zur massiven Mehrdurchblutung der Haut, weil, abgesehen von einer vermehrten Schweißsekretion, nur auf diese Weise Wärme nach außen abgeführt werden kann. Der „Blutverlust" in die Haut erzeugt entsprechend der Mehrdurchblutung des Darms nach Nahrungsaufnahme eine Hypovolämie, die umgehend den Sympathikus aktiviert. Hieraus kann abgeleitet werden, dass bei Erkrankungen wie KHK oder einer dekompensierten Herzinsuffizienz übermäßige Wärmezufuhr durch Sauna oder auch nur ein heißes Vollbad vermieden werden sollte.

Bei einzelnen Patienten können die Symptome auch **nachts** im Bett erscheinen, wodurch sie aus dem Schlaf gerissen werden.

Ursachen sind dann z.B. **paroxysmale Tachykardien** oder ein **Schlafapnoe-Syndrom** mit **massivem Abfall der Sauerstoffsättigung** des Blutes.

Die hauptsächlichen **Beschwerden** des KHK-Patienten bestehen in einer **Angina pectoris** (Angina = Enge; pectoris als Genitiv von Pectus = Brust; also **Enge in der Brust**) mit **retrosternalem Schmerz** oder (überwiegend) **Druck- bzw. Engegefühl** und evtl. mit **Ausstrahlung** nach kranial in den Bereich von linker Schulter, Hals oder sogar Unterkiefer sowie häufig auch zur Ulnarseite des linken Armes bis in den Kleinfinger. Selbst eine Ausstrahlung in den rechten Arm, in Rücken oder Oberbauch wie beim Herzinfarkt kann gesehen werden.

MERKE
Stechende thorakale Schmerzen über jeweils nur **wenige Sekunden** sprechen eher gegen eine ursächliche KHK und mehr für eine vertebragene Ursache, meist eine Blockade kleiner Wirbelgelenke. Typisch ist ihr Auftreten in der Ruhe, nicht unter Belastung, verbunden manchmal mit paroxysmalen Tachykardien. Besonders häufig betreffen sie die Segmente Th3 und Th6 (Fach Chirotherapie).

Verursacht werden die Symptome durch die Ischämie mit resultierender Sauerstoffnot der Herzmuskelzellen. Es können hierbei durchaus auch einzelne Zellen absterben. Die **Haut** ist **blass, kühl und feucht** (Sympathikusaktivierung). Aus demselben Grund sind **Blutdruck und Puls** im Anfall zumeist erhöht bzw. beschleunigt, wozu Schmerz und Angst auch ihren Teil beitragen. **Herzrhythmusstörungen** infolge des Sauerstoffmangels sind möglich.

Zu beachten ist, dass die **Ausstrahlungen** auch **isoliert** erscheinen können, ohne die übliche Hauptlokalisation linksthorakal oder retrosternal. Es ist also möglich, dass vom Patienten lediglich Schmerzen in Schulter oder Oberbauch empfunden werden. Weiterhin ist zu bedenken, dass ein manueller Druck auf den Thorax die Symptome weder zu verstärken noch auszulösen vermag, weil die Durchblutungssituation des Herzens hierdurch nicht beeinflusst werden kann. Kommt es also bei einem Druck auf das Sternum zur Schmerzverstärkung, muss die Diagnose neu überdacht werden.

Bei einem Teil der Patienten mit akuter kardialer Ischämie entstehen keine oder lediglich missverständliche Symptome wie beispielsweise eine **allgemeine Schwäche**. Sind solche Episoden über ein Belastungs-EKG nachzuweisen, bei fehlender subjektiver Symptomatik, spricht man von der **stummen KHK** (s. oben). Nach verschiedenen Untersuchungen, auch postmortal durch den Pathologen, wissen bis zu 25 % aller Betroffenen nichts von ihrer KHK!

HINWEIS PRÜFUNG
Das *Symptom* **Angina pectoris** wird regelhaft **synonym** zur möglichen *Ursache* **KHK** benutzt (auch im Pschyrembel) bzw. damit verwechselt, was genau genommen auf eine **absurde Weise falsch** ist. Sofern man es lieber sehr, sehr zurückhaltend formulieren möchte, stellt es eine **sprachliche Schlampigkeit** dar. Denn neben KHK und Herzinfarkt gibt es etliche weitere **Ursachen** für das **Symptom** Angina pectoris – u.a. Ösophagitis, Pankreatitis, Pneumothorax, Lungenembolie, Perikarditis und die Interkostalneuralgie bzw. BWS-Blockaden.

Mit der Gleichsetzung würde man weiteren diagnostischen Ursachen das sprachliche Symptomenbild entziehen. Gleichzeitig läuft der medizinisch wenig Erfahrene Gefahr, die entsprechende Schilderung des Patienten automatisch dem Herzen zuzuordnen und so möglicherweise die eigentliche Ursache zu übersehen. Schließlich kann es ganz pauschal kaum sinnvoll sein, **Krankheiten** sprachlich durch ihre **Symptome zu ersetzen**, z.B. vom Patienten mit *Pneumonie* zu berichten, er leide an der „*Krankheit Husten*".

Das Problem hinsichtlich der Prüfung besteht darin, dass KHK und Angina in zahlreichen Prüfungsfragen gleichgesetzt werden, dass es aber tatsächlich auch einzelne Fragen gibt, bei denen es vollkommen korrekt und entgegen diesem unseligen Zeitgeist formuliert wird, weshalb jeweils der Zusammenhang beachtet werden sollte, um das Kreuzchen an der erwarteten Stelle zu setzen. Als Trost für die Prüflinge sei angefügt, dass in der Regel aus dem jeweiligen Gesamtzusammenhang durchaus abgeleitet werden kann, was im Einzelfall gemeint ist, sofern das Problem als solches erkannt worden ist. Natürlich stellt sich dabei die Frage, warum dem Prüfling zugemutet wird, zunächst einmal zuverlässig **herauszufinden, was der Prüfer mit seiner Frage meinen**, auf welchem Kenntnisstand sich derselbe also befinden könnte, noch bevor er mit der Beantwortung beginnen kann.

Diagnostik

Zur Diagnose KHK hinführend ist in erster Linie eine exakte und umfassende **Anamnese**, bei der differenzialdiagnostische Möglichkeiten bedacht werden sollten. Hierbei ist v.a. an Erkrankungen zu denken, die auch mit einem Herzinfarkt verwechselt werden können (▶ Kap. 5.2.5). Gerade der Herzinfarkt stellt die wesentliche Ausschlussdiagnose dar, weil seine Symptome auch einmal sehr milde und atypisch erscheinen und deshalb verwechselt werden können. Solange noch kein EKG abgeleitet werden kann, ist eine sichere Zuordnung nur durch Applikation eines Nitro-Sprays möglich, soweit es beim Patienten vorrätig ist. Verschwinden die Beschwerden innerhalb von Minuten vollständig, kann es sich nicht um einen Infarkt gehandelt haben.

Im **EKG** bzw. **Belastungs-EKG** erkennt man in der überwiegenden Mehrzahl der Fälle eine typische **Absenkung der ST-Strecke**, abhängig vom Ausmaß des bestehenden Sauerstoffmangels. Man geht davon aus, dass umschriebene, endokardnahe Ischämien zur Absenkung der ST-Strecke führen, während Hebungen der Strecke eher von umfangreicheren, transmuralen Ischämien besonders im Rahmen eines Herzinfarkts (STEMI) verursacht werden. Hinsichtlich einer ST-Streckensenkung ist von Bedeutung, dass sich dieselbe bei der **KHK** umgehend **zurückbildet**, sobald sich der Patient in körperlicher **Ruhe** befindet. Dagegen würde eine selbst dann noch weiterbestehende Streckensenkung eher auf einen Herzinfarkt (NSTEMI) hinweisen. Klarheit schaffen in diesen Fällen die herzspezifischen Serumparameter wie v.a. Troponin (s. später).

ACHTUNG
Ein **Belastungs-EKG** ist bei einem **Infarktverdacht** absolut **kontraindiziert**. Dies gilt jedoch auch für eine **instabile KHK**, weil sich unter der Belastung ein Herzinfarkt entwickeln könnte. Ebenso selbstverständlich sollte sein, dass es bei der dekompensierten Herzinsuffizienz, einer hypertensiven Krise oder einer möglichen Lungenembolie nicht in Frage kommen kann.

Weitere Hinweise ergeben sich aus der **Echokardiographie**. Mittels **Szintigraphie** lassen sich minderversorgte Myokardanteile erkennen. Als weiteres nichtinvasives, und damit für den Patienten unkritisches Verfahren hat sich neuerdings auch das **CT** mit weiter entwickelten Computertomographen etabliert. Hiermit können arteriosklerotische Plaques dargestellt werden. Die letztendlich entscheidende Untersuchungsmöglichkeit im Hinblick auf das weitere Procedere stellt die Katheteruntersuchung (**Koronarangiographie**) dar, bei der vorhandene Stenosen dargestellt und bei Bedarf in derselben Sitzung therapiert werden können (➤ Kap. 5.2.5).

Für die KHK gibt es **keine typischen Laborparameter**, doch können durch eine Laboruntersuchung weitere Ursachen der bestehenden Symptomatik ausgeschlossen werden (z.B. Anämie, Pankreatitis oder Herzinfarkt). Risikofaktoren wie ein überhöhtes LDL-C oder ein Diabetes mellitus, die aus den Laborwerten erkennbar werden, machen natürlich eine KHK wahrscheinlicher. Dasselbe gilt im Rahmen der körperlichen Untersuchung für fehlende Fußpulse, deren Hauptursache ebenfalls die Arteriosklerose darstellt. Noch zuverlässiger wäre diesbezüglich die Messung des Blutdrucks am Unterschenkel in seiner Relation zum Druck am Arm (sog. **Knöchel-Arm-Index**, ➤ Kap. 3.4.2).

Ist die KHK als solche nachgewiesen, z.B. über EKG und/oder Koronarangiographie, dient das **CRP** als wesentlicher Marker für eine etwaige **Instabilität** der KHK, die konkrete Gefährdung des Patienten und damit Dringlichkeit hinsichtlich einer angemessenen Therapie.

Therapie

Im Gegensatz zum Herzinfarkt wirken **sublinguale Nitrate** wie **Nitroglycerin** (ersatzweise auch Calciumantagonisten) zumeist sehr schnell innerhalb weniger Minuten. Sie sind Mittel der Wahl beim Angina-pectoris-Anfall der KHK. Ihr schnelles Ansprechen ist fast beweisend dafür, dass es sich zum einen tatsächlich um eine KHK gehandelt hat und zum anderen noch kein Herzinfarkt vorlag. Es versteht sich von selbst, dass durch den Heilpraktiker der Notarzt zu rufen ist, wenn der Anfall erstmalig oder ungewöhnlich heftig auftritt, wenn diagnostische Zweifel bestehen bleiben oder kein Nitrospray beim Patienten vorhanden ist.

Die **präventive Therapie** der KHK besteht aus Medikamenten, die einen zu **hohen Blutdruck absenken** (u.a. Betablocker, ACE-Hemmer, Calciumantagonisten und organische Nitrate wie ISDN), sowie aus Medikamenten, die den **Cholesterin-Serumspiegel** günstig beeinflussen (**Statine**) und der **Thrombozytenaggregation vorbeugen** (50–100 mg **ASS**/Tag). **Clopidrogel** ist ebenso wirksam wie ASS, falls diesbezüglich Kontraindikationen bestehen (z.B. gastrointestinale Ulzera, Asthma bronchiale). Die Kombination von ASS mit Clopidrogel ist nochmals wirksamer und reicht oft selbst nach Stent-Implantation zur Prophylaxe aus.

Der Ziel-Blutdruck liegt bei maximal RR 120/80 mmHg. Das Gesamtcholesterin sollte weniger als 180 mg/dl betragen. Wichtiger ist, dass der LDL-Anteil unter 100 mg/dl abfällt (➤ Fach Stoffwechsel). Fischarten, die reichliche Mengen an Omega-3-Fettsäuren enthalten, sind Fleisch bzw. ganz allgemein tierischem Fett vorzuziehen. Daneben enthalten **Fisch** sowie **Nüsse** und **Hülsenfrüch-** te auch in größerem Umfang die Aminosäure **Arginin**, aus der im Gefäßendothel **NO** gebildet wird. Hierdurch lässt sich der medikamentöse Bedarf an Nitraten reduzieren.

Fischöle und Arginin können durch den Heilpraktiker auch medikamentös verordnet bzw. empfohlen werden – am besten gemeinsam mit Folsäure, Vitamin B_6 und Vitamin B_{12} zur Senkung des Homocystein-Serumspiegels. Die Wirkung von Fischöl-Kapseln ist nach der Studienlage im Vergleich zum Konsum von fettem Seefisch möglicherweise (unsicher) von geringerer Wirksamkeit. Hinsichtlich **Arginin** ist – wie bei Aminosäuren allgemein üblich – die Resorption über **Gruppencarrier** zu berücksichtigen, sodass eine Substitution nur an 2 oder 3 Tagen der Woche bevorzugt werden sollte, weil mit einer täglichen, überhöhten Zufuhr ein Mangel an Lysin und Histidin erzeugt werden kann. Sofern eine Nahrungsumstellung nicht möglich ist, kann man durchaus auch eines der zahlreichen, meist ausgewogen zusammengesetzten Eiweißpulver, die auf dem Markt sind, zur Substitution empfehlen. Hinsichtlich Arginin sollten 1–2 g/Tag nicht unterschritten werden.

Wesentlich ist eine möglichst perfekte **Mitarbeit durch den Patienten**, die jedoch in aller Regel nur dann erreicht wird, wenn ihm die Zusammenhänge verständlich gemacht worden sind. Im Vordergrund stehen hier eine Abänderung der **Ernährungsgewohnheiten**, eine Gewichtsreduktion, die penible Einstellung eines **Diabetes mellitus** sowie **körperliche Aktivitäten**, die bei Vermeidung von Belastungsspitzen die Durchblutungssituation des Herzmuskels verbessern. Dem üblichen **Alltagsstress** mit seiner Sympathikusaktivierung kann man mit zahlreichen Methoden begegnen – u.a. mit autogenem Training oder meditativen Übungen. Selbstverständlich ist, dass der Raucher zum **Nikotinverzicht** angehalten werden sollte.

Bei einer **instabilen KHK** mit fortgeschrittener Koronarstenose, erst recht, wenn mehrere Gefäße betroffen sind, wird man um zusätzliche invasive Maßnahmen kaum herumkommen. Bei umschriebenen Stenosen ist das Einsetzen eines **Stents** (➤ Kap. 5.2.5) Mittel der Wahl. Bei langstreckigen Stenosen und/oder Mehrgefäßerkrankungen bietet die **Bypass-Operation** die bessere Prognose. Beim **LDL-C** wird in diesen Fällen ein optimaler Wert von < **70 mg/dl** angestrebt. Das **CRP** sollte im **unteren** Referenzbereich liegen. Falls dies unter der üblichen Statin-Therapie nicht gelingt, könnte eine Substitution z.B. mit 400–500 mg **Resveratrol**/Tag (➤ Fach Stoffwechsel) versucht werden.

Zusammenfassung

Koronare Herzkrankheit (KHK)

Relatives Missverhältnis von Sauerstoffangebot an den Herzmuskel und eigentlichem Bedarf, meist durch Verengung der Koronargefäße

Wichtigste Ursachen
- Arteriosklerose der Koronargefäße
- Thrombose der Koronargefäße
- Spasmen der Koronargefäße (Prinzmetal-Angina): vergleichsweise eher selten

Symptome
- treten mehrheitlich bei Belastung, Kältereiz, Hitze und nach reichlicher Nahrungsaufnahme auf, um in der Ruhe innerhalb weniger Minuten wieder abzuklingen – noch schneller unter Nitroglycerin
- Angina pectoris: Druck- bzw. Engegefühl um den Brustkorb und retrosternale Schmerzen evtl. mit Ausstrahlung in linke Schulter, Arm, Hand, Hals, Unterkiefer, Rücken und Oberbauch
- Haut blass, kühl, feucht
- Blutdruck meist reaktiv erhöht, Tachykardie

Formen
- stabil: Schmerzen treten über einen längeren Zeitraum nur bei körperlicher Belastung auf.
- instabil: neu auftretende, sich verstärkende oder schon in Ruhe auftretende Schmerzen, erkennbar auch an der CRP-Erhöhung → potenzielle Vorstufe des Herzinfarkts
- stumm: v.a. im Alter oder bei peripherer Polyneuropathie (Diabetes mellitus, Alkoholkrankheit)

Komplikationen
- Herzinfarkt
- plötzlicher Herztod

Therapie
- Instabile KHK ist Notfall → Notarzt rufen.
- Nitrospray (Nitroglycerin) in den Mund sprühen (Kontraindikation: Blutdruck systolisch < 100 mmHg): weitet Gefäße, u.a. die Koronarien; hilft diese Maßnahme, ist die Differenzialdiagnose Herzinfarkt weitgehend ausgeschlossen.
- Patient beruhigen, nicht allein lassen.
- Lagerung mit erhöhtem Oberkörper (Entlastung des Herzens)
- Beengende Kleidungsstücke entfernen, Sauerstoff (Fenster öffnen).
- medikamentöse Therapie, z.B. mit organischen Nitraten, Blutdrucksenkung, Statine, ASS
- Stentimplantation, Bypass-Operation

5.2.5 Akutes Koronarsyndrom (ACS) – Herzinfarkt und instabile KHK

Lange Jahre hindurch hat man den Herzinfarkt bzw. Myokardinfarkt (MI) der koronaren Herzkrankheit als üblicher Vorstufe des Infarkts gegenübergestellt. Dies gilt heute nur noch eingeschränkt. Die Hauptursache der abgeänderten Nomenklatur besteht neben der inzwischen sehr viel genaueren Diagnostik vor allem darin, dass die **Symptomatik** zunächst weitgehend **identisch** sein kann und sich erst im Verlauf klären lässt. Der Begriff des akuten Koronarsyndroms stellt eigentlich eine **Arbeitshypothese** dar und soll ausdrücken, dass es sich um einen Patienten handelt, bei dem über **mindestens 20 min** Symptome einer **Angina pectoris** bestehen, die einen Infarkt möglich, teilweise auch wahrscheinlich machen und die aus diesem Grund einer **entsprechenden Notfallversorgung** bedürfen. Erst im weiteren Verlauf ergibt sich dann die zugrunde liegende Diagnose.

Damit gehören zum **akuten Koronarsyndrom** die folgenden Erkrankungen:
- akuter Myokardinfarkt
  - STEMI-Infarkt laut EKG
  - NSTEMI-Infarkt (EKG + Troponin)
- KHK mit instabiler Angina pectoris, jedoch ohne Myokardnekrosen

Die **Hebung der ST-Strecke** im EKG (ST-elevation myocardial infarct = **STEMI**) beweist bereits den Infarkt als solchen. Erhärtet und in seinem Ausmaß beschrieben wird er dabei durch weitere Parameter wie u.a. **Troponin**. Bei fehlender Hebung der ST-Strecke im EKG (**N**on- = **N**STEMI) dagegen lässt sich der eigentliche Infarkt erst durch die zusätzliche Diagnostik wie besonders Troponin von einer instabilen KHK und weiteren Differenzialdiagnosen abgrenzen. Allerdings kann es, wenn im EKG keine Hinweise erkennbar werden, länger als 1 h dauern, bis die Serumdiagnostik (in erster Linie hochsensitiv bestimmtes **Troponin + Copeptin**) eine sichere Abgrenzung erlaubt. Teilweise sieht man bei NSTEMI-Infarkten wenigstens deutliche Hinweise in Gestalt persistierender ST-Streckensenkungen, während dieselben bei einer instabilen Angina pectoris vorübergehend sind.

Kardiale und nichtkardiale **Differenzialdiagnosen des ACS:**
- Rhythmusstörungen
- Takotsubo-Syndrom (s. später)
- Myo-/Perikarditis
- akute Herzinsuffizienz, z.B. bei hypertoner Krise
- Lungenembolie
- Aortenaneurysma
- Pneumothorax
- Ösophagitis
- Interkostalbeschwerden (Herpes Zoster, entzündliche oder mechanische Alterationen im Bereich der kleinen Wirbelgelenke, Rippenfraktur, Tumor)
- Oberbauchprozesse (z.B. Magenperforation, Pankreatitis)

Epidemiologie

KHK und Myokardinfarkt gehören zu den häufigsten Erkrankungen in den Industrienationen. In Deutschland kommt es Jahr für Jahr zu knapp 300.000 (registrierten!) Infarkten. Der Herzinfarkt stellte mit ca. 70.000 Todesfällen/Jahr in Deutschland noch zu Beginn der Nullerjahre die häufigste Todesursache dar. Seine Letalität ging allerdings seither wegen der immer effektiveren Intensivmedizin sowie aufgrund der besseren Aufklärung und Versorgung der Bevölkerung auch hinsichtlich der Frühsymptome stetig weiter zurück und liegt aktuell noch bei knapp **50.000 Sterbefällen/Jahr** (➤ Abb. 5.16). Damit ist die Letalität des Infarkts innerhalb weniger Jahrzehnte von etwa 35 % auf deutlich unter 20 % gefallen. Dies verdeutlicht auf ähnliche Weise wie bei der Letalität der Krebserkrankungen in erster Linie den bewundernswerten medizinischen Fortschritt. Immerhin handelt es sich aber auch heute noch um die **zweithäufigste Todesursache** in Deutschland nach der **chronisch-ischämischen Herzkrankheit**. Unter dieser Diagnose fasst man sämtliche Todesfälle mangelversorgter Herzen **ohne Infarkt** (einschließlich stabiler KHK) pauschaliert zusammen.

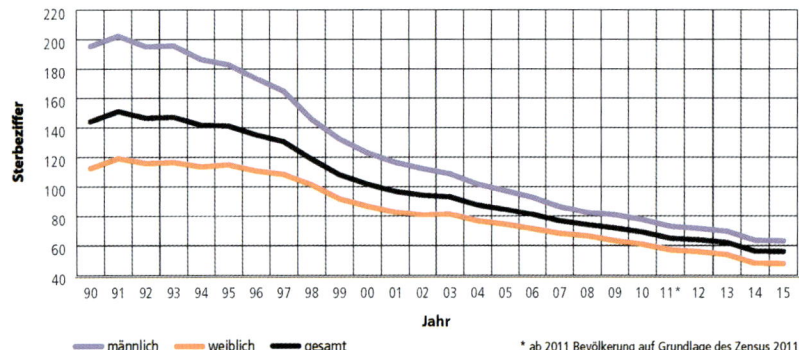

Abb. 5.16 Abnahme der Mortalität beim akuten Myokardinfarkt in Deutschland [W860]

In den südeuropäischen Ländern einschließlich Frankreich ist der Myokardinfarkt deutlich seltener als bei uns, in den nordeuropäischen Ländern nochmals häufiger. Die relativ niedrigste Infarktrate aller entwickelten Länder findet man in Japan.

Die Mehrzahl der Patienten verstirbt auch heute noch **vor** der Einlieferung ins Krankenhaus. Das **Durchschnittsalter** des ersten Herzinfarkts beträgt beim Mann etwa 60, bei der Frau etwa 65 Jahre – mit allerdings ansteigendem Alter, weil die prophylaktischen Maßnahmen v.a. hinsichtlich Blutdruckeinstellung und LDL-C immer effektiver werden. Auch der Nikotinabusus geht beständig zurück. Diese Faktoren mögen in geringem Umfang mit ursächlich dafür sein, dass der Myokardinfarkt bei **sozial benachteiligten** Personen deutlich **häufiger** ist.

Krankheitsentstehung

In der Hälfte der Fälle kommt es im Zusammenhang mit einer physisch oder psychisch **belastenden Tätigkeit** zum Infarkt. Die übrigen Infarkte entstehen besonders häufig in den **frühen Morgenstunden**, teilweise noch vor dem morgendlichen Erwachen. Ursache hierfür ist einerseits die morgendliche Sympathikusaktivierung einschließlich deren Wirkung auf Gefäße und Thrombozytenspeicher der Milz, andererseits die zu dieser Zeit bestehende erhöhte Thrombosierungstendenz bei einem Maximum des Cortisol-Serumspiegels. Dies mag auch der wesentliche Grund dafür sein, dass die Arteriosklerose-Prophylaxe mit (maximal) 100 mg ASS bei abendlicher Einnahme etwas besser zu wirken scheint als morgens.

Der Angina-pectoris-Anfall der KHK stellt einen relativen und zeitlich begrenzten Sauerstoffmangel des versorgten Herzmuskelgewebes dar. Beim Herzinfarkt ist ein **absoluter Sauerstoffmangel** eingetreten, indem einzelne Gewebebereiche nicht mehr nur unterversorgt, sondern vollständig von der Blutversorgung abgeschnitten worden sind. Der Herzinfarkt ist damit gewissermaßen der Endzustand einer fortgeschrittenen KHK – so, wie die Herzinsuffizienz den Endzustand einer fortgeschrittenen Hypertrophie darstellen kann. Die **Stenose des Koronargefäßes** hat also stetig weiter zugenommen, bis schließlich akut ein Thrombus angelagert wird, der die Gefäßlichtung vollends verschließt. Wesentliche Ursachen einer derartigen **Thrombosierung** sind Rupturen oder eine Ulzeration des arteriosklerotischen Beetes. Diese Rupturen betreffen jedoch häufig auch Beete in vergleichsweise frühen Stadien, die noch weit von einer kritischen Stenosierung entfernt waren, weshalb etliche Infarkte bei Personen entstehen, die keinerlei ischämische Episoden in ihrer Vorgeschichte aufweisen.

Grundsätzlich geht aus dem Zusammenhang hervor, dass **alle Risikofaktoren** von Arteriosklerose und KHK gleichzeitig auch die Risikofaktoren des Myokardinfarkts darstellen. Auf der ➤ Abb. 5.17 erkennt man einerseits die Bedeutung des **Rauchens**, eines **Diabetes mellitus** (= Glukoseintoleranz) sowie einer **Hypertonie**. Andererseits kann man daraus ablesen, dass bei einem besonders niedrigen **LDL-Cholesterin** von **weniger als 100 mg/dl** selbst Rauchen, Diabetes und Hypertonie das Risiko gegenüber der Gesamtbevölkerung nur wenig erhöhen. Damit ist gerade der **Cholesterin-Serumspiegel** – bezogen auf den **LDL-Anteil** – als der mit weitem Abstand **wichtigste Risikofaktor** identifiziert.

Sehr selten entsteht ein Herzinfarkt nicht als Folge einer zunehmenden Arteriosklerose eines Koronarastes, sondern durch einen arteriellen Embolus aus dem linken Herzen, der ausnahmsweise nicht in die Gefäße des Aortenbogens oder weiter in die Peripherie gelangt, sondern eine Koronararterie verstopft. Ebenfalls selten kommt es auf dem Boden einer **Prinzmetal-Angina** zu einer länger anhaltenden **Spastik** der Koronargefäße mit nachfolgendem Infarkt.

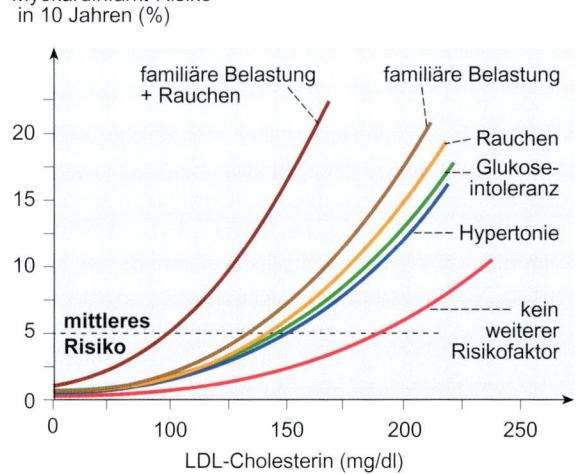

Abb. 5.17 Risikofaktoren des Herzinfarkts. [L106]

Betroffen ist in aller Regel der **linke Ventrikel**, der rechte nur äußerst selten, was mit dessen dünnerer Wandung, dem geringeren Druckaufbau und damit besserer Durchblutung auch in der Systole zusammenhängt. Die Gewebsnekrose betrifft beim Infarkt nicht nur vereinzelte Zellen, wie dies bei der KHK zumindest theoretisch möglich ist, sondern ganze Schichten des linken Ventrikels und/oder Kammerseptums. Ist nur der vordere Anteil betroffen, spricht man vom Vorderwandinfarkt, beim hinteren Anteil vom Hinterwandinfarkt. Häufig ist nur die endokardnahe Innenschicht betroffen (Innenwandinfarkt), nicht so selten aber auch die gesamte Muskelschicht (Transmuralinfarkt). Grundsätzlich sind bei einem proximalen Gefäßverschluss umfangreichere Muskelbereiche betroffen als im Fall distalerer Abschnitte. Einen ersten Hinweis darauf erhält man bereits durch das EKG, weil STEMI-Infarkte meist größere Bezirke anzeigen. Von großer Bedeutung ist auch die Frage, ob klappennahe Bereiche oder Teile des Reizleitungssystems einbezogen sind.

Bereits 20–40 min nach dem vollständigen Gefäßverschluss (= Wiederbelebungszeit des Herzmuskels) beginnt in dem Versorgungsgebiet des Gefäßes das Myokardgewebe abzusterben – mit späterem bindegewebig-narbigem Umbau. Das Ergebnis ist eine mehr oder weniger große **Narbe**, die zu den Ventrikelkontraktionen natürlich keinen Beitrag mehr leisten kann. Das **Austreibungsvermögen** des Ventrikels **verschlechtert** sich.

Symptomatik

Die Symptome gleichen denen der KHK, sind aber zumeist (nicht immer!) **intensiver** und deutlich **länger anhaltend** (> 20 min). Einem Vorstadium mit **Schwäche**, **Übelkeit** und thorakalem Druck folgt als eigentliches **Leitsymptom** ein schweres und anhaltendes **retrosternales Druckgefühl** oder ein **Schmerz**, der häufig als regelrechter Vernichtungsschmerz empfunden wird. Die Patienten sind **unruhig** und **ängstlich**. In einem Teil der Fälle besteht Todesangst, die ja auch sehr wohl begründet ist.

Das unspezifische Vorstadium mit noch minimal vorhandener Restdurchblutung kann sich über Stunden hinziehen und böte die Chance auf vollständige Wiederherstellung der kardialen Funktion, wenn es denn korrekt zugeordnet würde. Leider veranlasst aber dieses Stadium der Schwäche und Übelkeit mit meist nur geringer thorakaler Enge die Mehrzahl der Patienten lediglich dazu, eine Ruhepause einzulegen. Erst recht leider führt ein Anruf beim Hausarzt nicht so selten in diesem Stadium lediglich zu telefonischen Ratschlägen, was an einer unzureichenden Symptombeschreibung liegen mag.

Der **Blutdruck** kann bei einem kleinen Infarkt erhöht sein, wird durch die mehr oder weniger ausgeprägte Linksherzinsuffizienz aber zumeist **abfallen** – im **kardiogenen Schock** auf sehr niedrige Werte. Hier besteht dann auch eine Tachykardie. Die Pulsfrequenz kann aber beim akuten Infarkt, solange noch kein Schock vorliegt, sowohl **tachykard** als auch **bradykard** sein, wenn das Reizleitungssystem, evtl. unter Einbeziehung von AV-Knoten oder His-Bündel, beteiligt ist. Der ischämische Gewebebereich mit erniedrigtem, teilweise zusammengebrochenem Ruhepotenzial ist der Ausgangsort der häufigen **Rhythmusstörungen** bis hin zu tachykarden Arrhythmien bei **Vorhofflimmern** oder sogar zum **Kammerflimmern** (= funktioneller Herzstillstand) beim akuten Herzinfarkt sowie in den Stunden danach.

Die Haut ist **blass**, **kalt** und **feucht** (Sympathikus). Bei einem großen Infarkt kommt es zur **akuten Linksherzinsuffizienz** mit **Dyspnoe**, **Lungenödem** und evtl. eben auch zum **kardiogenen Schock**. Die im Infarktbereich nekrotische Ventrikelwandung kann dem Druck nachgeben (**Herzwandaneurysma**) oder sogar in den Herzbeutel rupturieren (**Hämoperikard**). Bei einem Infarkt, der das Septum mit einbezieht, wird auf diese Weise ein vorübergehender oder dauerhafter **Ventrikelseptumdefekt** erzeugt (selten). Möglich ist ein **Papillarmuskelabriss** mit resultierender **Mitralinsuffizienz** oder eine **Thrombenbildung** am infarzierten Bereich mit nachfolgender **Embolie** in Gehirn oder Peripherie. Spätestens im kardiogenen Schock verliert auch der rechte Ventrikel seine Funktion, erkennbar an den gestauten Halsvenen.

Die **Schmerzausstrahlung** entspricht jener der KHK. Betroffen sind nicht so selten auch die rechte Schulter, mit Ausstrahlung in den rechten Arm, die linke Halsgegend bis zum Unterkiefer oder der Oberbauch. Vor allem beim Hinterwandinfarkt findet man eine Ausstrahlung in Rücken und Oberbauch sowie **Übelkeit mit Erbrechen** (20 % der Fälle). Ursache der Oberbauchschmerzen mit Übelkeit ist die Beteiligung des Bauchfells (Peritoneum) an der Unterseite des Zwerchfells. Die Innervation des Zwerchfells durch den N. phrenicus ist auch für die Ausstrahlung in Schultern und Hals verantwortlich (= Dermatome C3 und C4 als Ursprung des N. phrenicus). Zusätzlich ziehen Fasern des Zwerchfellnervs zum Perikard, sodass diese Ausstrahlungen auch bei einer Einbeziehung des Perikards entstehen können. Dagegen wird die Schmerzausstrahlung in thorakale Anteile, Oberbauch und Ulnarseite des Armes durch die Head-Zone des Herzens selbst verursacht (sympathische Innervation aus den Segmenten Th1–Th6) (Dermatome und Head-Zonen ➤ Fach Neurologie). Im besonders typischen Fall zeigen sich also die folgenden Symptome:

- Vorstadium mit Schwäche, Überkeit und evtl. leichtem restrosternalem Druck
- heftiger thorakaler Schmerz oder schwerer retrosternaler Druck, Übelkeit
- Angst, zumindest Unruhe
- Schmerzausstrahlung (teilweise!) in Schulter, Arm, Oberbauch und weitere Lokalisationen
- Blutdruckabfall und Tachyarrhythmie (meistens), Tachypnoe
- Kaltschweißigkeit, erweiterte Pupillen (Sympathikus)
- wegen der Ischämie eventuell zerebrale Symptome

Stumme Herzinfarkte

Es gibt neben diesen typisch verlaufenden Infarkten auch einen erheblichen Anteil an sog. **stummen Infarkten**, die im EKG oder bei Sektionen nachzuweisen sind, von denen der Patient aber nicht zu berichten weiß bzw. wusste. Dabei sind die Symptome **sehr mild und unspezifisch** oder sie **fehlen vollständig**. Allerdings entstehen bei den Betroffenen nicht so selten in der Folge Müdigkeit und Leistungsabfall, die dann in diesen Fällen fehlgedeutet bzw. nicht zur Kenntnis genommen werden. Die Inzidenz stummer Infarkte nimmt mit steigendem Lebensalter zu, ist bei **Diabetikern** aufgrund der Polyneuropathie besonders häufig und bei Frauen häufiger als bei Männern. Letzteres dürfte auch damit zusammenhängen, dass der symptomatische Infarkt bei Frauen häufig ein abweichendes Muster zeigt – mit Rücken- und Oberbauchschmerzen im Verein mit Dyspnoe, Müdigkeit und Übelkeit, während bei Männern mehr das erwartete Bild mit retrosternalem Schmerz samt Ausstrahlung in v.a. linken Arm, Rücken oder Hals im Vordergrund steht.

Der Anteil stummer Infarkte lag nach bisherigen Schätzungen bei rund 20%. Seit einer umfangreichen, 2015 vorgestellten amerikanischen Studie scheint es nun möglich, dass man diese Vorstellung zur **Häufigkeit stummer Infarkte** gründlich revidieren muss. In dieser Studie wurden knapp 2.000 Personen (Durchschnittsalter 58 Jahre) ohne Herzerkrankung 10 Jahre lang medizinisch begleitet und abschließend über ein kardiales MRT auf das Vorhandensein muskulärer Narben hin untersucht. Dabei wurde bei 146 Teilnehmern (8%) Narbengewebe entdeckt, von denen allerdings lediglich 32 einen (erkannten) Herzinfarkt erlitten hatten. Es verliefen also von laut MRT 146 Infarkten lediglich gut 20% symptomatisch, während es sich bei knapp 80% der Betroffenen um stumme Infarkte handelte – bei gleichzeitig unauffälligem EKG. Zahlenmäßig weit im Vordergrund standen bei der Infarktrate adipöse, rauchende Männer. Aus der Sicht deutscher Kardiologen (z.B. Herzzentrum München) wurde die Studie sehr gewissenhaft durchgeführt und lässt sich durchaus auf Deutschland übertragen.

Nach einer weiteren hochaktuellen (2016), ebenfalls sehr umfangreichen Studie geht man von einem Anteil von rund 50% aus. Die beiden Studienergebnisse passen auf den zweiten Blick sehr gut zueinander, weil es sich nun um eine sehr spezifisch angelegte Beobachtungsstudie über 9 Jahre handelte, also um hinsichtlich des möglichen Ereignisses sensibilisierte Probanden, die auch milde Symptome zur Kenntnis nahmen und bei denen wiederholte EKG-Messungen durchgeführt wurden.

> **MERKE**
> Man kann demnach davon ausgehen, dass von allen Herzinfarkten annähernd jeder zweite im eigentlichen Sinn „stumm" verläuft und weitere knapp 30% mit eher milden und evtl. unspezifischen Symptomen. Andersherum: Nur jeder 4. Herzinfarkt zeigt das bisher als typisch angesehene Muster.

Die medizinische Konsequenz dieser Studienergebnisse lässt sich gut an einer weiteren Untersuchung festmachen, nach der über 70% derjenigen, die ohne vorausgehende (bekannte) Herzerkrankung am plötzlichen Herztod versterben, in der Sektion myokardiale Narben aufweisen. Danach scheinen stumme Infarkte die **Hauptursache** eines später nachfolgenden **plötzlichen Herztodes** zu sein. Auch ohne ein derartiges Akutereignis ist die Lebenserwartung eingeschränkt. Man könnte sich vorstellen, dass irgendwann einmal das kardiale MRT zumindest bei Diabetikern, Rauchern sowie adipösen Menschen als Vorsorgemaßnahme angeboten wird – angesichts leerer Kassen „selbstverständlich" ohne Kostenübernahme seitens der Krankenkassen.

Differenzialdiagnose

Die Differenzialdiagnose des symptomatischen Myokardinfarkts hat gegenüber **Lungenembolie**, **Perikarditis**, **Spontanpneumothorax** und akutes dissezierendes **Aortenaneurysma**, aber auch gegenüber akuten **Oberbauchprozessen** wie Magenperforation und akuter Pankreatitis zu erfolgen. Vor allem die Abgrenzung gegenüber Lungenembolie und Perikarditis gestaltet sich im medizinischen Alltag wegen deren Häufigkeit und vergleichbaren Symptomatik als besonders schwierig. Oberbauchprozesse lassen sich durch eine ausreichende Anamnese und Untersuchung meist abgrenzen. Beim Pneumothorax sollte dies mittels Auskultation und Perkussion ebenfalls problemlos gelingen. Dagegen stehen zur Abgrenzung einer Lungenembolie ambulant keine sicheren Parameter zur Verfügung, sofern sich aus der Untersuchung der Beine keine Hinweise ergeben.

Bei der **Perikarditis** ist zu berücksichtigen, dass sie nicht nur aufgrund ihrer Symptome zu Verwechslungen führt, sondern auch mit einer gewissen Regelmäßigkeit **begleitend zum Infarkt** entstehen kann – v.a. bei Transmuralinfarkten, die immer auch das aufliegende Epikard ins Geschehen einbeziehen. Dabei entstehen Einblutungen in den Herzbeutel (hämorrhagischer Perikarderguss), häufig aber auch ein Übergreifen der auf den Infarkt folgenden entzündlichen Vorgänge vom Myokard auf den Herzbeutel, bevorzugt am 2. oder 3. Tag. Wird also ein Infarkt erst am Folgetag abgeklärt, z.B. weil dem Patienten die Dringlichkeit nicht bewusst wurde, könnte er aufgrund der bereits entstandenen Reibegeräusche einschließlich der möglichen Temperaturerhöhung fehldiagnostiziert werden. Eine Perikarditis kann (selten) auch ungefähr 2 Wochen nach dem Infarkt im Rahmen eines autoimmunen Postmyokardinfarktsyndroms entstehen, doch hat dies für Heilpraktiker oder niedergelassene Ärzte keine Bedeutung, weil sich der Patient zu diesem Zeitpunkt ohnehin in der Klinik bzw. in der Reha befindet.

Takotsubo-Syndrom (TTS)

Zusätzlich zu diesen Verwechslungsmöglichkeiten, die ihrerseits hochakute Notfallsituationen darstellen, ergibt sich die Notwendigkeit einer Abgrenzung des Herzinfarkts gegenüber dem sog. **Takotsubo-Syndrom (TTS)**. Diese Form einer Kardiomyopathie wird auch mit Begriffen wie **Syndrom des gebrochenen Herzens** (Broken-Heart-Syndrom) oder **Stress-Kardiomyopathie** belegt und betrifft weit überwiegend **Frauen** in der Postmenopause (Durchschnittsalter 65–70 Jahre). Verursacht wird es meist von akuten, als **besonders schmerzhaft** empfundenen Ereignissen wie z.B. dem Tod eines nahen Angehörigen, Trennungssituationen oder ähnlich belastenden Erlebnissen, also Situationen, die pauschaliert mit **negativem Stress** verbunden sind. In einem kleinen Prozentsatz der Fälle führt aber kein negativer Stress, sondern gerade ein **besonders freudiges** Ereignis wie z.B. ein Lottogewinn oder die Geburt eines Enkelkindes zum Symptomenbild des TTS.

Die **Symptome** entsprechen einem **akuten Koronarsyndrom** mit thorakaler Enge bis hin zum Vernichtungsschmerz und massiver Dyspnoe. Ursache ist der exzessiv erhöhte Spiegel an Katecholaminen als Folge der Überproduktion von nervalem Sympathikus und Nebennierenmark.

Diagnostisch fällt auf, dass im EKG teilweise eine Hebung der ST-Strecke zu erkennen ist, verbunden mit Troponin-Erhöhungen, sodass ein STEMI-Infarkt vorzuliegen scheint. In der Echokardiographie klärt sich dann meist die Diagnose aufgrund einer eigenartigen Bewegungsstörung der linken Kammer mit ballonartigen Auftreibungen. In der Koronarangiographie findet man durchgängige Arterien. Als zunächst **wichtigsten Hinweis** kann man die **typische Anamnese** ansehen.

Das TTS hinterlässt mehrheitlich weder Narben noch sonstige Pathologika, das Herz erholt sich folgenlos meist innerhalb weniger Tage. Allerdings kann es in den ersten Stunden auch zu ernsthaften Komplikationen bis hin zum kardiogenen Schock oder sogar Kammerflimmern kommen, sodass die Betroffenen grundsätzlich überwacht werden müssen. Dies ist aber allein schon wegen der Einlieferungsdiagnose eines **akuten Koronarsyndroms** ohnehin selbstverständlich.

Diagnostik

Der eigentliche Nachweis des Infarkts erfolgt mittels **EKG** (Hebung der ST-Strecke – zumindest bei Transmuralinfarkten, später tiefes und verbreitertes Q), der **Echokardiographie** und den **Laborparametern** (➤ Abb. 5.18). Während die umfangreichen Transmuralinfarkte in aller Regel eine **Hebung der ST-Strecke** verursachen, fehlt dieselbe meist bei kleineren, z.B. intramuralen oder endokardnahen Infarkten. Es hat sich deswegen international längst die pauschale Zweiteilung der Herzinfarkte in **STEMI** (**ST**-Strecken-**E**levation eines **M**yokard-**I**nfarkts; Elevation = Hebung) und NSTEMI (für Non-STEMI) durchgesetzt. Ein Infarkt ohne ST-Strecken-Hebung (NSTEMI) kann diagnostische Probleme bereiten, bis der Troponin-Nachweis gelungen ist. Hilfreich ist in diesen Fällen häufig eine persistierende Absenkung der ST-Strecke.

Als besonders sensibler und spezifischer Laborparameter gilt der Serumspiegel des **Troponin**. Troponin ist Bestandteil der muskulären Aktin-Filamente und kommt in zwei für die Herzmuskulatur spezifischen Varianten vor, sodass sein Nachweis nicht mit Schädigungen der Skelettmuskulatur verwechselt werden kann. Es erscheint innerhalb von 3 Stunden, aktuell mit den modernen **hochsensitiven Diagnostika** sogar bereits innerhalb etwa **1 Stunde** nach dem Infarkt im Serum und lässt in seiner quantitativen Bestimmung besonders **sichere Rückschlüsse** auf Infarktgröße und voraussichtlichen Erfolg einer Lysetherapie zu. Inzwischen gibt es für diesen Parameter einen Schnelltest, doch ist das EKG für eine frühestmögliche Diagnose zumindest beim STEMI-Infarkt immer noch besser geeignet, weil es keinerlei Wartezeit erfordert.

Ähnlich schnell wie beim Troponin steigen auch die Serumspiegel des **Myoglobin**, sind aber nicht so spezifisch dem Infarkt zuzuordnen, weil sie theoretisch auch durch eine traumatisierte Skelettmuskulatur verursacht sein könnten, z.B. im Zuge von Wiederbelebungsmaßnahmen.

Kreatinkinase (CK als herzspezifisches **CK-MB**), Laktatdehydrogenase (LDH als weitgehend herzspezifisches **LDH1**) sowie die Transaminasen **GOT** (AST) und **GPT** (ALT) sind weitere Enzyme, die aus zugrunde gehenden Herzmuskelzellen in den Extrazellulärraum freigesetzt werden und für Nachweis und Verlaufskontrolle benutzt werden können.

Inzwischen sind etliche weitere Parameter in der Entwicklung, die das Intervall bis zu einer effektiven Therapie weiter verkürzen sollen. Das sog. **Copeptin** wurde sogar bereits in die aktualisierten Leitlinien aufgenommen. Es dient als das Troponin ergänzender Marker.

Daneben findet man im Serum eine **Leukozytose**, **beschleunigte BKS** und **Hyperglykämie** als Folge der Sympathikusaktivierung. Als weiteres **allgemeines Entzündungszeichen** neben Leukozytose und beschleunigter Blutsenkung besteht häufig ein mäßiges **Fieber**. Das **CRP** wird v.a. bei großen Infarkten mit umfangreicher Nekrotisierung nachweisbar (➤ Fach Immunologie), falls es nicht bei einer vorangehenden instabilen KHK ohnehin bereits erhöht war. Besonders bedeutsam ist der CRP-Spiegel auch im Hinblick auf die mittelfristige Prognose der Patienten.

Die **wichtigsten Parameter der Akutdiagnostik** sind, abgesehen von der Anamnese:
1. EKG
2. Troponin und Copeptin als Serumparameter
3. Echokardiographie, eventuell auch ein MRT
4. Koronarangiographie in Verbindung mit der entsprechenden Therapie

> **EXKURS**
>
> Ein diagnostisches Problem kann sich bei Personen ergeben, die während bzw. unmittelbar nach einer sehr fordernden **sportlichen Betätigung** (z.B. Marathonlauf, anstrengende Radtouren) unklare oder verdächtige Symptome zeigen, weil die **Troponinwerte** nach solchen Belastungen anscheinend routinemäßig **erhöht** sind, obwohl kein Infarkt besteht. Dieser 2015 nach entsprechenden Studienergebnissen vorgestellte Zusammenhang muss demnach im medizinischen Alltag berücksichtigt werden.

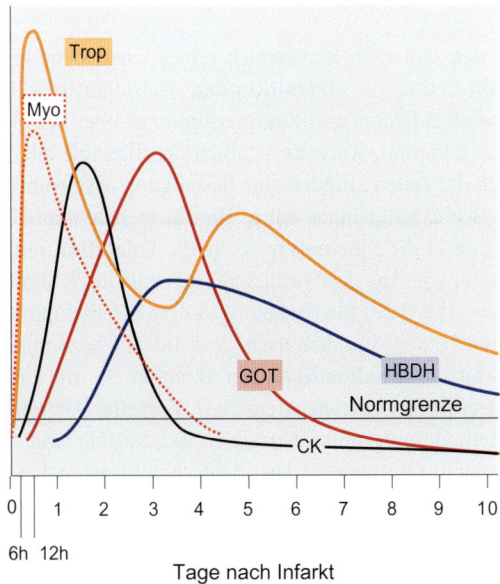

Abb. 5.18 Zeitlicher Verlauf von Serumenzymen beim Herzinfarkt. Trop = Troponin, Myo = Myoglobin, CK = Kreatinkinase, HBDH = weitgehend herzspezifische Unterform der LDH (Laktatdehydrogenase) → Summe aus LDH1 und LDH2. [L157]

Das **TTS** (s. oben) lässt sich anamnestisch wahrscheinlich machen – zumindest sicherer als im Zusammenhang mit körperlicher Beanspruchung, bei der es nicht nur symptomatisch, sondern auch tatsächlich zum Infarkt gekommen sein kann.

Therapie

ACHTUNG
Die erste und wichtigste therapeutische Maßnahme des Heilpraktikers besteht in der **Verständigung des Notarztes**.

Direkt anschließend wird der Patient im sog. **Herzbett** gelagert, sofern es noch nicht zum kardiogenen Schock gekommen ist. Herzbett bedeutet Hochlagerung des Oberkörpers und Herabhängen der Beine zur Entlastung des Herzens (unblutiger Aderlass). Im kardiogenen Schock könnte der Patient theoretisch flach gelagert werden – als Kompromiss zwischen Schocklagerung und Oberkörperhochlagerung (s. unten). Ein Patient im Herzstillstand oder funktionellen Herzstillstand (= Kammerflimmern) wird so lange reanimiert, bis ein Defibrillator zur Verfügung steht bzw. der Notarzt eingetroffen ist. Genauer beschrieben wird dies im ➤ Fach Notfallmedizin.

HINWEIS DES AUTORS
Lagerungen werden definiert im Hinblick auf eine optimale Versorgung des Patienten, wobei allerdings die Notfallsituation als Einheit mit einer adäquaten medizinischen Versorgung gesehen wird. Bezogen auf den **kardiogenen Schock**, u.a. im Rahmen eines Herzinfarkts, wird offiziell die **Oberkörperhochlagerung** (30°) zur Entlastung des Herzens selbst dann empfohlen, wenn der systolische Blutdruck bereits sehr deutlich unter 90 mmHg abgefallen ist. Da das den Vorgaben entspricht, wird diese Angabe selbstverständlich auch in der Prüfung erwartet!
Aus Sicht des Autors stellt diese Lagerung jedoch eine Einheit mit positiv inotrop wirkenden, intravenös verabreichten Substanzen wie Dopamin, Dobutamin oder Katecholaminen dar, weil die Durchblutung von Gehirn und Niere andernfalls sehr schnell in kritische Bereiche gelangen würde. Selbst das Infarktgebiet kann sich in einer derartigen Mangelsituation weiter vergrößern. Es stellt sich also schon die Frage, ob dem Patienten mit dem Kompromiss der Flachlagerung bis zum Eintreffen des Notarztes nicht besser gedient wäre, denn letztendlich stehen dem Heilpraktiker keinerlei kardial wirksame Maßnahmen zur Verfügung, sofern die Vitalfunktionen noch nicht erloschen sind.

Anschließend wird ein **Zugang** gelegt, wobei man mit der Substitution von Volumen zurückhaltend sein sollte, um das Herz nicht weiter zu belasten. Aspirin® i.v. könnte darüber gegeben werden, ist jedoch verschreibungspflichtig. Andererseits leisten ASS-Lutschtabletten (z.B. ½ Godamed 500) genauso gute Dienste. O_2, sofern vorhanden, ist natürlich wertvoll.

Ist man sich hinsichtlich der Differenzialdiagnose KHK/Infarkt nicht sicher, kann **Nitroglycerin** (falls beim Patienten vorrätig) gegeben werden. Bei der KHK wird es innerhalb weniger Minuten helfen, beim Herzinfarkt dagegen nicht oder nicht wesentlich, ist dann aber trotzdem wertvoll, sofern der Blutdruck ausreichend hoch ist (systolisch > 100 mmHg). Es wird meist vom Notarzt oder spätestens in der Klinik ohnehin eingesetzt, um das Herz zu entlasten.

Die erste Maßnahme des **Notarztes** vor dem Eintreffen in der Klinik besteht neben dem Anlegen einer Infusion in der Gabe von **Morphin** zur Analgesierung und bei Bedarf **Diazepam** (Valium®) zur Sedierung. Der zumeist außerordentlich starke Schmerz des akuten Infarkts verstärkt durch Sympathikusaktivierung das Geschehen und damit auch die Größe des Infarkts mitsamt der Minimierung der Überlebenschancen. Die Schmerzbekämpfung ist daher vordringlich. In der Regel werden zusätzlich **Heparin** und **ASS** (Aspirin® i.v.) im Hinblick auf eine möglichst frühzeitig beginnende Thrombolyse bzw. Begrenzung der Thrombosierung verabreicht. Im kardiogenen Schock wird der Blutdruck mit positiv inotropen Substanzen (**Dopamin**, **Dobutamin**) stabilisiert.

Der positive Nebeneffekt des gesamten Therapieregimes ist, dass es selbst dann richtig und wirksam ist, wenn sich das akute Koronarsyndrom in der Klinik z.B. als Lungenembolie entpuppen sollte.

ACHTUNG
Intramuskuläre Injektionen sind wegen der Enzymdiagnostik und der sich eventuell anschließenden Lysetherapie **kontraindiziert**. Die Nadelverletzung der Muskulatur führt evtl. zur Freisetzung von Enzymen (LDH, CK, Myoglobin), wodurch die Diagnostik in früheren Jahren verfälscht werden konnte. Dies gilt, obwohl es immer noch so formuliert wird, schon lange nicht mehr, weil die CK-MB herzspezifisch ist und mit u.a. herzspezifischem Troponin ohnehin aussagekräftigere Parameter zur Verfügung stehen. Sehr viel bedeutsamer ist, dass sich die Thrombosierung der umschriebenen Einblutung, die im Rahmen der i.m.-Injektion immer zu erwarten ist, im Rahmen der Lysetherapie wieder auflösen und zu **unkontrollierbaren Nachblutungen** führen könnte.
Die Kontraindikation für i.m.-Injektionen gilt aus diesem Zusammenhang heraus grundsätzlich für **alle Notfallsituationen**, bei denen eine nachfolgende **Lysetherapie** üblich oder möglich ist (Lungenembolie, arterielle Embolie, tiefe Venenthrombose, Schlaganfall), selbstverständlich auch bei bereits vorhandenen Blutungsstörungen (z.B. Hämophilie) bzw. entsprechenden Therapien wie z.B. Marcumar® und seinen modernen Ersatztherapien.

Der für den Patienten hinsichtlich seines Überlebens **kritischste Zeitpunkt** betrifft die **ersten Stunden** nach dem Infarkt, weil es hier besonders häufig zum Kammerflimmern oder zum kardiogenen Schock kommt. Auch hinsichtlich der Therapie gilt, dass nur innerhalb der ersten Stunden eine Beseitigung des thrombotischen Gefäßverschlusses gelingen kann. Hierfür stehen zumindest beim STEMI-Infarkt die **Fibrinolyse** sowie die **Dilatation mittels Ballonkatheter** (➤ Abb. 5.19) und Stabilisierung durch **Stentimplantation** (➤ Abb. 5.20) zur Verfügung. Sofern die Therapie innerhalb der ersten beiden Stunden nach dem Infarkt begonnen werden kann, besitzt die **Ballondilatation** (kombiniert mit einer Hemmung der Thrombozytenaggregation) **Vorteile**. Allerdings kann diese Methode aufgrund apparativer Ausstattung und ärztlicher Ausbildung nur in einem Teil der deutschen Kliniken durchgeführt werden.

In den meisten Kliniken, jedenfalls aber auch dann, wenn die 2-Stunden-Grenze überschritten wurde, versucht man mittels **Fibrinolyse** (i.d.R. mittels **t-PA** und deren moderne Derivate wie Alteplase® oder Reteplase®) die Auflösung des Thrombus. Die Erfolgsaussichten sind umso besser, je frühzeitiger begonnen werden kann (möglichst innerhalb von 4 Stunden, spätestens aber nach

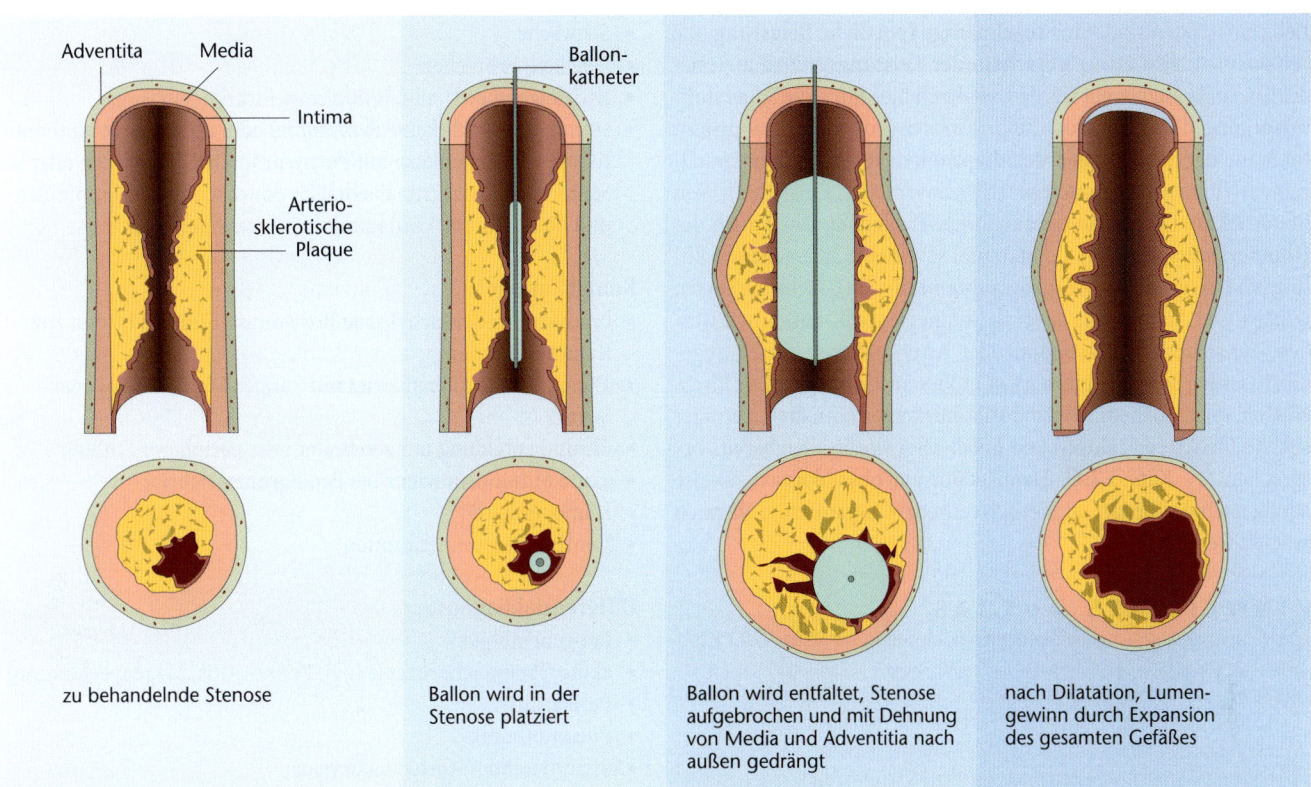

Abb. 5.19 Ballondilatation [L115]

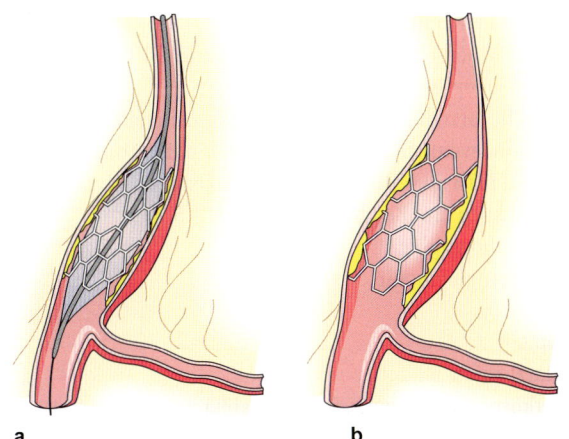

Abb. 5.20 Stentimplantation. **a** Der auf einen Ballonkatheter aufgebrachte Stent wird an die vorgedehnte Engstelle im Herzkranzsystem gebracht. **b** Der Ballon wird mit hohem Druck entfaltet und der Stent auf diese Weise fest in die Gefäßwand eingedrückt. [L106]

12 Stunden). Zumeist wird zusätzlich Aspirin® appliziert und damit der Gefahr eines erneuten Gefäßverschlusses begegnet. ASS wird später, sofern nicht vorübergehend oder auf Dauer marcumarisiert wird, auch in niedrigsten Dosen (50–100 mg/Tag), eventuell in Kombination mit Clopidogrel zur Dauerprophylaxe eines Infarktrezidivs eingesetzt und diese Gefahr damit erheblich gemindert.

Unter „Erfolgsaussichten" darf man sich keinen vollständigen Erhalt aller myokardialen Strukturen vorstellen, denn die Wiederbelebungszeit des Herzmuskels von 20–40 min wird nahezu immer überschritten. Allerdings lässt sich mit einer möglichst frühzeitigen Lysetherapie die Infarktgröße begrenzen, weil die anfangs noch gering durchbluteten Randbereiche dadurch erhalten werden können.

In manchen Kliniken werden im Hinblick auf die häufigen Rhythmusstörungen auch **Magnesium-Infusionen** gegeben. Man könnte sich natürlich überlegen, ob nicht eine allgemeine Magnesiumprophylaxe bei KHK-Patienten sinnvoll wäre. Weitere wesentliche Medikamente, die im Anschluss an die primäre Lyse-Therapie bzw. Ballondilatation gegeben werden, sind **ACE-Hemmer**, **Betablocker** und **Nitrate**.

MERKE

Patienten, bei denen im Rahmen eines akuten Koronarsyndroms eine **KHK mit instabiler Angina** diagnostiziert wird, neigen dazu, kurz- oder mittelfristig einen STEMI-Infarkt zu erleiden. Sie werden deshalb nach denselben Kriterien therapiert wie Patienten nach überstandenem Myokardinfarkt – mit dem Hauptaugenmerk auf einem niedrigen Zielblutdruck, einem LDL-C unterhalb 70 mg/dl, einer effektiven Thromboseprophylaxe und dem Vermeiden der üblichen Risikofaktoren.

Der **Klinikaufenthalt** dauert heutzutage in der Regel maximal 10 Tage, sofern es nicht zu Komplikationen kommt, unter **frühzeitiger Mobilisierung**. Darauf folgt die Zeit der ambulanten oder stationären Rehabilitation.

Nach Klinikaufenthalt und abgeschlossener Rehabilitation ist der Patient **keinerlei Alltagsbeschränkungen** unterworfen, sofern keine Folgeschäden wie eine Mitralinsuffizienz oder Linksherzinsuffizienz entstanden sind. Eine **regelmäßige sportliche Belastung**, die submaximal, also etwas **unterhalb der Leistungsgrenze** angesiedelt ist, sollte angestrebt werden, weil sich hierdurch die Sauerstoffversorgung des Myokards durch Kollateralenbildung stabilisiert. Im Sinne der notwendigen **Rezidivprophylaxe** darf neben den allgemein üblichen Parametern (Nikotinverzicht, Einstellung von Blutdruck und LDL-Cholesterin, Stressvermeidung usw.) auch der **Homocysteinspiegel** (→ B-Vitamine) sowie eine ausreichende Zufuhr von **Arginin** als Ausgangssubstanz für **NO** nicht vergessen werden. Die Aminosäure kann als „semiessenziell" angesehen werden, die spätestens bei beginnender Arteriosklerose gezielt zugeführt werden sollte. Arginin ist in größerem Umfang z.B. in Fisch, Nüssen, ungeschältem Reis und Hülsenfrüchten enthalten, geringer auch in Fleisch (u.a. Huhn) und Milch. Dies wurde oben bereits besprochen (➤ Kap. 5.2.4). Damit kann auf physiologische Weise häufig auch der Bedarf an Nitroglycerin bzw. organischen Nitraten gesenkt werden.

HINWEIS DES AUTORS

Der Sinn einer ausreichenden Versorgung mit **Selen** als Schutz vor kardialen Erkrankungen einschließlich KHK und Infarkt scheint gegeben und bewiesen. Ähnliches gilt für die antioxidativ wirksamen **Vitamine A** (als Carotin), **E** und **C** sowie **Omega-3-Fettsäuren**. Vor allem die protektive Wirkung hoher Vitamin-C- und Vitamin-E-Spiegel, ergänzt durch Omega-3-Fettsäuren, scheint inzwischen abgesichert. Nach der Studienlage ist die medikamentöse Substitution von Fischölkapseln im Vergleich mit dem Verzehr von fettem Seefisch (z.B. Lachs und Hering) weniger abgesichert. Es erscheint möglich, dass im Fisch neben Arginin und Fettsäuren noch weitere protektiv wirksame Faktoren enthalten sind.

Zusammenfassung

Akutes Koronarsyndrom: Herzinfarkt

Absoluter Sauerstoffmangel mit Absterben von Herzmuskelgewebe durch Verschluss einer Koronararterie; betrifft zumeist den linken Ventrikel und hier bevorzugt das Ausbreitungsgebiet des Ramus interventricularis anterior (RIVA)

Ursachen
- in aller Regel Arteriosklerose mit oder ohne symptomatische KHK

Symptome
- plötzliches schweres, anhaltendes retrosternales Druckgefühl oder Schmerzen
- mögliche Ausstrahlungen in Schultern und Arme (links > rechts), Rücken sowie in zervikale oder thorakale Teilbereiche zwischen Unterkiefer und Oberbauch
- Hypotonie
- Änderung des Rhythmus (Tachykardie, Bradykardie, Arrhythmie)
- Haut blass, kalt, feucht
- Dyspnoe
- Unruhe, Todesangst
- Schwäche
- Übelkeit, Erbrechen
- nachfolgend evtl. subfebrile Temperaturen
- stummer Infarkt (keine Symptome) oder atypische Symptomatik v.a. bei Diabetikern mit Polyneuropathie, bei Frauen oder bei Senioren, die manchmal lediglich Bauchschmerzen empfinden und dies dann für Verdauungsbeschwerden halten

Komplikationen
- bradykarde oder tachykarde Rhythmusstörungen bis hin zum Kammerflimmern
- akute Linksherzinsuffizienz mit Lungenödem, kardiogener Schock
- Thrombenbildung mit zerebraler oder peripherer Embolie
- akute Mitralinsuffizienz bei Papillarmuskelabriss
- Hämoperikard
- Ventrikelseptumperforation

Differenzialdiagnose
- Lungenembolie
- akute Oberbauchprozesse (z.B. Pankreatitis, Magenperforation)
- Perikarditis
- Pneumothorax
- dissezierendes Aortenaneurysma

Diagnostik
- EKG als wichtigstes Hilfsmittel der ersten Stunden
  - STEMI (Hebung der ST-Strecke)
  - NSTEMI oft ohne deutliche Hinweise im EKG (→ Troponin und Copeptin!)
- Labor: bevorzugt Nachweis von (hochsensitivem) Troponin und Copeptin, eventuell zusätzlich Myoglobin, Kreatinkinase als CK-MB und LDH als HBDH; daneben Leukozytose, Hyperglykämie, CRP-Anstieg und Beschleunigung der BKS
- Echokardiographie
- Koronarangiographie

Therapie
- Notarzt rufen.
- Oberkörper hoch lagern, Beine herabhängen lassen.
- Patienten beruhigen, nicht alleine lassen.
- Beengende Kleidung entfernen, Fenster öffnen, Sauerstoff.
- i.v.-Zugang legen.
- Sauerstoff, Morphin, Heparin, ASS und Diazepam durch den Notarzt
- *keine* i.m.-Injektionen wegen Lysetherapie
- *keine* großen Flüssigkeitsmengen über die Infusion wegen zusätzlicher Herzbelastung
- im Krankenhaus: Fibrinolyse oder Dilatation der Koronargefäße mit Stentimplantation, Bypass-Operation bei Mehrgefäßerkrankungen
- frühzeitige Mobilisierung
- Beginn der (umfangreichen) medikamentösen Rezidivprophylaxe
- Reha

5.2.6 Karditis

Als Karditis wird die **Entzündung des Herzens** ohne nähere Zuordnung bezeichnet. Einige wenige Erkrankungen wie das rheumatische Fieber oder eine Infektion durch Coxsackie-Viren können dabei alle 3 Schichten des Herzens befallen (**Pankarditis**). Zumeist wird jedoch von einem bestimmten Erreger eine Schicht bevorzugt.

Endokarditis

Die Endokarditis betrifft v.a. die **Mitralklappe**, seltener die Aortenklappe. Weitere Klappen oder auch einmal Endokardanteile der Herzhöhlen sind üblicherweise nur bei bereits bestehenden Vorschädigungen, z.B. einem Septumdefekt von Vorhöfen oder Ventrikeln, beteiligt.

Krankheitsentstehung

Die weltweit häufigste Ursache der Endokarditis ist das abakterielle, autoimmun verursachte **rheumatische Fieber**. In den westlichen Ländern dominieren infektiöse Ursachen, weit überwiegend **bakterieller** Genese. Im Vordergrund stehen Infektionen durch **Streptokokken** (Gruppe A oder B), **Staphylokokken** (Staphylococcus aureus, sporadisch auch S. epidermidis) und **Enterokokken** (10 % der Fälle). Seltenere Ursachen sind weitere Bakterien oder Candida albicans bei immungeschwächten Patienten; **virale** Infektionen sind **sehr selten**. Möglich ist eine Mitbeteiligung des Endokards bei der rheumatoiden Arthritis (cP).

Betroffen sind von der bakteriellen Infektion besonders häufig Patienten mit bereits bestehenden Vorschädigungen des Herzens wie z.B. einem kongenitalen Klappenfehler, nach rheumatischem Fieber oder einer Herzoperation. Allerdings stellen inzwischen, auch ohne Vorschädigungen am Herzen, Diabetiker, Drogenabhängige oder Intensivpatienten mit i.v.-Kathetern einen beachtlichen prozentualen Anteil.

Rheumatische Endokarditis

Die **abakterielle, rheumatisch** verursachte Endokarditis beginnt etwa 2 Wochen **nach** einer Infektion durch **hämolysierende Streptokokken der Gruppe A** (meist nach Angina tonsillaris oder Scharlach) mit hohem Fieber, Gelenkentzündungen und ausgeprägtem Krankheitsgefühl. Die rheumatische Erkrankung entsteht nicht durch die Bakterien selbst, sondern als **Autoimmunreaktion** aufgrund einer Kreuzreaktivität zwischen den Streptokokken und dem Herzgewebe. Es lassen sich demnach im Endokardgewebe keine Streptokokken nachweisen. Das rheumatische Fieber einschließlich der weiteren Symptome wird im ➤ Fach Bewegungsapparat besprochen. An dieser Stelle soll der Hinweis genügen, dass das Herz in etwa 50 % der Fälle beteiligt ist.

An den Klappen finden sich warzenförmige oder polypöse Auflagerungen und Verklebungen. Die Sehnenfäden sind verdickt und verkürzt. Die häufigsten Folgen sind eine **Mitralstenose** oder -**insuffizienz**, manchmal in Kombination.

Auch die Aortenklappe wird nicht so selten geschädigt. Kardiale Symptome treten als Klappengeräusch (Mitral- oder Aortenklappe) oder auch als Perikardreiben (bei begleitender Perikarditis) in Erscheinung.

Therapeutisch steht eine Langzeittherapie mit Penicillin und ASS im Vordergrund.

Infektiöse Endokarditis

Die zumeist **bakterielle Infektion des Endokards** verläuft in zwei Varianten, die hinsichtlich Ursache, Symptomen und Prognose gegeneinander abgegrenzt werden müssen.

Endocarditis lenta
Diese subakute Form einer Endokarditis betrifft fast stets kongenital oder rheumatisch **vorgeschädigte Klappen**. Besonders häufig, z.B. im Rahmen von Zahnextraktionen, ist die **Streptococcus-viridans-Gruppe** ursächlich beteiligt, physiologische Bewohner der Mundschleimhaut wie u.a. Streptococcus mutans, die auch für die Kariesentstehung verantwortlich sind. Es ist aus diesem Zusammenhang heraus üblich, dass Patienten mit einer kardialen Vorgeschichte prophylaktisch vor einer Zahnextraktion antibiotisch abgedeckt werden (Endokarditisprophylaxe).

Die Erkrankung beginnt **schleichend** („subakut"; lentus = langsam) und **unspezifisch** mit Müdigkeit und Leistungsschwäche, Inappetenz und Gewichtsabnahme, Gelenkbeschwerden, subfebrilen Temperaturen, Nachtschweiß und evtl. Splenomegalie – also mit Symptomen, die sehr vieldeutig sein können. Zum Beispiel findet sich die als „B-Symptome" bezeichnete Symptomenkonstellation aus Fieber, Nachtschweiß und Gewichtsabnahme u.a. auch bei ma-

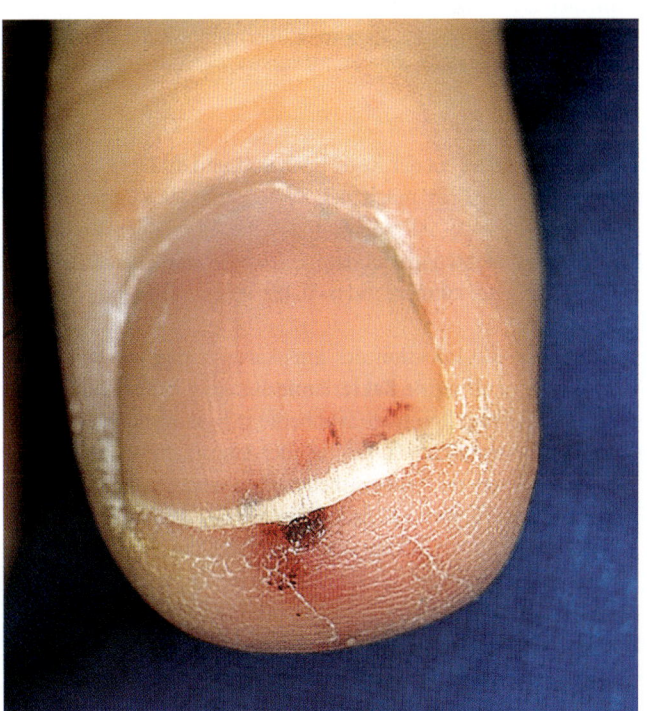

Abb. 5.21 Osler-Knötchen [R186]

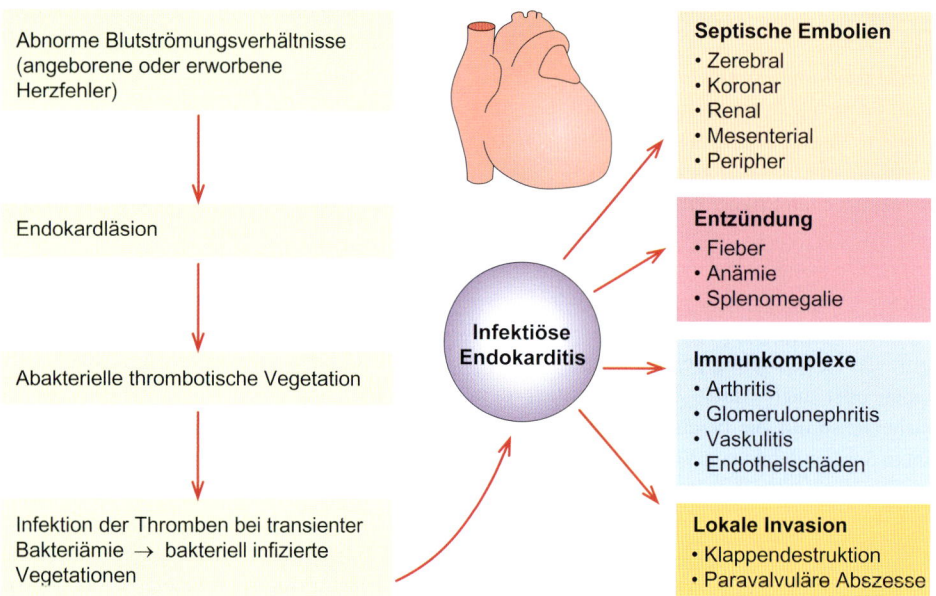

Abb. 5.22 Entstehung und Folgen der bakteriellen Endokarditis [L157]

lignen Lymphomen oder anderen Malignomen, Borreliose und Autoimmunerkrankungen.

An Fingern (und Zehen) entstehen manchmal schmerzhafte arterielle **Mikroembolien** mit 2–5 mm großen Einblutungen. Sie werden als **Osler-Knötchen** bezeichnet (> Abb. 5.21). Petechiale Blutungen anderer Lokalisation oder eine wahrscheinlich toxinbedingte **hämolytische Anämie** mit Ikterus vermögen das Bild weiter zu verfälschen, solange keine kardialen Symptome auftreten. Die Entwicklung einer **Herzinsuffizienz** durch den entstehenden Klappenfehler ist häufig, sofern die Diagnose nicht frühzeitig gestellt wird. Umso wichtiger ist, dass man überhaupt an die Möglichkeit einer Endokarditis denkt.

Endocarditis acuta

Diese Form verläuft in der Regel **hochakut** und dramatisch mit **hohem Fieber** und einer möglichen **Zerstörung der Klappen** innerhalb weniger Tage. Allerdings muss bei alten oder immungeschwächten Patienten immer damit gerechnet werden, dass sie kein Fieber entwickeln können, sodass dann der entscheidende Hinweis fehlt.

Die bakterielle Infektion des Endokards erfolgt auf hämatogenem Weg, also über eine **Bakteriämie** aus einer entfernten Infektionsquelle. In Frage kommen Zahnherde (z.B. Wurzelabszesse), Osteomyelitis, chronische Tonsillitis oder Sinusitis, Pneumonie, Divertikulitis, infizierte Venenkatheter bei Intensivpatienten oder invasive Untersuchungen z.B. des Darms oder Urogenitalbereichs, bei denen Erreger relativ häufig über Mikrotraumen in die Blutbahn gelangen. Im Vordergrund stehende Bakterien sind **Staphylokokken** (Staphylococcus aureus = häufigste Ursache überhaupt), **Streptokokken der Gruppe A** und **Enterokokken** (physiologische Darmkeime).

Die akute Endokarditis (> Abb. 5.22) betrifft zumeist nicht vorgeschädigte Klappen. Allerdings finden sich häufig **mechanisch verursachte Mikrotraumen** der Klappen, u.a. infolge einer **Hypertonie**, an denen sich **Thromben (sog. Vegetationen)** (> Abb. 5.23) anlagern. Diese werden dann sekundär bakteriell besiedelt. In der Folge entstehen häufig ausgedehnte ulzeröse Zerstörungen.

Aus den Geschwüren oder Vegetationen können sich Thromben losreißen, die eine **arterielle Embolie** z.B. in Gehirn (→ neurologische Symptome bis hin zum Hirninfarkt) oder Niere (→ Niereninfarkt) zur Folge haben. Petechien durch Mikroemboli in der Form der Osler-Knötchen oder septische Abszessbildungen in multiplen Organen einschließlich des Gehirns sind möglich. Aus demselben Grund kommt es teilweise zur **Splenomegalie**. Zirkulierende **Antigen-Antikörper-Komplexe** führen zu **Arthritiden** oder zur **Glomerulonephritis** mit Proteinurie und Mikrohämaturie. Bakterielle Toxine verursachen eine **hämolytische Anämie**.

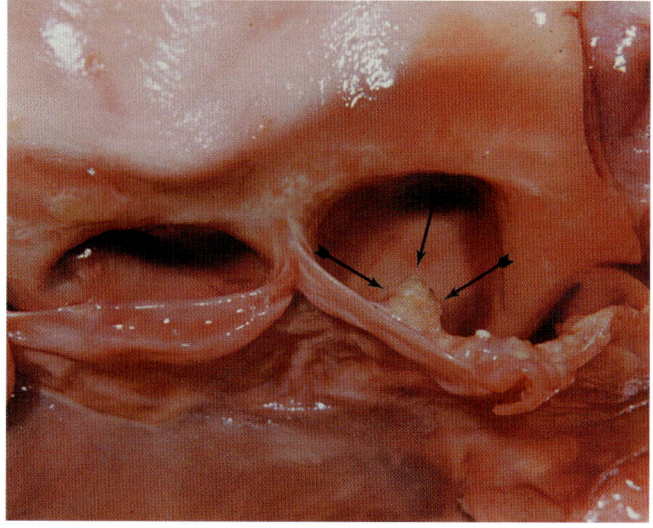

Abb. 5.23 Endokarditis der Aortenklappe mit ulzerativen Vegetationen [R235]

ACHTUNG
Eine unbehandelte bakterielle Endokarditis verläuft fast immer tödlich.

Diagnostik

Besonders wichtig ist das Anlegen wiederholter **Blutkulturen** zur Isolierung des Erregers und seiner antibiotischen Resistenzbestimmung. Das Blut hierfür sollte nach besonders gründlicher Hautdesinfektion und bevorzugt im Fieberanstieg entnommen werden.

Unspezifische **Laborbefunde** sind Leukozytose, beschleunigte BSG und hämolytische Anämie (durch bakterielle Toxine). Je nach Ausprägung der bakteriellen Infektion ist das CRP erhöht. Zirkulierende Immunkomplexe werden häufig nachgewiesen, in 50 % der Fälle auch der Rheumafaktor (entsprechend cP und weiteren Erkrankungen).

In der Regel verursacht der sich ausbildende Klappenfehler ein pathologisches **Herzgeräusch**, das zur Diagnose führt. Bereits bei Verdacht auf eine Endokarditis sollte das Herz mittels **EKG** und v.a. **Echokardiographie** untersucht werden. Mit den modernen Geräten können z.B. Vegetationen bis in den Größenbereich eines Millimeters erkannt werden.

Therapie

Grundsätzlich werden zur Therapie bakterieller Infektionen **Antibiotika** eingesetzt. Begleitend versucht man mittels **Antiphlogistika** wie ASS, den Entzündungsprozess einzudämmen. Körperliche Schonung (Bettruhe) und engmaschige Kontrollen sind selbstverständlich.

Zusammenfassung

Endokarditis

Entzündung des Endokards, aus dem auch die Herzklappen bestehen; meist ist die Mitralklappe betroffen, seltener die Aortenklappe, nochmals deutlich seltener die Klappen der rechten Herzseite oder weitere Endokardanteile in Ventrikeln oder Vorhöfen

Ursachen

- bakterielle Infektion (akut oder subakut), besonders häufig bei vorgeschädigten Herzen und arterieller Hypertonie
- rheumatisches Fieber

Symptome

- neu aufgetretenes Herzgeräusch je nach betroffener Herzklappe
- Endocarditis lenta: häufig unspezifisch, Müdigkeit, Leistungsschwäche, subfebrile Temperatur, Gelenkbeschwerden, Osler-Knötchen (arterielle Mikroembolie)
- Endocarditis acuta: hohes Fieber, Zerstörung der Herzklappen, arterielle Embolien, Splenomegalie, Anämie, Glomerulonephritis, Arthritiden

Komplikationen

- Anlagerung von Thromben an den Herzklappen (→ arterielle Embolie)
- bakterielle Sekundärinfektion auf vorgeschädigten Klappen
- bleibende Klappenfehler durch Vernarbung (häufig Kombination aus Insuffizienz und Stenose)

Perikarditis

Perikarditis bezeichnet die **Entzündung des Herzbeutels**.

Krankheitsentstehung

Hervorgerufen wird sie zumeist durch **Viren** (Coxsackie u.a.), selten durch Bakterien. In Frage kommen aber auch **fortgeleitete Prozesse** z.B. aus der eng anliegenden Lunge (**Pneumonie, Pleuritis, Tuberkulose**), eine aufs Perikard übergreifende **Myokarditis** oder ein **Herzinfarkt**. Eine **Strahlentherapie** maligner thorakaler Prozesse (Mammakarzinom, Bronchialkarzinom) kann angrenzende Strukturen schädigen, u.a. Perikard oder Lunge. Nicht so selten entsteht sie im Rahmen des **rheumatischen Fiebers**, von dem grundsätzlich alle 3 Schichten des Herzens betroffen sein können. Auch **toxisch-metabolische**, u.a. im Rahmen einer chronischen Niereninsuffizienz (**Urämie**) entstehende Stoffe vermögen eine Entzündung des Perikards hervorzurufen. Entsprechendes gilt für eine Mitbeteiligung im Rahmen eines systemischen **Autoimmunprozesses** wie z.B. einer Kollagenose (SLE, Sklerodermie). Schließlich gibt es auch (sehr selten) **Tumoren** oder (etwas häufiger) Tumormetastasen, die das Herz infiltrieren und zum Bild einer Perikarditis führen. Manchmal lässt sich keine eindeutige Ursache eruieren.

Die Entzündung kann überwiegend **trocken** mit Verklebungen zwischen den beiden Perikard-Blättern verlaufen (**Pericarditis sicca**). Sie kann aber auch (häufiger!) mit kleineren oder größeren **Ergussbildungen** einhergehen (**Pericarditis exsudativa**), die ab einem Volumen von rund **300 ml** zum Bild der **Herzbeuteltamponade** führen. Die exsudative Form entwickelt sich nicht so selten aus einer anfänglichen Pericarditis sicca. Eine Herzbeuteltamponade kann auch durch Einblutung, z.B. nach Stichverletzungen oder im Rahmen eines Infarkts auftreten (Hämoperikard). Die Ventrikel können sich in einem solchen Fall in ihrer Diastole nicht mehr ausreichend weiten, verkleinern also ihr enddiastolisches Volumen. Die entstehende Insuffizienz unterscheidet sich in ihren Auswirkungen auf den Kreislauf nicht wesentlich von der üblichen diastolischen Herzinsuffizienz.

Bei einer **chronischen**, nur langsam fortschreitenden Perikarditis mit Ergussbildung können bis zu 1.000 ml in den Herzbeutel laufen, ohne dass es zur Herzbeuteltamponade kommt, weil sich das Perikard durch allmähliche Dehnung diesem Volumen anzupassen vermag.

Symptomatik

Die Verklebungen zwischen den Perikardblättern bei der **Pericarditis sicca** können dem Patienten erhebliche thorakale **Schmerzen** bereiten – nochmals **verstärkt** bei tiefer Inspiration, bei Husten oder im Liegen wegen der zusätzlichen Bewegungen des Herzens gegenüber seiner Umgebung. Weitere Symptome sind **Tachykardie**, **Dyspnoe** und **Tachypnoe**. Die Abgrenzung gegenüber Herzinfarkt und Lungenembolie ermöglichen in der Regel das vorhandene **Fieber** nebst weiteren Infektzeichen.

Die **Pericarditis exsudativa** verursacht zumeist **keine Schmerzen**, verläuft abgesehen von den Symptomen des verursachenden Infektes sogar asymptomatisch – zumindest bei kleinen Flüssigkeitsmengen zwischen den beiden Blättern. Ein großer Erguss (Herzbeuteltamponade) schwächt die hörbaren Herztöne und führt zur Behinderung der diastolischen Füllung und damit zur globalen **Herzinsuffizienz** einschließlich peripherer **Ödeme**, **gestauter Halsvenen** und evtl. **Lungenödem**.

Gelegentlich finden sich nach einer abgeheilten Perikarditis ausgedehnte **Verwachsungen** (Pericarditis constrictiva) oder sogar **Kalkablagerungen** (Pericarditis calcarea = „**Panzerherz**"), die das Herz ummauern und seine diastolische Füllung hemmen – mit den beschriebenen Folgen.

Diagnostik

Eine überwiegend trockene oder abheilende feuchte Perikarditis führt häufig zu Verklebungen zwischen den beiden Blättern. Es entsteht ein auskultatorisches **Reibegeräusch** im Rhythmus des Herzens, das von dem ähnlichen Geräusch einer Pleuritis (Entzündung der Lungenhaut) durch dessen Entstehen im Rhythmus der Atembewegungen unterschieden werden kann. Die Geräusche sind zumeist in beiden Herzphasen auskultierbar.

Im **Röntgenbild** ist ein großer Perikarderguss an der verbreiterten Herzsilhouette mit typischer Verformung zu erkennen, weil sich die Flüssigkeit der Schwerkraft nach absenkt. Der entstehende Umriss erinnert an einen **Bocksbeutel** (➤ Abb. 5.24).

Die trockene Perikarditis wird im Röntgenbild erst dann nachweisbar, wenn sie im chronischen Stadium fibröse Schwarten gebildet oder Kalksalze eingelagert hat. Im **Computertomogramm** (CT) oder der **Magnetresonanztomographie** (MRT) können frühere Stadien erkennbar werden.

Der Nachweis ist jedoch im Akutstadium insgesamt schwierig, weil Labor oder EKG typischerweise nur dann Hinweise zeigen, wenn das Myokard in die Entzündung einbezogen wird. Selbst die Echokardiographie vermag bei milden Entzündungen nicht weiterzuhelfen.

Therapie

Behandelt wird entsprechend der **Ursache**, soweit dies möglich ist. Zusätzlich oder ersatzweise wird mit antiphlogistisch wirkenden Medikamenten bis hin zu Glukokortikoiden therapiert. Eine Herzbeuteltamponade muss unter sonographischer Kontrolle abpunktiert werden. Ein symptomatisch gewordenes Panzerherz erfordert operative Maßnahmen.

Zusammenfassung

Perikarditis

Entzündung des Herzbeutels

Ursachen
- Viren
- fortgeleitet aus einer Myokarditis, Pneumonie, Pleuritis, Tuberkulose
- begleitend beim Herzinfarkt, akut als Hämoperikard oder reaktiv entzündlich nach 1–2 Tagen
- Urämie (terminale Niereninsuffizienz)
- Autoimmunprozesse, rheumatisches Fieber
- als tumoröse Infiltration, z.B. aus einem Bronchialkarzinom
- als Nebenwirkung einer thorakalen Bestrahlung maligner Prozesse (Mammakarzinom, Bronchialkarzinom, Mediastinaltumoren)
- idiopathisch

Pericarditis sicca: ohne Perikarderguss
- stechende retrosternale Schmerzen, verstärkt im Liegen, bei tiefer Inspiration, beim Husten
- Differenzialdiagnosen: Lungenembolie, Herzinfarkt
- Reibegeräusch auskultierbar, evtl. sogar als sog. Lokomotivgeräusch entsprechend einem offenen Ductus Botalli

Pericarditis exsudativa: mit Perikarderguss
- zumeist keine Schmerzen, bei massivem Erguss gestaute Halsvenen und weitere Zeichen der Globalinsuffizienz
- keine Reibegeräusch auskultierbar, Herztöne leise
- Komplikationen: Herzbeuteltamponade → Kompression des Herzens → Blutdruckabfall, funktionelle Herzinsuffizienz mit peripheren Ödemen und Lungenödem, evtl. Pumpversagen; Panzerherz durch Kalkablagerungen

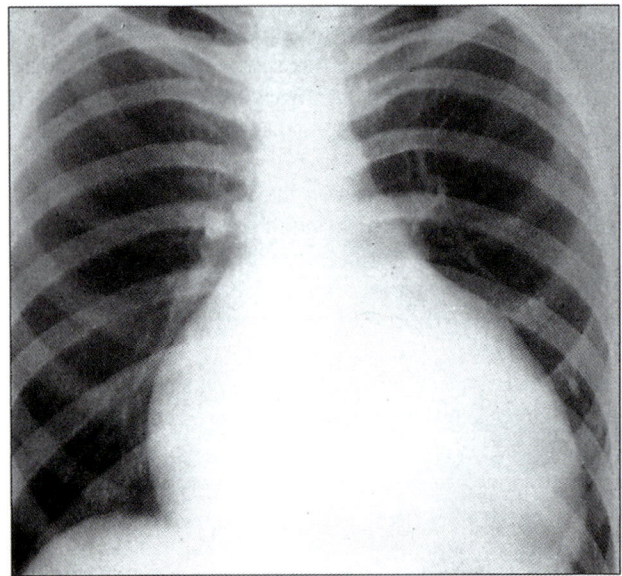

Abb. 5.24 Bocksbeutelherz bei großem Perikarderguss [E288]

5.2.7 Kardiomyopathie und Myokarditis

Unter dem Begriff der Kardiomyopathie versteht man eine zunächst beliebige, **chronisch** gewordene **Erkrankung** (Pathia) des **Herzmuskels** (Myokard). Damit kann die Myokarditis als Teilaspekt einer Kardiomyopathie angesehen werden, soweit sie zu irreversiblen Schäden geführt hat. Der sehr pauschalierte und damit auch ziemlich verschwommene Begriff wurde in den vergangenen Jahrzehnten unterschiedlich definiert, mehrfach umgedeutet und erst 2006 vereinheitlicht. Seither beschreibt man die **Kardiomyopathie** als eine „*heterogene Gruppe von Erkrankungen des Myokards mit mechanischer und/oder elektrischer Dysfunktion, die gewöhnlich (meistens) eine inadäquate ventrikuläre Hypertrophie oder Dilatation aufweist und zahlreiche verschiedene, oft genetische Ursachen hat*" (aus Harrison 2016). Ungeachtet dieser allgemein anerkannten Definition werden die Veränderungen immer noch breit diskutiert und man kann wohl davon ausgehen, dass der Begriff noch eine Weile im Fluss bleiben wird.

Hinsichtlich des entstehenden Bildes lassen sich 3 Formen unterscheiden:
1. **hypertrophe** Kardiomyopathie: Verdickung der linken Kammer
2. **dilatative** Kardiomyopathie: Erweiterung der linken Kammer
3. **restriktive** Kardiomyopathie (seltenste Form): versteifte, unelastisch gewordene Muskulatur ohne deutliche Dickenzunahme, verursacht meist durch Einlagerung von Bindegewebe. In diesen Fällen ist die diastolische Füllung des linken Ventrikels eingeschränkt, weil sich das Myokard nicht mehr ausreichend dehnen lässt. Der linke Vorhof ist üblicherweise dilatiert.

Die weitere Einteilung erfolgt danach, ob es sich um eine **primäre**, im Wesentlichen nur das **Herz** betreffende Veränderung handelt, oder ob **sekundär** systemische Einflüsse **u.a. auch** das Herz einbezogen haben.

Nach ihren **Ursachen** können Kardiomyopathien **angeboren** oder **erworben** sein. Vor allem die **hypertrophe Kardiomyopathie** besitzt häufig eine angeborene, **genetische Komponente**, von der unterschiedlichste Strukturen betroffen sein können. Infrage kommen Proteine der Sarkomere einschließlich ihrer Z-Scheiben, das Zytoskelett, Strukturen der Zell- oder Kernmembran oder Proteine, die in den Stoffwechsel der Zelle oder ihrer Mitochondrien eingebunden sind. Der **Vererbungsmodus** ist mehrheitlich **autosomal dominant**, allerdings mit **unterschiedlicher Penetranz**, sodass längst nicht alle Nachkommen erkennbar betroffen sein müssen.

Von großer Bedeutung ist, dass die im Alltag vorherrschenden hypertrophen und dilatativen **Myokard-Veränderungen**, die in der **Folge angeborener Vitien**, einer **arteriellen Hypertonie** oder eines **Sauerstoffmangels** z.B. bei **KHK** entstanden sind, **nicht** zur Gruppe der Kardiomyopathien gerechnet werden.

> **MERKE**
> **Ausgenommen** vom pauschalierten Begriff der Kardiomyopathie sind Erkrankungen, die als **Folge** einer **strukturellen Erkrankung** des Herzens oder der Gefäße entstanden sind. Damit gehören
> - die Hypertrophie auf der Basis einer peripheren Arteriosklerose und arteriellen Hypertonie,
> - die Herzinsuffizienz aufgrund einer KHK oder als Spätfolge einer Hypertrophie
> - sowie die myokardialen Veränderungen aufgrund angeborener Klappenfehler
>
> **nicht zur Gruppe der Kardiomyopathien**.

Krankheitsentstehung

An dieser Stelle sollen lediglich diejenigen Formen, die für den medizinischen Alltag am ehesten von Bedeutung sein könnten, gelistet werden:

Primäre Kardiomyopathien:
- genetische (angeborene) Formen
- in der Schwangerschaft entstanden, z.B. nach Präeklampsie

Sekundäre, meist dilatative Kardiomyopathien:
- entzündlich-infektiös, z.B. als Folge einer Myokarditis
- entzündlich, nicht infektiös:
  - Kollagenosen und weitere Autoimmunerkrankungen
  - granulomatös, z.B. bei Sarkoidose
- toxisch:
  - Alkohol
  - Chemotherapie bei Krebserkrankungen
  - Schwermetalle, z.B. Blei und Quecksilber
- metabolisch:
  - Hämochromatose
  - Glykogenspeicherkrankheit
  - Mangelzustände (Selen, Thiamin)
  - endokrin (Diabetes, Hyperthyreose, Phäochromozytom)
  - Amyloidose (mehrheitlich restriktiv)
- idiopathisch

Symptomatik

Ganz im Vordergrund stehen die **Symptome der Herzinsuffizienz** mit **Belastungsdyspnoe, Müdigkeit und Schwäche** samt **Blutdruckabfall, Tachykardie** oder **Rhythmusstörungen**. Im Verlauf kann es zum **Lungenödem** oder zu peripheren **Ödemen** kommen. Abhängig von der Ursache sind **Temperaturerhöhungen** möglich.

Diagnostik

Die Diagnostik ist häufig extrem aufwendig, weil vieles – auch jenseits des üblichen medizinischen Alltags – in Frage kommt, bis hin zu genetischen Untersuchungen, soweit familiäre Hinweise vorliegen.

Ursächliche **Therapien** sind üblicherweise nicht möglich. Man versucht, die kardiale Insuffizienz symptomatisch abzumildern.

Myokarditis

Die **Entzündung des Herzmuskels** kann durch eine Vielzahl von Ursachen ausgelöst werden. Sie kann akut oder chronisch verlaufen, symptomatisch oder asymptomatisch, mit oder ohne Folgeschäden.

Entstehen aus einer Myokarditis **bleibende Beeinträchtigungen** der Herzfunktion, wird sie der Gruppe der **Kardiomyopathien** zugeordnet – und zwar zu ihren **sekundären Formen**, weil sie infektiös in der Regel aus einer systemischen Grunderkrankung hervorgeht, z.B. einem fieberhaften Infekt. Aus einer Defektheilung entsteht meist eine **dilatative Kardiomyopathie**.

Krankheitsentstehung

Die Entzündung des Herzmuskels erfolgt entweder als Folge eines **rheumatischen Fiebers** oder, **besonders häufig** (mehr als ein Drittel aller Fälle), durch **Viren**. Beispiele hierfür sind Coxsackie-Viren, Adeno-Viren, Influenza-Viren im Rahmen einer Virusgrippe und andere. **Bakterielle** Myokarditiden sind deutlich seltener, doch ist eine Beteiligung bei der **Diphtherie** (durch deren bakterielle Toxine) oder der Borreliose immer möglich. Auch Abszesse, fortgeleitet z.B. aus einer bakteriellen Endokarditis, kommen im Herzmuskel vor.

Systemische, mit generalisierten **Granulombildungen** einhergehende Erkrankungen wie Ornithose, Typhus abdominalis oder Sarkoidose bilden ihre Granulome auch im Herzen, sodass die entstehende Myokarditis zur Todesursache werden kann. Des Weiteren kommen **Pilze** wie Candida albicans (bei immunsupprimierten Patienten) oder **Protozoen** wie Toxoplasmen oder Trypanosomen in Frage. Zum Beispiel verursachen **Trypanosomen** die in Afrika sehr häufige Chagas-Myokarditis.

Die Granulome, die im Rahmen eines rheumatischen Fiebers im Herzmuskel entstehen, werden als **Aschoff-Geipel-Knötchen** bezeichnet. Allgemein stellen Granulome das Korrelat umschriebener Entzündungen mit Nekrosenbildung dar, bei der u.a. Makrophagen und T-Lymphozyten versuchen, (bakterielle) Erreger oder die mit Fremdorganismen verwechselten Strukturen (rheumatisches Fieber) zu verdauen. Bei der Sarkoidose wurden die Erreger noch immer nicht gefunden, wobei es angesichts der modernen diagnostischen Optionen wahrscheinlich ist, dass sich keiner mehr dafür interessiert. Im Anschluss an die entzündliche Phase entstehen schließlich **Narben** mit möglicher Entwicklung einer myokardialen Insuffizienz.

Toxische Formen wie ein chronischer **Alkoholabusus** oder **Speicherkrankheiten** wie Amyloidose und Hämochromatose gehen meist mit einer chronischen Entzündung des Myokards einher. Sie unterscheiden sich damit letztendlich nicht von einer chronifizierten, infektiösen Form. Im Ergebnis entsteht stets eine **dilatative Kardiomyopathie**.

Bei der alkoholischen Kardiomyopathie gilt eine tägliche Aufnahme von mehr als 100 g reinem Alkohol (z.B. 1 l Wein/Tag) über einen Zeitraum von 10 Jahren als Voraussetzung für ihr Zustandekommen. Als schädigender Faktor steht dabei weniger das Ethanol und mehr das daraus entstehenden Acetaldehyd im Verdacht.

Symptomatik

Kleinere Herde bleiben unerkannt und folgenlos, verursachen höchstens eine vorübergehende Beeinträchtigung der Leistungsfähigkeit. Eine ausgedehnte Myokarditis mit entsprechendem Zelluntergang entspricht aber in der Konsequenz einer **Einschränkung der myokardialen Funktion** entsprechend Insuffizienz oder Infarkt. Dementsprechend kommt es zu Folgen und Symptomen wie **Schwäche**, **Blutdruckabfall**, Tachykardie bzw. pauschal **Rhythmusstörungen** mit Palpitationen, **Dyspnoe**, **Angina pectoris** mit **Thoraxschmerzen** sowie schließlich einer **Dilatation der Herzhöhlen** mit akuter oder sich entwickelnder **Herzinsuffizienz** bis hin zum **Herzversagen**.

Begleitend bzw. vorausgehend sieht man häufig, entsprechend der vorherrschenden viralen Ursache, **grippale Symptome** mit Fieber, Husten, Schnupfen oder gastrointestinalen Veränderungen. Die Myokarditis kann sich dabei lediglich als körperliche Müdigkeit bemerkbar machen, die auch nach dem Abklingen der grippalen Symptome weiter bestehen bleibt.

Rhythmusstörungen zeigen sich bei manchen infektiösen Myokarditisformen auch als absolute oder relative Bradykardien. Eine **relative Bradykardie** bezeichnet einen Puls oberhalb 60/min, der aber z.B. angesichts hohen Fiebers sehr viel schneller zu erwarten wäre. Pro Grad Temperaturerhöhung ist üblicherweise mit einer Frequenzsteigerung von 10 Schlägen/min zu rechnen. Bei einer Ausgangsfrequenz von 70/min würde man bei hohem Fieber von 40 °C demnach 100 Schläge/min erwarten. Liegt der Puls deutlich darunter, ist dies relativ bradykard. **Besonders typisch** ist eine Myokard-Beteiligung mit diesem Symptom für den **Typhus abdominalis**, die **Ornithose** und **Borreliose**, **Q-Fieber**, **Brucellose**, **Gelbfieber**, **Morbus Weil** sowie für die **Influenza** (> Fach Infektionskrankheiten). Bei Typhus und Gelbfieber vermag die relative sogar in eine **absolute Bradykardie** überzugehen (< 60 Schläge/min).

> **MERKE**
> Wird eine systemische Infektionskrankheit von einer relativen Bradykardie begleitet, liegt die Ursache hierfür grundsätzlich in einer Beteiligung des Myokards unter Einbeziehung reizbildender oder reizleitender Strukturen.

Diagnostik

Die ambulante Untersuchung ergibt eher selten Hinweise auf eine Myokarditis. Umso wichtiger ist es, dass man bei Müdigkeit, Leistungsschwäche und sonstigen unspezifischen Symptomen überhaupt an die Möglichkeit einer Myokarditis denkt – entsprechend den Verhältnissen bei der Endocarditis lenta. Dies ist im medizinischen Alltag nicht ganz einfach, weil derartige Anamnesen ungezählte weitere Erkrankungen möglich machen. Zu denken ist u.a. an maligne Erkrankungen, den Beginn einer Autoimmunkrankheit, aber auch an TBC oder einen simplen Eisenmangel. Schließlich könnte auch noch eine (larvierte) Depression dahinter stecken.

Wichtige **Laborwerte** neben Blutbild und BSG sind **CRP** sowie die **Herzenzyme** – v.a. Troponin, Myoglobin, CK-MB und HBDH (= LDH). Eine Erhöhung des CRP ist allerdings nur bei bakteriellen Ursachen zu erwarten. Im **EKG** sind Veränderungen erst bei einer symptomatischen Myokarditis nachzuweisen. Hier finden sich dann evtl. auch **auskultatorisch** Herzgeräusche wie z.B. ein 3. Herzton (Galopprhythmus). Ein **Erregernachweis** aus dem Blut oder anderen Körperflüssigkeiten sollte im Sinne einer optimalen Therapie immer angestrebt werden. In unklaren Fällen, bei denen auch **Echokardiographie**, **MRT** oder **Blutkulturen** nicht weiterhelfen, kommt man manchmal an einer **Myokardbiopsie** (über Herzkatheter) nicht vorbei.

Therapie

Die Therapie erfolgt entsprechend der **Ursache** der Myokarditis. Im Vordergrund stehen **strenge Bettruhe** sowie **Antibiotika** bei bakterieller Ursache. Bei viralen Infektionen wird unspezifisch, teilweise auch mit **Interferonen** behandelt. Autoimmune Formen therapiert man immunsuppressiv u.a. mit Glukokortikoiden. Medikamente wie ACE-Hemmer oder Betablocker dienen der **Entlastung des Herzens**, positiv inotrop wirkende Substanzen (Digitalis) sollen die Funktionsfähigkeit des Herzmuskels verbessern.

Bei einem Versagen der Therapie entsteht zumeist eine **dilatative Kardiomyopathie**.

Zusammenfassung

Myokarditis

Entzündung des Herzmuskels

Ursachen
- Viren, seltener Bakterien, Pilze, Protozoen
- rheumatisches Fieber

Symptome
- unspezifische Symptome wie körperliche Schwäche
- Herzrhythmusstörungen (Tachykardie oder relative Bradykardie)
- Zeichen der Herzinsuffizienz

Labor
- Erhöhung von CK-MB, Troponin, Myoglobin, LDH und evtl. CRP

Komplikationen
- Vor allem Infektionen mit Coxsackie-Viren können mit milden Symptomen und deshalb tückisch verlaufen (z.B. „junger Mann fällt beim Fußballspielen tot um").
- Die höchste Letalität hat die Virus-Myokarditis bei Säuglingen.

5.2.8 Herzrhythmusstörungen

Unter Herzrhythmusstörung versteht man Abweichungen von der normalen **Frequenz** von 60–80 (maximal 100) Schlägen/min **oder** Abweichungen in der **Regelmäßigkeit** dieser Schläge. Nach ihrer Ursache kann man sie in Reizbildungs- und Reizleitungsstörungen unterteilen, was allerdings nur im EKG erkennbar wird.

Wesentliche **Ursachen** von (regelmäßigen) Frequenzabweichungen sind Nebenwirkungen von Medikamenten, Elektrolytstörungen (Kalium, Calcium, Magnesium), endokrine Erkrankungen (Hypo- und Hyperthyreose, Phäochromozytom, Morbus Addison), Anämie, Herzinsuffizienz oder KHK stellvertretend für jede Mangelversorgung der Peripherie sowie elektrische Unfälle. Auch Genussmittel wie Koffein, Nikotin oder Alkohol vermögen bei prädisponierten Menschen tachykarde Rhythmusstörungen auszulösen. Manche Formen der Myokarditis führen zu tachykarden, andere zu bradykarden Rhythmusstörungen. Dasselbe gilt für das Akutstadium des Herzinfarkts. Hirndrucksteigerungen können sowohl bradykarde als auch tachykarde Rhythmusstörungen auslösen.

Das Syndrom des kranken Sinusknotens (**Sick-Sinus-Syndrom**) führt zur Bradykardie, teilweise im Wechsel mit anfallsweise auftretender Tachykardie. Eine vegetative oder psychische Labilität kann über Sympathikus und Parasympathikus Herzrhythmusstörungen auslösen oder verstärken. Des Öfteren wird keine Ursache gefunden.

Herzrhythmusstörungen im engeren Sinne sind **Unregelmäßigkeiten** des Sinusrhythmus (**Sinusarrhythmie**), zusätzlich einfallende Schläge (**Extrasystolen** = ES), **AV-Knoten-Rhythmus** bei ausgefallenem Sinusknoten, dasselbe als **Kammerrhythmus**, **Überleitungsstörungen** entweder als Verzögerung oder als totaler AV-Block, **Vorhofflimmern** und **Kammerflimmern**. Die häufigste Ursache ist ein Sauerstoffmangel z.B. durch eine KHK oder im Rahmen einer Herzinsuffizienz – v.a. auch durch deren Vorhofüberdehnung mit eventuell nachfolgendem Vorhofflimmern.

Sinusbradykardie

Die Sinusbradykardie bezeichnet einen regelmäßigen Sinusrhythmus von **weniger als 60 Schlägen/min.** Sie entsteht durch einen Vagotonus, also relativ zum Sympathikus aktivierten Parasympathikus (N. vagus), physiologischerweise oft im Schlaf. Recht häufig ist sie bei jungen Männern, besonders bei sportlich aktiven bzw. ganz allgemein bei Sportlern. Medikamente wie Digitalis, Betablocker und Calciumantagonisten verlangsamen aufgrund ihres Wirkmechanismus den Herzschlag, sodass je nach Ausgangslage eine Bradykardie entstehen kann. Dies gilt eingeschränkt auch für Morphiumpräparate. Sofern der Sympathikus bei gesteigerten Belastungen ausreichend aktiviert werden kann, bleibt sie folgenlos. Die Bradykardie bei der Hypothyreose lässt sich durch Sympathikusaktivierung nicht ausreichend ausgleichen, sodass Einschränkungen der körperlichen Leistungsfähigkeit entstehen (➤ Fach Stoffwechsel).

Bei extremer Sinusbradykardie von **40 Schlägen/min oder weniger** kann es zu **Kreislaufstörungen** mit Schwindel und Übelkeit kommen, im Einzelfall sogar zu **Adams-Stokes-Anfällen**. Hierbei handelt es sich um **kardiale Synkopen** – kurz dauernde, kardial verursachte Bewusstseinsstörungen infolge des zerebralen Sauerstoffmangels. Dies ist bei der Bradykardie des Spitzensportlers aufgrund dessen riesigen Schlagvolumens nicht zu erwarten.

Therapie

Beschwerdefreie Patienten bedürfen **keiner Therapie**. Bei entsprechender Medikamentenanamnese muss die Dosierung angepasst bzw. die **Medikation umgestellt** werden. Die Hypothyreose lässt

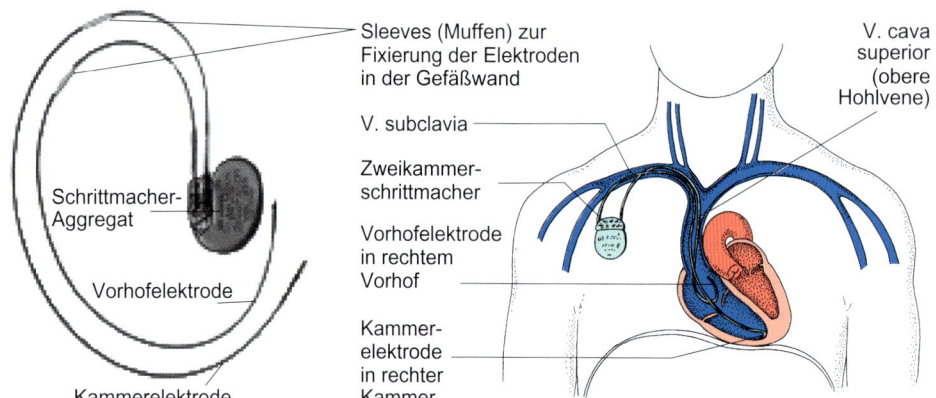

Abb. 5.25 Sensorgesteuerter Herzschrittmacher: Eine Elektrode wird im rechten Vorhof, die andere in der rechten Kammer verankert. [V112; L190]

sich mit Iod oder Schilddrüsenhormonen (L-Thyroxin) behandeln. Bei Adams-Stokes-Anfällen kann man mit **Parasympathikolytika wie Atropin** bzw. dessen modernen Nachfolgern, also Medikamenten, die den Parasympathikus in seiner Wirkung abschwächen, versuchen, eine höhere Frequenz zu erreichen. Notfalls muss ein **Herzschrittmacher** implantiert werden (> Abb. 5.25).

Karotissinus-Syndrom

Der **Karotissinus** ist eine physiologische Gefäßerweiterung am Übergang der **A. carotis communis** in ihre beiden **Aufzweigungen**. Die hier befindlichen Druckrezeptoren werden durch den N. glossopharyngeus (IX. Hirnnerv) innerviert, der u.a. auch sympathische und v.a. **parasympathische Fasern** führt. Bei einem mechanischen **Druck** von außen, z.B. mit dem Finger, resultiert aus der parasympathischen Reizung eine **Bradykardie mit Blutdruckabfall**. Dies ist der Grund dafür, dass man den Puls der A. carotis niemals gleichzeitig beiderseits messen darf. Reflektorisch droht infolge der massiven Parasympathikusreizung sogar ein (vorübergehender) Herzstillstand. Andererseits kann dieser Zusammenhang dazu benutzt werden, die massive Tachykardie eines Patienten durch vorsichtiges und einseitiges Massieren dieser Stelle mit dem Daumen abzumildern.

Es gibt Menschen mit besonderer Empfindlichkeit dieses Bereichs, bei denen bereits ein etwas enger Hemdkragen zu Symptomen wie Bradykardie und Blutdruckabfall mit Schwindel bis hin zu Synkopen führen kann. Manchmal reichen sogar **alltägliche Kopfbewegungen** (Reklination, Drehbewegungen) zur Entstehung von Symptomen aus – z.B. beim Rasieren oder Rückwärtsfahren im Auto. Dies bezeichnet man als Karotissinus-Syndrom.

Diagnostik

Neben der wegweisenden **Anamnese** ist eine sorgfältige Untersuchung unerlässlich, weil (selten) auch einmal ein Tumor im Bereich des Karotissinus ursächlich für die Beschwerden des Patienten sein könnte. Zur Verifizierung der Verdachtsdiagnose bedient man sich unter EKG-Kontrolle und in Reanimationsbereitschaft des **Karotisdruckversuches**, bei dem über mehrere Sekunden ein einseitiger Druck auf den Sinus erfolgt, im positiven Fall mit den erwarteten Symptomen.

Therapie

Therapeutisch kann man die Betroffenen lediglich dazu anhalten, entsprechende **Situationen** im Alltag zu **meiden**. Notfalls muss ein **Schrittmacher** implantiert werden.

Nicht mit dem Karotissinus-Syndrom verwechseln sollte man ein weiteres Krankheitsbild, das ebenfalls mit Bradykardie und Blutdruckabfall bis hin zur kurzzeitigen Bewusstlosigkeit einhergehen kann: die vasovagale Synkope.

Vasovagale Synkope

Von der vasovagalen (= vagovasalen) Synkope betroffen sind überwiegend Menschen mit **niedrigem Blutdruck**, die in einer warmen, evtl. übervollen Umgebung (Straßenbahn, Disco u.Ä.) längere Zeit stehen mussten, alkoholisiert oder erschöpft sind oder unter Schmerzen leiden und in dieser Situation mit einem **emotionalen**, „stressigen" **Ereignis** konfrontiert werden. Man kann diese häufige Form einer Synkope aus dem Zusammenhang heraus auch als „**Emotionssynkope**" bezeichnen.

Der Mechanismus, der die Ohnmacht bewirkt, ist letztlich unklar. In der Regel geht eine kurze Phase der **Sympathikusaktivierung** mit kaltschweißiger Haut und Tachykardie voraus, gefolgt von einem Zeitraum, in dem der **Vagus** den Sympathikus überstimmt. Dies bedeutet u.a. ein venöses Pooling mit Versacken des Blutes in Becken und Beinen sowie eine **Bradykardie**. In dieser Phase kommt es zur zerebralen Minderversorgung und zur **Ohnmacht**.

Therapie

Das Einnehmen einer **horizontalen Körperlage** reicht als therapeutische Maßnahme vollkommen aus. Das Verbringen an die frische Luft beschleunigt die Regenerationsphase.

Sinustachykardie

Mit Sinustachykardie wird eine regelmäßige Schlagfolge von **mehr als 100 Schlägen/min** in körperlicher Ruhe bezeichnet. Ursachen sind ein **Sympathikotonus** – entweder idiopathisch oder als Reaktion auf physische oder psychische Störungen (Angst) bzw. Mangelzustände, Hyperthyreose, Phäochromozytom oder Fieber. Die reaktive Sympathikusaktivierung zeigt sich bei Anämie, Hypoglykämie, Hypotonie bis hin zum Schock und fortgeschrittener Herzinsuffizienz. Des Weiteren kommen eine Myokarditis oder Genussgifte wie Koffein, Nikotin und Alkohol in Frage.

> **MERKE**
> Im Kleinkindesalter ist die Sinustachykardie physiologisch.

Eine Tachykardie hat in der Ruhe keine Auswirkungen. Allerdings wird das subjektiv empfundene Herzklopfen (Palpitation) häufig als störend empfunden. Die **Leistungsfähigkeit** ist **eingeschränkt**, da derjenige Anteil eines vergrößerten Herzzeitvolumens teilweise wegfällt, den das Herz durch Frequenzsteigerungen zur Verfügung stellen kann.

Bei manchen, zumeist herzgesunden Menschen besteht eine **paroxysmale Sinustachykardie** (anfallsweise und selbstlimitierend), oft bei Jugendlichen in körperlicher Ruhe. Meist wird keine Ursache gefunden. Man denkt an eine vegetative Labilität. Extreme Formen mit Frequenzen um 200/min lassen sich auf eine Störung des AV-Knotens zurückführen.

Therapie

Die übliche symptomatische Therapie der Sinustachykardie, sofern sie behandlungsbedürftig ist und sich nicht auf eine Anämie, Hyperthyreose o.ä. gründet, erfolgt vorzugsweise durch **Betablocker**. Diese Substanzen blockieren die β_1-Rezeptoren an Sinusknoten und weiteren kardialen Strukturen, über die der Sympathikus seine Wirkung entfaltet.

> **HINWEIS DES AUTORS**
> Die mit weitem Abstand häufigste Ursache der paroxysmalen Sinustachykardie mit mäßig beschleunigten Frequenzen von wenig mehr als 100 Schlägen/min ist bei Herzgesunden die linksseitige Blockade von Th3 und/oder Th6. Die Blockaden können mit oder ohne begleitendes thorakales Drücken oder Stechen einhergehen. Teilweise besteht eine Inspirationshemmung. Besonders typisch ist ihr Erscheinen in körperlicher Ruhe, z.B. nach dem Zubettgehen. Die Therapie besteht in der chirotherapeutischen Deblockierung und ist umgehend und auf Dauer wirksam, sofern die Blockade nicht rezidiviert. In diesen Fällen ist nach der Ursache zu suchen, u.a. einer skoliotischen Abweichung der Wirbelsäule bei schiefem Becken.

Sinusarrhythmie

Eine mäßig ausgeprägte Sinusarrhythmie findet man recht häufig bei **Kindern** und **Jugendlichen**. Sie hat im Allgemeinen keine Folgen und bedarf **keiner Therapie**, sofern bei der Untersuchung keine zugrunde liegenden Pathologika gefunden werden. Wahrscheinlichste Ursache ist eine rhythmisch wechselnde Fluktuation des sympathischen oder parasympathischen Tonus, sofern sie nicht ohnehin lediglich im Rhythmus der Atmung erscheinen.

Die Arrhythmie oder auch vereinzelte Extrasystolen werden manchmal vom Patienten als **Herzstolpern** (Palpitation) bemerkt, woraus dann evtl. Ängste resultieren. Es versteht sich von selbst, dass jede Arrhythmie einer kardiologischen Abklärung bedarf, bevor dem Patienten die Harmlosigkeit seiner Störung erklärt wird. Die **idiopathische Sinusarrhythmie** ist also grundsätzlich eine **Ausschlussdiagnose**.

Extrasystolen

Vorzeitig und **zusätzlich** in einen normalen Sinusrhythmus **einfallende Kammersystolen** werden als Extrasystolen bezeichnet. Sie können von den Vorhöfen (oberhalb der Ventrikel = supraventrikulär) oder von den Ventrikeln (ventrikulär) ihren Ausgang nehmen. Haben sie ihren Ursprung in den Vorhöfen, werden sie ganz regulär über den AV-Knoten in die Kammern geleitet. Bei ihrer Entstehung in den Ventrikeln besitzen sie eine ganz andere pathologische Qualität, weil sie die Kammererregung und -kontraktion nicht mehr in physiologischer Abfolge veranlassen und möglicherweise auch in Konkurrenz zu einer Erregungswelle, die zur selben Zeit aus dem AV-Knoten in die Kammern übertritt.

Supraventrikuläre Extrasystolen

Die s**upra**v**entrikulären E**xtra**s**ystolen (SVES) bilden sich im **Sinusknoten oder** im **Vorhofmyokard**, zumeist aufgrund einer **Vorhofdilatation** bei Herzinsuffizienz oder Klappenfehler oder aufgrund eines **Sauerstoffmangels** z.B. im Rahmen einer KHK. Bei prädisponierten Menschen vermögen Genussgifte neben tachykarden Rhythmusstörungen auch Extrasystolen auszulösen.

Der Puls zeigt zumeist einen regelmäßigen Grundrhythmus mit vereinzelt einfallenden Zusatzschlägen. Im **EKG** sieht man vorzeitig einfallende P-Wellen. Befindet sich der Entstehungsort in einem der beiden Vorhöfe anstatt im Sinusknoten, sind auch deformierte oder fehlende P-Wellen möglich. In diesem Fall erkennt man lediglich einen regulären, aber vorzeitig eintreffenden Kammerkomplex.

Sporadische SVES haben **keine pathologische Bedeutung**. Wichtiger ist die **Behandlung des Grundleidens**, also z.B. der Insuffizienz, weil SVES einen Vorboten des Vorhofflimmerns darstellen können.

Ventrikuläre Extrasystolen

Ventrikuläre **E**xtra**s**ystolen (VES) sind, solange sie selten sind (nur wenige pro Minute), ebenfalls harmlos. In **größerer Anzahl** oder **direkt aufeinander folgend** sind sie **therapiebedürftig**. Sie zeigen dann ernsthafte Störungen des Myokards oder auch des Erregungsleitungssystems an, zumeist einen **Sauerstoffmangel**.

Im zeitlichen Zusammenhang mit einem **Herzinfarkt** treten nahezu immer VES auf, weil in den ischämischen Randzonen des Infarkts mit ihrem erniedrigten und schwankenden Ruhepotenzial laufend Aktionspotenziale gebildet und in die Kammern hineingeleitet werden. Weitere Ursachen sind **Myokarditis** und **Herzinsuffizienz**, bei denen ebenfalls eine Sauerstoffnot der Muskelzellen besteht. Auch **Herzglykoside** können VES auslösen.

Im **EKG** sieht man rezidivierend verformte Kammerkomplexe (QRS), weil die Kammererregung nun nicht über den AV-Knoten zeitlich und richtungsmäßig geordnet erfolgt, sondern aus irgendeinem Kammerzentrum in alle Richtungen. Die Automatie des Sinusknotens ist in aller Regel nicht gestört. Dies bedeutet, dass diejenigen Erregungswellen, die im zeitlichen Zusammenhang mit VES über den AV-Knoten geleitet werden, auf ein refraktäres Kammermyokard treffen und somit auch keine Erregung auszulösen vermögen. Erst der nachfolgende Impuls aus dem Sinusknoten führt wieder zu einer geordneten Kammerkontraktion. Im EKG erkennt man diesen Zusammenhang an dem vorzeitig einfallenden, deformierten Kammerkomplex der VES mit nachfolgender, kompensatorischer Pause.

Therapie

Eine erfolgreiche Therapie ventrikulärer Extrasystolen, sofern sie therapiebedürftig sind, kann große Schwierigkeiten bereiten. Neben der Behandlung der zugrunde liegenden Ursache kann sie versuchsweise z.B. durch Betablocker erfolgen. Häufig benötigt werden Antiarrhythmika, Medikamente mit potenziell erheblichen Nebenwirkungen.

AV-Block

AV-Block bedeutet eine **Blockade der Überleitung im AV-Knoten**. Er kann unterschiedliche Ausprägungen haben und wird deshalb unterteilt:
- **AV-Block I. Grades:** Es besteht lediglich eine mehr oder weniger deutlich **verlängerte Überleitungszeit** (PQ-Zeit > 0,21 s). Bei einem Sportlerherzen mit seinem Vagotonus ist er (in Ruhe) physiologisch.
- **AV-Block II. Grades:** Er lässt sich nach Mobitz bzw. Wenckebach unterteilen in Überleitungen, die nur noch bei jedem 2., 3. oder 4. Impuls des Sinusknotens zustande kommen, und in solche, bei denen zunehmend längere Überleitungszeiten bis zum kompletten Block auftreten.
- **AV-Block III. Grades:** Hier leitet der AV-Knoten überhaupt nicht mehr über, sodass ein **Kammereigenrhythmus** entsteht, der von einem Automatiezentrum in AV-Knoten oder His-Bündel, in ungünstigen Fällen aber auch aus den Kammerschenkeln oder sogar Purkinje-Fasern seinen Ausgang nimmt. Solche Patienten müssen mit einem **Herzschrittmacher** versorgt werden, weil ein Kammerrhythmus unter 40 Systolen/min zu zerebralen Symptomen mit Synkopen führt. Im EKG erkennt man bei einem drittgradigen AV-Block P-Wellen und QRS-Komplexe, die völlig unabhängig voneinander auftreten.

Mögliche Ursachen gestörter Überleitung sind KHK, Myokarditis, Herzinsuffizienz, Elektrolytstörungen oder angeborene Herzfehler.

Vorhofflimmern

Vorhofflimmern (**VHF** oder **AF**; „a" für atrial) bedeutet andauernd in großer Zahl von einem überlasteten und mangelversorgten, evtl. fibrosierten **Vorhofmyokard** gebildete **kreisende Erregungen**, wodurch der Sinusknoten seine Befehlshoheit verliert. Die Frequenz liegt meist bei weit über **350/min** Bei einer Frequenz von **250–300/min** spricht man von **Vorhofflattern**. Eine Kontraktion der Vorhöfe ist beim Flattern oder Flimmern nicht mehr möglich, sodass die Vorhöfe auch nicht mehr zur spätdiastolischen Füllung der Kammern beitragen können. Das Schlagvolumen der Ventrikel ist demzufolge um 10–15 ml vermindert.

Die übliche **Ursache** ist ein ausgeprägter **Sauerstoffmangel** des Vorhofmyokards. Die wesentlichen zugrunde liegenden bzw. begleitenden Erkrankungen sind
- Herzinsuffizienz
- arterielle Hypertonie
- KHK
- Mitralisfehler (Stenose, Insuffizienz)
- genetische Faktoren
- Folge eines Herzinfarkts
- endokrine Ursachen wie Hyperthyreose, Phäochromozytom und Diabetes mellitus

Nicht so selten wird keine Ursache gefunden (idiopathisch). In Deutschland rechnet man mit mindestens 1 Million Betroffener (1–2 % der Bevölkerung), wobei nach dem 60. Lebensjahr mindestens 3 % und nach dem 80. bereits > 15 % der Menschen darunter leiden. Damit stellt das Vorhofflimmern die **häufigste dauerhafte Herzrhythmusstörung** überhaupt dar.

Manchmal erscheint es auch **paroxysmal** (anfallsartig) bei ansonsten gesunden und beschwerdefreien jüngeren Menschen und kann dann Minuten, Stunden oder auch einmal Tage bestehen bleiben. Ein möglicher Triggermechanismus besteht in einem Alkoholabusus.

Symptomatik

Beim Vorhofflimmern entstehen Erregungswellen in großer Zahl (> 350/min). Die Siebfunktion des AV-Knotens schützt zwar die Kammern vor einer entsprechenden Extremfrequenz, doch läuft trotz aller Überleitungsverzögerung eine ständig wechselnde Zahl an Impulsen in immer noch recht hoher Frequenz in die Kammern hinein. Es resultiert eine **Tachyarrhythmie**, die durch ihre verkürzte Diastolendauer das Schlagvolumen nochmals vermindert. Die **unzureichende Ventrikelfüllung** infolge der fehlenden Vorhofsystole sowie die evtl. bereits bestehende **Herzinsuffizienz** werden also weiter verstärkt. Eher **selten** kommt es bei begleitender AV-Knoten-Fehlfunktion auch zur **Bradykardie**.

Entsprechend der in der Regel hohen Herzfrequenz und der unzureichenden diastolischen Füllung der Kammern bestehen subjektiv **Palpitationen**, **Müdigkeit** und **eingeschränkte Belastbarkeit** mit Dyspnoe und evtl. Schwindel oder sogar Synkopen – ganz besonders bei ohnehin bereits eingeschränkter Herzfunktion. Allerdings treten gerade bei den bevorzugt betroffenen älteren Patienten häufig **keinerlei Beschwerden** auf, sodass sie gar nicht oder höchstens zufällig diagnostiziert werden. In diesen Fällen ist dann so manches Mal ein **Schlaganfall** (Hirninfarkt) der erste Hinweis auf die Erkrankung.

Ein besonderes Problem des Vorhofflimmerns besteht in der häufigen **Thrombenbildung** in der zumeist aufgeweiteten **Vorhofhöhle** mit randwärts, v.a. im Bereich des **linken Herzohrs** stillstehender Blutsäule (→ Stase des Blutes als eine Hauptursache der Thrombenbildung). Ursache der Blutstase ist die fehlende Vorhofsystole, wodurch der Blutfluss aus den zuführenden Venen in der Diastole der Ventrikel im Wesentlichen nur noch die zentralen Anteile der Vorhofhöhlen betrifft. Die größte Gefahr hierbei besteht in der Möglichkeit, dass sich ein solcher Thrombus aus dem zumeist betroffenen **linken Vorhof** löst und als **arterieller Embolus** einen Schlaganfall, Nieren- oder Milzinfarkt bzw. eine arterielle Embolie der Extremitäten verursacht. Thrombenbildungen im rechten Vorhof sind insgesamt selten. In diesen Fällen führt ein sich lösender Embolus zur Lungenembolie.

Diagnostik

Im **EKG** sieht man anstelle der P-Wellen nur noch hochfrequente Wellenbewegungen kleiner Amplitude, unterbrochen durch reguläre Kammerkomplexe. Die Abstände der R-Zacken sind unregelmäßig und wegen der Tachykardie verkürzt. In der **Echokardiographie** erkennt man die fehlende Vorhofkontraktion und eventuell auch die Ursache des VHF. Nicht so selten findet man daneben aufgrund unzureichender Ventrikelfüllung ein peripheres **Pulsdefizit**, zumindest bei zusätzlicher Herzinsuffizienz.

Therapie

Ein akut aufgetretenes Vorhofflimmern kann man mit antiarrhythmisch wirkenden **Medikamenten** manchmal wieder in einen Sinusrhythmus verwandeln. Bei jüngeren Patienten besteht zusätzlich eine gewisse Selbstheilungsrate. Alternativ steht seit etlichen Jahren die **Katheterablation** zur Verfügung, bei der über einen in den Vorhof vorgeschobenen Herzkatheter die Zonen der pathologischen Erregungsbildung durch Strom koaguliert werden, wodurch sehr häufig wieder ein Sinusrhythmus erreicht wird. Eventuell muss die Ablation 1- oder 2-mal wiederholt werden, bis der Erfolg dauerhaft eintritt. Die Methode ist natürlich für jüngere Patienten gegenüber einer medikamentösen Dauertherapie langfristig die weit bessere Wahl, auch wenn die Herzkatheterisierung, erst recht in Verbindung mit den Koagulationen, als invasive Methode nicht risikofrei sein kann. Besteht das VHF schon längere Zeit (> 1 Jahr) oder ist die zugrunde liegende Schädigung nicht beeinflussbar, wird man versuchen, die Überleitung im AV-Knoten so weit zu bremsen, dass ein zwar immer noch unregelmäßiger, aber wenigstens nicht zu schneller Kammerrhythmus erreicht wird. Geeignet hierfür sind **Betablocker**, **Herzglykoside** und **Calciumantagonisten** wie Verapamil. Die Basistherapie besteht, abhängig von zugrunde liegenden Faktoren, v.a. in ACE-Hemmern und Statinen.

Die **Thromboseprophylaxe** wird von etwaigen **Risikofaktoren** für thromboembolische Ereignisse abhängig gemacht. Dazu zählen z.B. **Lebensalter** (unter 65, 75 oder bereits über 75 Jahre), **Vorerkrankungen** wie arterielle Hypertonie, Diabetes mellitus und Herzinsuffizienz, weibliches Geschlecht und die Anamnese z.B. hinsichtlich eines **Schlaganfalls** in der Vorgeschichte.

Letztendlich kann man davon ausgehen, dass nur kardial unvorbelastete Personen unter 65 Jahre auf Antikoagulanzien verzichten dürfen. Allen anderen Patienten wird nach den Leitlinien eine Therapie mit Marcumar® oder einer der modernen Alternativen dringend ans Herz gelegt, um das hohe Schlaganfallrisiko zu minimieren. 100 mg **ASS**/Tag gelten bei dieser Indikation selbst in Kombination mit Clopidogrel als **ineffektiv**.

Kammerflattern, Kammerflimmern

Erregungen der Kammern mit einer Frequenz von **200–300/min** bezeichnet man als **Kammerflattern**, über **300/min** als **Kammerflimmern**. Kammerflimmern führt unbehandelt innerhalb weniger Minuten zum (Hirn-)Tod, weil ein flimmernder Ventrikel mit seinen unkoordinierten Erregungswellen weder Diastole noch Systole aufweist, also auch kein Blut auswirft. Funktionell besteht demnach ein **Herzstillstand**.

Kammerflimmern entsteht meist durch eine massive **Sauerstoffnot**, z.B. bei fortgeschrittener Herzinsuffizienz, instabiler KHK, massiver Myokarditis, beim Herzinfarkt oder später aus den Randbereichen der sich bildenden Narbe. Auch Elektrounfälle oder ein WPW-Syndrom können zum Kammerflimmern führen. Beim **W**olff-**P**arkinson-**W**hite-Syndrom bestehen akzessorische Leitungsbahnen, welche die Vorhoferregung am AV-Knoten vorbei in die Kammern leiten, wodurch dessen Überleitungsverzögerung nicht mehr zur Verfügung steht.

Diagnostik

Der Patient befindet sich im **Koma**. Je nach Zeitintervall, das seit Beginn des Kammerflimmerns vergangen ist, kann die Atmung noch als Tachypnoe, zumindest als Schnappatmung vorhanden sein. Eventuell besteht aber auch bereits ein kompletter **Herz-Kreislauf-Stillstand** mit fehlender Atmung und weiten, reaktionslosen Pupillen.

Pulse können beim Kammerflimmern grundsätzlich nicht getastet werden. Auskultatorisch besteht ein Herzstillstand. Der Blutdruck ist nicht vorhanden, also auch nicht messbar. Die eigentliche Diagnose eines Kammerflimmerns lässt sich ausschließlich aus dem **EKG** stellen. Hier finden sich statt der QRS-Komplexe nur noch wellenförmige Bewegungen (Flimmerwellen).

Therapie

Nach Verständigung des Notarztes muss umgehend mit der **äußeren Herzdruckmassage** begonnen werden, bei Bedarf ergänzt durch die **Beatmung**, um bis zum Eintreffen des Notarztes wenigstens eine Grundversorgung des Organismus sicherzustellen. Idealerweise findet sich in erreichbarer Entfernung ein Defibrillator, der durch eine Hilfsperson herbeigeschafft und bedient werden kann.

Zusammenfassung

Herzrhythmusstörungen

Abweichungen von der normalen Herzfrequenz und/oder in der Regelmäßigkeit der Herzschläge
- **Sinusbradykardie:** < 60 Schläge/min
- **Sinustachykardie:** > 100 Schläge/min
- **Karotissinus-Syndrom:** besondere Empfindlichkeit des Karotissinus, bei Reizung Bradykardie und Blutdruckabfall aufgrund parasympathischer Stimulation
- **Vasovagale Synkope:** kurzfristige bradykarde Bewusstlosigkeit (Synkope) bei Menschen mit der überwiegend anzutreffenden Trias hypotone Ausgangslage, typische beengende Umgebung, emotional aufwühlendes Ereignis
- **Supraventrikuläre Extrasystolen:** zusätzlich zum Grundrhythmus in den Vorhöfen gebildete Erregungsimpulse, reguläre Kammerkomplexe im EKG
- **Ventrikuläre Extrasystolen:** zusätzlich in den Kammern entstehende Erregungen, deformierte Kammerkomplexe im EKG
- **AV-Block:** Verzögerung oder vollständige Unterbrechung der Überleitung in die Kammern
- **Vorhofflattern:** 250–300 Schläge/min
- **Vorhofflimmern:** ≥ 350 Schläge/min; häufigste Rhythmusstörung; Komplikation: Thrombenbildung im Vorhof → arterieller Embolus → Schlaganfall oder periphere Embolie
- **Kammerflattern:** 200–300 Schläge/min
- **Kammerflimmern:** ≥ 300 Schläge/min; Dauererregung der Kammermuskulatur, z.B. bei Herzinfarkt; kein Blutdruck, keine peripheren Pulse (funktioneller Herz-Kreislauf-Stillstand); Therapie besteht in Defibrillation; steht kein Defibrillationsgerät zur Verfügung, kann (mit geringsten Erfolgsaussichten) ein präkordialer Faustschlag versucht werden; bei Erfolglosigkeit: Herzdruckmassage, nach Bedarf zusätzliche Beatmung

5.2.9 Herzneurose

Die Herzneurose ist eine häufige „Erkrankung" überwiegend junger Menschen. Man fasst hierunter **subjektiv empfundene Störungen** im Bereich des Herzens bzw. kardialen Thoraxbereichs zusammen, die objektiv mittels EKG, Echokardiographie oder weiterer Untersuchungsmethoden nicht nachweisbar oder erklärbar sind. Häufig erfolgt dann scheinbar folgerichtig die entsprechende Einordnung dieser Menschen in die große psychosomatische Schublade der Medizin.

Symptomatik

Mögliche Symptome sind ein Enge- bzw. Druckgefühl oder auch stechende Schmerzen der linken Thoraxseite fast immer in körperlicher Ruhe, paroxysmale Tachykardie ebenfalls in körperlicher Ruhe, besonders häufig nach dem Zubettgehen, und Atemnot nicht unter Belastung, sondern als Ruhedyspnoe, die sich oft darin äußert, dass nicht richtig durchgeatmet werden kann. Es kommt dabei in aller Regel zur Inspirationshemmung. Tachykardien oder auch Arrhythmien können im Einzelfall vollkommen **ohne thorakale Beschwerden** bestehen.

Laut Pschyrembel ist die „Herzneurose eine Form der somatoformen autonomen Funktionsstörung mit innerer Unruhe, Herzschmerz und der Furcht, herzkrank zu sein, gedrückter Stimmung, Selbstunsicherheit und Ängstlichkeit bis hin zur Vernichtungsangst; Vorkommen v.a. zwischen dem 18. und 40. Lebensjahr; auslösende Faktoren sind oft Trennungssituationen (z.B. Todesfall)".

Im Normalfall wird bei der gründlichen Durchuntersuchung **nichts gefunden**. Manchmal hat der Patient aber auch „Glück" und der Kardiologe findet in der Echokardiographie einen Mitralklappenprolaps, der zwar in aller Regel keinerlei Auswirkungen auf die Herzarbeit hat und erst recht keine vergleichbaren thorakalen Beschwerden verursacht, durch den der Patient aber nun vor Hausarzt, Familie und sich selbst etwas vorweisen kann, was seine Ängste rechtfertigt.

HINWEIS PRÜFUNG
Patienten mit Herzneurose als **psychogener Organneurose** neigen aus ihrer nachvollziehbaren Angst heraus dazu, ihre Symptome **hypochondrisch** zu beobachten. Erfahrungsgemäß besteht aber **kein Suchtpotenzial** (Alkohol, Beruhigungsmittel). Des Weiteren versteht es sich von selbst, dass die Herzneurose **keinerlei kardiale Folgekrankheiten** nach sich ziehen kann, weil das Herz definitionsgemäß gar nicht erkrankt ist.

Nicht verwechseln darf man die Herzneurose mit paroxysmalen Tachykardien, die z.B. (angeblich) bei vegetativ labilen Menschen, aber auch bei Anämie, beim Phäochromozytom oder bei hyperthyreoten Zuständen in wechselnder Ausprägung auftreten können. Präkordiale Schmerzen bestehen hierbei üblicherweise nicht.

Therapie

HINWEIS DES AUTORS
Die mit weitem Abstand häufigste Ursache funktioneller Herzbeschwerden (Herzneurose) besteht in der **Blockade** eines oder beider „**Herzwirbel" Th3 und Th6**. Diese Wirbel verursachen, soweit die Blockade linksseitig auftritt, alle üblichen Symptome der Herzneurose. Bei einer skoliotischen Fehlhaltung der oberen BWS kommen auch einmal weitere Blockaden zwischen Th2 und Th6 in Frage. Selbst Spasmen der Koronargefäße (Prinzmetal-Angina) können beobachtet werden. Sämtliche Symptome funktioneller Herzbeschwerden lassen sich zwanglos aus einer Irritation der spinalen Interkostalnerven, teilweise auch aus der Head-Zone des Herzens heraus verstehen. Hier erfolgt die Verschaltung und gegenseitige Beeinflussung thorakaler Spinalnerven mit dem sympathischen Grenzstrang (➤ Fach Neurologie).
Das Auftreten bzw. die Verschlimmerung in der Ruhe ist typisch für jede Blockade eines Wirbelgelenkes. Das häufige Auftreten der Symptome im Bett bzw. pauschal während längerer Ruhephasen – nicht unter Belastung! – ist also nicht verwunderlich. Dasselbe gilt für die angeblich „hypochondrische Beobachtung" der Beschwerden, denn Schmerzen im thorakalen Bereich des Herzens benötigen keinerlei Beobachtung; sie führen genau dann zu Ängsten, wenn sie auftreten.

> Die medizinisch übliche Abgrenzung des ebenfalls psychosomatisch definierten Da-Costa-Syndroms, bei dem sich zu den Symptomen der Herzneurose noch eine Hyperventilation hinzugesellt, beruht aus Sicht des Autors ebenfalls auf einem Missverständnis: Die teilweise infolge der Inspirationshemmung zu beobachtende Dyspnoe der Betroffenen führt gerade zur Hyperventilation. Demzufolge erscheint das **Da-Costa-Syndrom** eher als **Teilaspekt** der Herzneurose.
> Die Therapie besteht folgerichtig in der chirotherapeutischen **Deblockierung**, woraufhin die Beschwerden umgehend und dauerhaft verschwinden, sofern die Blockade nicht erneut auftritt, z.B. als Folge eines übersehenen Beckenschiefstandes oder im Rahmen einer geopathischen Belastung.
> Diese Zusammenhänge ließen sich in 20 Jahren allgemeinmedizinischer und chirotherapeutischer Tätigkeit vielhundertfach bestätigen, sollten jedoch in der Heilpraktikerprüfung nicht erwähnt werden.
> Der Symptomenkomplex der Herzneurose lässt sich durch Anamnese und Untersuchung von den Auswirkungen kardialer Erkrankungen recht zuverlässig abgrenzen. Letztendlich aber kann ein Beschwerdebild, das mittels einer einfachen chirotherapeutischen Maßnahme zu beheben ist, von vornherein nicht irgendwelchen kardialen oder psychischen Ursachen zugeordnet werden. Ist man also in der Chirotherapie geübt und vermag die zugrunde liegenden Blockaden zu lösen, dient die hiermit erreichte Heilung gleichzeitig der Abgrenzung aller anderen differenzialdiagnostisch erwogenen Erkrankungen. Ein Wirbel ist schnell deblockiert, das Ergebnis umgehend überprüfbar.

5.3 Erkrankungen der Arterien

5.3.1 Aneurysma

Als Aneurysma definiert man die umschriebene, sackartige oder spindelförmige **Ausweitung einer arteriellen Gefäßwand**, die in diesem Bereich gleichzeitig extrem verdünnt ist. Diese Verdünnung geht auf Kosten der Media, die wenig Muskulatur und kaum noch elastische Fasern enthält. Intima und Adventitia sind erhalten, letztere sogar teilweise verstärkt.

Man kann zwischen **echten** (Aneurysma verum) und **falschen** (Aneurysma spurium) Aneurysmen unterscheiden, was aber für den Heilpraktiker keine Bedeutung besitzt (> Abb. 5.26). Es gibt auch die Möglichkeit eines Intimaeinrisses, sodass sich das Blut zwischen Intima und Adventitia einen Hohlraum im Bereich der Media, evtl. sogar unter deren Verdrängung entlang der Arterienwandung schafft (**Aneurysma dissecans**), in der Aorta oft über längere Strecken. Dieses Blut mündet dann nach einer gewissen Wegstrecke zumeist wieder im eigentlichen Gefäßlumen.

Krankheitsentstehung

Aneurysmen sind teilweise **angeboren**, v.a. **zerebral**. Häufiger entstehen sie in der Folge **hoher, umschriebener Drücke** und Verwirbelungen in Arterien – im Bereich von Stenosen und Gefäßabgängen, an **arteriosklerotischen Plaques** oder in späten Phasen einer Syphilis (Mesaortitis luica) oder Vaskulitis durch deren entzündliche Wandschwächung. Als mit weitem Abstand **häufigste Ursache** erworbener Aneurysmen gilt in den westlichen Ländern die **Arteriosklerose**. Dies bedeutet, dass sämtliche Risikofaktoren der Arteriosklerose gleichzeitig diejenigen erworbener Aneurysmen darstellen müssen – von der arteriellen Hypertonie über Hypercholesterinämie, Diabetes mellitus und Nikotinabusus bis hin zu hohen Homocysteinspiegeln oder Adipositas. Gleichzeitig geht daraus hervor, dass überwiegend **ältere Menschen** betroffen sind.

Auch in der **Ventrikelwandung** kommt es im Rahmen eines Herzinfarktes zu Aneurysmen, solange im Bereich der Infarktnekrose noch keine stabile Narbe entstanden ist. Seltener entstehen Aneurysmen in varikösen **Venen** der Beine, hervorgerufen durch den Rückstau des Blutes mit teilweise sehr hohen Drücken, die auf eine dünne Venenwand einwirken.

Am häufigsten sind Aneurysmen der **Aorta**; nicht so selten findet man sie auch an den zerebralen **Folgegefäßen der A. carotis interna**. Hier sind sie in der Regel angeboren.

Symptomatik

Kleinere Aneurysmen sind **meist asymptomatisch** und werden eher zufällig entdeckt. Ein großes Aneurysma der Bauchaorta vermag evtl. **Bauch-** oder **Rückenschmerzen** zu verursachen, fällt jedoch überwiegend eher durch seine **Pulsationen** oder im Rahmen einer anderweitig veranlassten abdominellen Sonographie auf. Aneurysmen zerebraler Gefäße lösen durch Druck auf anliegende Strukturen

Differenzierung der Aneurysmen

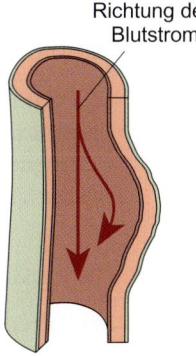
Aneurysma verum

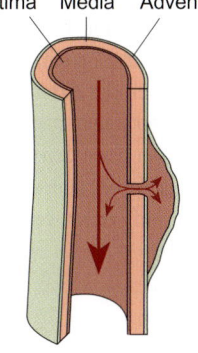
Aneurysma spurium

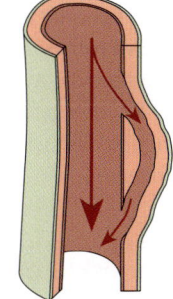
Aneurysma dissecans

Abb. 5.26 Darstellung der verschiedenen Aneurysmen [L115]

manchmal **Kopfschmerzen** aus, v.a. bei Blutdruckerhöhungen lediglich in Bereiche, die in der Regel wegen der besonders effizienten zerebralen Autoregulation asymptomatisch sind (systolisch bis 180 mmHg). Ein wichtiger anamnestischer Hinweis eines Betroffenen bestünde also in Kopfschmerzen unter körperlicher Belastung.

Entsteht ein Aneurysma im Kontakt mit einem Organ, also z.B. ein Aortenaneurysma dort, wo die Aorta thoracica dem Ösophagus anliegt, kommt es zu einer Impression und hierdurch bedingt auch zu Beschwerden. Im gewählten Beispiel würde eine Dysphagie (Schluckstörung) entstehen. Die Kompression des Ductus thoracicus führt zum Rückstau der Lymphe in den Bauchraum und damit zum chylösen Aszites. Ein **Aneurysma dissecans** der Aorta thoracica kann **heftigste Schmerzen** auslösen, die mit einem Herzinfarkt verwechselt werden können.

Komplikationen

Die wesentliche Gefährdung des Patienten besteht in der **Ruptur** des Aneurysma, die bei Befall einer großen Arterie wie der Aorta zum inneren Verbluten führt. Zerebral kommt es zur Massenblutung mit Verdrängung und Schädigung der Strukturen. **Thrombosierungen** und Durchblutungsstörungen nachgeschalteter Gewebe oder thorakale bzw. abdominelle Schmerzen sind weitere mögliche Symptome und Komplikationsmöglichkeiten. Löst sich ein Thrombus, entsteht distal des Aneurysmas eine akute **arterielle Embolie**. Wird eine Nierenarterie in das Geschehen einbezogen und stenosiert, entsteht eine (renale) **Hypertonie**.

Diagnostik

Diagnostisch wird das Aneurysma durch **Ultraschall**, **Angiographie** oder **CT** nachgewiesen. Ein großes Aneurysma der Aorta abdominalis kann als pulsierender Tumor getastet, bei schlanken Menschen sogar gesehen werden. Hinweise erhält man durch die **Auskultation**, bei der häufig Geräusche durch Stenosierung oder Verwirbelungen über dem betroffenen Abschnitt hörbar werden.

Therapie

Kleinere, zufällig entdeckte Aneurysmen mit stabiler Wandung werden lediglich beobachtet, wobei man versucht, über eine adäquate **Therapie der Risikofaktoren** ein weiteres Wachstum zu verhindern. Wird bei großen Aneurysmen eine Therapie erforderlich, erfolgt sie **operativ** bzw., wenn immer möglich, durch Stabilisierung mittels **Prothese** (Stent) im Lumen der Arterie. Der Katheter wird dazu über die A. femoralis in der Leiste nach proximal in die korrekte Position geführt, an der man dann den Stent zur Entfaltung bringt. Ist das nicht möglich, muss über eine offene Operation der betroffene Gefäßanteil entfernt und ersetzt werden.

5.3.2 Arteriosklerose

Sklerose heißt Verhärtung. Arteriosklerose bedeutet also **Arterienverhärtung**. Nach der Definition der WHO ist sie eine *„variable Kombination von Intimaveränderungen der Arterien, die aus einer fokalen (umschriebenen) Anhäufung von Lipiden, Kohlenhydraten, Blut und Blutprodukten, fibrösem Gewebe und Kalkablagerungen besteht und mit Mediaveränderungen einhergeht."*

Die Arteriosklerose lässt sich in **3 Formen** unterteilen:
- **Mönckeberg-Sklerose** (Mediasklerose): Sklerose mittelgroßer Arterien
- **Arteriolosklerose:** Sklerose kleiner Arterien und Arteriolen
- **Atherosklerose:** eigentliche Arteriosklerose, für die auch die o.a. Definition der WHO gedacht ist

Mönckeberg-Sklerose

Dieser Typ befällt **mittelgroße Arterien** wie die Arterien der **Extremitäten**. Wie der synonym gebrauchte Name Mediasklerose besagt, ist fast ausschließlich die **Media** dieser Gefäße betroffen. Es entstehen herdförmige degenerative Veränderungen und Nekrosen der glatten Muskelzellen, die dann sekundär **verkalken**. Die Kalkeinlagerungen treten spangenförmig in recht gleichmäßigen Abständen auf, wodurch die Gefäße insgesamt das Aussehen einer Trachea (Luftröhre) erhalten. Man bezeichnet sie daher auch als **Gänsegurgelarterien**.

Gehäuft findet man die Erkrankung bei Männern, im fortgeschrittenen Lebensalter und hier besonders im Zusammenhang mit einem Diabetes mellitus, einer Kortisontherapie oder Niereninsuffizienz.

Krankheitsentstehung

Die Ursache der Sklerosierung ist **nicht bekannt**. Man könnte sich jedoch aus dem Zusammenhang der Gefäßwanddicke mittelgroßer Arterien und den Begleitumständen **ischämische Nekrosenbildungen** gut vorstellen: Mittelgroße Arterien verfügen nicht mehr über eigene Vasa vasorum; ihre Gefäßwand muss über das durchströmende Blut und aus der Umgebung ernährt werden. Ein Diabetes mellitus führt regelhaft zu Diffusions-, also Ernährungsstörungen aller peripheren Gewebe. Dieselbe Folge lässt sich bei einem chronischen Überangebot an Glukokortikoiden beobachten. Bei der chronischen Niereninsuffizienz entstehen toxische Stoffwechselmetabolite, welche die Schädigung von Gewebestrukturen verursachen können.

Symptomatik

Die Folgen der Mediasklerose sind üblicherweise gering bzw. überhaupt nicht relevant, weil die mittelgroßen Arterien zum Gesamtwiderstand der Gefäße kaum etwas beitragen. Aus diesem Grund entstehen in der Regel auch **keine Symptome**.

Diagnostik

Der Puls erscheint an solchen Arterien wegen der Unnachgiebigkeit der Gefäßwand auffallend hart. Daneben können auch die Gefäße selbst, soweit sie wie die A. radialis einer direkten Palpation zugänglich sind, als starres Rohr getastet werden.

Therapie

Die Veränderungen sind **irreversibel**. Man kann lediglich versuchen, den weiteren Fortgang durch Behandlung der Ursache aufzuhalten.

Arteriolosklerose

Die Sklerose der **kleinen Arterien und Arteriolen**, also der Widerstandsgefäße, betrifft zunächst bevorzugt die Gefäße der **Bauchorgane**, im weiteren Verlauf jedoch auch andere Regionen wie u.a. **Augen** und **Gehirn**.

Auch die **Mikroangiopathie** des langjährigen Diabetikers stellt eine **Arteriolosklerose** dar (> Fach Stoffwechsel).

Krankheitsentstehung

Die genauen Zusammenhänge der Entstehung sind letztlich unklar, scheinen aber mit **gestörten Stoffwechselvorgängen** zu tun zu haben – beim **Diabetiker** in Folge der multiplen Glykierungen. Andererseits verursacht auch eine **langjährige Hypertonie**, entsprechend den Umbauvorgängen an den Arteriolen der Lunge bei der pulmonalen Hypertonie, die Entstehung einer Arteriolosklerose. Damit sind gleichzeitig die beiden wesentlichen Ursachen beschrieben, soweit sie erkennbar werden.

Morphologisch besteht eine **Intimaverdickung** (Intimafibrose), die **teilweise** auch die **Media** erfasst (Mediasklerose und -hypertrophie). Verdickt ist auch die Basalmembran der Kapillaren, was zu Störungen der Austauschvorgänge führen kann. Der Gesamtwiderstand der Gefäße ist entsprechend erhöht.

Symptomatik

Die Folgen der Arteriolosklerose sind eine **Erhöhung des diastolischen Blutdrucks** und eine Mangeldurchblutung nachgeschalteter Kapillaren. Beim Befall zerebraler Gefäße kann sich eine Hirnleistungsschwäche entwickeln. Beim Befall der Nierenarteriolen entsteht durch die in diesem Fall resultierende Aktivierung des Renin-Angiotensin-Aldosteron-Systems (RAAS) zusätzlich auch eine **systolische Hypertonie**. Dieselbe wird sich in etwas milderem Umfang aber ohnehin entwickeln, weil der linke Ventrikel aufgrund des größeren Widerstands in der Peripherie eine **Hypertrophie** entwickeln muss. Es gilt also, dass sich systolischer Hochdruck und Arteriolosklerose gegenseitig bedingen, soweit sie in ihren Ausprägungen nicht begrenzt bleiben. Organe, die in besonderem Umfang von einer zunehmenden Arteriolosklerose betroffen werden, sind **Niere** und **Gehirn**. Nach langjährigem Verlauf entsteht an der Niere eine Insuffizienz, zerebral über die Hirnleistungsschwäche hinaus evtl. eine Demenz oder ein ischämischer Hirninfarkt.

Diagnostik

Eine **diastolische Hypertonie** ohne erkennbare Sympathikusaktivierung weist untrüglich auf eine mechanische Lumeneinengung der Widerstandsgefäße hin. Eine typische Blutdruck- und Pulskonstellation bestünde also z.B. in RR 130/100 bei einem Puls von 68/min.

Veränderungen kleiner Gefäße können am **Hintergrund des Auges** direkt beobachtet werden – der einzigen Lokalisation im gesamten Organismus, an der dies überhaupt möglich ist. Diese Gefäße stehen stellvertretend für Gefäßveränderungen in anderen Organen und bieten eine überragende Gelegenheit, den Erkrankungsfortschritt bei einem Diabetes mellitus oder einer Hypertonie zu erkennen. Auch die Wirksamkeit einer Therapie dieser Erkrankungen kann hier abgelesen werden, indem sich im positiven Fall die Veränderungen nicht weiterbilden, evtl. sogar zurückbilden sollten.

Therapie

Der mögliche Therapieansatz ergibt sich aus den **Ursachen** der Veränderungen. Ein Diabetes mellitus sollte penibel eingestellt werden; bereits mäßig erhöhte Glukoseserumspiegel beschleunigen den Fortgang der Erkrankung. Dies gilt entsprechend für die sorgfältige Einstellung einer arteriellen Hypertonie. Weitere Risikofaktoren, die beachtet und angemessen behandelt werden müssen, sind sämtliche Risikofaktoren der Atherosklerose. Die **Veränderungen** selbst sind im Wesentlichen **irreversibel**. Es kann also nur darum gehen, den weiteren **Erkrankungsfortgang aufzuhalten**.

Atherosklerose

Die *Atherosklerose* bezeichnet das, was man im medizinischen Sprachgebrauch üblicherweise unter dem Begriff der **Arteriosklerose** versteht. Die beiden Begriffe werden in der Regel synonym verwendet. Ist im Einzelfall die Mönckeberg-Sklerose gemeint, muss dies hinzugefügt werden. Bei der Arteriolosklerose gibt es schon aufgrund der Namensgebung keine Verwechslungsmöglichkeit bzw. Gleichsetzung.

Es handelt sich um **Veränderungen arterieller Gefäßwände**, die zu umschriebenen **Stenosierungen des Lumens** führen und damit zu einer Minderversorgung nachgeschalteter Gewebe. Betroffen sind zunächst **große Arterien**, im voranschreitenden Krankheitsverlauf auch mittlere und schließlich kleine Arterien und Arteriolen.

> **MERKE**
> Die Arteriosklerose kann als *die* Zivilisationskrankheit schlechthin bezeichnet werden. Mit ihren Folgekrankheiten KHK und Herzinfarkt, Hypertonie einschließlich der häufig nachfolgenden Herzinsuffizienz sowie Schlaganfall (Hirninfarkt) und terminaler Niereninsuffizienz steht sie in den westlichen Ländern in der Statistik der Todesursachen einsam an der Spitze.

Krankheitsentstehung

Die Arteriosklerose beginnt mit umschriebenen, beet- oder streifenförmigen **Fetteinlagerungen** (fatty streaks) in die **Intima** von zunächst **Aorta und größeren Arterien**, später zunehmend auch kleinerer Gefäße der Peripherie. Betroffen sind überwiegend **Verzwei-**

gungen bzw. **Gefäßabgänge** sowie **bogige Anteile** wie der Aortenbogen mit den drei abgehenden Gefäßen. Die Ursache der Bevorzugung großer Arterien und ihrer Verzweigungen und Anfangsstrecken ist darin zu sehen, dass hier **höhere Drücke** und/oder **Verwirbelungen** des durchströmenden Blutes bestehen, wodurch die Fette mechanisch in die Gefäßwände gepresst werden und gleichzeitig sehr viel leichter umschriebene Defekte im Gefäßendothel entstehen, die diesen Prozess zusätzlich begünstigen. Hieraus geht hervor, dass ganz allgemein der **systolische Blutdruck** eine bedeutsame Rolle bei der Arteriosklerose-Entstehung spielen muss: Die **arterielle Hypertonie** stellt einen der **wichtigsten Risikofaktoren** überhaupt dar.

Besonders frühzeitig und ausgeprägt findet man die Fette also am Abzweig der Nierenarterien, am Übergang der Aorta in die beiden Aa. iliacae communes, an der Aufteilung der Aa. carotides communes in ihre Folgegefäße, den Arterien der Beine und in den Koronarien. Die Hauptlokalisation liegt hier im **R**amus **i**nterventricularis **a**nterior (RIVA). Der Grund für die frühzeitige Beteiligung der v.a. linken Koronararterie liegt in ihrer besonderen Durchblutungssituation, indem auf eine sistierende Durchblutung in der Systole des linken Ventrikels eine besonders große Druckwelle am Beginn der folgenden Diastole entsteht. Später werden dann weitere Gefäße wie die Vertebralarterien oder die Arterien des Bauchraums in das Geschehen miteinbezogen.

Die Fette, die in die Intima der Gefäßwände hineingetrieben werden, bestehen überwiegend aus **LDL-Cholesterin (LDL-C)**, in weit geringerem Umfang auch aus Triglyzeriden und Phospholipiden. Damit stellt das **LDL**-C den zweiten **Risikofaktor allergrößter Bedeutung** dar: Je höher der Serumspiegel des LDL-Cholesterin ist, umso wahrscheinlicher wird und desto frühzeitiger kommt es zur Arteriosklerose. Erleichtert wird die Ablagerung des LDL dadurch, dass sich die (geladene) Eiweißhülle der LDL-Partikel (→ Fettstoffwechsel, ➤ Fach Stoffwechsel) an die (geladenen) Zuckerstrukturen bzw. Proteoglykane des Intima-Bindegewebes anlagern kann. Dies verläuft parallel zu den Oxidationsprozessen der Partikel, die ebenfalls Ladungen erzeugen und zu Anlagerungen an die Proteoglykane führen (s. unten).

Dem Verständnis zuliebe sei an dieser Stelle erwähnt, dass es sich beim LDL-C um schädigendes („böses") Cholesterin handelt, gerade weil es zu den Hauptverursachern der Atherosklerose gehört. Demgegenüber steht das schützende („gute") Cholesterin in Gestalt des **HDL-Cholesterin**, das abgelagertes LDL aus der Gefäßintima herauslösen und damit die Arterioskleroseentstehung verhindern kann – zumindest so lange, wie dasselbe noch nicht oxidativ verändert ist. Zusätzlich stimuliert HDL-C auch die **NO-Synthese** im Gefäßendothel und behindert darüber die Thrombozytenaggregation. Daraus kann abgeleitet werden, dass ein **hoher** HDL-Spiegel in gewissem Umfang vor der Arteriosklerose **schützt**.

Eine eminente Bedeutung im Zusammenhang besitzt das RES (➤ Fach Immunologie) in Gestalt seiner Monozyten und daraus hervorgehenden **Makrophagen**. Diese Zellen besitzen als eine ihrer vorrangigen Funktionen die Fähigkeit, in die Intima bzw. andere Gewebe einzuwandern und u.a. abgelagertes **LDL-Cholesterin** zu phagozytieren, um es anschließend **an HDL weiterzureichen**. Begünstigt wird die Phagozytose durch spezifische LDL-Rezeptoren der Makrophagenmembran. Makrophagen besitzen also eine **Rei**nigungsfunktion, überwachen die Gewebe und sammeln hier neben Fremdorganismen (z.B. Bakterien) alles ein, was unphysiologisch abgelagert wurde. Zelltrümmer und weitere Abfallstoffe werden bevorzugt vollständig verdaut (abgebaut) – abgelagerte Fette dagegen werden an HDL weitergereicht.

Von allergrößter Bedeutung für die Arterioskleroseentstehung und -progression ist nun, dass lediglich **unverändertes** LDL-C als **physiologisch** anzusehen ist. Gänzlich anders verhält sich dies dagegen bei **oxidativ verändertem LDL**, wie es besonders leicht nach seiner Einlagerung in die Intima entsteht, doch kann es genauso leicht bereits im Plasma oxidiert werden. Voraussetzung hierfür sind einerseits oxidierende Substanzen wie z.B. **freie Radikale** und andererseits ein **Mangel an Schutzfaktoren**.

Antioxidativ wirksame Schutzfaktoren sind physiologische Anteile des Immunsystems wie u.a. Glutathion, zahlreiche Nahrungsfaktoren wie die Vitamine C und E samt Provitamin A (Carotinoide), Mineralien wie Zink und Selen sowie zahlreiche Nahrungsbestandteile, die hauptsächlich in pflanzlicher Kost (Obst und Gemüse) gefunden werden, zuvorderst Polyphenole mit ihrem vielleicht wichtigsten Vertreter Resveratrol. Ein **Missverhältnis** zwischen oxidierenden (z.B. Bestandteile des Zigarettenrauchs) und schützenden Faktoren kann dementsprechend als weitere, ganz im Vordergrund stehende Ursache für die Entstehung der Erkrankung angesehen werden. Ein weiteres Mal verstärkt wird der Prozess dadurch, dass selbst das schützende **HDL** durch **Oxidationen** einen Teil seiner **Schutzfunktion zu verlieren scheint**.

Zusammengefasst bestehen die **weitaus wichtigsten Faktoren** der Arteriosklerose-Entstehung in
- hohen LDL-C-Serumspiegeln,
- arterieller Hypertonie,
- Nikotinabusus und weiteren oxidativ wirksamen Substanzen, verstärkt durch Fehlernährung mit einem relativen Mangel an Antioxidantien.

Ähnlich wirksam ist lediglich noch der Diabetes mellitus.

> **MERKE**
>
> Der nicht immer ausreichend gegebene Bezug zum Schutzeffekt des HDL-Serumspiegels hat dazu geführt, dass die früher übliche Hervorhebung dieses Spiegels bzw. des LDL/HDL-Quotienten heute nicht mehr im Vordergrund steht. Man definiert aktuell das **individuelle Risiko** des Patienten bevorzugt nach der Höhe des **LDL-Serumspiegels**, in Relation zu evtl. vorhandenen zusätzlichen **Risikofaktoren** – v.a. Rauchen, Diabetes mellitus und arterielle Hypertonie bzw. bereits eingetretene Folgen wie KHK oder eine Claudicatio der Beine. Beispielsweise wird bei Personen ohne Risikofaktoren ein LDL von < 130 mg/dl als ausreichend erachtet, während dieser Wert abhängig vom Erscheinen zusätzlicher Risikofaktoren beständig absinkt. Früher schien bei bereits manifester KHK ein LDL-C von < 100 mg/dl zu genügen, inzwischen strebt man hier als **optimale Prophylaxe** sogar **< 70 mg/dl** an. Dies ist ohne intensive medikamentöse Therapie mit **Statinen** und weiteren Medikamenten sowie angepasster Lebensführung nicht zu erreichen.

Für die **Oxidation** und Veränderung physiologischen LDL-Cholesterins existieren zwei Faktoren besonderer Bedeutung: Der eine besteht in ungezählten Inhaltsstoffen des **Tabakrauchs**, u.a. in Gestalt (oxidierender) freier Radikale. Zusätzlich scheinen hierdurch Endothelschäden zu entstehen, wodurch die Fette leichter in die Intima hineingetrieben werden. Der zweite findet sich beim Diabetiker, bei dem die Glykierung bzw. Glykosilierung des im LDL enthaltenen Proteins nicht nur zur längeren Verweildauer im Serum führt, sondern auch zu seiner Veränderung und „Unverdaulichkeit" in der Intima beiträgt. Daraus kann abgeleitet werden, dass **Diabetes mellitus** und **Nikotinabusus** weitere **Hauptursachen** der Arterioskleroseentstehung darstellen müssen (s. oben).

In oxidiertem LDL-C bilden sich u.a. wachsartige Substanzen (Ceroide), die von Makrophagen nicht mehr verwertet werden können und deswegen in der Intima verbleiben. Begünstigt wird die Anhäufung oxidierten LDL-Cholesterins dadurch, dass sich diese nunmehr polaren (geladenen) Abschnitte eines ursprünglichen Fettes an die Proteoglykane der Grundsubstanz anlagern, was lipophilen Partikeln nicht möglich ist. Im Zusammenhang dieser Ablagerung veränderter Partikel locken Makrophagen mittels ihrer Interleukine (Botenstoffe) zusätzliche **Monozyten** und weitere **Leukozyten** an und initiieren dadurch eine **Entzündung** des umgebenden Gewebes. Die zielgerichtete Ansammlung großer Leukozytenzahlen, neben zahlreichen Makrophagen auch B- und T-Lymphozyten, erfolgt wie immer bei umschriebenen Entzündungen durch Zytokine (Interleukine) der Makrophagen wie z.B. IL-1 und TNF, die durch Stimulation der Endothelzellen für eine Bereitstellung spezifischer Rezeptoren an der dem Blutstrom zugewandten Seite sorgen, sodass die **Leukozyten** des Blutstroms **hängenbleiben** und anschließend in die **Intima** einwandern.

Bei phagozytiertem Material, mit dem Makrophagen nicht alleine fertig werden, kann es sich um unverdauliche Mikroorganismen wie z.B. Tuberkelbakterien handeln, aber eben auch um oxidiertes LDL-Cholesterin. Der nachfolgende Entzündungsmechanismus erfolgt auf die in etwa immer gleiche Weise. In diesem Fall stellt er **den wesentlichsten Faktor** der Arterioskleroseentstehung und -progression dar.

Durch extrem hohe LDL-Serumspiegel wird zudem ständig neues Fett in die Intima getrieben. Das scheint Makrophagen hinsichtlich eines adäquaten Abtransports in vergleichsweise sehr geringem Umfang zu überfordern, sodass der Prozess dadurch beschleunigt vonstattengeht.

> **MERKE**
> Die grundlegende Ursache der Entstehung und Progression arteriosklerotischer Plaques besteht in der **Einschwemmung oxidierten LDL-Cholesterins in die Gefäßintima**. Diese Partikel lagern sich an die Proteoglykane der Grundsubstanz und bilden zunehmend größere Komplexe. Makrophagen sind problemlos in der Lage, physiologisches LDL-C aufzunehmen und an HDL-C weiterzureichen, soweit kein sehr ausgeprägtes Missverhältnis zwischen der Menge an eingeschwemmtem LDL-C und dem transportierenden HDL-C besteht. Dies entspricht ihrer physiologischen Klärfunktion. Oxidiertes LDL-C wirkt dagegen als unverdaulicher Fremdkörper, sodass die Makrophagen in der Folge über Botenstoffe eine Entzündung in der Intima der Gefäßwand initiieren. In diesem Stadium ist der Prozess unumkehrbar geworden.

Weitere Risikofaktoren der Arteriosklerose sind **Adipositas**, psychischer **Stress** sowie ganz allgemein **zunehmendes Alter**. Beim Adipösen bestehen Hypervolämie mit Blutdruckanstieg und (meistens) eine Fehlernährung. Im Stress finden sich, bedingt durch Adrenalin und Kortisol, sowohl erhöhte Blutfette als auch ein erhöhter Blutdruck. Im Alter kommt es zunehmend zur Einschränkung von Reparaturmechanismen, zur Ablagerung von Stoffwechselmetaboliten, pauschal zu einer Summation ungünstiger Faktoren.

Ein Mangel an den B-Vitaminen Folsäure, B_{12} und B_6 begünstigt über **erhöhte Homocystein-Serumspiegel** die Ausbildung einer Arteriosklerose. Homocystein ist ein physiologisches Zwischenprodukt des Stoffwechsels, gebildet aus der Aminosäure Methionin, das für seine weitere Umsetzung der angesprochenen B-Vitamine bedarf. Steigt sein Serumspiegel, entstehen **toxische Wirkungen** auf die Gefäßendothelien. Außerdem nimmt die Gerinnungsneigung zu – mit gleichlautenden Folgen.

Seit etlichen Jahren ist auch ein Zusammenhang mit einem (angeboren) **erhöhten Lipoprotein (a)-Serumspiegel** bekannt. Bei einem Wert > 300 mg/l steigt das Arterioskleroserisiko an. Betroffen sind in Deutschland etwa 25 % aller Menschen. Der wesentliche Mechanismus scheint darin zu bestehen, dass Lipoprotein (a) die Fibrinolyse hemmt (> Fach Hämatologie). Die physiologische Balance zwischen Bildung und Wiederauflösung von Thromben wird dadurch in eine Richtung verschoben, wo es an entstehenden Plaques leichter zur Thrombenbildung und damit zur Progression der Erkrankung kommt.

In arteriosklerotischen Plaques findet man häufig eine Infektion durch das Bakterium **Chlamydia trachomatis** oder **Chlamydia pneumoniae**. Dabei handelt es sich sehr wahrscheinlich um keine Mitursache der Erkrankung, sondern lediglich um eine **sekundäre Besiedelung** der Plaques, die aber durchaus zu einer beschleunigten Progression der Veränderungen beitragen könnte. Eventuell hiermit im Zusammenhang stehend findet man bei einem Teil der Patienten **erhöhte CRP-Serumspiegel**. Bei KHK-Patienten gilt dies als Hinweis auf **instabile Plaques** und damit auf ein größeres Risiko hinsichtlich eines bevorstehenden Herzinfarkts. Neben Chlamydien scheinen auch **Herpes-Viren** ungünstige Effekte zu besitzen. Dabei steht die CRP-Zunahme eher nicht für die (zusätzliche) infektiöse Komponente, sondern mehr für das Vorliegen umfangreicherer **entzündlicher Nekrotisierungen** in der Intima von Koronarien und weiteren Gefäßen, weil sich die Thromben bevorzugt an derartigen Plaques entwickeln.

Erhöhte **Triglyzeridspiegel** stellen einen eigenen Risikofaktor minderer Bedeutung dar, weil sie mit erniedrigten Serumspiegeln des HDL korreliert sind. Ein **HDL von < 40 mg/dl** gilt als **kritisch** im Hinblick auf die Progression der Atherosklerose.

> **MERKE**
> Die wichtigste Entstehungsursache für eine Arteriosklerose an irgendeinem Gefäß des Körpers ist, neben **Hypercholesterinämie** (**LDL**-Cholesterin) und Nikotinabusus, die **arterielle Hypertonie**. Bei Menschen mit sowohl niedrigem Blutdruck als auch besonders niedrigem Blutfett gibt es keine Arteriosklerose – zumindest so lange, wie sich nicht erhebliche weitere Risikofaktoren wie **Rauchen** oder **Diabetes mellitus** im Verein mit hohen Homocystein-Spiegeln oder Lipoprotein (a)-Spiegeln gegenseitig addiert bzw. potenziert haben.

Inzwischen geht man allerdings davon aus, dass nicht näher definierte **familiäre (genetische) Faktoren** eine Rolle bei der Arterioskleroseentstehung spielen könnten – möglicherweise dadurch, dass sie die Empfänglichkeit für die geschilderten Risikofaktoren erhöhen, eventuell aber auch durch weitere Mechanismen. So findet man sporadisch schlanke Patienten mit sowohl niedrigem Blutdruck und normalen Glukose-Serumspiegeln als auch niedrigem LDL-C, die sich ausgewogen ernähren und dennoch ausgeprägte Stenosierungen z.B. der Herzkranzarterien erleiden.

Im **Lungenkreislauf** und in den **Venen** der Peripherie mit ihren jeweils niedrigen Drücken gibt es bis ins höhere Lebensalter hinein **keine Arteriosklerose**. Verpflanzt man aber eine Vene als Arterienersatz für einen Bypass an eine andere Körperstelle (z.B. die V. saphena als koronaren Bypass), kann sie dort ebenfalls eine Arteriosklerose entwickeln.

In den kleinen Gefäßen der Lunge entstehen erst im Zuge einer pulmonalen Hypertonie eine Intimafibrose und Mediahypertrophie, die damit am ehesten der peripheren **Arteriolosklerose** entsprechen. In Verbindung mit den hohen Drücken bilden sich dann allerdings auch in den Aa. pulmonales atheromatöse Beete, die den Veränderungen im großen Kreislauf gleichen.

Männer erkranken **früher** und **stärker** als Frauen, was mit den unterschiedlichen **Rauchgewohnheiten**, dem **höheren Blutdruck** der Männer sowie zusätzlich mit dem schützenden Effekt der **Östrogene** einschließlich einer **besseren LDL/HDL-Relation** erklärt werden kann. Nach der Menopause holen Frauen den Vorsprung der Männer wieder auf, soweit Risikofaktoren wie Hypertonie, Diabetes mellitus, Nikotinabusus oder Adipositas bestehen. Besonders deutlich wird dieser Zusammenhang bei KHK und Herzinfarkt sowie Schlaganfall.

Krankheitsverlauf

Erste Fetteinlagerungen in die Intima der Aorta findet man, abhängig von der Höhe der Blutfette, bereits im **Säuglingsalter** mit weiterer Zunahme im Verlauf der **Kindheit**, doch sind diese frühen Beete noch **vollständig reversibel**. Die Fetteinlagerungen sind als gelbliche Verfärbungen – beetartig, punktförmig oder streifig – bereits makroskopisch zu erkennen. Im Mikroskop erkennt man die **intrazelluläre** Anordnung der Fette, v.a. in **Makrophagen** sowie in den glatten Muskelzellen der Intima.

Abhängig von der Höhe des Blutdrucks, der Höhe der Blutfettspiegel, oxidativer Risikofaktoren und zunehmendem Alter kommt es zu einer weiteren Fettanreicherung, die nun auch extrazellulär abgelagertes Fett beinhaltet. Auch diese Fettansammlungen sind noch reversibel, stellen jedoch bereits Übergangsformen dar und tragen den Keim für die spätere Entwicklung der fibrösen Plaques in sich. Sie werden deshalb als intermediär bzw. als präatheromatös bezeichnet.

Etwa **ab dem 3. Lebensjahrzehnt** und in Abhängigkeit begünstigender Faktoren, bei Männern früher als bei Frauen, entwickeln sich nun **fibröse Plaques** – degenerative Veränderungen mit Intimaverdickung (Intimafibrose) und entzündlichen Umwandlungen des Gewebes. Diese Plaques ragen beetförmig, später **halbkugelig in die Gefäßlichtung** hinein (> Abb. 5.27). Regelmäßig findet

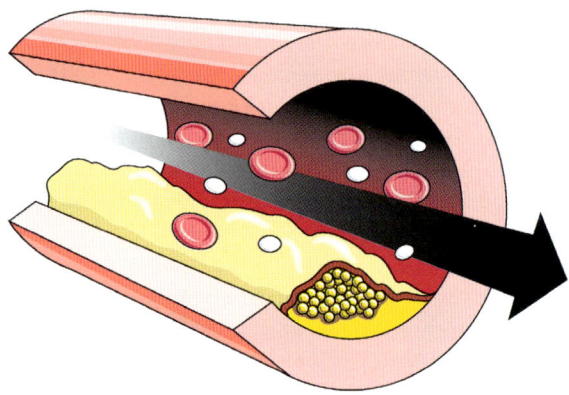

Abb. 5.27 Schema der Arterioskleroseentstehung [L106]

man in den Intimaveränderungen proliferierte, also in größerer Anzahl vorhandene glatte Muskelzellen. Dieselben wandern überwiegend aus der benachbarten Media ein und verdicken die Intima weiter, indem sie zusätzliche Grundsubstanz bilden. Die ebenfalls in großer Zahl vorhandenen Makrophagen werden wegen der eingelagerten Fette als **Schaumzellen** bezeichnet: Bei der Aufbereitung für die Mikroskopie löst der verwendete Alkohol die Fette aus den Zellen heraus. Die entstehenden Vakuolen erinnern nun an „Schaum" in diesen Makrophagen.

Im Zuge der fortschreitenden Entzündung werden die Plaques schließlich nekrotisch, verkalken und **lagern Thromben an**, die sich organisieren, also in die vorbestehenden Plaques integriert werden und so die **Gefäßlichtung weiter einengen**. Intimaeinrisse im Bereich der nekrotischen, geschwächten Arterienwandung können zu **Aneurysmen** führen. Sich ablösende Thromben oder einzelne Fragmente abgebrochener Plaques bilden arterielle **Emboli**, die in einem kleineren Gefäß distal dieser Plaques zum Gefäßverschluss führen können. In Übereinstimmung mit der Voraussetzung hoher Drücke findet sich im Bereich arteriosklerotischer Beete auch stets eine **muskuläre Hypertrophie der Media**, die das Gefäßlumen weiter einengt.

Nach jahrzehntelangem Verlauf hat die Gefäßstenosierung schließlich ein Ausmaß erreicht, bei dem **ischämische Symptome** entstehen. Es kommt zu Erkrankungen wie KHK, Symptomen zerebraler Ischämie, Niereninsuffizienz oder Claudicatio intermittens. In diesem Stadium genügt dann häufig die Anlagerung eines weiteren Thrombus, um das betroffene Gefäß akut vollends zu verschließen. Aus der **relativen Ischämie** entsteht die **absolute**, aus der KHK der Herzinfarkt, aus der Hirnleistungsstörung der Hirninfarkt (Schlaganfall).

Andererseits ist seit Jahren bekannt, dass diese fortschreitende Stenosierung bis zum Endstadium des Infarkts keine Gesetzmäßigkeit darstellt. Zum Beispiel gibt es eine Reihe von Patienten, die in der Koronarangiographie lediglich milde Stenosierungen aufweisen, ohne hämodynamische Relevanz und **ohne Symptome einer KHK**. Nahezu ein **Drittel der Herzinfarkte** entwickelt sich aber nun gerade bei solchen Patienten, ohne vorausgehendes Stadium pektanginöser Beschwerden. Entsprechendes gilt für Hirninfarkte und die hierfür v.a. ursächlichen Karotisstenosen.

Der wesentliche Zusammenhang wird heute in **Entzündungsprozessen der Gefäßintima** gesehen, initiiert durch eine Ansammlung von Makrophagen und deren Interleukine IL-1 und TNF-α. Die Entzündung führt zu frühen Erosionen, zur Plaqueinstabilität und -ruptur, woraus besonders umfangreiche **Thrombenanlagerungen** entstehen können. Löst sich ein solcher Thrombus von der Gefäßwand ab, verursacht er distal davon über einen Gefäßverschluss einen akuten Infarkt, ohne dass die verursachende Plaque bis dahin symptomatisch gewesen ist. Er kann jedoch auch ohne sich loszureißen an Ort und Stelle bis zum vollständigen Verschluss des betroffenen Gefäßes weiterwachsen. Bei symptomatischen KHK-Patienten besteht in diesen Fällen eine **instabile Angina pectoris**. Bei symptomatischen wie asymptomatischen Patienten erhält man einen frühen Hinweis auf ihre Infarktgefährdung aus dem **erhöhten CRP-Serumspiegel**.

Symptomatik und Folgekrankheiten

Die Arteriosklerose selbst verläuft so lange inapparent, wie nicht entweder bei weit fortgeschrittenen Stenosierungen Symptome einer **Ischämie** in den abhängigen Geweben entstanden sind oder ein sich lösender Thrombus zur **arteriellen Embolie** bzw. zum Infarkt geführt hat. Dadurch, dass die atheromatösen Plaques zunächst hauptsächlich **nach außen** (extraluminal) wachsen, das Gefäßlumen selbst also gar nicht oder nicht nennenswert einengen, werden zahlreiche Herde niemals klinisch relevant. Ein Großteil der Personen, die im hohen Lebensalter an einer beliebigen, jedenfalls nicht arteriosklerotisch verursachten Erkrankung verstorben sind, zeigt in der Obduktion ubiquitäre atheromatöse Plaques. Man kann also davon ausgehen, dass es üblicherweise etliche Jahrzehnte dauert, bis aus frühen Plaques klinisch relevante Gefäßstenosen entstanden sind und dass viele Menschen mit nur mäßig ausgeprägten Risikofaktoren diesen Zeitpunkt nie erreichen.

Ist eine Stenosierung des Gefäßlumens von etwa **50 %** überschritten, führt die Atherosklerose der Koronarien zur **KHK**, im weiteren Verlauf letztendlich zum **Herzinfarkt**. Die Atherosklerose der Hirnarterien führt zur zerebralen Minderversorgung, ganz allgemein zur **Hirnleistungsschwäche** (u.a. Konzentrations- und Gedächtnisstörungen). In ausgeprägten Fällen entsteht, evtl. über das Zwischenstadium einer TIA, ein ischämischer **Hirninfarkt** (➤ Fach Neurologie).

Störungen der Nierendurchblutung verursachen aufgrund des aktivierten RAAS eine Hypertonie und münden schließlich in die chronische **Niereninsuffizienz**.

Gefäßverschlüsse sind überall möglich, auch an den Mesenterialgefäßen mit der Folge von **Darmnekrosen**. Besonders häufig findet man **Gefäßverschlüsse** auch und v.a. bei Rauchern an den **Beinen**, begünstigt durch die höheren Blutdrücke der unteren Körperhälfte.

Mit zunehmender Stenosierung immer weiterer Gefäßanteile wird nicht nur die Durchblutung nachgeschalteter Organe vermindert, sondern auch der **Gesamtwiderstand** der Peripherie **erhöht**: Es kommt zur **arteriellen Hypertonie** bzw. zur weiteren Zunahme einer vorbestehenden Hypertonie. Die arterielle Hypertonie stellt damit gleichermaßen eine besonders wichtige **Ursache** wie auch wesentliche **Folge** der Arteriosklerose dar. Die beiden Erkrankungen bedingen sich gegenseitig.

Diagnostik

Besonders **wichtige Laborwerte** sind die Serumspiegel von LDL und HDL, Glukose, Homocystein, Lipoprotein (a) und CRP. An die Gerinnungsfaktoren, v.a. Fibrinogen, ist ebenfalls zu denken, weil erhöhte Plasmaspiegel das Thromboserisiko vergrößern. Blutdruckkontrollen sollten selbstverständlich sein.

Das **CRP** stellt offensichtlich einen eigenen, nicht ursächlichen, sondern vielmehr das **Risiko anzeigenden** Faktor dar. Zum einen kann mit seiner Erhöhung ein Bezug zum Vorhandensein und Ausmaß instabiler Plaques hergestellt werden. Zum anderen steht das CRP als Akute-Phase-Protein auch stellvertretend für weitere Akute-Phase-Proteine wie u.a. erhöhte Fibrinogenspiegel, welche die Thrombenbildung fördern. Weil aus einem vermehrten Bauchfett über die hier produzierten Interleukine auch gleichzeitig die Leber zur Produktion dieser Entzündungsparameter angeregt wird, scheint es möglich, dass das CRP teilweise lediglich stellvertretend für den eigentlichen Risikofaktor Adipositas bzw. metabolisches Syndrom angesehen werden muss (➤ Fach Endokrinologie, ➤ Fach Immunologie).

Die Diagnose der Atherosklerose erfolgt durch die **Angiographie**, bei der das im Röntgenbild sichtbare Kontrastmittel die Gefäßstenosierungen anzeigt. An den peripheren Gefäßen z.B. des Halses und der Beine lässt sich der verminderte oder aufgehobene Blutfluss auch mittels **Ultraschall** nachweisen, was aufgrund dieser nicht invasiven und nicht belastenden Methode für den Patienten ungleich schonender ist als die invasive Angiographie.

Therapie

Eine ursächliche Therapie mit deutlicher Rückbildung bereits vorhandener fibröser Plaques ist nicht möglich. Andererseits zeigen inzwischen zahlreiche Studien, dass diese Plaques durch eine massive Absenkung des LDL-Serumspiegels innerhalb weniger Monate stabilisiert und tatsächlich in geringem Umfang auch kleiner werden können. Die Therapie und Prävention besteht also vor allem in der **Absenkung erhöhter Blutfettspiegel**, wobei der einzuhaltende Grenzwert des LDL-C je nach begleitenden Risikofaktoren und Symptomen gewählt wird. Medikamentös wird bei einer bereits symptomatisch gewordenen Arteriosklerose ein **LDL-Cholesterin < 70 mg/dl** angestrebt. Bevorzugte Medikamente sind die **Statine**, durch die das Risiko für kardiovaskuläre Ereignisse ganz entscheidend abgesenkt werden konnte. Dazu leistet wahrscheinlich ihre zusätzliche Absenkung erhöhter CRP-Spiegel auch einen gewissen Beitrag. Die Gruppe der Statine ist verschreibungspflichtig und steht dem Heilpraktiker damit nicht zur Verfügung. Genauer besprochen werden die Präparate im ➤ Fach Stoffwechsel (unter ➤ Kap. 8.3.1).

Ein sehr niedriges LDL zeigt bei Kontrolluntersuchungen eventuell eine leichte Rückbildung vorhandener Gefäßstenosen, jedoch eine deutliche Abnahme koronarer Folgen, z.B. hinsichtlich eines Herzinfarkts. Trotzdem kommt es selbst in den diesbezüglich optimal eingestellten Patientengruppen immer noch zu etlichen Herz- und Hirninfarkten. Man versucht deshalb inzwischen zusätzlich und getrennt vom LDL eine **Anhebung des HDL**-Serumspiegels durch Medikamente und begleitende Maßnahmen, obwohl ja die

Bedeutung des HDL-C als sehr viel geringer eingestuft wird als in früheren Jahren. Man versucht beispielsweise, über eine Absenkung des Triglyceridspiegels mit **Nikotinsäure** gleichzeitig das HDL zu erhöhen. Hier dürfte evtl. der Bezug dafür zu suchen sein, dass erhöhte Serumspiegel der **Triglyceride** als eigener **Risikofaktor der Atherosklerose** (allerdings doch eher geringerer Bedeutung) angesehen werden.

Ein **Diabetes mellitus** sollte möglichst **perfekt eingestellt** werden: Selbst mäßige Blutzuckererhöhungen beschleunigen den Fortgang von Arteriosklerose und Arteriolosklerose. Dieselbe Konsequenz muss hinsichtlich der **Nikotinabstinenz** und bei der Normalisierung einer **Hypertonie** gefordert werden, wobei nach Möglichkeit **niedrignormale Werte** deutlich **unterhalb** des Grenzwerts von RR 140/90 mmHg angestrebt werden. Im Vordergrund steht hier der Einsatz der **ACE-Hemmer**, meist in Kombination mit weiteren antihypertensiv wirksamen Medikamenten.

Neben dem Anstreben eines **normalen Körpergewichts** und normaler oder niedriger Blutdruckwerte darf auch der **Abbau von Stress** nicht vergessen werden. Einem erhöhten Homocysteinspiegel kann man durch Substitution der betreffenden B-Vitamine (B_6, B_{12}, Folsäure) begegnen. **Ausdauersportarten** normalisieren neben einem erniedrigten auch einen erhöhten Blutdruck und verbessern die Relation zwischen schädigendem LDL- und schützendem HDL-Cholesterin. Zusätzlich beschleunigen sie die Kollateralenbildung. Insofern kann **Bewegungsmangel** als eigener **Risikofaktor** gelten.

Was inzwischen ebenfalls allgemein anerkannt ist, ist der protektive (schützende) Effekt **mäßigen Alkoholkonsums**, hauptsächlich in der Form von Rot-, evtl. auch Weißwein. Als Ursache dieser Schutzwirkung wird u.a. der Gehalt an antioxidativ wirksamen Polyphenolen wie Resveratrol angesehen. Auch unabhängig davon besitzen mäßige Alkoholmengen einen blutdrucksenkenden Effekt und **erhöhen** das **HDL**-Cholesterin. Die Blutdrucksenkung lässt sich verstehen aus dem diuretischen Effekt (ADH-Suppression) und der Erweiterung arterieller Widerstandsgefäße. Hinsichtlich der Definition, was unter *„mäßig"* zu verstehen ist, sollte man in der Prüfung von einem Achtel- bis (beim Mann) maximal einem Viertelliter Wein/Tag ausgehen, soweit diesbezüglich keine Risikofaktoren bestehen (Lebererkrankung usw.).

Thrombenbildungen im Bereich arteriosklerotischer Beete sind mitverantwortlich für die Krankheitsprogression. Daneben stellen sie im Hinblick auf einen akuten Gefäßverschluss die schwerwiegendste Komplikation der Arteriosklerose dar. Eine Prophylaxe mit **Thrombozytenaggregationshemmern** wie **ASS** (z.B. 100 mg/Tag) senkt deshalb das Risiko für Schlaganfall und Herzinfarkt. Interessant ist in diesem Zusammenhang auch die vermutete Ursache dafür, dass Vegetarier weniger häufig an der Arteriosklerose und ihren Folgekrankheiten leiden: In pflanzlicher Kost findet sich häufig ein durchaus nennenswerter Anteil an Salicylsäure. Salicylsäure entsteht im Organismus als dessen eigentliche Wirkform auch aus ASS. Vegetarier betreiben von daher gesehen eine „medikamentöse Prophylaxe". Selbstverständlich addieren sich zu dem positiven Effekt weitere Faktoren wie z.B. antioxidative Inhaltsstoffe pflanzlicher Nahrung und die Reduktion gesättigter (tierischer) Fette.

Das Hauptaugenmerk des Heilpraktikers sollte auf dem **Lebensstil** des Patienten liegen. Hier gibt es zahlreiche sinnvolle Ansatzpunkte und Empfehlungen – von einer Umstellung der Ernährung mit begleitender Gewichtsreduktion, über Nikotinabstinenz, kontrollierte sportliche Aktivität (mindestens 30 min/Tag) und Stressabbau bis hin zur Bestärkung der Einnahme ärztlich verordneter Medikamente einschließlich der Statine, um der weit verbreiteten Non-Compliance Einhalt zu gebieten. An die Verordnung von ASS darf, möglichst nach Rücksprache mit dem behandelnden Arzt, durchaus gedacht werden, sofern der Patient nicht ohnehin bereits marcumarisiert ist.

HINWEIS DES AUTORS

Seit 2001 liegt eine europäische Studie, durchgeführt an knapp 20.000 Männern und Frauen zwischen 45 und 79 Jahren, vor, in der die Sterberate in Bezug zum Vitamin-C-Serumspiegel gesetzt wurde: Bei Menschen mit hohen Serumspiegeln lag die Gesamtmortalität um 50%, und die Letalität an Herz-Kreislauf-Erkrankungen gegenüber dem Vergleichskollektiv sogar um ⅔ niedriger. Es erstaunt immer wieder aufs Neue, wie wenig selbst solche, mit standardisierten Methoden erhobene Daten zur Kenntnis genommen werden. Anstatt nun zu einer Empfehlung einer höheren Zufuhr von Vitamin C überzugehen, wird der Tagesbedarf von der Deutschen Gesellschaft für Ernährung (DGE) unverändert mit 100 mg/Tag definiert und die Zufuhr höherer Dosen abgelehnt. Rauchern werden immerhin 150 mg/Tag zugestanden. Im Zusammenhang mit anderslautenden Empfehlungen wird dann gerne pauschal auf mögliche Nebenwirkungen einer überhöhten Vitaminzufuhr hingewiesen, ungeachtet der fehlenden Relevanz dieser Behauptung im Zusammenhang mit Vitamin C.

Ein weiterer therapeutischer Ansatzpunkt neben der Zufuhr von **Vitamin C** (1–2 g/Tag in retardierter Form), der sogar zur teilweisen Rückbildung früher Veränderungen führen kann, besteht in der langfristigen Verabfolgung von **E-Vitaminen** (200–400 I.E.) und **Omega-3-Fettsäuren** (Fischöl, möglichst in der Form von fettem Seefisch wie Lachs oder Hering) sowie von Spurenelementen wie **Zink** und **Selen**, ergänzt evtl. durch **Lecithin** und **Knoblauch** (Lipidavit®). Die Wirkungen sind antientzündlich, antioxidativ und antithrombotisch (Knoblauch, Vitamin E). Auch **Magnesium** besitzt günstige Effekte. Dasselbe gilt für Polyphenole wie **Resveratrol** oder Carotinoide wie **Lycopin** und **Lutein** (enthalten in Tomaten, Karotten, grünem Gemüse, Eidotter u.a.). **Hülsenfrüchte** enthalten u.a. entzündungshemmende Saponine sowie Carotinoide.

Das „Verbot" von Eiern, mit dem man ungezählten Menschen bereits den Beginn des Tages (Frühstück) vergällt hat, wird heute nicht mehr aufrechterhalten! Nach Jahrzehnten der Verbote und des Einimpfens von Schuldgefühlen ruft die Medizin also heute einfach lapidar: „April, April"! Entschuldigt hat sich wahrscheinlich keiner.

Angeblich ist in einer ausgewogenen Ernährung alles ausreichend enthalten. Die Frage ist nur, wer sich in den westlichen, industrialisierten Gesellschaften auch tatsächlich ausgewogen ernährt. Folgerichtig kommen DGE und weitere Institutionen zu konträren Feststellungen. Danach werden in Deutschland durchschnittlich anstatt des neuerdings (seit 2013) empfohlenen Tagesbedarfs von 0,3 mg Folsäure lediglich 0,2 mg aufgenommen, anstelle des geschätzten Tagesbedarfs an Selen von rund 50–70 μg mit 30–35 μg ebenfalls gerade mal die Hälfte. Ähnliches gilt für Magnesium, Zink oder auch Vitamin D. Die Auflistung ließe sich problemlos erweitern.

Zusammenfassung

Arteriosklerose (Atherosklerose)

Stenosierung des Gefäßlumens durch Fetteinlagerung, entzündliche Fibrosierungen mit Verkalkung und Thrombosierung der Gefäßwand

Risikofaktoren höchster Priorität
- arterielle, v.a. systolische Hypertonie
- erhöhtes LDL-Cholesterin
- Nikotinabusus
- Diabetes mellitus

Risikofaktoren geringerer Bedeutung
- erniedrigtes HDL-Cholesterin
- Adipositas
- Bewegungsmangel
- Stress
- erhöhtes Lipoprotein (a) → Hyperfibrinogenämie
- erhöhte Homocystein-Serumspiegel bei Mangel an B-Vitaminen
- erhöhte Triglyceridspiegel, meist in Verbindung mit niedrigem HDL-Cholesterin
- familiäre Disposition

Folgekrankheiten
- Gefäßverschluss der Beinarterien
- KHK → Herzinfarkt
- Hirnleistungsschwäche → Hirninfarkt, Demenz
- Niereninsuffizienz
- arterielle Embolie, u.a. als Mesenterialinfarkt
- arterielle Hypertonie (→ Linksherzinsuffizienz)

Diagnostik
- Ultraschall, Angiographie

Therapie
- Risikofaktoren beseitigen.
- angepasste Lebensweise
- Absenkung des LDL in optimale Bereiche (besonders durch Statine)
- Absenkung des Blutdrucks nach Möglichkeit in niedrig-normale Bereiche
- Prophylaxe mit ASS

5.3.3 Arterielle Hypertonie

Der periphere Bluthochdruck ist gemäß der **Deutschen Hochdruckliga** definiert als Blutdruck, der **systolische Werte ≥ 140 mmHg** und/oder **diastolische von ≥ 90 mmHg** aufweist. Der absolute Grenzwert eines normalen Blutdrucks liegt also bei 139/89 mmHg (➤ Tab. 5.2). RR 130/90 bedeutet dementsprechend genauso eine Hypertonie wie RR 140/80. In Fällen, bei denen lediglich einer der beiden Werte die Kriterien erfüllt, sollte man dies auch explizit benennen und von einer **diastolischen** bzw. **systolischen** arteriellen Hypertonie sprechen.

Schätzungen zufolge leiden 20–30 % aller Bundesbürger an einer Hypertonie. Der prozentuale Anteil liegt bei älteren Menschen weit höher: Von den **über 65-Jährigen** ist etwa **jeder Zweite** betroffen.

Als **milde** Hypertonie (frühere Bezeichnung: Grenzwerthypertonie = Borderline-Hypertonie) definiert man Blutdruckwerte, die systolisch 140–159 mmHg und/oder diastolisch 90–99 mmHg betragen. Bei RR 160/100 beginnt der **mittelschwere** (mäßige), bei RR 180/110 der **schwere** Hypertonus. Ein ständig bei Werten oberhalb 120 mmHg liegender diastolischer Blutdruck wird als **maligner** Hypertonus bezeichnet. Er führt unbehandelt oft innerhalb weniger Jahre zum Tode.

Ist zunächst hauptsächlich der systolische Wert aufgrund einer Zunahme des Herzzeitvolumens erhöht, spricht man vom **Volumenhochdruck**. Aus einer Engstellung der Widerstandsgefäße mit Anhebung des diastolischen Blutdrucks leitet sich der **Widerstandshochdruck** ab.

Unter einer **hypertonen (hypertensiven) Krise** (Hochdruckkrise) versteht man einen akut und übermäßig, in der Regel deutlich über etwa 230 mmHg systolisch angestiegenen Blutdruck. Ursachen sind u.a. Hyperthyreose, Phäochromozytom, das Absetzen von Medikamenten, (zerebrale) Infektionen oder intrazerebrale Blutungen. Im Pschyrembel ist als mögliche Ursache auch die Querschnittslähmung erwähnt, doch kommt es hierbei, abhängig von der Höhenlokalisation, zum Blutdruckabfall und gerade nicht zum Anstieg (➤ Fach Neurologie). Erst oberhalb des Rückenmarks, also in Hirnstammstrukturen ab der Medulla oblongata, ist bei Schädigungen oder Hirndruckerhöhungen mit einem Blutdruckanstieg bis hin zur hypertensiven Krise zu rechnen.

Der **labile Hypertonus** schwankt zwischen normalen, grenzwertigen und hypertonen Werten. Mögliche Ursachen sind vegetative Einflüsse oder z.B. stark schwankende Ernährungsgewohnheiten (Kochsalz), nach der Prüfung auch Blockaden im Bereich Th9–11 wegen deren Auswirkungen auf die Nebennierenrinde (➤ Fach Bewegungsapparat).

Die **WHO** definiert seit einigen Jahren **RR 135/85** als letzten, noch normalen Blutdruck. Für die Obergrenze eines normalen Blutdrucks gibt es also zwei Werte: Nach der WHO gelten RR 135/85, nach der Deutschen Hochdruckliga RR 139/89. Der WHO-Wert wird inzwischen als Obergrenze für häusliche Selbstmessungen, letzterer für die Messung in der Praxis gewählt.

Ein 14-Jähriger mit RR 130/80 hat allerdings einen zu hohen Blutdruck, auch wenn definitionsgemäß noch nicht von einer Hypertonie gesprochen werden darf. Der angegebene Grenzwert gilt also nur insofern, als er in keinem Lebensalter überschritten werden sollte. Bei jungen Menschen ist die Grenze zum erhöhten Blutdruck niedriger anzusetzen, wobei hierfür aber keine genaue Maßgabe existiert.

Tab. 5.2 Einteilung des Blutdrucks laut europäischer Leitlinie

Definition (beim Erwachsenen)	mmHg systolisch	mmHg diastolisch
optimaler Blutdruck	< 120	< 80
normaler Blutdruck	120–129	80–84
hochnormaler Blutdruck	130–139	85–89
leichte Hypertonie (Grad 1)	140–159	90–99
mäßige Hypertonie (Grad 2)	160–179	100–109
schwere Hypertonie (Grad 3)	ab 180	ab 110
systolische Hypertonie	ab 140	< 90
diastolische Hypertonie	< 140	ab 90

Ein ähnlicher Zusammenhang gilt für Patienten, bei denen es bereits zu Gefäßschäden, z.B. einer KHK gekommen ist. Auch hier würde man einen Blutdruck von 139/89 definitionsgemäß als „normal" bezeichnen. Gleichzeitig jedoch gilt er im Hinblick auf das Fortschreiten der Erkrankung als „deutlich zu hoch". Ungeachtet aller Definitionen ist demnach die anzustrebende Blutdruckhöhe sowohl dem **Alter** als auch etwaigen **Vorerkrankungen** des Patienten **anzupassen:** Dem „normalen" Blutdruck steht **individuell** ein **„optimaler"** gegenüber. Lediglich beim gesunden, noch mehr oder weniger jungen Erwachsenen kann man dieses Optimum pauschaliert mit **maximal RR 120/80 mmHg** beschreiben.

Nach Kriterien der WHO kann man die Hypertonie ganz unabhängig von der eigentlichen Blutdruckhöhe auch nach den **Schäden** einteilen, die er verursacht. Danach ist eine Hypertonie Stadium I ein Hochdruck, der noch keine erkennbaren Organveränderungen verursacht hat, während beim Stadium III bereits Schäden an den verschiedensten Organen nachzuweisen sind. Dabei ist zu beachten, dass eine Organ-**Beteiligung** (Stadium II) nicht dasselbe ist wie ein Organ-**Schaden** (Stadium III).

Stadieneinteilung der Hypertonie nach WHO-Kriterien

- **Stadium I:** keine objektiven Anzeichen von hypertensiven Organveränderungen
- **Stadium II:** mindestens eines der folgenden Zeichen einer **Organbeteiligung** ist nachweisbar:
  – Linksherzhypertrophie: Nachweis z.B. durch EKG oder Echokardiographie
  – Schlängelungen und Verengung der Netzhautarterien (Fundus hypertonicus)
  – Proteinurie und/oder leichte Erhöhung des Plasma-Kreatininspiegels
  – Nachweis von atherosklerotischen Plaques durch Ultraschall oder Röntgenuntersuchung (A. carotis, Aorta, A. iliaca oder A. femoralis)
- **Stadium III:** Nachweis hypertensiver **Organschäden:**
  – Herz: Angina pectoris, Herzinfarkt, Linksherzinsuffizienz
  – Gehirn: TIA, Schlaganfall, hypertensive Enzephalopathie
  – Augenhintergrund: Netzhautblutungen und Exsudate mit oder ohne Papillenödem
  – Gefäße: dissezierendes Aneurysma, symptomatische arterielle Verschlusskrankheit
  – Niere: Niereninsuffizienz (Plasmakreatinin ≥ 2,0 mg%)

Krankheitsentstehung

Mit dem Begriff **primäre** oder **essenzielle Hypertonie** wird ein Bluthochdruck belegt, dessen **Ursache unbekannt** ist. Sein prozentualer Anteil lag in früheren Jahren bei weit über 90 %. Heute sind es noch rund 80–85 %, weil man zunehmend immer mehr Details über Ursachen und Entstehung der Hypertonie erkannt hat. Leider werden selbst im aktuellen Pschyrembel (266. Auflage) immer noch die längst überholten Zahlen vergangener Jahrzehnte von 90–95 % genannt. So oder so stellt er jedoch die weitaus **häufigste Form** der arteriellen Hypertonie dar. Zu beachten ist in diesem Zusammenhang, dass eigentlich zwanglos erklärbare Blutdruckerhöhungen bei Adipositas, Disstress-Syndrom oder NaCl-Abusus dem essenziellen Hypertonus zugerechnet werden.

Die **sekundäre Hypertonie** hat als Hauptursache (ca. 10–15 % aller Hypertonieformen) eine **Erkrankung der Niere** – entweder als Erkrankung der Niere selbst (Zystenniere, Schrumpfniere, Glomerulonephritis u.a.) oder als Erkrankung der Nierenarterien (Verschluss, arteriosklerotische Verengung). Seltenere Ursachen sind **Erkrankungen von Herz**, **Gefäßen** oder **Blut**: Aortenisthmusstenose, Aorteninsuffizienz, offener Ductus Botalli, Windkesselhochdruck, gesteigertes Schlagvolumen bei Anämie usw. Ein unbehandeltes **Schlafapnoe-Syndrom** (➤ Fach Atmung) führt regelhaft zur peripheren und pulmonalen Hypertonie. Der bei bis zu 10 % der Frauen auftretende Hochdruck in der Schwangerschaft wird den sekundären Formen zugerechnet, obwohl er pathophysiologisch immer noch nicht abschließend geklärt ist. Eher selten sind **Medikamente** und Nahrungsfaktoren als Auslöser festzumachen: Amphetamine, NSAR (nichtsteroidale Antirheumatika vom Typ des Diclofenac) sowie ein übermäßiger Verzehr von Lakritze. Schließlich existieren auch **endokrine Ursachen** (➤ Fach Stoffwechsel): Hyperaldosteronismus, Cushing-Syndrom (endogen oder medikamentös in der Form von Glukokortikoiden), Hyperthyreose und Phäochromozytom. Auch der Diabetes mellitus führt im Verlauf von Jahren regelhaft zur arteriellen Hypertonie.

Die angesprochene **Nierenarterienstenose** als wesentliche Ursache einer sekundären Hypertonie verursacht bei normalem Blutdruck und normalem Plasmavolumen eine Mangeldurchblutung der betroffenen Niere. Die Nierenarteriolen bekommen dadurch ein mit vermindertem Druck strömendes, verringertes Volumen und reagieren darauf mit verstärkter Renin-Sekretion. Diese verursacht nun über das RAAS so lange eine Blutdrucksteigerung und Volumenerhöhung, bis der Blutdruck in der betroffenen Niere normal ist. Ist dies erreicht, hat sich im ganzen restlichen, nichtstenotischen Kreislauf eine Hypertonie ausgebildet. Der Zusammenhang zwischen einer Nierenarterienstenose und der hieraus resultierenden systemischen Hypertonie wird als **Goldblatt-Mechanismus** bezeichnet.

Die grundsätzlichen pathophysiologischen Ursachen und Zusammenhänge einer systolischen oder diastolischen Hypertonie wurden bereits im Rahmen der Physiologie bzw. des Untersuchungskapitels besprochen. Des Weiteren kann aus den Krankheitsbildern der Herzhypertrophie und Arteriosklerose abgeleitet werden, dass Widerstandshochdruck und Volumenhochdruck in reiner Form nicht lange bestehen bleiben können: Beim primären Vorliegen eines Widerstandshochdrucks wird aus der zunehmenden Linksherzhypertrophie zusätzlich eine systolische Hypertonie hervorgehen. Beim Volumenhochdruck kommt es zu arteriosklerotischen Schädigungen und Verengungen auch der Widerstandsgefäße mit Anhebung des diastolischen Blutdrucks.

Eine besondere Bedeutung kommt dem **RAAS** zu. Immerhin kann man bei etwa jedem 3. Patienten mit essenzieller Hypertonie einen erhöhten Plasma-Reninspiegel nachweisen. Die Aktivierung des RAAS erfolgt in diesem Fall nicht durch den Mechanismus Hypovolämie/Hypotonie. Im Vordergrund stehen hier einerseits eine Aktivierung der Renin-Sekretion durch überhöhte Zufuhr von

NaCl oder den **Sympathikus**, z.B. beim Disstress-Syndrom, und zum anderen die Situation, dass sich dieses System offenbar im Laufe der Zeit auf einem höheren Niveau einpegelt, sich also in Grenzen verselbstständigt.

Alle Risikofaktoren für die Entstehung von KHK und Herzinfarkt sind auch Risikofaktoren für die Hypertonie, weil die Hypertonie selbst einschließlich der nachfolgenden Arteriosklerose wiederum die Hauptursache für KHK und Herzinfarkt darstellt, im Verein mit erhöhten LDL-Spiegeln.

Die wesentlichen Risikofaktoren sind also Übergewicht, Dauerstress, **Rauchen**, **Erbanlagen** (familiäre Häufungen sowohl für Hypertonie als auch für Hypotonie), **erhöhte Blutfette**, **Diabetes mellitus** und weitere Stoffwechselstörungen. Auch ein überhöhter **Kochsalzkonsum** kann den Blutdruck anheben.

Das **Disstress-Syndrom** in Form anhaltender physischer und/oder psychischer Überlastung verursacht eine fortlaufende Aktivierung des Sympathikus, woraus nicht nur eine periphere Widerstandserhöhung, sondern auch ein erhöhtes Herzzeitvolumen resultiert. Daneben wird durch die sympathikusbedingte Erhöhung von Blutfetten und Blutzucker die Entstehung einer Arteriosklerose zusätzlich gefördert. Übermäßiger Genuss von Kaffee oder Nikotin aktiviert dieses System ebenfalls, wobei sich beim Tabak direkte, gefäßwandschädigende Faktoren dazuaddieren.

Übermäßig zugeführtes **Natrium** (meist als Kochsalz = NaCl), das nicht vollständig ausgeschieden werden kann, erhöht das zirkulierende Volumen. Dies gilt besonders dann, wenn ein erhöhter Aldosteronspiegel (Disstress, Schlafapnoe, Conn-Syndrom) die Ausscheidung erschwert. Wo sich zusätzliches Natrium befindet, ist auch ein zusätzliches Flüssigkeitsvolumen (➤ Fach Urologie).

Ein weiterer Risikofaktor der Hypertonie ist die **Adipositas**, die automatisch durch die Vermehrung des zirkulierenden Blutvolumens eine Erhöhung des Herzzeitvolumens mit sich bringt und damit auch die Gefahr eines Volumenhochdrucks. Zusätzlich resultiert die Adipositas in der Regel nicht gerade aus einem Minderverzehr fettreicher Nahrung, wodurch wiederum Arteriosklerose und Hypertonie gefördert werden.

Ein chronischer **Alkoholabusus** führt regelhaft zur Hypertonie, teilweise durch Aktivierung des Sympathikus.

Symptomatik

Die Mehrheit der Hypertoniker hat **keinerlei Beschwerden**. Die Folgekrankheiten KHK, Schlaganfall, periphere Verschlusskrankheit oder auch einmal ein platzendes Aneurysma sind nicht so selten die ersten Hinweise auf eine langjährige Hypertonie. Man sollte es sich also zur Gewohnheit machen, auch bei dem Patienten, der wegen einer Banalität erstmals die Praxis aufsucht, den Blutdruck zu messen.

Bestehen hypertoniebedingte Beschwerden, manifestieren sie sich zumeist zerebral als **Kopfschmerzen**, **Schwindel** oder **Tinnitus** (Ohrensausen). Je nach Ursache kommt es zur **Tachykardie**. Die Kopfschmerzen entstehen allerdings erst bei sehr hohen Drücken und dann überwiegend okzipital, v.a. beim morgendlichen Erwachen oder während stärkerer körperlicher Aktivität. Kopfschmerzen bereits bei mittleren Drücken können als Hinweis auf ein zerebrales Aneurysma gewertet werden. An die Möglichkeit des **rezidivierenden Nasenblutens** (Epistaxis) sei erinnert.

Die **hypertensive Krise** mit systolischen Blutdruckwerten von 240 mmHg oder noch höher verursacht in aller Regel **deutliche Symptome** wie Kopfschmerzen, Schwindel, Sehstörungen, Verwirrtheit oder Nasenbluten. Aufgrund der Gefahr **zerebraler Einblutungen**, eines **Hirnödems** oder einer **Linksherzinsuffizienz** bis hin zum **Linksherzversagen mit akutem Lungenödem** ist sie als **hochakuter Notfall** zu betrachten. Das Hirnödem kann zu **Koma** und/oder **Krampfanfällen** führen. Die zerebralen Einblutungen entsprechen einem **Hirninfarkt**.

Folgekrankheiten

Die Mehrbelastung der linken Kammer, die ständig einen erhöhten Gegendruck zu überwinden oder ein erhöhtes Volumen auszuwerfen hat, führt zur Hypertrophie und in der Folge zur **Linksherzinsuffizienz**.

Die zweite wesentliche Folge ist die Entstehung einer **Arteriosklerose**, sofern diese nicht schon vorher bestanden und selbst zur Hypertonie geführt hatte. Die beiden Erkrankungen bedingen sich immer gegenseitig. Die Arteriosklerose der Herzkranzgefäße führt zur KHK, welche die Entstehung der Insuffizienz weiter beschleunigt. Kardiale Symptome des Patienten bestehen demnach in Dyspnoe, Arrhythmien, pektanginösen Beschwerden oder geringer körperlicher Belastbarkeit. Der mögliche Endzustand ist der **Herzinfarkt** oder das **Herzversagen** – je nachdem, ob die Koronarien vollständig stenosieren oder nicht.

Weitere direkte Hypertoniefolgen sind der **Schlaganfall** bzw. **intrazerebrale Blutungen**, **Aneurysmen** v.a. der Aorta, **chronische Kopfschmerzen**, Nasenbluten und **Nierenschäden** bis hin zur Schrumpfniere bzw. Niereninsuffizienz als Folge arteriosklerotischer Mangeldurchblutung sowie einer Glomerulopathie. Am Auge entstehen **Netzhautschädigungen** mit Sehstörungen bis hin zur Blindheit.

Diagnostik (➤ Abb. 5.28)

Bei der ersten Vorstellung eines neuen Patienten sollte grundsätzlich an beiden Armen, bei Bedarf zusätzlich am Bein der **Blutdruck gemessen** werden, um Differenzen mit differenzialdiagnostischen Hinweisen nicht zu übersehen. Zusätzlich ist zu berücksichtigen, dass ein erster Wert kaum jemals die tatsächliche Blutdrucksituation widerspiegelt: Erwartungshaltungen und Ängste des neuen Patienten verfälschen die erhaltenen Werte nach oben. Oftmals muss mehrmals hintereinander, im Abstand von mehreren Minuten bzw. zusätzlich im Anschluss an Gespräch oder Untersuchungen gemessen werden, bis sich der Blutdruck stabilisiert. Manchmal ist der tatsächliche Blutdruck nur über eine (häusliche) Langzeitmessung in Erfahrung zu bringen. Die **offizielle Vorgabe** fällt sehr viel bescheidener aus: Zur Diagnosestellung einer Hypertonie muss mindestens 3-mal an zumindest 2 verschiedenen Terminen ein erhöhter Blutdruck gemessen worden sein.

Die **essenzielle** Hypertonie stellt eine **Ausschlussdiagnose** dar. Jüngere Patienten werden überwiegend stationär abgeklärt. Zu erwartende diagnostische Befunde und Auffälligkeiten werden bei

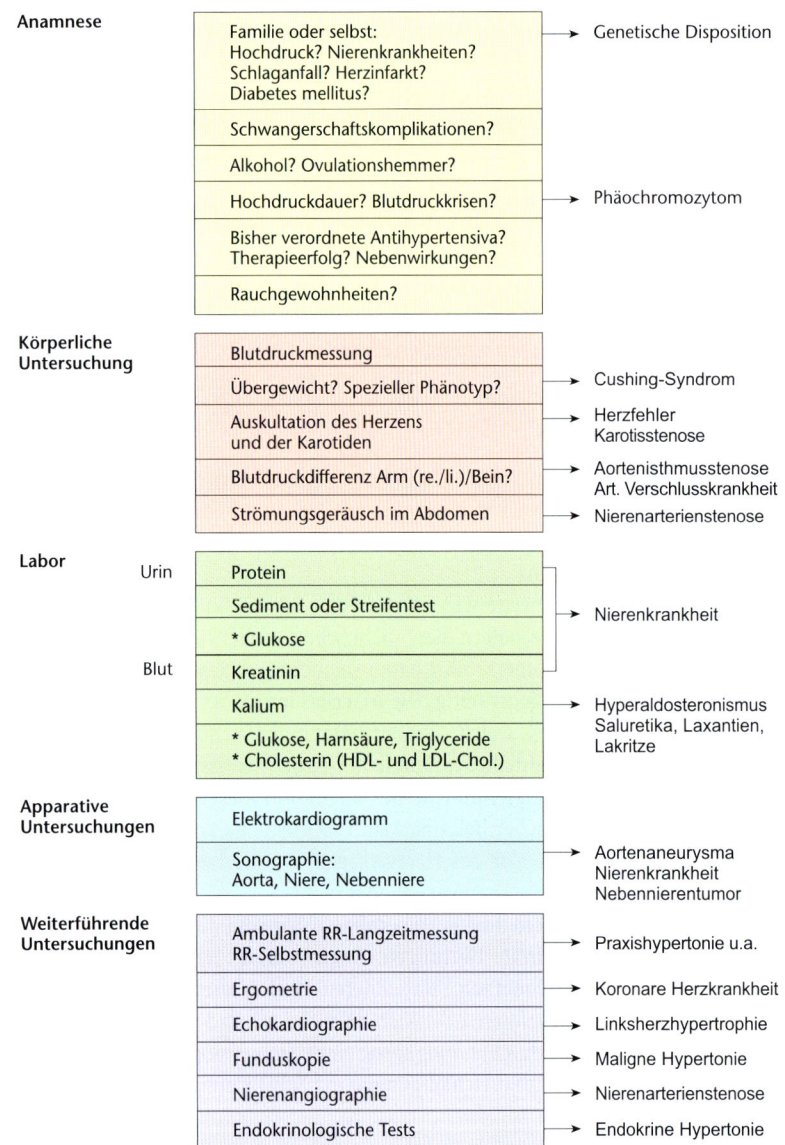

Abb. 5.28 Diagnostik bei Hypertonie [L157]

* Zur Hochdruckdiagnostik nicht notwendig, zur Erfassung weiterer kardiovaskulärer Risikofaktoren aber erforderlich

den Krankheitsbildern besprochen, die einem sekundären Hypertonus zugrunde liegen.

Am leichtesten und zuverlässigsten gelingt der Nachweis von **Gefäßschäden** als Folge einer anhaltenden Hypertonie, ihr Fortschreiten bzw. eine therapeutisch erreichte Rückbildung durch Spiegelung des **Augenhintergrundes** (➤ Abb. 5.29). Inzwischen gibt es, auch für die häusliche Selbstkontrolle, einen sehr empfindlichen Test auf Spuren von **Albumin im Urin**, der sich die frühzeitige Beteiligung der Niere bei Arteriosklerose und Hypertonie (und beim Diabetiker) zunutze macht. Bei negativem Ausfall und gut tastbaren Fußpulsen kann man davon ausgehen, dass keine wesentlichen Gefäßschäden vorliegen.

Therapie

Ganz im Vordergrund jeglicher Therapie steht wie immer die **Behandlung der Krankheitsursache**, soweit sie gefunden werden

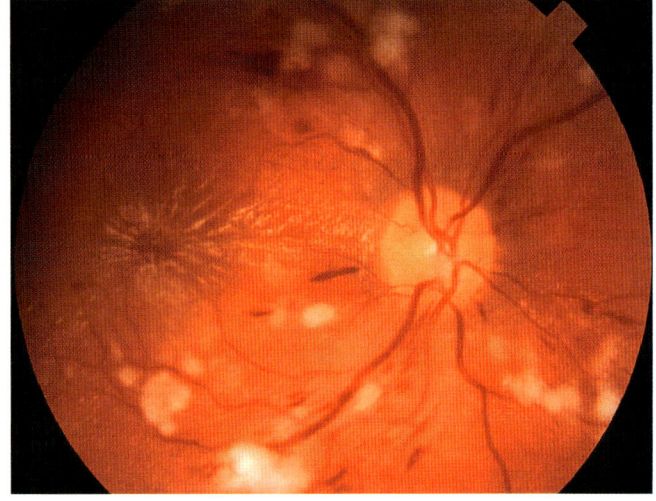

Abb. 5.29 Fundus hypertonicus Stadium III [E944]

kann. Leidet ein Adipöser an einem Volumenhochdruck, sollte er zur Gewichtsreduktion motiviert werden. Eine medikamentöse Therapie wird dann in vielen Fällen nicht mehr erforderlich sein. Entsprechendes gilt für den Stressgeplagten, den Kettenraucher oder den alkoholkranken Patienten. Eine Senkung erhöhter Blutfette muss immer versucht werden.

Ausdauersportarten wie Radfahren, Joggen oder Schwimmen vermögen den Blutdruck zu senken und den Puls (in Ruhe) zu verlangsamen. Entsprechendes gilt für ein „Training der Psyche bzw. des Geistes" (Yoga, autogenes Training, Meditation).

Magnesium als „physiologischer Calciumantagonist" und **Kalium** bewirken geringe Blutdrucksenkungen und schützen darüber hinaus Herz und Gefäße vor den Hypertonie-Folgen. Vor einer Substitution sind nicht nur die Serumspiegel zu kontrollieren, es ist auch eine etwaige Niereninsuffizienz auszuschließen. Beispielsweise würde eine **Hyperkaliämie** sogar über eine direkte Stimulation der Nebennierenrinde (→ Aldosteron) zur **Blutdruckerhöhung** führen.

An die ungünstigen Auswirkungen überhöhten Kochsalzkonsums ist zu denken. Man kann bei vielen (aber längst nicht bei allen) Menschen allein durch eine strenge **Salzrestriktion** in der Nahrung erhöhte Blutdruckwerte normalisieren. Anzustreben sind nach offiziellen Vorgaben **5–6 g Kochsalz/Tag**. Für den Hypertoniker besonders geeignet ist demzufolge sog. Diät-Salz, bei dem Natrium durch Magnesium oder Kalium ersetzt wurde. Auch mit zusätzlichen Gewürzen lässt sich Salz einsparen. Ungeeignet sind dagegen die in Laienkreisen oft als „wertvoller" erachteten, nicht raffinierten Salze bzw. solche aus dem Himalaja. NaCl ist ungeachtet seiner Herkunft und Verarbeitung immer NaCl! **Salzarme Lebensmittel**, für hypertone Patienten grundsätzlich geeignet, sind z.B. Obst und Gemüse, Kartoffeln, naturbelassene Getreideprodukte (z.B. Müsli), Hülsenfrüchte oder Fisch. Dagegen ist bei Fleisch, Wurst, Käse, Brot und zahlreichen Fertigprodukten (u.a. Konserven) zu beachten, dass sie in aller Regel bereits in der Herstellung mit Salz angereichert werden. Gemüse wird bei der häuslichen Zubereitung manchmal in Salzwasser gekocht, was zum selben Ergebnis führt.

EXKURS

Bei der allgemein empfohlenen Kochsalzzufuhr hinsichtlich Tagesmenge sowie zusätzlichen Anreicherungen hat sich eine unselige Entwicklung ergeben. Als Obergrenze täglicher Kochsalzzufuhr gelten 6 g. Die WHO empfiehlt eine tägliche Aufnahme von 5 g.

Kochsalz ist chemisch NaCl. Da Cl etwas schwerer ist (Atomgewicht ca. 35) als Natrium (Atomgewicht etwa 23), sind in 1 g NaCl knapp 400 mg Natrium und gut 600 mg Chlorid enthalten. Die DGE schätzt seit 2013 eine **minimal notwendige Zufuhr** von < 1,5 g NaCl/Tag beim Erwachsenen, genauer **550 mg Natrium** und 830 mg Chlorid. Da diese Minimalzufuhr allerdings unter der Begrifflichkeit „Referenzwerte" veröffentlicht ist und unter diesem Vorzeichen u.a. vom Pschyrembel übernommen wird, erhält dieser genau genommen sogar viel zu niedrig angesetzte Minimalbedarf auch noch den Status einer offiziellen Empfehlung für eine breite Zufuhr unter der erwachsenen Bevölkerung.

Im menschlichen Schweiß sind knapp 50 mmol Natrium/l enthalten, entsprechend rund 1100 mg (1 mmol Natrium entspricht 23 mg Natrium, ergibt mit 48 multipliziert 1100 mg). Damit würde ein Erwachsener mit leichter körperlicher Tätigkeit, der zusätzlich zur Perspiratio insensibilis (➤ Fach Dermatologie) lediglich **½ l Schweiß pro Tag** verliert, bereits die von der DGE „geschätzte", pro Tag zuzuführende Natriummenge wieder ausscheiden. Unter angestrengterer körperlicher Tätigkeit gehen leicht 1–2 l Schweiß/Tag verloren, mithin also bereits die 2- bis 4-fache Menge dessen, was offiziell als Referenzbedarf deklariert ist.

Dazu sollte man nun allerdings wissen, dass über den Darm ebenfalls Natrium verloren geht und die Niere zusätzliche Mengen ausscheiden **muss**, um überhaupt zu funktionieren. Die perfekt funktionierende Niere eines jungen (!) Erwachsenen ist in der Lage, dem Urin bis auf einen Restgehalt von etwa 8 mmol/l alles Natrium zu entziehen und damit dem Organismus zu erhalten. Andererseits kann sie problemlos auch 80 mmol/l (= 2 g Natrium) oder noch weit mehr ausscheiden, weil dies ihrer ureigensten Funktion entspricht. Mit einer Harnmenge von 1–1,5 l/Tag gehen also selbst bei bestehendem Natriummangel des Organismus als absolutes Minimum rund 10 mmol = 230 mg Natrium verloren. Da für diese Grenzbereiche einer Natriumverarmung des ausgeschiedenen Urins extrem erhöhte Aldosteron-Serumspiegel benötigt werden, wäre dies auf Dauer unausweichlich mit einer Hypokaliämie und Alkalose verbunden (➤ Fach Urologie). Zusätzlich geht dabei das Durstgefühl verloren, womit die Exsikkose nicht mehr allzu weit entfernt ist.

Ergänzend zu obigen Ausführungen sei aus dem ➤ Fach Urologie (➤ Kap. 2.1.5) ein kleiner Abschnitt an diese Stelle kopiert:

Relativ neu und bisher weder in der Prüfung noch überhaupt im medizinischen Verständnis angekommen ist die Erkenntnis, dass nicht nur eine erhöhte, sondern auch eine **verminderte Salzzufuhr** zu einem **erhöhten Risiko** für Herzinfarkt und Schlaganfall führt. Die umfangreichste der zu diesem Thema durchgeführten Studien (2016 vorgestellt) bezog über 130.000 Studienteilnehmer aus 50 Ländern ein. Danach hatten Personen mit einer täglichen Salzaufnahme zwischen etwa **7 und 13 g** die **niedrigste Sterblichkeitsrate**, während dieselbe unterhalb 7 g und oberhalb etwa 15 g analog zur gesteigerten Zahl an Infarkten und Schlaganfällen anstieg. Dies galt nicht nur für normotone Personen, sondern sogar für **Hypertoniker** selbst bei einer **zu geringen Salzaufnahme**. Das bedeutet einerseits, dass der Deutsche mit seiner durchschnittlichen Salzaufnahme von 10–12 g/Tag optimal versorgt ist (im Durchschnitt der Bevölkerung!) und andererseits, dass die *Obergrenze* von **5 g NaCl/Tag**, die von der WHO empfohlen wird, künftig eher als **Untergrenze einer wünschenswerten Salzzufuhr verstanden werden muss**. Patienten mit arterieller Hypertonie sollten sich vorsichtshalber eher an 7 g/Tag orientieren, normotone Menschen liegen im Bereich zwischen 7 und 13 g immer richtig, während hypotone Personen versuchen sollten, möglichst oft den oberen Grenzbereich zu erreichen, um dadurch ihren Blutdruck zu stabilisieren. Erklären lässt sich dieser zunächst ungewöhnlich scheinende Zusammenhang folgendermaßen:

Die tägliche Ausscheidungsrate der Niere liegt bei 1–1,5 l mit einer durchschnittlichen Osmolarität von etwa 1,020. Dies entspricht der Ausscheidung von 10–12 g Kochsalz und damit der durchschnittlichen Salzaufnahme. Bei stark schwitzenden Menschen ist die Ausscheidung über die Niere um den entsprechenden Betrag gemindert. Der Verlust über den Darm braucht bei fehlenden Besonderheiten nicht berücksichtigt zu werden. Das **Minimum an Kochsalz**, das die Niere ausscheiden **muss**, um eine tägliche Flüssigkeitszufuhr von insgesamt etwa 2 l (einschließlich dessen, was in fester Nahrung enthalten ist) aus dem Organismus auszuscheiden, liegt bei **1 g**, also bereits in der Nähe der DGE-Empfehlung. Dazu addieren sich Verluste über Haut und Darm, die bei derart geringen Mengen anteilig durchaus Bedeutung erhalten.

Von überragender Bedeutung ist nun, dass das, was die Niere in vorübergehenden **Notsituationen** und bei **jungen Menschen** „kann", mit physiologischen Alltagsbedingungen **nichts zu tun hat**. Das hormonelle System befindet sich im Gleichgewicht, wenn die Umweltbedingungen damit harmonieren. Dies schließt sowohl die Nahrung als auch das Vegetativum mit ein und es bezieht sich u.a. auf die Serumspiegel von Renin, ADH und Aldosteron, ihre Beziehungen zum Sympathikus, einem kräftig schlagenden Herzen und gesunden Nieren.

Der Europäer nimmt im Durchschnitt 7–13 g Kochsalz/Tag zu sich, „erstaunlicherweise" also exakt so viel, wie laut aktuellen Studien dem Optimum entspricht! Eingeschlossen in diese Durchschnittswerte sind selbstverständlich auch die sich besonders gesund ernährenden Südeuropäer mit ihrer geringen Rate an Infarkten von Herz und Gehirn. Wenn eine Salzzufuhr von mindestens 7 g/Tag einen ausgewogenen Hormonspiegel erzeugt, dann bedeutet dies, dass eine Niere, die mangels Zufuhr weniger ausscheiden darf, dafür einen höheren Aufwand betreiben muss. Anders formuliert: Eine am Übergang zu den Sammelrohren ankommende Natriummenge von 29 g/Tag bei einer weit überhöhten Salzzufuhr bedarf überhaupt keines Aldosterons, um bis auf einen kleinen Rest ausgeschieden zu werden, während sich seine **Produktion** in der Zona glomerulosa der NNR bei einer Kochsalzzufuhr von 1,5 g sozusagen **am Anschlag befindet**. Je mehr sich demnach die Kochsalzaufnahme auf der Skala zwischen den beiden Extremen diesem Minimum annähert, desto höher muss der Aldosteron-Serumspiegel liegen. Die Ausrichtung an den extremen Vorgaben der DGE bedeutet in Übereinstimmung mit den evolutionären Vorgaben **überhöhte Spiegel an Renin, Angiotensin II, Aldosteron und ADH** sowie einen **Sympathikus**, der gewissermaßen rund um die Uhr **weit aktiver** ist als physiologisch notwendig.

In der Konsequenz erzeugt dies, ganz abgesehen von der an die Aldosteron-Extremspiegel gebundenen **Hypokaliämie** und **Alkalose** auch vorzeitige **Verschleißerscheinungen** an etlichen Organen, z.B. an Herz (Fibrosierung) und Gefäßen (vermehrte Tonisierung) in der Folge direkter Angiotensin- und Aldosteronwirkungen. Aus dem reaktiv erhöhten ADH-Serumspiegel erwächst die Gefahr einer **Hypoosmolarität**. An der **Niere** kommt es zu einer vorzeitigen **Insuffizienz**, weil **Angiotensin II** die **efferenten** Arteriolen verengt und durch den Rückstau in die Glomeruluskapillaren eine **Hyperfiltration** bewirkt, aus der eine **Glomerulosklerose** hervorgehen kann, sofern sie chronisch wird. Die **Blutdrucksteigerung** als Folge erhöhter Angiotensin-II-Serumspiegel sowie des aktivierten Sympathikus erklärt, warum bei niedriger Kochsalzzufuhr nicht nur die **Gesamtsterblichkeit zunimmt**, sondern auch die Zahl an **Herzinfarkten** und **Schlaganfällen**.

Man sollte also für sich selbst und bei der Beratung seiner Patienten die heute üblichen Vorstellungen kritisch hinterfragen. Erst recht gilt dies bei der Beratung hypotoner oder stark schwitzender oder auch nur joggender Personen bzw. solchen, die unter chronischen Durchfällen leiden. Leider ist es modern geworden, pauschal und undifferenziert Salz beinahe als etwas Schädliches zu deklarieren, das es nach Kräften zu meiden gilt. Zu allem Überfluss wird es dann auch noch mit Iodat und Fluorid angereichert (➤ Fach Stoffwechsel).

Hinsichtlich einer sinnvollen Beratung der Patienten könnten (nach der Prüfung!) folgende Werte gelten:
- **Ideale Zufuhr für hypertone Patienten** ohne wesentlichen Schweißverlust: 5–6 g NaCl/Tag **als Minimum**
- **Ideale Zufuhr für normotone Patienten:** 7–12 g NaCl/Tag
- **Ideale Zufuhr für hypotone Patienten:** 10–12 g NaCl/Tag
- Zusätzlicher Bedarf entsteht bei Tätigkeiten mit starkem Schweißverlust.

Die **medikamentöse Therapie** besteht überwiegend aus **ACE-Hemmern** (ersatzweise bei Unverträglichkeit Angiotensin-Rezeptorenblockern), **Calciumantagonisten** und **Betablockern**. Weniger zur Monotherapie, sondern eher zur Kombination geeignet und sinnvoll sind **Diuretika** (v.a. **Thiazide**). Die Medikamente werden nach den Leitlinien als **gleichwertig** erachtet, eine bestimmte Reihenfolge oder Hierarchie gibt es nicht mehr. Lediglich **Ausschlusskriterien**, z.B. Betablocker bei Asthma/COPD, gilt es zu beachten.

Der Heilpraktiker sollte von ergänzenden, z.B. den teilweise im Gebrauch befindlichen pflanzlichen Medikamenten Abstand nehmen. Sie sind im besten Fall vergleichsweise ohne Wirkung. Als Ausnahmen könnte man anführen, dass ein homöopathisch sehr gut ausgebildeter Therapeut mit dem korrekt zugeordneten Konstitutionsmittel oder über die Behandlung zuverlässig erkannter Miasmen durchaus einen gewichtigen Beitrag in der Therapie einer essenziellen Hypertonie leisten kann. Eventuell mag dies auch auf Meridianbehandlungen, z.B. durch Chirotherapie oder Akupunktur, oder auf alternative Methoden wie TCM zutreffen. Ein sanierter Schlafplatz ist immer von Nutzen.

MERKE
Die **langjährige Hypertonie** eines älteren Menschen darf nicht mehr in großem Umfang gesenkt werden, weil sonst der in den arteriosklerotischen Gefäßen verbleibende Druck zu niedrig würde. Hieraus könnte dann z.B. ein ischämischer Insult (Schlaganfall) resultieren. Entsprechendes gilt für die **hypertensive Krise** (Hochdruckkrise), bei der deshalb der Blutdruck nicht in normale Bereiche abgesenkt werden darf. Es reicht im Akutfall vollkommen aus, die z.B. systolischen 240 mmHg des Patienten auf Werte unter 200 mmHg abzusenken.

Bei der **Hochdruckkrise** ist aufgrund der unmittelbaren Gefährdung des Patienten der **Notarzt** zu verständigen. Die Lagerung des Patienten mit angehobenem Oberkörper und herabhängenden Beinen (sog. Herzbett) bewirkt einen unblutigen Aderlass und damit eine Blutdrucksenkung. Der Notarzt wird mit Calciumantagonisten, Nitroglycerin o.ä. versuchen, den Blutdruck in ungefährliche Bereiche abzusenken.

Zusammenfassung

Arterielle Hypertonie
Erhöhung des peripheren Blutdrucks

Schweregrade
- milde Hypertonie: 140–159/90–99 mmHg
- mittelschwere Hypertonie: 160–179/100–109 mmHg
- schwere Hypertonie: ≥ 180/110 mmHg
- maligne Hypertonie: diastolisch ≥ 120 mmHg
- hypertensive Krise: systolisch ≥ etwa 230 mmHg

Stadieneinteilung nach WHO-Kriterien
- Stadium I: keine Organveränderungen
- Stadium II: Organbeteiligung
- Stadium III: Organschäden

Formen
- primär (essenziell): Ursache unbekannt; 80–85 % der Fälle
- sekundär: Ursache bekannt; am häufigsten ist eine Erkrankung der Niere bzw. Nierenarterie

Risikofaktoren
- Adipositas
- Stress
- Nikotinabusus
- Veranlagung
- erhöhte Blutfette
- Diabetes mellitus
- überhöhter Kochsalzkonsum

Symptome
- meist nicht vorhanden
- Kopfschmerzen
- Tinnitus
- Schwindel
- Nasenbluten

Komplikationen
- Linksherzinsuffizienz mit Lungenödem
- Arteriosklerose, Herzinfarkt, Schlaganfall
- intrazerebrale Blutungen
- Nierenschäden
- Netzhautschädigungen

Therapie
- Ursachen behandeln.
- Kochsalzrestriktion
- ACE-Hemmer, Calciumantagonisten, Betablocker, Diuretika
- hypertensive Krise: Notarzt rufen, Patienten beruhigen, Oberkörper hoch lagern, venösen Zugang legen.

5.3.4 Pulmonale Hypertonie

Der physiologische **systolische Druck** im Lungenkreislauf liegt bei **20–25 mmHg**, der **Mitteldruck** bei etwa **14 mmHg**. Bei einem **Mitteldruck > 25 mmHg** oder einem **systolischen Druck > 35 mmHg** spricht man von der pulmonalen Hypertonie.

Krankheitsentstehung

Der Druck im Lungenkreislauf wird ausschließlich vom rechten Ventrikel aufgebaut und vom Widerstand der Lungengefäße beeinflusst. Ein peripherer Hochdruck verursacht im kleinen Kreislauf keine Druckänderungen oder gar Schäden, weil er nur bis zu den **peripheren Kapillaren wirksam** wird, aber nicht mehr am venösen Gefäßbett oder gar in dessen Fortsetzung in den rechten Ventrikel hinein. Der Hochdruck im Lungenkreislauf hat dementsprechend mit dem Hochdruck im großen Kreislauf **nichts zu tun**. Eine Ausnahme stellt der **Volumenhochdruck** dar. Das Mehrvolumen muss in diesem Fall ungeschmälert auch durch die Lunge, woraus bei längerem Bestand Veränderungen der Lungengefäße resultieren können. Mitbetroffen ist die rechte Kammer, die auf die Volumenüberladung und die später dazukommende Widerstandserhöhung im kleinen Kreislauf mit einer exzentrischen Hypertrophie reagiert. Dieser Zusammenhang gilt allerdings nur für **extreme Volumenüberladungen**, nicht für Vermehrungen, wie sie bei einem Sportler oder in der Schwangerschaft physiologischerweise entstehen. Als Ursache dafür, dass die beiden Kreisläufe auf gesteigerte Blutvolumina so unterschiedlich reagieren, kann man die **Reaktionsweise der Widerstandsgefäße** verantwortlich machen: Während periphere Arteriolen ihr Lumen bei größeren Volumina enger stellen und damit dem linken Ventrikel einen **zusätzlichen Widerstand** bieten, **dilatieren** die Arteriolen der **Lunge** bei zusätzlichen Volumina, sodass der Gesamtwiderstand für den rechten Ventrikel nur unwesentlich zunimmt.

Hauptursachen für die pulmonale Hypertonie sind ein **Stau vor dem linken Herzen** sowie eine **Rarefizierung der Lungengefäße** im Verlauf einer Lungenerkrankung. Stau oder Volumenüberladung werden von kongenitalen Herzmissbildungen mit Shuntvolumen, Mitralisfehlern und der fortgeschrittenen Linksherzinsuffizienz verursacht. Der Circulus vitiosus, der sich zwischen Rechtsherzhypertrophie und Anpassung der Lungengefäße entwickelt, wurde beim Ductus Botalli apertus (➤ Kap. 5.1.1) besprochen.

Widerstandserhöhungen in der Lungenstrombahn durch Umbauvorgänge finden sich beim **Lungenemphysem**, der **Lungenfibrose** und weiteren Lungenkrankheiten, bei denen Lungengewebe einschließlich seiner Gefäßversorgung zugrunde geht. Hierfür finden sich zahlreiche Ursachen bis hin zu **rezidivierenden Lungenembolien**. Bei einer in Folge einer **Lungenerkrankung** symptomatisch gewordenen **Rechtsherzhypertrophie** spricht man vom **Cor pulmonale** (➤ Fach Atmung).

Symptomatik

Symptome des Lungenhochdrucks entstehen erst in fortgeschrittenen Stadien und sind dann **unspezifisch** und vieldeutig: Unzureichende Aufsättigung des Blutes und Minderangebot ans linke Herz führen zu verminderter Leistungsfähigkeit und **Belastungsdyspnoe**, in fortgeschrittenen Stadien zu Zyanose, Trommelschlägelfingern und Polyglobulie. Die sich entwickelnde **Rechtsherzinsuffizienz** wird an ihren unspezifischen Symptomen erkennbar, die denjenigen der **Linksherzinsuffizienz entsprechen** und von der WHO auch hinsichtlich ihrer Ausprägung in **identisch definierte Klassen I–IV** eingeteilt werden. Thorakale Schmerzen und Rhythmusstörungen mit Palpitationen aufgrund der ventrikulären Ischämie sind zusätzlich möglich, ebenso Synkopen infolge des zerebralen Sauerstoffmangels.

Diagnostik

Der Nachweis einer pulmonalen Hypertonie ist in der Allgemeinpraxis **nicht möglich**. Bei einer Rechtsherzinsuffizienz mit peripheren Ödemen und gestauten Halsvenen besteht natürlich der dringende Verdacht auf eine pulmonale Hypertonie, weil der Rechtsherzinsuffizienz mehrheitlich eine Rechtsherzhypertrophie vorausgeht.

Eine apparative Diagnostik durch Röntgenaufnahmen, Echokardiographie, EKG und Lungenfunktionsprüfungen ergibt weitere Hinweise. Der eigentliche Nachweis bedarf einer **Rechtsherzkatheterisierung** mit direkter Druckmessung.

Therapie

Neben einer möglichst **ursächlichen** Therapie der zugrunde liegenden Erkrankung verbleiben v.a. symptomatische Möglichkeiten. Man rät zu körperlicher **Schonung**, behandelt die Polyglobulie mit wiederholten **Aderlässen**, appliziert **Sauerstoff** und versucht, die Rechtsherzinsuffizienz mit **Herzglykosiden** abzumildern. Eine Therapie mit Diuretika hat sich am Druck im großen Kreislauf auszurichten. Seit 2009 sind (sehr teure) Medikamente auf dem Markt, die relativ spezifisch auf den Druck im kleinen Kreislauf einwirken sollen. Dazu zählen beispielsweise **Sildenafil** und **Tadalafil**.

Die **Prognose** ist insgesamt **ungünstig**. Die Mehrzahl der Patienten verstirbt im Rechtsherzversagen. Ob die spezifisch wirksame Medikation die Langzeitprognose nennenswert verbessert, wird man abwarten müssen.

Zusammenfassung

Pulmonale Hypertonie

Erhöhung des Drucks im Lungenkreislauf auf > 35 mmHg systolisch

Ursachen
- lang anhaltende, massive Volumenüberlastung
- Lungenerkrankung mit Verkleinerung des Gefäßquerschnitts
- erhöhter Widerstand vor dem linken Herzen

Symptome
- Belastungsdyspnoe
  – analog zur Linksherzinsuffizienz in die Klasse I–IV eingeteilt
- Zyanose
- Sauerstoffmangel in Gehirn und Peripherie
- Polyglobulie
- Trommelschlägelfinger, Uhrglasnägel
- Rückstau der Rechtsherzinsuffizienz: Ödeme in Beinen und peripheren Organen

Komplikation
- Rechtsherzversagen

5.3.5 Hypotonie

Als arterielle Hypotonie bezeichnet man Blutdruckwerte **unter RR 100/60 mmHg** bei der **Frau** und **unter RR 110/60** beim **Mann**.

Man kann die essenzielle (= primäre oder konstitutionelle) Hypotonie von der sekundären, erworbenen abgrenzen.

Krankheitsentstehung

Die **essenzielle** Hypotonie ist eine Ausschlussdiagnose. Sie wird gestellt, wenn keine sekundäre Form gefunden wurde. Die **sekundäre** Hypotonie hat analog zur sekundären Hypertonie eine erkennbare Ursache. In Frage kommen eine endokrine Hypotonie (Morbus Addison, Hypothyreose u.a.), kardiovaskuläre Formen (Perikarderguss bzw. -verwachsungen, Herzinsuffizienz, Aortenstenose, Zustand nach Herzinfarkt), eine infektiöse, medikamentöse oder hypovolämische Hypotonie nach umfangreichem Flüssigkeitsverlust. Auch bei längerer Bettlägerigkeit entsteht ein Blutdruckabfall – je nach Ausgangslage bis hin zu hypotonen Werten.

Symptomatik

Die überwiegende Mehrzahl der Betroffenen ist **beschwerdefrei**. Häufig besteht lediglich eine milde Zunahme der Herzfrequenz. Die Blutdruckamplitude ist gleichzeitig verkleinert. Beides resultiert aus der reaktiven Sympathikusaktivierung. Im Gegensatz zu dieser üblichen Konstellation zeichnet sich die Hypotonie der Hypothyreose dadurch aus, dass sie von einer Bradykardie begleitet wird. Es gibt allerdings auch essenzielle Formen der Hypotonie mit gemäßigter Herzfrequenz.

Entstehen aus einer Hypotonie subjektive Symptome, äußern sich dieselben v.a. zerebral als **Schwindel** oder **Kollapsneigung**. Die Sympathikusaktivierung zeigt sich in **kalten Extremitäten** und vermehrtem Schwitzen. Bei manchen Menschen sind diese Symptome nochmals akzentuiert und verstärkt, v.a. beim Aufrichten aus dem Liegen, Bücken oder Knien. Es entsteht das Orthostase-Syndrom.

Orthostase-Syndrom

Definiert ist das Orthostase-Syndrom (orthos = gerade, aufrecht) nach der zerebralen Ischämie mit **Schwindel**, **Ohrensausen** (Tinnitus), evtl. Übelkeit und **Kollapsneigung** bis hin zu regelrechten **Synkopen**, die bevorzugt beim Aufrichten aus gebückter oder liegender Position heraus entstehen. Hierbei versacken bis zu mehr als 500 ml Blut in den Venen der Beine und des Beckens, indem diese passiv durch den hydrostatischen Druck des Blutes aufgedehnt werden. Das Herz erhält also weniger Volumen aus dem Kreislauf zurück. Die akute Hypovolämie führt zur Gegenregulation von Sympathikus und RAAS. Die Herzfrequenz wird gesteigert, die peripheren Widerstandsgefäße und venösen Kapazitätsgefäße verengen sich. Etwas verzögert kommt noch die zusätzlich kreislauffüllende Wirkung von Aldosteron und ADH hinzu.

Der systolische Blutdruck fällt in Folge der Hypovolämie etwas ab, der diastolische bleibt wegen der peripheren Gefäßverengung gleich oder steigt um ca. 5 mmHg (> Abb. 5.30). Der Mitteldruck bleibt im Wesentlichen unverändert. Die Herzfrequenz nimmt um etwa 5–15 Schläge/min zu. Diese physiologische Regulation beim Aufrichten aus dem Liegen reicht in der Regel aus, um ernsthafte Symptome zu verhindern.

Diagnostik

Die adäquate Reaktion des Vegetativums bzw. deren Störung lässt sich im **Schellong-Test** objektivieren, bei dem Puls und Blutdruck zunächst im Liegen und anschließend nach dem Aufrichten in den Stand im Abstand von etwa 1 min so lange gemessen werden, bis sie konstant bleiben. Indiziert ist der Schellong-Test bei Patienten mit Orthostase-Syndrom (Schwindel und Kollapsneigung) zum Ausschluss ernsthafter Störungen.

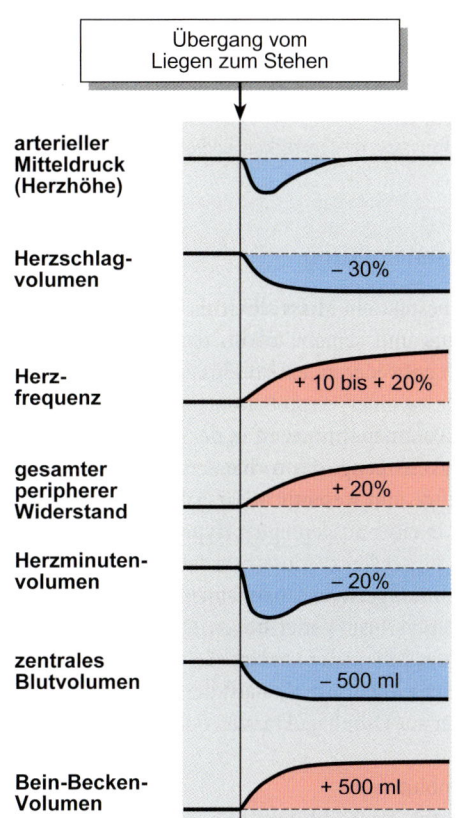

Abb. 5.30 Veränderungen von Kreislaufparametern beim Übergang vom Liegen zum Stehen [L106]

Sympathikotone Dysregulation

Die sympathikotone Hypotonie bzw. Dysregulation zeigt im Schellong-Test eine **überschießende Gegenregulation des Sympathikus**, indem Herzfrequenz und diastolischer Blutdruck übermäßig ansteigen (➤ Abb. 5.31). Der Grund hierfür ist allerdings ebenfalls physiologisch, weil bei diesen Patienten der systolische Druck besonders deutlich abfällt (≥ 15 mmHg). Entgegen der allgemein üblichen Definition handelt es sich also keineswegs um eine überschießende, sondern vielmehr um eine höchst **angemessene Gegenregulation**, die sozusagen gerade Schlimmeres verhütet.

Man findet einen solchen Sympathikotonus bevorzugt bei groß gewachsenen, schlanken, evtl. asthenischen Patientinnen, bei denen das in Beine und Becken versackende Blutvolumen einen prozentual besonders großen Anteil am HZV ausmacht. Das aktuelle Schlagvolumen lässt hier keinen ausreichenden systolischen Druck mehr zu. Wenn diese Patientinnen dann noch zu wenig trinken und salzen, vermag auch das RAAS kein ausreichendes Volumen zur Verfügung zu stellen.

Asympathikotone Dysregulation

Die asympathikotone Dysregulation ist durch eine **unzureichende Gegenregulation des Sympathikus** gekennzeichnet. Sie tritt v.a. bei **neurologischen Störungen** auf (z.B. diabetische oder alkoholische Polyneuropathie, Parkinson-Syndrom, Alkohol-Delir) und ist durch einen Abfall des arteriellen Mitteldrucks ohne wesentliche Zunahme der Herzfrequenz charakterisiert (➤ Abb. 5.31). Die neurologische Störung liegt im Bereich der peripheren Druckrezeptoren, im Hirnstamm oder in der sympathischen Leitung über die afferenten oder efferenten Bahnen. Die Betroffenen sollten neurologisch abgeklärt werden, soweit noch keine Grunderkrankung bekannt ist.

Therapie

Bei sekundären Hypotonien wird die **Ursache** therapiert.

Die primäre, angeborene Form der arteriellen Hypotonie ist keine Krankheit. Sie ist per se nicht behandlungsbedürftig, sondern eher als „Geschenk" zu betrachten: Die 100-Jährigen haben niemals einen hohen und zumeist auch keinen normalen, sondern in der Regel einen erniedrigten Blutdruck. Es gibt keinen besseren **Schutz** vor der Arteriosklerose und ihren Folgen. Auch ein Herz, das anstatt üblicher Drücke nur 95 mmHg aufzubauen hat, wird kaum beansprucht. Besteht darüber hinaus noch eine gemäßigte Frequenz, wird der natürliche Alterungsprozess weiter verlangsamt. Behandlungsbedürftig ist also allein die aus niedrigen Drücken heraus evtl. entstehende **Symptomatik**.

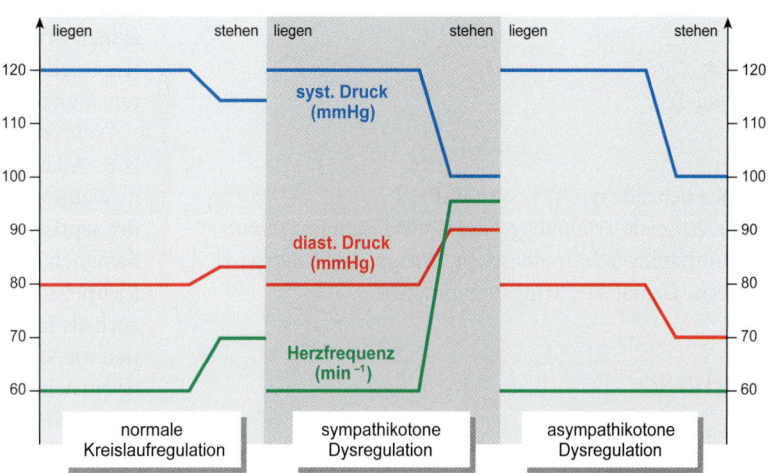

Abb. 5.31 Schellong-Test mit normaler Kreislaufregulation, sympathikotoner und asympathikotoner Dysregulation [L106]

Milde Symptome einer hypotonen bzw. orthostatischen Dysregulation lassen sich im Allgemeinen gut durch **Kreislauftraining** (Wechselduschen, Kneipp-Anwendungen, Ausdauersportarten) in den Griff bekommen. Ausdauersport hilft also nicht nur dabei, überhöhte Drücke abzusenken, sondern stabilisiert auch insgesamt die Kreislauffunktionen. Besonders wichtig ist eine **reichliche Flüssigkeitsaufnahme** und die gegen den Zug der Zeit zu empfehlende Verwendung **ausreichender Kochsalzmengen**. Gerade die von hypotonen Beschwerden geplagten, meist jungen Patientinnen trinken häufig erschreckend wenig und vermeiden ausreichende Mengen Kochsalz, weil vor dessen Gebrauch überall gewarnt wird. Hier besteht also Bedarf an einer Beratung, welche die Zusammenhänge verständlich macht.

Reicht dies nicht aus, kann mit **Sympathomimetika** – also Medikamenten, die über eine Sympathikusaktivierung wirken oder selbst auf sympathische Rezeptoren einwirken, – eine Besserung versucht werden (Effortil® u.a.). Wirksamer sind in der Regel **pflanzliche Digitaloide**, also Auszüge aus Weißdorn, Meerzwiebel, Maiglöckchen, Adonisröschen und weiteren Pflanzen, die den Kreislauf stabilisieren und augenscheinlich keine Nebenwirkungen verursachen. Auf dem Beipackzettel ist die Indikation der hypotonen Dysregulation allerdings zumeist nicht erwähnt; hier wird lediglich die Anwendung beim sog. Altersherz empfohlen. Man sollte also die Angaben im Beipackzettel in einem Patientengespräch ergänzen. Besonders schnell hilft Korodin®. Während einer homöopathischen Therapie ist es kontraindiziert, weil der enthaltene Campher zahlreiche Homöopathika antagonisiert.

Zusammenfassung

Hypotonie
Erniedrigung des Blutdrucks; bei Frauen < 100/60 mmHg, bei Männern < 110/60 mmHg

Symptome
- meist keine
- Schwindel, Kollapsneigung v.a. nach dem Aufrichten aus dem Liegen, Bücken, Knien (Orthostase-Syndrom)
- kalte Extremitäten und schlecht tastbare Fußpulse

Diagnostik
- Schellong-Test

Therapie
- Ursachen behandeln.
- Auf ausreichende Trinkmenge und Kochsalzzufuhr achten.
- Kreislauftraining (Wechselduschen, Kneipp, Ausdauersport)
- pflanzliche Digitaloide, Sympathomimetika

5.3.6 Schock

Unter Schock versteht man ein **peripheres Kreislaufversagen**, aus dem ein akuter **Sauerstoffmangel für die lebenswichtigen Organe** entsteht. In den betroffenen Organen treten zunächst Störungen der Funktion auf, im weiteren Verlauf auch Störungen der Struktur.

ACHTUNG
Jeder Schockzustand ist direkt lebensbedrohend.

Krankheitsentstehung

Im Schock besteht ein **Missverhältnis** zwischen der **Kapazität des Gefäßlumens** und seinem Inhalt, dem **zirkulierenden Blut**. Es kommt also entweder zu einem Flüssigkeitsmangel bei normalem Lumen oder zu einer vergrößerten Gefäßkapazität bei normalem Flüssigkeitsvolumen. Immer ist in der Konsequenz für die vorhandene Flüssigkeitsmenge das vorhandene **Gefäßlumen zu groß**.

Eine häufige und wesentliche Ursache für dieses Missverhältnis besteht z.B. in einer ausgeprägten **Hypovolämie**. Schockformen auf Basis eines Flüssigkeitsverlusts werden als hypovolämischer bzw. als **Volumenmangelschock** bezeichnet. Er kann entstehen durch:
- starken Blutverlust (Verletzungen, Oberschenkelhals- oder Beckenfraktur, Milz- oder Leberriss)
- Ruptur eines Aneurysmas, meist der Aorta
- Blutungen aus Ösophagusvarizen oder aus gastrointestinalen Ulzera
- Karzinomblutungen
- postoperative Nachblutungen
- Durchfallerkrankungen, starkes Schwitzen oder rezidivierendes Erbrechen bei unzureichendem Flüssigkeitsausgleich – besonders bei Kindern
- Verbrennung ausgedehnter Hautpartien (➤ Fach Dermatologie): Die Epidermis der Haut mit ihrer oberflächlichen Hornschicht stellt eine wirksame Barriere gegen eine Wasserverdunstung dar. Ist diese Hautschicht in größerem Umfang (10–20 % der Körperoberfläche) zerstört, führt die einsetzende Verdunstung zu einer fortschreitenden Hypovolämie. Daneben bestehen toxische Auswirkungen auf den Kreislauf durch die verbrannten Hautanteile, die teilweise in den Kreislauf gelangen. Auch hier sind Kinder besonders gefährdet.

Eine Mangelversorgung der Peripherie kann auch aus **kardiogener Ursache** bei Herzversagen, Herzinfarkt, Kammerflimmern, einer akuten Myokarditis oder einer akuten Klappeninsuffizienz eintreten. Auch eine Lungenembolie kann zum Rechtsherzversagen führen. Man spricht in diesen Fällen vom **kardiogenen Schock**.

Weitere mögliche Schockformen sind der **endokrine Schock** (z.B. Addison-Krise), der **anaphylaktische Schock** infolge eines mediatorbedingten (Histamin) Druckabfalls in der Peripherie oder der **septische Schock** bei einer Bakteriämie durch (gramnegative) Bakterien bzw. deren Endotoxine (Escherichia coli, Hämophilus, Klebsiella, Pseudomonas u.a.). Der septische Schock wird deshalb auch als Endotoxinschock bezeichnet, obwohl grampositive Bakterien wie Staphylococcus aureus (häufig), aus denen keine Endotoxine entstehen, ebenfalls einen septischen Schock auszulösen vermögen. Schließlich gibt es noch (selten) den **neurogenen Schock** mit einer Gefäßerweiterung der Peripherie, die durch ein Versagen zentraler Kreislaufzentren zustande kommt.

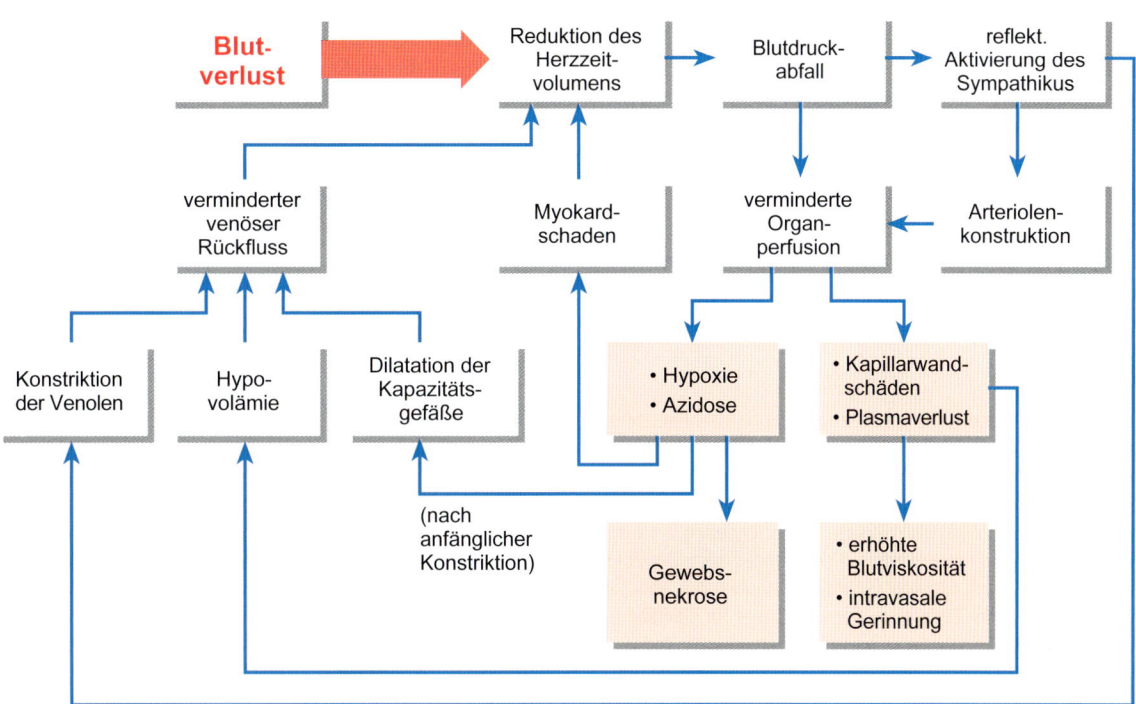

Abb. 5.32 Pathogenese des Schocks [L106]

Das intravasale Volumen ist nur beim hypovolämischen Schock immer erniedrigt. Der kardiogene Schock entsteht durch die Unfähigkeit des Herzens, die Peripherie mit ausreichendem Volumen zu versorgen. Bei allen übrigen Schockformen besteht zumindest primär ein normales Blutvolumen bei ausreichender Herzleistung, wobei das Blut allerdings durch Weitstellung der Gefäße in der Peripherie versackt und dadurch dem Herzen sowie der Mikrozirkulation (Kapillaren) nicht mehr zur Verfügung steht.

> **MERKE**
> Die Gefahr eines hypovolämischen oder kardiogenen Schocks mit seinen Folgen droht in etwa dann, wenn das HZV von 5 auf ca. 3 l abgefallen ist oder, ausgehend vom Blutvolumen, wenn 1,5 l Blut verloren gegangen sind.

Das Missverhältnis zwischen intravasalem Volumen und der aktuellen Kapazität der Gefäße wird anhand des Druckabfalls von den Systemen RAAS und Sympathikus erkannt. Die **Gegensteuerung** (> Abb. 5.32) bewirkt eine Zunahme des zirkulierenden Volumens durch Rückresorption in der Niere (Aldosteron, ADH) und Engstellung der venösen Kapazitätsgefäße (Sympathikus, Angiotensin II) mit resultierender Vergrößerung des Schlagvolumens, Anhebung des diastolischen Drucks (Angiotensin II, Sympathikus) durch Engstellung der Arteriolen sowie Aktivierung der Herzfunktion (positiv inotrope und chronotrope Wirkung des Sympathikus). Diese Gegensteuerung reicht üblicherweise aus, um die Entstehung eines Schocks zu verhindern.

Sind die Flüssigkeitsverluste aber zu groß, führt die ausgeprägte Engstellung der Arteriolen zu einer weiter zunehmenden Mangelversorgung der Gewebe mit entsprechendem Sauerstoffmangel (Hypoxie). Im Bereich der Mikrozirkulation daraufhin freigesetzte Mediatoren verstärken und beschleunigen das Geschehen: Die Arteriolen erschlaffen nun, während die Venolen verengt bleiben und die Kapillaren durchlässig werden, sodass Ödeme entstehen. Das zirkulierende Volumen wird dadurch erneut vermindert, ein ausreichender Blutdruck kann nicht mehr aufrechterhalten werden.

Symptomatik

Das wesentliche Symptom eines jeden manifesten Schockzustands besteht in einer **Blutdruckerniedrigung** in Bereiche, bei denen es zur Mangelversorgung überlebensnotwendiger Organe kommen muss. Die **reaktive Sympathikusaktivierung** wird an einer ausgeprägten **Tachykardie** und **Tachypnoe** (beschleunigte Atmung) erkennbar, zusätzlich auch an einer kühlen, blassen (später zyanotischen) und feuchten Haut (sympathische Stimulation der Schweißdrüsen). Man spricht von einer **kaltschweißigen Haut**. Die **Oligurie** weist auf den Volumenmangel und die Aldosteron-/ADH-Wirkung hin.

Es kommt zur **Zentralisation des Kreislaufs**, bei der Sympathikus und v.a. ADH (= Vasopressin) durch Engstellung der Arteriolen in Haut, Muskulatur und Bauchraum versuchen, die für das Überleben besonders wichtigen Organe Gehirn, Herz und Lunge auf Kosten der übrigen Organe noch ausreichend zu durchbluten.

Vasopressin vermag in den hier sezernierten Mengen offensichtlich sogar die lokalen Mediatoren zu überstimmen.

In Serum und Gewebe findet man eine **metabolische Azidose**, Einschränkung der Wärmeproduktion mit **Absinken der Körpertemperatur**, funktionelle Störungen der mangelversorgten Gewebe und schließlich deren Schädigung. Ischämie und Hypoxie des Herzmuskels führen im Schockverlauf zur zunehmenden **Herzinsuffizienz**, wodurch die inotrope Wirkung des Sympathikus nicht mehr ausreichend zum Tragen kommt und das Herzzeitvolumen weiter abnimmt. Die zerebrale Mangelversorgung zeigt sich in **Schwindel**, **Somnolenz** oder **Koma**, das beginnende Nierenversagen in einer **Anurie** (< 100 ml Urin/24 h).

> **EXKURS**
>
> Die **metabolische Azidose** einer jeden Schockform entsteht aus dem mangelhaften Abtransport des in der Peripherie gebildeten CO_2 bei abnehmendem Blutfluss, überwiegend jedoch als **Laktatazidose**, weil Gewebe im Sauerstoffmangel Glukose nur noch bis zur Milchsäure (Laktat) abzubauen vermag **(anaerobe Glykolyse)**. Die **Milchsäure** als **Endprodukt** dieses Stoffwechselwegs wird ans Serum abgegeben. Der Energiegewinn ist mit **2 ATP** pro Molekül Glukose gegenüber den üblichen 38 ATP-Molekülen kaum der Rede wert, doch stellt dies für Gewebe im Sauerstoffmangel oder für Zellen, die keine Mitochondrien enthalten (Erythrozyten) die einzig verbleibende Möglichkeit der ATP-Gewinnung dar. Das Absinken der Körpertemperatur entsteht aus derselben Ursache heraus, weil Zellen ohne oxidative Verbrennung von Glukose oder Fettsäuren auch keine Wärme erzeugen können.
>
> Hinsichtlich zerebraler bzw. psychischer Symptome muss bedacht werden, dass emotionale Ereignisse wie **Angst** keine Einbahnstraße darstellen. So, wie eine jede ausgeprägte Emotion ganz unabhängig von körperlichen Mangelzuständen (Hypovolämie, Hypoglykämie, Hypoxie) den Sympathikus aktivieren muss, weil das Überleben von einer sofortigen und angepassten körperlichen Reaktion abhängen kann, so wird eine jede **massive Sympathikusaktivierung** neben einer erhöhten zerebralen Aufmerksamkeit auch **Angst** erzeugen. Der evolutionäre Sinn der Kopplung dürfte in einer gegenseitigen Verstärkung dieser elementaren Faktoren zu suchen sein und darin, dass Flucht zumeist mehr Überlebenschancen bietet als Kampf. Allerdings enthalten auch Aggressivität, Angriff oder Zorn Elemente der Angst.

Die Gegenregulation durch Sympathikus und RAAS kann zu Beginn eines Schocks vorübergehend normale Blutdruckwerte aufrecht erhalten (kompensierter Schock), verbunden mit einer bereits sehr schnellen Herz- und Atemfrequenz. Gerade die Engstellung der präkapillären Widerstandsgefäße führt nun aber zur weiteren Mangelversorgung der nachgeschalteten Mikrozirkulation, die in das gefürchtete **Multiorganversagen** münden kann. Im Vordergrund stehen hier Niere (**Schockniere**) und Lunge (**Schocklunge** bzw. **ARDS**).

Durch die Strömungsverlangsamung mit teilweise nahezu stehendem Blut in der Peripherie kommt es zur **generalisierten intravasalen Blutgerinnung** mit massenhafter Bildung von **Mikrothromben**, die den Rückfluss zum Herzen weiter erschweren. Zusätzlich findet sich auch eine Erhöhung des Hämatokrit, die sich durch den Serumverlust in die Gewebe leicht erklären lässt. Die Erythrozyten ballen sich zusammen **(Sludge-Phänomen)**, wodurch die Mikrozirkulation weiter behindert wird. Die in der Peripherie entstandenen Mikrothromben gelangen v.a. auch in die Lunge und führen hier zu einer zunehmenden Beeinträchtigung des Gasaustausches und der Durchblutung mit Ödembildung in den Alveolen. Spätestens in diesem Stadium ist das Geschehen irreversibel geworden, wenn nicht pharmakologisch rasch und effektiv gegengesteuert werden kann. Es kommt zur Schocklunge (ARDS = adult respiratory distress syndrome) und zum finalen **Lungenversagen** mit innerem Ersticken. Im Zuge des massiven und generalisierten Verbrauchs von Thrombozyten und Gerinnungsfaktoren kann eine hämorrhagische Diathese (Blutungsbereitschaft) entstehen, erkennbar an **Hauteinblutungen**. Man spricht von der **Verbrauchskoagulopathie**.

> **MERKE**
>
> Zusammenfassend kommt es im Schock durch die **Mangelversorgung der Peripherie** mit begleitender **intravasaler Blutgerinnung** zu funktionellen und strukturellen Störungen der Organe. Die Mangelversorgung des Gehirns führt zu Somnolenz oder Koma, der Druckabfall in der Niere zur Oligurie und schließlich Anurie (Schockniere), die in die Lunge eingeschwemmten Mikrothromben zum **Lungenversagen** (Schocklunge = ARDS). Die metabolische Azidose kann **Übelkeit und Bauchschmerzen** verursachen. Der Blutdruck ist niedrig bis nicht mehr messbar. Daneben sieht man durch die Sympathikusaktivierung eine massive Tachykardie und Tachypnoe sowie eine kalte, blasse und feuchte Haut. Aus Tachykardie und geringem Schlagvolumen resultiert der wegweisende **fadenförmige Puls** (Pulsus filiformis).

Besonderheiten des anaphylaktischen Schocks

Der anaphylaktische Schock entsteht IgE-vermittelt als **allergische Reaktion vom Typ I**, die jetzt nicht umschrieben die Haut (Urtikaria, Neurodermitis) oder die Bronchien (Asthmaanfall) betrifft, sondern den gesamten systemischen Kreislauf.

Häufigste Auslöser sind **Medikamente**, **Insektenstiche** und **Nahrungsmittel**, wobei der Schock in erster Linie innerhalb von Sekunden oder wenigen Minuten nach intravenöser Gabe eines Allergens oder nach Insektenstichen in Erscheinung tritt. Er entsteht weitgehend unabhängig von der verabfolgten Menge des Allergens.

Mediatorsubstanz des anaphylaktischen Schocks ist **Histamin**. Dieses biogene Amin befindet sich peripher überwiegend in den Mastzellen der Gewebe. Seine Wirkungen zeigen sich lokal in der bekannten Entzündungsreaktion mit Rötung, Überwärmung, Schwellung und Schmerzen. Die Erweiterung der Arteriolen führt zur Mehrdurchblutung (Rötung und Überwärmung). Die gleichzeitige Engstellung der Venolen behindert den Abfluss des Blutes in den venösen Schenkel. In Verbindung mit einem Durchlässigwerden der Kapillaren führt dieser Stau zum Serumaustritt ins perikapilläre Gewebe (Ödem). Die histaminbedingte Reizung der Schmerzrezeptoren bedingt den Schmerz. Dieser in umschriebenen Gewebearealen sinnvolle Mechanismus (> Fach Allgemeine Pathologie) führt aber nun, wenn er generalisiert abläuft, zur massiven Hypovolämie mit Abnahme des Herzzeitvolumens und letztendlich zum Schock.

Das Ergebnis entspricht dem **hypovolämischen Schock**, doch kann es zusätzlich zu **generalisiertem Juckreiz** mit oder ohne urtikarielle Effloreszenzen (Histaminwirkung in der Lederhaut), zum

Angioödem (u.a. **Glottisödem**) und zur **Bronchialspastik** kommen, daneben auch zu **abdominellen Krämpfen**, weil Histamin die glatte Muskulatur u.a. an Atemwegen und Darm zur Kontraktion bringt. Die Bronchialspastik führt zur Atemnot mit giemenden, stridorösen Atemgeräuschen, am evtl. auftretenden Glottisödem kann der Patient ersticken.

Der anaphylaktische Schock lässt sich also von den übrigen Schockformen dadurch abgrenzen, dass häufig zusätzlich Juckreiz, ein Bronchospasmus und/oder ein Glottisödem mit **Atemnot** und **Stridor** bestehen. **Heftige Bauchschmerzen** und begleitende Übelkeit vermögen das Bild eines **akuten Abdomens** vorzutäuschen. Die auslösende Komponente in Gestalt eines Bienen- oder Wespenstichs bzw. durch die Spritze des Therapeuten lässt in der Regel eine rasche Diagnose zu.

Besonderheiten des septischen Schocks

Der septische Schock führt durch das zumeist bestehende **Fieber** nicht zur Minder-, sondern zur Mehrdurchblutung der **Haut**, die dadurch **warm** und **gerötet**, erst später im Schockverlauf aufgrund zunehmender Sympathikus- und Vasopressinwirkung grau erscheint und manchmal **Einblutungen** oder **Exantheme** zeigt.

Auch die Pathogenese des septischen Schocks unterscheidet sich sehr von den übrigen Schockformen: Es ist gerade die hier **sehr frühzeitig einsetzende Blutgerinnung**, die den Schockzustand ermöglicht und sein Fortschreiten bedingt, während die peripheren Gefäße zunächst eher weit gestellt sind, bevor es zur Kreislaufzentralisation kommt. Generalisierte Thrombenbildungen mit Verstopfen der Kapillaren führen zum Serumaustritt in die peripheren Gewebe und in dessen Folge zur Hypovolämie. Hier findet sich nun die Schnittstelle zum hypovolämischen Schock mit entsprechendem Fortgang des Geschehens.

Die Thrombenbildung des septischen Schocks lässt sich gut mit einer generalisierten Komplementaktivierung durch die Endotoxine erklären, wo es v.a. aufgrund der Anaphylatoxine C3a und C5a zu hohen Histaminkonzentrationen im Serum kommt. Der noch bedeutsamere Mechanismus besteht allerdings darin, dass die im Rahmen einer bakteriellen Sepsis reichlich ausgeschütteten Makrophagen-Interleukine IL-1 und v.a. TNF-α neben ihren sonstigen Wirkungen auch eine **intravasale Gerinnung** in die Wege leiten, indem sie die Endothelien zur Sekretion von PAF, Faktor III und Phospholipiden veranlassen sowie gleichzeitig die Bildung des schützenden Prostazyklin hemmen (➤ Fach Hämatologie). Es kommt hierbei also ausnahmsweise ganz unabhängig von der Virchow-Trias zur intravasalen Gerinnung mit massenhafter Bildung von Mikrothromben.

Diagnostik

Der **zentrale Venendruck** (ZVD) ist beim hypovolämischen und anaphylaktischen Schock erniedrigt – die Venen des Halses sind sozusagen leergelaufen. Beim kardiogenen Schock sind sie dagegen gestaut. Als weiteren Hinweis auf diese Schockform findet man häufig Rhythmusstörungen. Beim septischen Schock erkennt man im Gegensatz zu allen weiteren Schockformen unauffällig gefüllte Halsvenen, weil der zentrale Venendruck hier zumindest in den Anfangsstadien unverändert bleibt. Als weiteres Erkennungsmerkmal besteht hier eine warme und gerötete Haut.

Der **Blutdruck** ist definitionsgemäß auf **weniger als 90 mmHg** systolisch (bzw. um mehr als ein Drittel des Ausgangswertes) gefallen, ist aber beim Auffinden des Patienten in der Regel bereits sehr niedrig bis nicht mehr messbar, der **Puls** nicht nur schnell, sondern infolge des geringen Auswurfvolumens auch fadenförmig (Pulsus filiformis).

Das bereits bestehende Ausmaß eines Schocks kann mit dem **Schockindex** beschrieben werden. Dieser Begriff errechnet sich aus dem Verhältnis zwischen Pulsfrequenz und systolischem Blutdruck. Die **normale Relation** liegt bei ungefähr **0,5** (60 als beispielhafte Pulsfrequenz geteilt durch die 120 mmHg des systolischen Blutdrucks). Bei einem Puls von 100/min und einem systolischen Blutdruck von ebenfalls 100 mmHg ergibt sich ein Schockindex von 1,0. Hier droht der Schock bereits, während er bei einer Pulsfrequenz von 120/min und systolischem Blutdruck von 80 mmHg erreicht ist (Schockindex = 1,5). Ein **Schockindex** von **1,5** oder darüber definiert also neben dem isolierten systolischen Blutdruck < 90 mmHg den manifesten Schock und damit die unmittelbare Lebensbedrohung des Patienten. Ist man ohne Blutdruckmessgerät unterwegs und trifft auf einen evtl. bereits komatösen Patienten, kann die Diagnose bereits aufgrund des hochfrequenten, fadenförmigen Pulses des Patienten gestellt werden.

Therapie

> **ACHTUNG**
> Jeder Schock stellt einen hochakuten Notfall dar, weshalb der Notarzt umgehend verständigt werden muss.

Die ungewöhnlich komplexe klinische Therapie des Schocks soll hier nicht besprochen werden.

Für den Heilpraktiker bestehen die wesentlichen **Notfallmaßnahmen** der Erstversorgung in der **Schocklagerung** (nicht beim kardiogenen Schock!) mit Anheben der Beine und Kopftieflagerung (➤ Abb. 5.33), im Anlegen einer **Infusion** sowie in der Gabe von **Sauerstoff**, soweit vorhanden. Kommt es im Rahmen einer intravenösen Injektion zum anaphylaktischen Schock, muss die Nadel belassen und fixiert werden, weil hierdurch bereits ein Zugang geschaffen ist. Gerade beim anaphylaktischen oder hypovolämischen Schock kann es wegen der kaum noch gefüllten Venen allergrößte Probleme bereiten, überhaupt einen venösen Zugang zu finden.

Beim **anaphylaktischen Schock** kann über die liegende Nadel bzw. Infusion ein **A**ntihistaminikum wie z.B. Fenistil® (nicht verschreibungspflichtig) gegeben werden. Der Notarzt appliziert daneben **A**drenalin und **C**ortisol, bei Bronchospasmus **B**ronchospasmolytika (**AABC-Regel**).

Patienten mit einer bekannten Anaphylaxie z.B. gegen Insektengifte (Bienen, Wespen, Hornissen) und ausgeprägten, lebensgefährdenden Reaktionen in der Vorgeschichte sind heute überwiegend mit einem **Notfallbesteck** versorgt, das im Anschluss an einen Insektenstich und ersten Anzeichen einer anaphylaktischen Reaktion von ihnen selbst oder von unterwiesenen Angehörigen appliziert

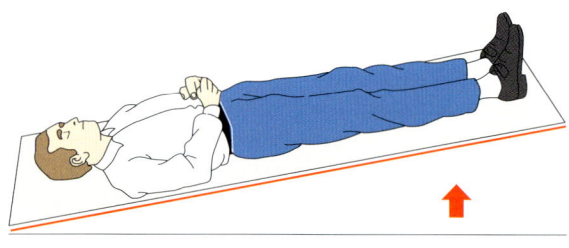
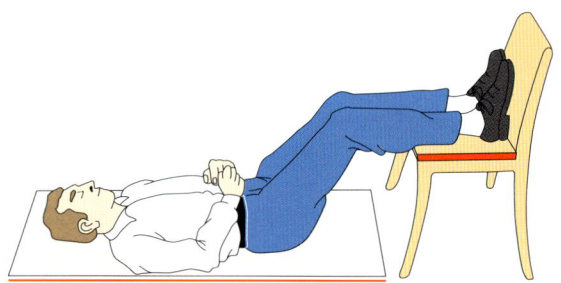

Abb. 5.33 Schocklagerung mit Anheben der Beine und Tieflagerung des Kopfes [S149]

werden kann. Das wichtigste Medikament besteht aus einer anwendungsbereiten Injektion (**Fastjekt® Autoinjektor**), die **Adrenalin** (= **Epinephrin**) enthält und i.m. direkt in den lateralen Oberschenkel gespritzt wird – notfalls sogar durch den Stoff der Hose hindurch. Da eine einzelne Injektion bei schweren Schockausprägungen oft nicht ausreicht, gibt es den Fastjekt® Autoinjektor auch als Doppelpackung.

EXKURS

Man darf den medizinisch definierten (Kreislauf-)Schock nicht mit dem umgangssprachlichen „**Schock**" (= Schrecken, Schreckstarre, Affektschock) aufgrund eines **psychischen Traumas** gleichsetzen. Auch hier besteht infolge des erlebten Schreckens eine Sympathikusaktivierung mit Tachykardie, blasser und feuchter Haut sowie schreckgeweiteten Augen durch dessen Wirkung auf M. dilatator pupillae, M. tarsalis und M. orbitalis. Gleichzeitig kann es zur Aktivierung des Parasympathikus kommen, die sich in einer verstärkten Tätigkeit von Blase und Darm äußert. Auch neurotische oder psychotische Reaktionen sind möglich.
Da hier aber weder ein Volumenmangel noch eine kardiale Insuffizienz noch andere der oben besprochenen Ursachen vorliegen, hat der psychische Schock eine andere Qualität. Man könnte sich eine lebensgefährdende Folge eines psychischen Traumas aber insofern vorstellen, als ein insuffizientes oder mangeldurchblutetes Herz die abrupte Sympathikusaktivierung nicht mehr verkraftet und seinen Dienst versagt (plötzlicher Herztod). Man begegnet derartigen Situationen ab und zu z.B. auf dem Fußballplatz, wenn aus Sicht eines Zuschauers das Tor auf der falschen Seite fällt.

Zusammenfassung

Schock
Peripheres Kreislaufversagen mit akutem Sauerstoffmangel lebenswichtiger Organe

Ursachen
- hypovolämisch (Volumenmangel): Flüssigkeitsverlust
- kardiogen: Verminderung der Pumpleistung des Herzens
- anaphylaktisch: Gefäßerweiterung und Flüssigkeitsverlust ins Gewebe durch Histamin
- septisch: generalisierte Mikrothrombenbildung
- neurogen: Gefäßerweiterung durch Störung der zentralen Kreislaufzentren

Symptome
- Hypotonie (systolisch < 90 mmHg)
- Tachykardie, Puls fadenförmig
- Tachypnoe
- Unruhe, Angst
- Bewusstseinsstörung (Schwindel, Somnolenz, Koma)
- Oligurie, Anurie
- kaltschweißige Haut
- Multiorganversagen
- metabolische Azidose
- Untertemperatur (Ausnahme: septischer Schock)
- intravasale Blutgerinnung → Mikrothromben
- Sludge-Phänomen
- anaphylaktischer Schock zusätzlich: Bronchialspastik, Erstickungsgefahr (Glottisödem), Urtikaria, Bild des akuten Abdomens

Diagnostik
- Schockindex = Pulsfrequenz ÷ systolischer Blutdruck (Merkhilfe: Pussy); ab 1,0: drohender Schock; ab 1,5: manifester Schock

Therapie
- Notarzt rufen.
- Schocklagerung (Rückenlage, Kopf nach unten, Beine hoch); *nicht* bei kardiogenem (Patient soll sitzen) und neurogenem Schock (Patienten nicht bewegen); im Koma stabile Seitenlagerung, möglichst mit angehobenen Beinen
- Sauerstoff geben, ggf. beatmen.
- NaCl-Infusion anlegen.
- Vitalfunktionen kontrollieren.

5.3.7 Entzündliche Gefäßerkrankungen

Vaskulitis

Die **Entzündung einer Gefäßwand** nennt man Vaskulitis. Ist eine **arterielle** Gefäßwand betroffen, entsteht die Unterform der **Arteriitis**, bei **venösen** Gefäßen die **Phlebiti**.

Krankheitsentstehung

Die Vaskulitis ist ein überaus häufiges Ereignis – zumeist im Rahmen **systemischer Infektionen** durch Bakterien oder Viren oder einer Autoimmunkrankheit, die letztlich ebenfalls eine systemische Infektion darstellt.

Der übliche Mechanismus, der zur Vaskulitis führt, besteht in der Bildung **zirkulierender Antigen-Antikörper-Komplexe**. Solange diese im strömenden Blut zirkulieren, verursachen sie keine Störungen. Allerdings besitzen solche Immunkomplexe die Eigenschaft, sich in Gefäßendothelien oder auch Strukturen von Gelenken, Haut und weiteren Geweben einzulagern. Sobald sie hier zur Ruhe gekommen sind, aktivieren sie das Komplementsystem und weitere Anteile des unspezifischen Immunsystems, sodass es am Ort der Ablagerung zur Entzündung kommt. In der Folge dieser entzündlichen Reaktionen kommt es zu Einblutungen und/oder Thrombosierungen, wodurch nachgeschaltete Gewebe ischämisch, evtl. sogar nekrotisch werden.

Neben diesen unspezifischen Vaskulitiden, die lediglich begleitend und variabel im Rahmen systemischer Erkrankungen erkennbar werden, gibt es auch einzelne **spezifische Formen**, bei denen die Vaskulitis das ausschließliche oder vorherrschende Krankheitsbild prägt. Diese werden nun im Folgenden besprochen.

Thrombangiitis (Endangiitis) obliterans

Angiitis bedeutet – alternativ zum Begriff Vaskulitis – die Entzündung eines Gefäßes. Endangiitis ist die Entzündung des Gefäßendothels. Obliterieren heißt verschließen. Die Endangiitis obliterans bezeichnet also die **Entzündung der Endothelien** von Gefäßen, die sich im Zuge dieser Entzündung **verschließen**. Synonyme, heute meist bevorzugte Begriffe sind **Thrombangiitis obliterans**, weil der Verschluss durch Thromben erfolgt, oder auch nach den Erstbeschreibern **Winiwarter-Buerger-Krankheit**.

Krankheitsentstehung

Betroffen sind **mittelgroße Arterien und (!) Venen** an Armen und Beinen und weit überwiegend **junge Männer** zwischen 20 und 40 Jahren mit ausgeprägtem **Nikotinabusus**. Man vermutet deshalb einen Autoimmunmechanismus, der durch den Tabakkonsum getriggert wird.

Es handelt sich um eine diffuse, entzündliche Infiltration der Gefäßwände und zwar, im Gegensatz zum Namen der Erkrankung, aller drei Wandanteile. Die Entzündung des Endothels führt zu anhaftenden Thromben, die sich organisieren und dadurch die Intima immer weiter verdicken. Immer neue Thrombosierungen münden schließlich im Gefäßverschluss.

Symptomatik

Die Beschwerden beginnen an Beinen und Armen als **Claudicatio intermittens** und führen schließlich bis zu Nekrose bzw. Gangrän und Amputation (> Abb. 5.34). Manchmal steht auch eine **Phlebitis** evtl. als **Thrombophlebitis saltans** im Vordergrund.

Wie so häufig bei Autoimmunkrankheiten verläuft auch die Thrombangiitis obliterans **schubweise** mit Intervallen relativer Ruhe.

Therapie

Die Grundlage jeglicher Therapie bildet der nicht immer erreichbare **vollständige Nikotinverzicht**. Glukokortikoide unterdrücken die entzündlichen Vorgänge. Inzwischen wird bevorzugt mit Medikamenten behandelt, die sich von **Prostaglandinen** ableiten und gefäßerweiternd und antientzündlich bzw. antithrombotisch wirken. 100 mg **ASS**/Tag hemmen die arterielle Thrombenbildung. Die Amputationsrate liegt trotzdem bei 20–25 %.

Panarteriitis nodosa

Die Panarteriitis nodosa (**Periarteriitis nodosa, Kußmaul-Maier-Krankheit**) stellt eine ätiologisch unklare Entzündung der Wandung **mittlerer** und **kleiner** Arterien dar. In Deutschland treten annähernd 1.000 neue Fälle pro Jahr auf.

Krankheitsentstehung

Besonders häufig sieht man sie im Zusammenhang mit einer **Hepatitis B**, wobei offensichtlich zirkulierende **Immunkomplexe** bei ihrer Ablagerung in den Gefäßwandungen zur Entzündung mit Knötchenbildung (*nodosa*) führen. Arteriolen und Venen sind nicht betroffen.

Im Ergebnis entsteht eine zunehmende Stenosierung der Gefäße mit Ischämien oder sogar **Infarkten** in Niere, Darm, Herz, Gehirn, peripherem Nervensystem und weiteren Organen.

Symptomatik

Symptome sind u.a. Fieber, verminderte Leistungsfähigkeit und Gewichtsverlust, neurologische Störungen, Bauchschmerzen, Myalgien, Hauteinblutungen und eine diastolische, bei Beteiligung der Nierengefäße auch systolische Hypertonie.

Diagnostik

Wegweisend sind die **Vielzahl** an Symptomen, die Hepatitis B, sofern vorhanden, und die Erhöhung der BSG. Der eigentliche Nachweis erfolgt durch eine **Gefäßbiopsie**.

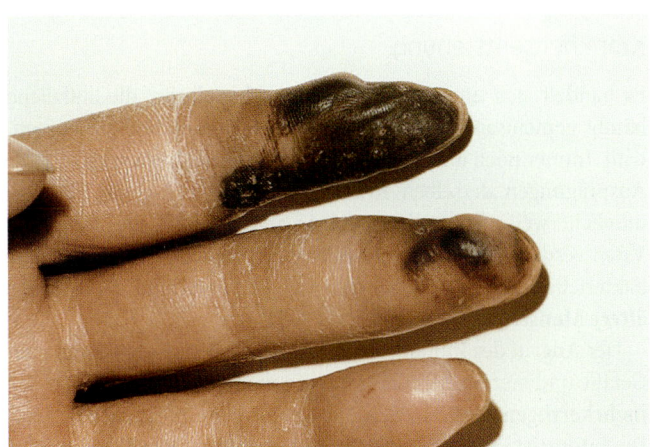

Abb. 5.34 Thrombangiitis obliterans [R186]

Therapie

Im Vordergrund steht die symptomatische Behandlung der evtl. verursachenden Hepatitis B. Ansonsten kann man lediglich versuchen, mit Glukokortikoiden und weiteren Immunsuppressiva den Entzündungsprozess einzudämmen.

Purpura Schoenlein-Henoch

Unter einer Purpura versteht man multiple, an ein Exanthem erinnernde, kleinfleckige Einblutungen in die Haut. Die Ursache besteht in einem Mangel bzw. einer Fehlfunktion der Thrombozyten oder in einer Vaskulitis mit multiplen Schäden und Undichtigkeiten kleinster Gefäße.

Man sieht die Erkrankung fast ausschließlich bei **Kleinkindern**, seltener bei älteren Kindern oder Jugendlichen. Gleichzeitig stellt sie die häufigste Ursache einer Vaskulitis in dieser Altersgruppe dar.

Krankheitsentstehung

Die Purpura Schoenlein-Henoch entsteht im **Anschluss** an einen **Infekt der oberen Atemwege**, verursacht z.B. durch Streptokokken oder Viren, manchmal auch im zeitlichen Zusammenhang mit einer Aktivimpfung. Selten kommen Nahrungsmittel oder Medikamente als Ursache in Frage.

Es handelt sich um eine **allergische Vaskulitis** der **Arteriolen** und **Kapillaren**, wodurch umschriebene Ödeme und fleckförmige Blutungen (Purpura oder Petechien) entstehen. Neben der **Haut** sind häufig auch **Gelenke** sowie die Gefäße des **Verdauungstrakts** und der **Nieren** betroffen. Selten kommt es zur zerebralen Beteiligung, z.B. in Form von Kopfschmerzen.

Symptomatik

Besonders zahlreich findet man die **Einblutungen** an den Streckseiten der Beine und am Gesäß (➤ Abb. 5.35), seltener an den Armen. Begleitend bestehen **Fieber**, **Krankheitsgefühl**, **Gelenkbeschwerden** (Knie, Sprunggelenke), **kolikartige Bauchschmerzen**, evtl. mit Darmblutungen, sowie teilweise auch eine **Glomerulonephritis mit Hämaturie**.

Diagnostik

Aus dem Serum lassen sich die zirkulierenden **Immunkomplexe**, die meist **IgA** enthalten, nachweisen. Bei unklarem Gesamtbild wird zur Diagnosestellung eine Gefäßbiopsie durchgeführt.

Therapie

Eine ursächliche Therapie ist nicht möglich – abgesehen von einer Antibiotikagabe bei einer Streptokokkenätiologie. Die entzündlichen Gefäßveränderungen werden mit nichtsteroidalen Antiphlogistika (NSAR) wie ASS oder Ibuprofen und **Glukokortikoiden** be-

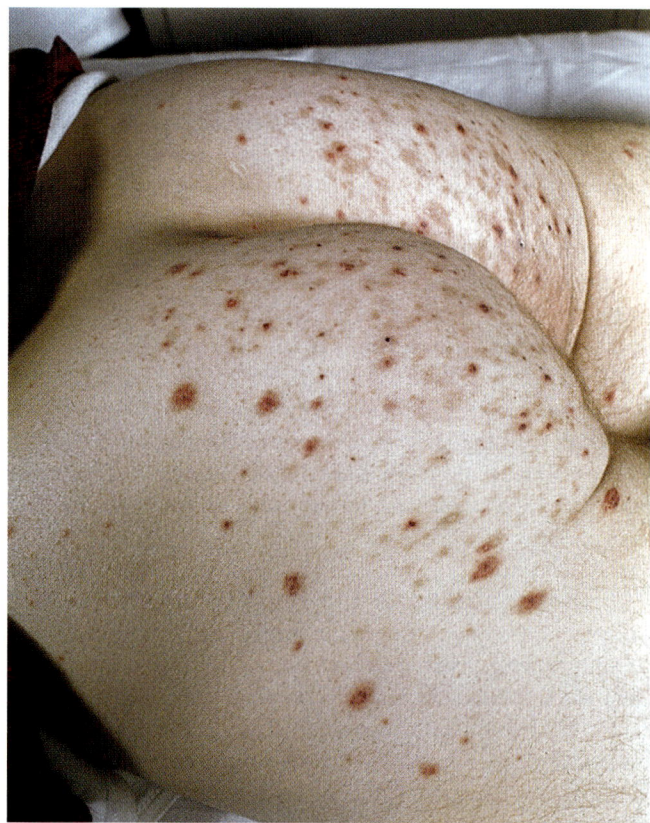

Abb. 5.35 Purpura Schoenlein-Henoch [R186]

handelt. Die Prognose ist im Kindesalter prinzipiell gut, doch kommt es nicht so selten zu Rezidiven.

Riesenzellarteriitis

Die Riesenzellarteriitis (**Arteriitis temporalis** oder **Horton-Krankheit**) betrifft die Aorta und ihre Folgegefäße, ihrem Namen entsprechend aber besonders häufig die mittelgroßen Äste der A. carotis und hier v.a. die **A. temporalis**. Daneben stehen die Extremitätenarterien und die Herzkranzgefäße im Vordergrund.

Krankheitsentstehung

Es handelt sich um eine **Autoimmunerkrankung**, die auffallend häufig gemeinsam mit der **Polymyalgia rheumatica** zusammentrifft. Immer noch unklar ist, ob es sich nicht doch um verschiedene Ausprägungen derselben Krankheit handelt. Ausgelöst wird sie möglicherweise durch Viren, wobei v.a. Hepatitis B- und Influenza-Viren verdächtigt werden, doch ist wegen der CRP-Erhöhung eine bakterielle Ätiologie wahrscheinlicher. Betroffen sind überwiegend **ältere Menschen** zwischen 60 und 90 Jahren.

Der Angriff des Immunsystems richtet sich gegen die **Media** der Gefäße und hier im Besonderen gegen die **Elastica interna**, die von **mehrkernigen Riesenzellen** (Makrophagen) phagozytiert wird. Die Intima ist verdickt und kann im Verein mit einer Thrombenbildung die Gefäßlichtung einengen oder vollständig verlegen.

Symptomatik

Äußerlich sieht man die **A. temporalis** als derben, druckschmerzhaften Strang an der Schläfe (➤ Abb. 5.36). Beschwerden bestehen hauptsächlich als **Kopfschmerzen** (bei 75 % der Betroffenen), aber auch in **Allgemeinsymptomen** wie Krankheitsgefühl, Müdigkeit, Appetitlosigkeit und subfebrilen Temperaturen.

Die Beteiligung der **A. ophtalmica** ist häufig und kann über Sehstörungen (Schleiersehen, Gesichtsfeldausfall) bis zur **Erblindung** führen. Der Befall der **A. carotis interna** führt (selten) zu zerebralen Ausfällen bis hin zum **Hirninfarkt**, derjenige der **Herzkranzgefäße** zum **Herzinfarkt**.

Beim gleichzeitigen Vorliegen einer **Polymyalgia rheumatica** addieren sich zu diesen Symptomen **Schmerzen** im Bereich von **Schulter- und Beckengürtel** hinzu.

Diagnostik

Den entscheidenden Hinweis liefern der **Schläfenkopfschmerz** des Patienten, häufig beidseits, sowie die verdickte A. temporalis. Die **BSG** ist deutlich **beschleunigt**, das **CRP** erhöht. Der eigentliche Nachweis erfolgt mittels **Biopsie** eines kleinen Stücks der A. temporalis.

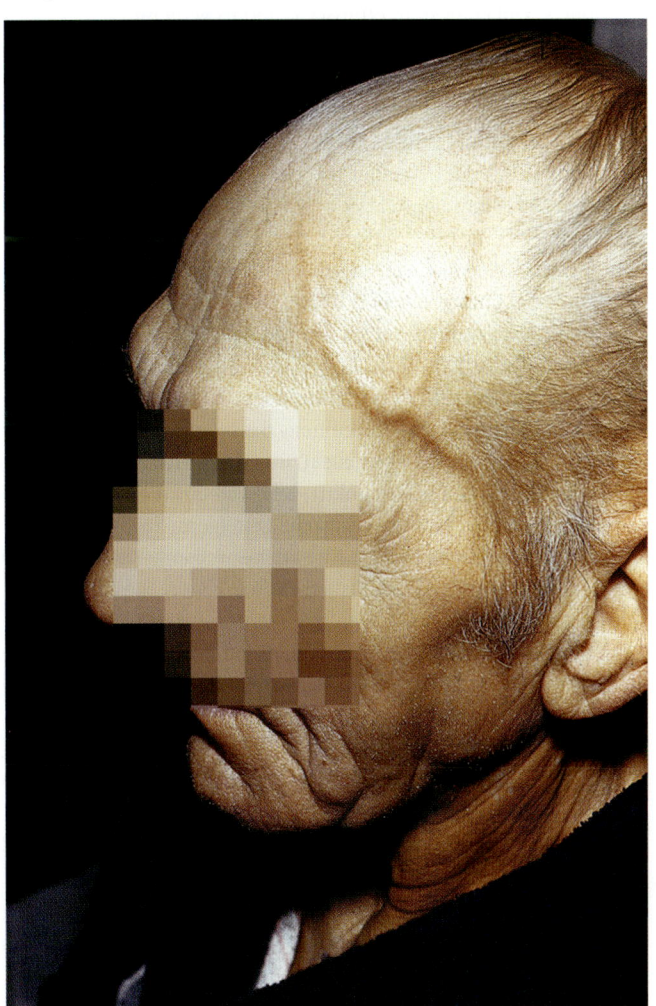

Abb. 5.36 Arteriitis temporalis [R186]

HINWEIS DES AUTORS
Die Abgrenzung gegenüber einer Blockade der 5. Rippe als **häufigster Ursache** eines **Schläfenkopfschmerzes** bis hin zur Schläfenmigräne ist einfach, weil es dabei zu keinerlei entzündlichen Begleitsymptomen kommt – weder lokal im Bereich der A. temporalis noch systemisch.

Therapie

Therapeutisch gibt man **Glukokortikoide** oder **Immunsuppressiva** wie Methotrexat.

MERKE
Ausführlicher besprochen wird das Krankheitsbild bei der Polymyalgia rheumatica im ➤ Fach Bewegungsapparat.

Zusammenfassung

Vaskulitis
Entzündliche Gefäßerkrankung; entsteht infolge zirkulierender Immunkomplexe oder aufgrund eines Autoimmunmechanismus

Symptome
Häufig stehen bestimmte Gefäßbereiche im Vordergrund der einzelnen Erkrankungen, woraus dann auch das klinische Bild hervorgeht:
- **Thrombangiitis obliterans:** mittelgroße Arterien und Venen v.a. der Extremitäten
- **Panarteriitis nodosa:** mittelgroße und kleine Arterien multipler Organe
- **Purpura Schoenlein-Henoch:** Arteriolen und Kapillaren an Beinen, Gelenken, Darm und Niere; wegweisende Purpura der unteren Extremitäten; meist Kleinkinder betroffen
- **Riesenzellarteriitis:** mittelgroße Arterien als Folgegefäße der Aorta mit Bevorzugung der Schläfenarterie, häufig begleitet von Schmerzen im Schultergürtel (Polymyalgia rheumatica)

Folgen
- Thrombosierung und Gefäßverschluss mit Ischämie nachgeschalteter Gewebe

5.3.8 Morbus Raynaud

Die Raynaud-Krankheit, alternativ auch als Raynaud-Syndrom bezeichnet, besteht in **paroxysmalen Spasmen** der glatten Gefäßmuskulatur. Überwiegend betroffen sind die kleinen Arterien und Arteriolen der Hände, seltener auch diejenigen der Füße. Die Spasmen führen zu einem vollständigen Sistieren der Durchblutung in Fingern und Teilen der Hände und Füße, meist symmetrisch auf beiden Seiten, wobei **Daumen** bzw. **Großzehen** in der Regel **ausgespart bleiben**. Betroffen sind überwiegend hypotone **junge Frauen**. Nicht so selten findet man **familiäre Häufungen**.

Krankheitsentstehung

Eine Ursache ist nicht bekannt. Man vermutet eine abnorme Empfindlichkeit u.a. auf Sympathikusreize. Entsprechend erfolgen die vasospastischen Attacken bevorzugt in der **Kälte**, in **Stresssituationen** oder beim **Rauchen**. In 10% der Fälle ist das Raynaud-Syndrom auch ein Vorbote für Erkrankungen wie z.B. eine systemische Sklerodermie (➤ Fach Dermatologie). Eine Symptomatik auf dem Boden einer erkennbaren systemischen oder umschriebenen Ursache (z.B. arteriosklerotische Gefäßstenosierung) nennt man **sekundäres** Raynaud-Syndrom. Auch **mechanische Schäden** an der nervalen Versorgung der Blutgefäße als Folge langjährig einwirkender Vibrationen (Motorsäge, Pressluftwerkzeuge) können ein sekundäres Raynaud-Syndrom auslösen. Diese Sonderform wird auch als **Weißfingerkrankheit** bezeichnet.

Ein **Gefäßspasmus** ist **reversibel**. Das Lumen ist lediglich während des Anfalls verengt oder verschlossen, danach unverändert offen wie üblich. Es gibt deshalb auch bei der primären Form **keine Schäden** oder trophische Störungen an Haut oder Nägeln. Beim **sekundären** Raynaud-Syndrom können sich nach langem Bestand und in Abhängigkeit von der Ursache in der Folge zunehmender Gefäßwandschäden trophische Störungen oder Nekrosen bilden.

Symptomatik

Finger und **Hände** sind im Anfall zunächst **weiß**, anschließend evtl. livide (blau-rötlich) verfärbt (➤ Abb. 5.37). Beim Abklingen des Anfalls folgt häufig eine **schmerzhafte reaktive Hyperämie** (sog. **Tricolor-Phänomen**).

Therapie

Eine spezifische Therapie ist beim primären Raynaud-Syndrom nicht möglich, letztendlich auch nicht notwendig. Gefäßtraining oder körperliche Aktivität sind hilfreich. Die Hände sollten **warm** gehalten werden – im Winterhalbjahr z.B. mit Wärme-Gelkissen oder beheizbaren Handschuhen. Bei einer ausgeprägteren Symptomatik kann, falls keine Hypotonie besteht, mit **Calciumantagonisten** vorgebeugt werden.

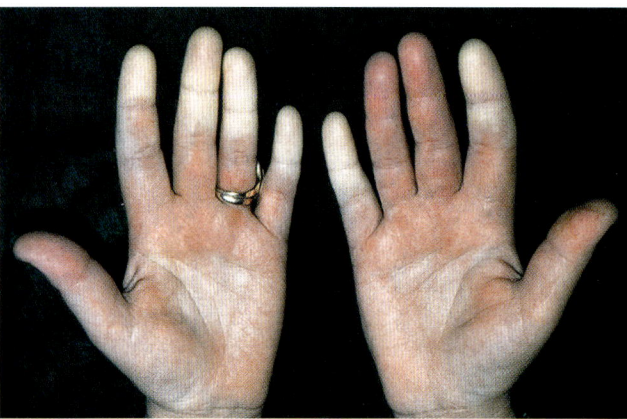

Abb. 5.37 Morbus Raynaud [M180]

Die Therapie der **sekundären** Raynaud-Krankheit erfolgt als **Behandlung der Ursache**.

5.3.9 Arterielle Embolie

Bolus kommt von „ballein = werfen", „en" bzw. „em" bedeutet „hinein". Ein Embolus ist also etwas (in ein Blutgefäß) Hineingeworfenes. Wurde es auf der venösen Seite „hineingeworfen", handelt es sich um einen venösen Embolus. Den Zustand, bei dem es sich auf der arteriellen Seite befindet, bezeichnet man als arterielle Embolie. Emboli ist die Mehrzahl eines einzelnen Embolus. Embolie benennt dagegen den Zustand, bei dem ein **Embolus** bzw. mehrere **Emboli in die Strombahn** gelangt sind und hier einen **mechanischen Gefäßverschluss** verursacht haben.

Im Normalfall besteht der Embolus aus einem Blutgerinnsel (= **Thromboembolus**), das sich auf der arteriellen oder venösen Seite des Kreislaufs gebildet und losgerissen hat. Es gibt jedoch weitere Möglichkeiten; z.B. gibt es auch (sehr selten) eine **Luftembolie** oder eine **Fettembolie**. Aus einem bakteriellen Herd fortgeschwemmte Bakterien bei einer Sepsis nennt man entsprechend bakterielle Emboli. Wird dem Begriff Embolus kein Zusatz beigefügt, ist immer der übliche Fall eines Blutgerinnsel-Embolus gemeint.

Krankheitsentstehung

Eine **Blutgerinnung** findet im Körper grundsätzlich dort statt, wo entweder ein Kontakt zu einer mechanisch geschädigten oder entzündeten Gefäßwand besteht oder wo der Blutstrom zum Stillstand gekommen ist (Stase des Blutes). Eine dritte Möglichkeit ist in einer veränderten Zusammensetzung des Blutes gegeben, womit in der Regel eine Erhöhung von Gerinnungsfaktoren oder ein Mangel an gerinnungshemmenden Substanzen gemeint ist. Diese drei pauschalierten Gerinnungsursachen wurden durch den großen Pathologen Virchow bereits im 19. Jahrhundert definiert und deswegen später zur **Virchow-Trias** zusammengefasst:

1. **Veränderung der Zusammensetzung des Blutes** wie erhöhte Viskosität (erhöhter Hämatokrit) oder verstärkte Gerinnungsneigung – hauptsächlich durch eine gesteigerte Produktion von Gerinnungsfaktoren in der Leber oder durch einen Mangel an gerinnungshemmenden Substanzen (u.a. Mangel an AT III; ➤ Fach Hämatologie)
2. Verlangsamung des Blutstroms oder sogar **Stase des Blutes**
3. Faktoren der **Gefäßwand** wie **Mikrotraumen** oder **Entzündungen**

Veränderung der Zusammensetzung des Blutes

Nach Operationen kommt es häufig zur Hyperprothrombinämie, Hyperfibrinogenämie und zur Thrombozytose mit erhöhter Gerinnungsneigung. Östrogene stimulieren die Leber u.a. zur Mehrsynthese von Gerinnungsfaktoren. Aus diesem Grunde sind in der **Schwangerschaft**, weniger ausgeprägt unter Einnahme der **Pille**, mehrere Gerinnungsfaktoren im Plasma erhöht, wodurch v.a. bei Frauen **über 30** Jahren und erst recht im Verein mit **Rauchen** ein gesteigertes Thromboserisiko entsteht. Bei systemischen **Entzün-**

dungen und **Malignomen** finden sich erhöhte Fibrinogenspiegel, verursacht von Interleukinen wie z.B. TNF-α. Ein solider Tumor kann auch über sein Einwachsen in Gefäße lokale Thromben erzeugen. Bei vielen Menschen besteht ein Mangel an Antithrombin III, Plasminogen oder weiteren Faktoren wie den Proteinen C oder S.

Verlangsamung des Blutstroms
Die **häufigste Ursache** für eine Thrombenbildung im **venösen** Schenkel mit seinen ohnehin sehr niedrigen Drücken ist eine **Stase des Blutes**, u.a. bei **bettlägerigen Patienten** oder während der **Immobilisation** einer Extremität (z.B. nach Fraktur). Eine **Kompression der V. poplitea** im Bereich der Kniekehle anlässlich längerer Reisen in Bus, Flugzeug oder anderen Verkehrsmitteln oder auch bei längerer Hockstellung (häuslicher Großputz) führt durch den entsprechenden Rückstau zum selben Ergebnis. In all diesen Fällen kommt es durch die fehlende Muskelpumpe mit zusätzlichem Rückstau zur Verlangsamung bzw. sogar zur Stase des Blutes. Auch die **Rechtsherzinsuffizienz** verursacht einen Rückstau in die Venen des Beines.

In einem aufgeweiteten, evtl. **flimmernden Vorhof** kommt die Strömung in den Randbereichen, v.a. im Bereich des Herzohrs zum Erliegen. Mit großer Regelmäßigkeit bilden sich daher früher oder später Thromben, sofern keine Prophylaxe mit ASS oder Marcumar® betrieben wird. Betroffen ist fast immer der linke Vorhof. Deswegen landen Thromben, die beim Vorhofflimmern entstehen und als Emboli fortgespült werden, nahezu immer als arterielle Emboli in einem Folgegefäß der Aorta und nicht in der Lunge. Lungenembolien besitzen als wesentlichen Ursprungsort die Venen der Beine und des Beckens.

Begünstigt wird die Thrombenbildung im venösen Schenkel häufig durch unzureichende Flüssigkeitsaufnahme mit Eindickung des Blutes. Dies kann man bei bettlägerigen alten Menschen, aber auch bei längeren Flugreisen beobachten, wo der Flüssigkeitsverlust durch Verdunstung an die klimatisierte Umgebung gesteigert ist. Grundsätzlich begünstigen also **Exsikkose** und **Polyglobulie** bzw. **Polyzythämie** ungeachtet ihrer jeweiligen Ursache die Entstehung venöser Thromben. Weiter gesteigert wird das Risiko durch eine deutliche Vermehrung der Gerinnungskörperchen (**Thrombozytose**).

Faktoren der Gefäßwand
Gefäßwandveränderungen sind mehr für Thrombenbildungen auf der **arteriellen Seite** von Bedeutung. Im Vordergrund stehen die mechanisch-entzündliche Veränderung der Gefäßwand bei der **Arteriosklerose** sowie die **Vaskulitis**, von der ebenfalls überwiegend arterielle Gefäßwände, häufig unter Einschluss der Kapillaren, betroffen sind. Unspezifische, begleitende Entzündungen der Gefäßwand entstehen im Rahmen zahlreicher **systemischer Infektionen**. Spezifische Vaskulitiden sind die Endangiitis obliterans, Panarteriitis nodosa, Purpura Schoenlein-Henoch und die Arteriitis temporalis Horton.

Lokalisationen

Wenn das Blut in einen traumatisch erzeugten Gewebedefekt bzw. aus einem verletzten Gefäß ausströmt, dort gerinnt und dadurch einen ersten Wundverschluss herstellt, ist dies sinnvoll und dient dem Erhalt des Lebens. Wenn es aber intravasal zu Thrombenbildungen kommt, weil im Zuge einer Arteriosklerose oder einer Entzündung anderer Ursache kleinste Gefäßwandveränderungen vorliegen oder weil in einem pathologisch erweiterten Vorhof Teile des Blutes zum Stillstand gekommen sind, ist damit das eigentliche Ziel der Blutgerinnung verfehlt. Tragisch ist die generalisierte Blutgerinnung in der fortgeschrittenen Phase eines Schocks, weil sie schließlich das Schicksal des betroffenen Menschen besiegelt.

Arterielle Emboli entstehen in den allermeisten Fällen (gut 70%) im **linken Herzen** aufgrund einer Wand- oder Klappenschädigung bzw. in der Folge einer Blutstase in einem erweiterten Vorhof (Vorhofflimmern, Herzinsuffizienz, Mitralisinsuffizienz oder -stenose). Nicht so selten entstehen sie im Rahmen einer akuten Endokarditis. Beim Herzinfarkt bilden sich Thromben im nekrotischen Bereich oder im gesamten Ventrikel, wenn die Strömung z.B. beim Kammerflimmern vollkommen zum Erliegen kommt.

An zweiter Stelle, mit einem Anteil von gut 20% an den registrierten arteriellen Embolien, entsteht der Embolus in der Peripherie an einer **arteriosklerotisch geschädigten Gefäßwand**. Dieser Anteil liegt nur deshalb weit niedriger als die kardiale Ursache, weil der Thrombus sich auf einem arteriosklerotischen Beet zumeist organisiert und nicht losreißt, sodass in der Folge auch keine Embolie entsteht.

Weitere Ursachen für eine arterielle Embolie sind selten. Relativ noch am häufigsten entsteht sie nach größeren Verletzungen, z.B. als (allerdings zumeist venöse) **Fettembolie** nach Frakturen von Röhrenknochen.

Der Vollständigkeit halber sei die **paradoxe Embolie** erwähnt, bei der der Embolus im venösen Schenkel entsteht, dann aber nicht zur Lungen-, sondern zur arteriellen Embolie führt, weil er über einen Septumdefekt zur anderen Kreislaufseite gelangt. Dementsprechend vermag ein im linken Vorhof entstandener Thrombus auch einmal (selten) über einen Vorhofseptumdefekt nach rechts zu gelangen und eine Lungenembolie zu verursachen.

Folgen

Solange das entstandene Gerinnsel an der Klappe oder Vorhofwandung festklebt, hat dies keine Folgen. Die **Embolie** entsteht erst durch das **Losreißen des Thrombus**, wenn z.B. im Zuge der Therapie eines entstandenen Vorhofflimmerns dieses Flimmern beseitigt werden konnte, der entstandene Blutstrom den Thrombus losreißt, und die Embolie im Bereich der Koronarien oder intrazerebral den kardial gebesserten Patienten versterben lässt. Die **Thromboseprophylaxe** hat also **vor** einer wirksamen **Herztherapie** einzusetzen.

Der **Embolus**, der in einem vorgeschädigten Herzen entstanden ist und sich losgerissen hat, hat **viele Möglichkeiten**, wohin er mit dem Blutstrom gelangen kann (➤ Abb. 5.38). Die Anatomie des Aortenbogens bedingt allerdings, dass er in der Mehrzahl der Fälle (⅔ der arteriellen Emboli) in die drei großen Gefäße des Aortenbogens gelangt und hier wiederum überwiegend senkrecht nach oben in die Carotiden, weniger häufig auch über die A. subclavia in die A. vertebralis oder in den Arm. Das verbleibende Drittel verteilt sich zum Großteil auf Becken und Beine (25% der arteriellen Em-

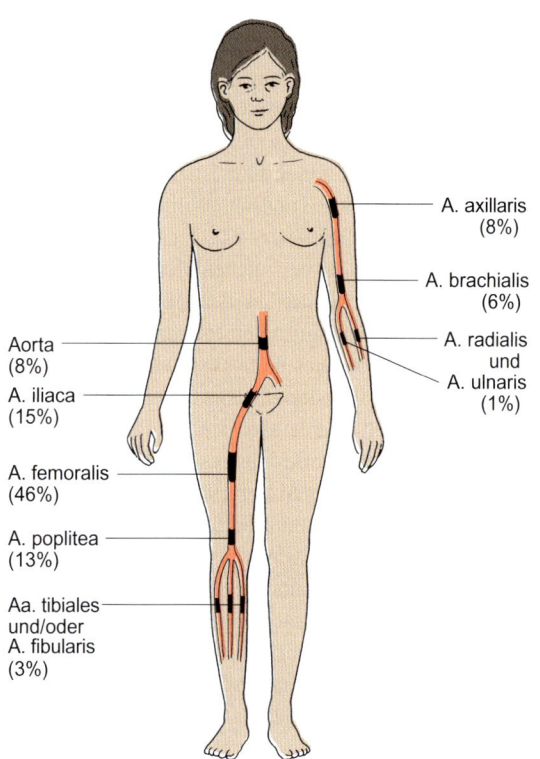

Abb. 5.38 Lokalisation embolischer Arterienverschlüsse [L157]

bolien) und in geringem Umfang auf die Gefäße von Nieren und Darm oder die Koronargefäße (selten).

Das Ausmaß der entstehenden Embolie wird von der **Größe des Thrombus** bestimmt. Mikroemboli, die erst im Kapillarbett stecken bleiben, verursachen auch „Mikroschäden", beschränkt auf umschriebene, kleinste Gewebebezirke. Ein großer Thrombus, der eine Organarterie z.B. der Niere oder des Gehirns komplett verschließt, führt zum Absterben dieses Organs oder des versorgten Anteils. Ein Embolus, der die A. carotis interna einer Seite vollständig verschließt, führt zu einem so umfangreichen ischämischen Insult, dass dieser Zustand mit dem Leben nicht mehr vereinbar ist.

Vergleichsweise glimpflich davon kommen Patienten, die im Zuge einer fortgeschrittenen Arteriosklerose und Stenosierung ihrer Carotiden eine gute Kollateralversorgung über die A. vertebralis bzw. A. basilaris zur A. cerebri media entwickelt haben. Wird hier eine A. carotis interna akut vollends verschlossen, muss dies noch nicht einmal zu einem Schlaganfall führen. Dies gilt v.a. für Patienten, bei denen der abschließende Carotisverschluss nicht infolge eines aus dem Herzen stammenden Embolus, sondern lokal durch einen Thrombus auf den arteriosklerotischen Beeten erfolgt. Entsprechende Situationen mit möglicherweise wenig dramatischen Folgen findet man auch in der Peripherie, wenn die Kollateralenbildung im Bereich arteriosklerotischer Beete ausreichend Zeit zu ihrer Entstehung erhalten hat. Der neu gebildete Thrombus kann sich aber auch losreißen und dann peripher seiner Entstehung ein kleineres Gefäß verschließen.

Bevorzugte Orte für das **Hängenbleiben** eines größeren Embolus sind **Arteriengabelungen**, z.B. am Übergang der Aorta in die beiden Aa. iliacae, oder **Gefäßabgänge** wie die Entstehung der A. rena-

lis aus der Aorta. Kleinere Emboli werden mit dem Blutstrom üblicherweise weitergespült, bis das periphere Gefäß nicht mehr passiert werden kann.

Symptomatik

Arterielle Embolien von Gehirn, Nieren oder Darm führen zu Infarkten dieser Gewebe. Sie werden bei den zugehörigen Fächern besprochen. An dieser Stelle geht es um die nach dem Hirninfarkt zweithäufigste Lokalisation der arteriellen Embolie, den akuten Verschluss einer **Extremitätenarterie**, überwiegend der **Beine:** Im ischämischen Gewebe entstehen **hochakute Schmerzen**. Ein nicht durchblutetes Gewebe ist **kalt** und hat **keinen Puls**. Die fehlende Durchblutung führt zur **Blässe** der Haut, bei erhaltener Restdurchblutung zur Zyanose bzw. Marmorierung.

Ein nicht versorgter Muskel kann nicht mehr arbeiten. Es entsteht die **Bewegungsunfähigkeit**. Die ischämische Schädigung der im Gewebe laufenden Nerven, v.a. aber der vorhandenen Rezeptoren führt zur Sensibilitätsstörung (**Parästhesie**). Wichtig zur Abgrenzung gegenüber einzelnen Nervenschädigungen z.B. beim Bandscheibenvorfall ist, dass hiervon nicht umschriebene Dermatome oder Myotome betroffen sind, sondern selbstverständlich sehr breit das **gesamte Gebiet distal der Stenose**. Bei einem **sehr großen Embolus** kann (selten!) durch den Rückstau größerer Mengen Blutes eine funktionelle Hypovolämie des „Restorganismus" mit **Schocksymptomatik** entstehen, verstärkt durch die schmerzbedingte Aktivierung des Sympathikus. Im Gegensatz zu einem venösen Gefäßverschluss einer Extremität, bei dem sich das Blut in die Extremität zurückstaut, entsteht beim arteriellen Verschluss **kein Ödem**. Typisch ist die **Schmerzzunahme** beim **Hochlagern** des meist betroffenen Beines und sein Nachlassen bei der Tieflagerung, weil der hydrostatische Druck in evtl. vorhandenen Kollateralgefäßen dabei zunimmt. Derselbe Zusammenhang gilt für einen **venösen Stau**, bei dem die **Hochlagerung** zur **Erleichterung** führt, weil venöse Kollateralen dabei eher Blut aus der gestauten Extremität ableiten können, während der arterielle Zustrom sogar geringer wird.

Blässe und Kälte des Gewebes lassen in Verbindung mit proximal vorhandenen und distal fehlenden Pulsen die ungefähre Lokalisation des Verschlusses erkennen.

Therapie

ACHTUNG
Die arterielle Embolie stellt einen hochakuten Notfall dar, weshalb der Notarzt umgehend verständigt werden muss.

Die Therapie erfolgt in der Klinik durch **operative Entfernung** des Embolus oder durch **Lyse** und muss sehr rasch beginnen, weil es spätestens nach 6 Stunden (= Wiederbelebungszeit) zu irreversiblen Schäden kommt, die dann in aller Regel zu einer Amputation der betroffenen Extremität führen.

Bis zum Eintreffen in der Klinik sollte die betroffene Extremität durch Decken **warm gehalten** und **tief gelagert** werden, um eine evtl. vorhandene Restdurchblutung zu sichern. Medikamentös stehen für den Notarzt die Schmerztherapie sowie die intravenöse Gabe von Heparin (10.000–20.000 Einheiten) im Vordergrund.

Zusammenfassung

Arterielle Embolie

Mechanischer Gefäßverschluss durch Thrombus, Luft, Fett

Ursachen
- Veränderung der Zusammensetzung des Blutes: Schwangerschaft, Einnahme der Pille, Rauchen, Malignome, systemische Entzündungen, postoperativ
- v.a. auf der venösen Seite Verlangsamung des Blutstroms: Immobilisation, Vorhofflimmern, Rechtsherzinsuffizienz oder CVI mit zusätzlichem Rückstau
- Faktoren der Gefäßwand: Arteriosklerose, Vaskulitis

Symptomatik
6 „P" (Eselsbrücke für Sprachwissenschaftler):
- hochakute, starke Schmerzen (**p**ain)
- Blässe der Extremität (**p**aleness)
- Missempfindung (**p**aresthesia)
- Pulslosigkeit (**p**ulslessness)
- Bewegungsunfähigkeit (**p**aralysis)
- Schock (**p**rostration)

Therapie
- operative Entfernung des Embolus oder Lyse

5.3.10 Arterielle Verschlusskrankheit

Die **a**rterielle **V**erschluss**k**rankheit (**AVK**) fasst die **Stenosen** und **Verschlüsse** der **peripheren Arterien** unabhängig von ihrer Ursache zusammen, wobei die Stenosen nur insoweit dazu gerechnet werden, als sie bei einer **Lumeneinengung von mindestens 50 %** Symptome verursachen. Eine Arteriosklerose fällt also so lange nicht darunter, wie sie nicht durch sekundäre Thrombosierungen den „erforderlichen" Stenosegrad erreicht hat oder durch einen arteriellen Embolus akut verschlossen worden ist.

Von den bereits besprochenen Erkrankungen gehören zur AVK die **arterielle Embolie**, welche die Hauptursache **akuter** Verschlüsse darstellt, die **fortgeschrittene Arteriosklerose** (Atherosklerose), von der besonders häufig Raucher und Diabetiker betroffen sind, **Endangiitis obliterans**, **Panarteriitis nodosa**, **Arteriitis temporalis** und das **sekundäre Raynaud-Syndrom**.

Die **periphere AVK (pAVK)** der Extremitäten, die überwiegend die Beine betrifft, lässt sich von der AVK der Koronarien (KHK), des Gehirns und weiterer Organe abgrenzen.

Symptomatik

Man unterscheidet zur Beschreibung der jeweiligen Ausprägung der **pAVK 4 Stadien nach Fontaine**, die ähnlich der Einteilung der Herzinsuffizienz (NYHA) von der erkennbaren Symptomatik bestimmt werden:

- **Stadium I:** Beschwerden bestehen nur bei **extremer Belastung**, nicht jedoch bei normalen Alltagsbelastungen. Dieses Stadium wird häufig und analog zum Stadium NYHA I eher durch Zufall entdeckt, wenn z.B. anlässlich einer Ganzkörperuntersuchung keine deutlichen Fußpulse zu tasten sind.
- **Stadium II:** Dieses Stadium **entspricht** dem Symptom der **Claudicatio intermittens** (intermittierendes Hinken) – also Schmerzfreiheit in Ruhe und Beschwerden nach kürzerer oder längerer Gehstrecke. Man differenziert hier noch in ein **Stadium IIa**, bei dem Schmerzen erst nach einer Gehstrecke von **mehr als 200 m** entstehen, und in ein **Stadium IIb**, bei dem schon bei **weniger** als 200 m Beschwerden auftreten. Die Ruhedurchblutung reicht für ein durch stenosierte Gefäße versorgtes Bein so lange aus, wie eine Restdurchblutung vorhanden ist und/oder die Kollateralenbildung mit der Stenosierung des Hauptgefäßes Schritt hält. Unter Belastung entwickelt sich aber früher oder später eine schmerzhafte Ischämie der Muskulatur. Diese Schmerzen zwingen bei der Claudicatio intermittens nach einer relativ zu lange gewordenen Gehstrecke entweder zum Hinken oder zum Stehenbleiben, bis die Muskulatur des Beines in Ruhe wieder genügend Sauerstoff erhalten hat und der Schmerz nachlässt. Da das andauernde Stehenbleiben den betroffenen Patienten zumeist unangenehm bzw. peinlich ist, werden dafür gerne Schaufenster benutzt, deren Auslagen man so lange „intensiv studiert", bis die Muskulatur wieder zur Inangriffnahme der nächsten Meter in der Lage ist. Die Claudicatio intermittens heißt deswegen auch **Schaufensterkrankheit**. Die Länge der möglichen, schmerzfreien Gehstrecke ist ein **gutes Maß** für die vorhandene Restdurchblutung und damit für die weitere **Prognose** und eine angepasste Therapie. Sie wird deshalb auch **diagnostisch** durch Gehen auf dem **Laufband** mit genormter Geschwindigkeit genutzt.
- **Stadium III:** Hier besteht bereits ein **Ruheschmerz**, der sich bei **Hochlagerung** der Beine **verschlimmert** und bei ihrem Herabhängen leichter wird, weil der zusätzliche hydrostatische Druck die Durchblutung minimal verbessert.
- **Stadium IV:** Dieses Endstadium zeigt **trophische Störungen** in Form von **Gewebenekrosen**, die mehrheitlich aufgrund fehlender Durchblutung nicht mehr wie übliche Nekrosen repariert und narbig umgewandelt werden können, sondern unter schwärzlicher Verfärbung eintrocknen und schrumpfen (➤ Abb. 5.39). Diese Form einer Nekrose wird **Gangrän** genannt. Wird eine solch trockene Gangrän bakteriell besiedelt, entsteht daraus unter Verflüssigung des Gewebes eine **feuchte Gangrän**. Spätestens in diesem Stadium muss amputiert werden, weil daraus sehr leicht eine **Sepsis** entstehen kann. Bereits im **Stadium III**, bei minimal erhaltener Restdurchblutung, kann die Mangelversorgung u.a. an den Unterschenkeln auch ohne eigentliche Gangränbildung dazu führen, dass kleinere Alltagsverletzungen nicht mehr verheilen und in schlecht therapierbare **Ulzera** übergehen.

Am häufigsten von der AVK betroffen sind die Arterien des **Beines**. Danach folgen Arterien von Arm, Becken, Schultergürtel und Organen wie Nieren und Darm.

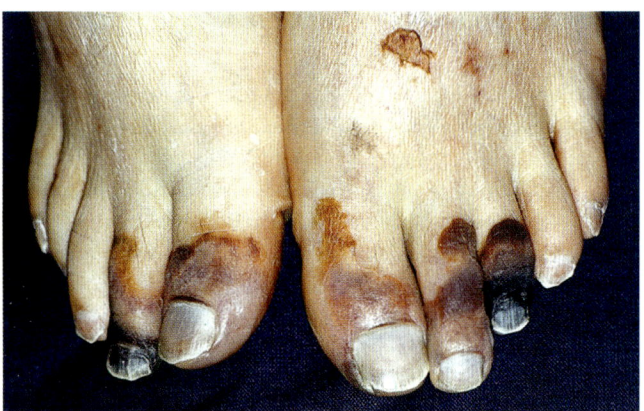

Abb. 5.39 Periphere AVK Stadium IV mit trophischen Störungen [R186]

Die Stenosierung der **Mesenterialarterien** verursacht nahrungsabhängige Beschwerden und evtl. eine gestörten Resorption der Nahrung (Malabsorption), ihr Verschluss eine Nekrose von Darmanteilen **(Mesenterialinfarkt)** mit der Folge eines akuten Abdomens (> Fach Verdauungsapparat). Die Stenose der **Nierenarterien** führt je nach Ausprägung zu Hypertonie (= Goldblattmechanismus) und Niereninsuffizienz, der Verschluss zum Niereninfarkt. Erkannt wird die beginnende Schädigung der Niere bereits in relativ frühen Stadien an der Ausscheidung geringer Mengen Eiweiß mit dem Urin.

Diagnostik

Pulse sind ab dem Stadium I–II **nicht mehr tastbar**. Die betroffene Extremität fühlt sich **kalt** an und ist **blass**.

Der Nachweis der zugrunde liegenden Gefäßstenose bzw. des Verschlusses gelingt mit der Sonographie oder, genauer, mittels der **Angiographie** (Kontrastmittelgabe über einen arteriellen Zugang proximal der Stenose), mit der sich auch die Umgehungskreisläufe (Kollateralen) darstellen lassen.

Einen orientierenden Hinweis erhält man durch die **Ratschow-Lagerungsprobe** (> Abb. 5.40). Hierbei streckt der liegende Patient beide Beine unter Stützung der Oberschenkel senkrecht in die Höhe. Während der Gesunde hierbei problemlos über längere Zeit (1 oder 2 Minuten reichen, laut Pschyrembel aber 10 min) die Füße kreisen lassen kann, kommt es bei einer AVK der Beine ab dem Stadium I–II zu **Schmerzen** und zur **Blässe der Haut**. Die nach dem folgenden Herabhängenlassen der Beine auftretende **reaktive Hyperämie**, die beim Gesunden innerhalb von 10 Sekunden zu einer Rötung und innerhalb weiterer 5 Sekunden zu einer deutlichen Venenfüllung führt, ist beim gefäßkranken Patienten **verzögert** oder sie **bleibt aus**.

Üblich ist auch der **Gehtest** mit genormter Anzahl der Schritte/min auf dem Laufband bis zum Auftreten von Schmerzen.

An den Armen gelingt der orientierende Nachweis einer AVK durch die **Faustschlussprobe**. Der Patient schließt die Hand des erhobenen Armes innerhalb von 2 Minuten 60-mal zur Faust. Beim Vorliegen einer AVK kommt es hierbei zu einer umschriebenen oder generalisierten Blässe von Hand und Fingern. Nach dem Herabhängen des Armes erfolgen reaktive Hyperämie und Venenfüllung verzögert.

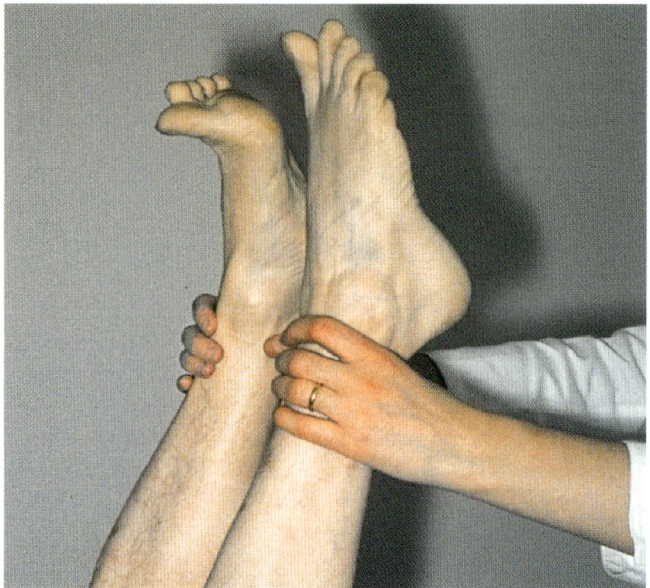

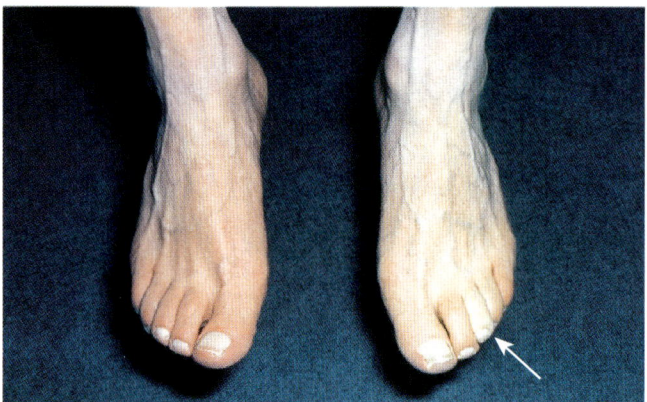

Abb. 5.40 Lagerungsprobe der Beine nach Ratschow. Durchblutungsstörung mit Weißfärbung der 3. Zehe links nach der Belastungsprobe (Pfeil). [M180]

Die bereits eingetretene **Nierenbeteiligung** erkennt man an der Ausscheidung geringer Eiweißmengen über den Urin **(Mikroalbuminurie)** mittels handelsüblicher Teststreifen.

Therapie

Die Therapie der AVK richtet sich nach deren **Ursache** und der erhaltenen Restdurchblutung.

An den Beinen kann in den **Stadien I und II** mit dosiertem **Gehtraining** eine Besserung erreicht werden, weil hierdurch die Ausbildung der Kollateralen gefördert wird. Einen Sinn macht das natürlich nur, wenn gleichzeitig die **Risikofaktoren minimiert** werden. Gefäßerweiternde Mittel haben üblicherweise keinen Sinn, weil sie alles erweitern, nur nicht die Stenose. Am ehesten ist unter der Therapie mit **Prostaglandin E$_1$** (Alprostadil) ein positiver Effekt zu erwarten. Geringgradige Besserungen ischämischer Beschwerden können durch Ginkgo-Präparate erreicht werden.

In der Regel muss ab dem **Stadium III** operiert (z.B. durch Legen eines Bypass´) bzw. mit dem Ballonkatheter **dilatiert** werden.

Im **Stadium IV** bleibt meist nur die **Amputation** übrig.

Eine **Prophylaxe** vor erneuter Thrombenbildung an den geschädigten Gefäßwänden mittels niedrig dosierter **ASS** ist wichtig und allgemein üblich.

Zusammenfassung

Arterielle Verschlusskrankheit (AVK, pAVK)

Symptomatische Stenose bzw. Verschluss peripherer Arterien

Ursachen
- arterielle Embolie
- fortgeschrittene Arteriosklerose
- Vaskulitiden

Stadien nach Fontaine und Symptome
- Stadium I: Beschwerden nur bei extremer Belastung, meist bereits fehlende Fußpulse bei Beteiligung der Beine
- Stadium II: Schmerzen nach kurzer oder längerer Gehstrecke (IIa: ≥ 200 m; IIb: ≤ 200 m) (Claudicatio intermittens = Schaufensterkrankheit), Schmerzfreiheit in Ruhe
- Stadium III: Ruheschmerz, evtl. Ulcus cruris
- Stadium IV: trophische Störungen (Gangrän)

Diagnostik
- Doppler-Sonographie
- Angiographie
- Gehtest
- Ratschow-Lagerungsprobe (Beine)
- Faustschlussprobe (Arme)

Therapie
- Gehtraining
- ASS
- Prostaglandin E_1, Versuch mit Ginkgo
- Operation (Bypass, Dilatation mit Stent, Amputation)

5.4 Erkrankungen der Venen

5.4.1 Venöse Insuffizienz

Die **chronisch-venöse Insuffizienz (CVI)** der Beine ist eine Volkskrankheit, von der rund 5 Millionen Bundesbürger betroffen sind. Über 1 Million leidet infolge der CVI an einem Ulcus cruris, also an einem Geschwür des Unterschenkels (Crus, cruris = Unterschenkel).

MERKE
Die CVI entsteht in der Regel auf dem Boden einer Varikose, dem Krampfaderleiden.

Varikose

Eine einzelne Krampfader (Varize) ist noch keine Varikose und führt auch nicht zur CVI. Erst wenn Varizen in größerem Umfang entstanden sind, spricht man von einer Varikose.

Krankheitsentstehung

Varizen entstehen überwiegend aus **Klappeninsuffizienzen im oberflächlichen Venensystem**. **Begünstigende Faktoren:**
- ererbte Schwäche von Bindegewebe und Venenwand
- hormonelle Faktoren (Pille, Schwangerschaft)
- angeborene Missbildungen (z.B. fehlende Venenklappen)
- ständige Erhöhung des intraabdominellen Drucks (Schwangerschaft, Adipositas)
- vorausgehende Entzündungen oberflächlicher oder tiefer Beinvenen

Die wesentlichsten Ursachen stellen allerdings die Ausübung eines **stehenden Berufes** und die **Schwangerschaft** (➤ Fach Gynäkologie) dar. Venen, die unter ungenügendem Einsatz der Muskelpumpe ständig den hohen hydrostatischen Drücken ausgesetzt sind, leiern regelrecht aus. Dadurch bilden sich zunächst Insuffizienzen im Bereich der proximalen Venenklappen, wodurch die Blutsäule verlängert wird und nun zunehmend auch distal zur Weitung der Venenwände mit Insuffizienz der Klappen führt. Auch im Bereich der Perforansvenen kommt es zur Klappeninsuffizienz, sodass nun ständig Blut aus dem tiefen System ins oberflächliche gedrückt wird, während der Blutfluss ja sonst gerade andersherum verläuft.

Symptomatik (➤ Abb. 5.41)

Die oberflächlichen (subkutanen) Venen sind **schlauchartig erweitert** und meist **geschlängelt**. Im Bereich der insuffizienten Perforansvene kann man eine Faszienlücke tasten. Im Stehen wölbt sich die oberflächliche Vene an diesen Stellen oft sicht- und tastbar vor.

Als **retikuläre Varizen** bezeichnet man die meist etwas feinlumigeren, in der Lederhaut gelegenen, **netzförmig** über Unter- (und Ober-)schenkel verteilten Varizen. **Besenreiser** (➤ Abb. 5.42) stellen eine Erweiterung kleinster, sehr oberflächlich in der Lederhaut liegender Gefäße dar. Sie entstehen nicht so selten auch umschrieben ohne begleitende Varizenbildung z.B. am Oberschenkel, zumeist anlagebedingt.

Bei einem ausgedehnteren Befall der Beine mit Varizen entsteht das Bild der Varikose. Bei der **Stammvarikose** (➤ Abb. 5.43) sind **V. saphena magna** und/oder **V. saphena parva** betroffen und laufen als dicke Schläuche die Beine hinauf. Neben multiplen Varizen und Besenreisern findet man teilweise bereits erste Symptome der CVI mit abendlichen Ödemen, anfangs im Bereich der Knöchel.

Komplikationen

Die wesentlichen Komplikationen sind die zunehmende Entwicklung einer **CVI** (50 % der Fälle) und die Entzündung der Varizen infolge **Thrombenbildung** (Thrombophlebitis; ➤ Kap. 5.4.3). Teilweise

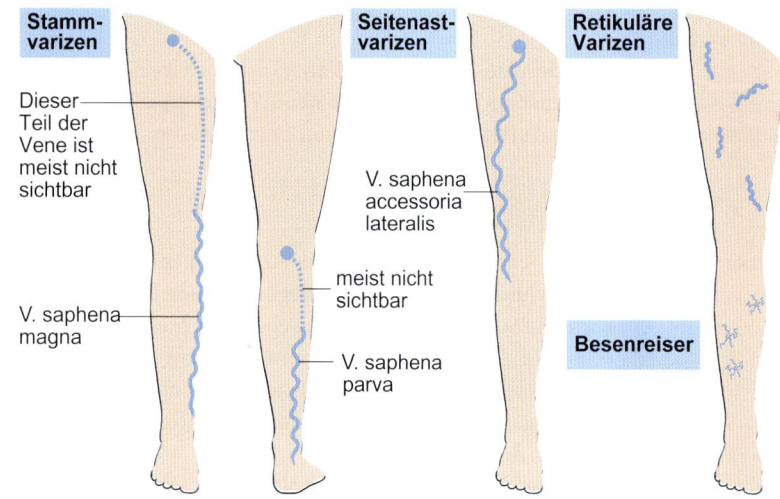

Abb. 5.41 Einteilung der Varikose [L157]

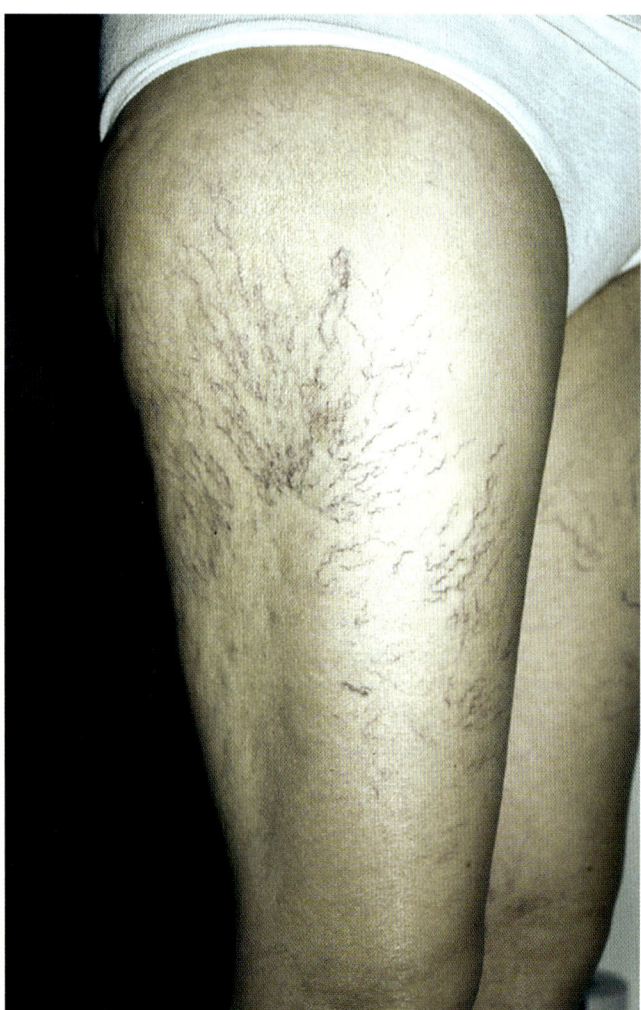

Abb. 5.42 Besenreiser [R186]

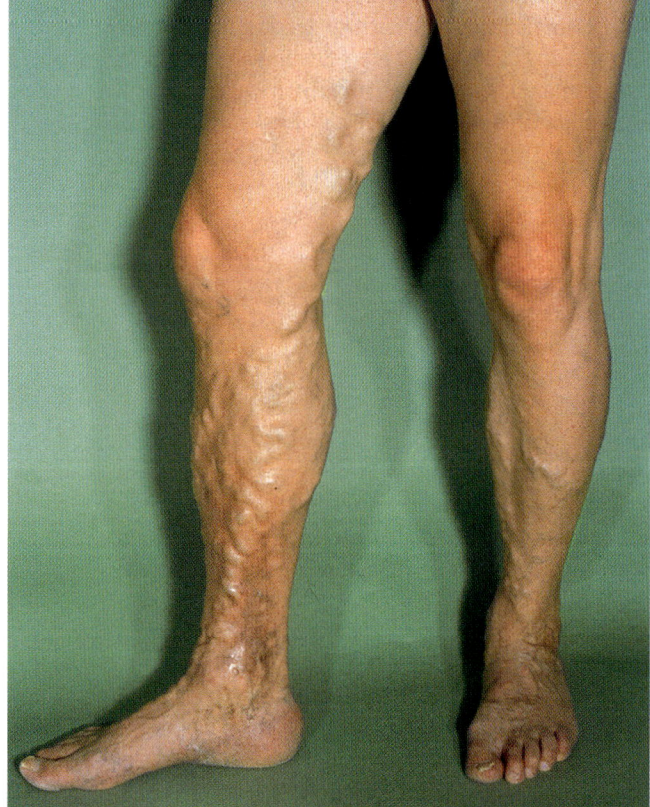

Abb. 5.43 Stammvarikose der V. saphena magna rechts mit chronisch-venösem Stauungssyndrom am distalen Unterschenkel [M180]

Behandelt werden sie mit einem Druckverband unter Hochlagerung der Extremität. Im Bereich gestörter Abflussverhältnisse kann es zu einer milden Mangelversorgung oberflächlichen Gewebes kommen, wodurch aber ohne zusätzliche Erkrankungen (z.B. Diabetes mellitus) noch keine ernsthaften Störungen zu erwarten sind.

Thrombosen oberflächlicher Venen bilden praktisch **niemals venöse Emboli**, sodass die **Lungenembolie nicht** zu den möglichen Komplikationen der Varikose gehört. Dies hat v.a. zwei Gründe: Zum einen fehlen oberflächlich sowohl die Muskelpumpe als auch

entstehen venöse Aneurysmen, in denen sich ebenfalls Thromben bilden können. Varizenblutungen sind eher selten, können dann aber ein erhebliches Ausmaß ähnlich einer arteriellen Blutung erreichen.

die arteriovenöse Kopplung, sodass es hier von vornherein keinen Blutstrom gibt, der den Thrombus fortspülen könnte. Der Sog aus den tiefen Venen reicht hierfür nicht aus. Zum anderen ist der Thrombus einer dicken Varize viel zu voluminös, um durch die relativ englumigen Perforansvenen überhaupt hindurchzupassen.

Diagnostik

Eine grobe Überprüfung der bereits vorhandenen Insuffizienz der Venenklappen und deren Verteilung gestattet der **Trendelenburg-Test**, der als **obsolet** (veraltet) gilt, aber im Hinblick auf die Heilpraktikerprüfung in etwa bekannt sein sollte. Hierbei wird beim liegenden Patienten durch Hochheben des Beines das venöse Blut aus den Varizen entfernt. Bei noch erhobenem Bein wird dann eine Druckmanschette am proximalen Oberschenkel angelegt, deren Druck die arterielle Blutzufuhr erlaubt und den venösen Abfluss behindert. Dann wird am stehenden Patienten überprüft, ob sich die Varizen langsam oder schnell von unten nach oben oder, ohne angelegte Manschette, sogar retrograd von oben nach unten füllen (doppelt positiver Test). Eine schnelle Füllung bedeutet Füllung über insuffiziente Perforansvenen. Die retrograde Füllung von proximal nach distal beweist die Insuffizienz der Venenklappen in der proximalen V. saphena magna (sog. Krosseninsuffizienz).

Sehr viel genauer ist der apparative Nachweis der Klappeninsuffizienzen und retrograden Flussraten des venösen Blutes durch den **Doppler-Ultraschall** oder auch mittels der **Phlebographie** (Kontrastmitteldarstellung der Venen).

Therapie

Therapeutisch werden **variköse Venen** durch Einspritzen bestimmter Substanzen **verödet**, also ihr Lumen verschlossen, sofern noch keine ausgeprägte Varikose besteht und der Nachweis eines ungehinderten Blutflusses durch die tiefen Venen erbracht ist. Bei der **Stammvarikose** werden die V. saphena magna und evtl. V. saphena parva operativ entfernt **(Varizenstripping)**. Insuffiziente Perforansvenen müssen einzeln aufgesucht und unterbunden werden. Der Überlegung, dass mit dem Entfernen der Venen nun auch die Abflussmöglichkeiten für das Blut genommen werden, kann leicht begegnet werden: Die betroffenen Venen waren ohnehin längst ohne Funktion, erschweren lediglich durch ihren Rückstau zusätzlich die Versorgung des Gewebes.

In weniger ausgeprägten Fällen sowie prophylaktisch (z.B. in der Schwangerschaft, in der häufig eine Varikose entsteht) werden **Kompressionsverbände** oder **Kompressionsstrümpfe** der Klasse II getragen, in der Schwangerschaft evtl. die „leichteren" der Klasse I (➤ Abb. 5.44).

> **MERKE**
> Von größter Bedeutung sind Kompressionsstrümpfe ausgerechnet dann, wenn sie als besonders unangenehm empfunden werden: im Sommer wegen der wärmebedingten zusätzlichen Venenerweiterung. Von Bedeutung ist die Kompression auch im Anschluss an eine Verödung oder Varizen-Operation, damit es nicht zur neuerlichen Varizenbildung kommt. Dies wird leider auffallend häufig nicht beachtet.

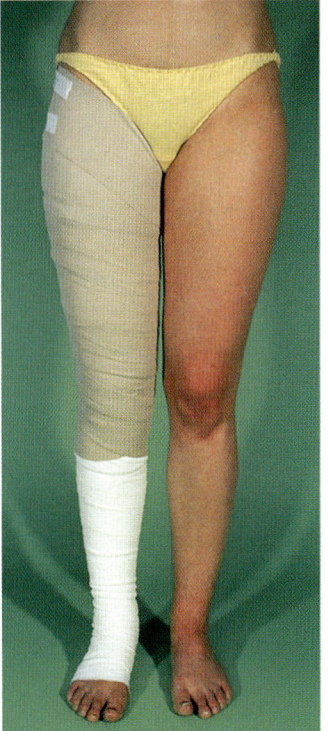
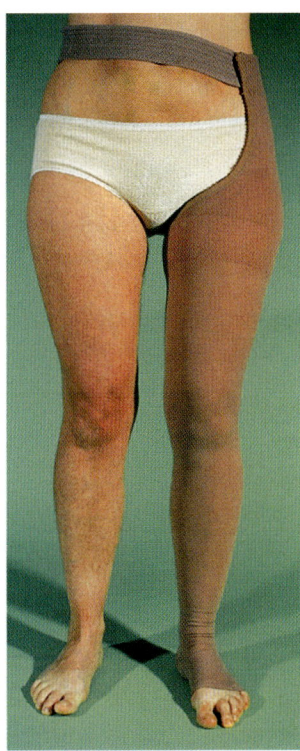

Abb. 5.44 Kompressionsverband und Kompressionsstrumpf [M180]

Oral eingenommene Präparate aus **Rosskastanienextrakt** (z.B. Venoruton®) zeigen durchaus positive Wirkungen bei der Varikose, indem sie offensichtlich einen gefäßdichtenden Effekt besitzen. Sinnvoll ist **Troxerutin**, evtl. in Kombination mit Vitamin E (Vaso-E-Bion®), das über den abdichtenden Effekt im kapillären Bereich hinaus auch die muskuläre Tonisierung der Venenwände und damit den Rückstrom zum Herzen verbessert. Daneben haben sich Medikamente aus **Mäusedorn**, **Buchweizen**, **rotem Weinlaub** und **Steinklee** bewährt. Diese pflanzlichen Präparate sind nicht verschreibungspflichtig und stehen damit auch dem Heilpraktiker zur Verfügung. Medikamente ersetzen allerdings in ausgeprägten Fällen keinesfalls das Wickeln der Beine bzw. einen gut sitzenden **Kompressionsstrumpf**, der **immer die erste Wahl** jeglicher Varikose-Behandlung darstellt.

Ergänzt werden sollte jede Therapie durch möglichst **viel Bewegung** (Spazierengehen, Schwimmen, Radfahren, Skilanglauf, Wassertreten nach Kneipp usw.), die den Rückfluss des Blutes zum Herzen beschleunigt (Muskelpumpe). Patienten, die man nicht zum Tragen von Kompressionsstrümpfen bewegen kann, sollten wenigstens zwischendurch die **Beine hochlegen**. Schuhe mit **hohen Absätzen** sind nicht sinnvoll, weil sie die Muskulatur entlasten und damit deren Pumpfunktion vermindern. Auch **Wärme** (Bäder, Sauna) ist wegen der zusätzlichen Gefäßerweiterung **kontraindiziert**. Längeres **Stehen** sollte vermieden werden. Bei längerem **Sitzen** ist an eine gelegentliche Betätigung der Muskelpumpe und daran zu denken, dass die V. poplitea bei zu starkem Anwinkeln des Unterschenkels abgepresst werden kann.

Zusammenfassung

Varikose: Krampfaderleiden

Ursachen
- Klappeninsuffizienzen im oberflächlichen Venensystem
- angeborene Bindegewebsschwäche

Begünstigende Faktoren
- stehende Tätigkeit
- Adipositas
- Schwangerschaft

Symptome
- retikuläre Varizen
- Besenreiser (→ auch idiopathisch)
- Stammvarikose

Komplikationen
- CVI, Thrombophlebitis

Therapie
- viel Bewegung, idealerweise im Wechsel mit dem Hochlegen der Beine
- Kompressionsverband, -strümpfe
- pflanzliche Präparate, u.a. aus Rosskastanie
- Verödung
- Operation (Venenstripping)

Chronisch venöse Insuffizienz

Krankheitsentstehung (> Abb. 5.45)

Die chronisch venöse Insuffizienz (CVI) entsteht überwiegend auf dem Boden einer **Varikose**, bei der es nun über die Varizenbildung hinaus durch den allgemeinen Rückstau im Bereich der Mikrozirkulation zum Serumaustritt und teilweise auch zum Austritt von Blut kommt. Eine weitere Ursache für die Entstehung einer CVI ist der Zustand nach einer durchgemachten **Phlebothrombose** der tiefen Beinvenen (> Kap. 5.4.2). Hierbei kommt es zu einer Schädigung der Klappen. Der entstehende Rückstau bis in die oberflächlichen Venen entspricht in seinen Folgen der CVI auf dem Boden der Varikose, wird dann aber als **postthrombotisches Syndrom** bezeichnet.

Symptomatik

Es entstehen **Ödeme**, anfangs überwiegend nur gegen Abend und im Bereich der Knöchel, später zunehmend zu früheren Tageszeiten und am ganzen Unterschenkel. Hiermit verbunden kommt es zur **Nykturie**, wenn die Ödeme im Liegen teilweise wieder rückresorbiert werden bzw. über die Lymphe ins Blut zurückgelangen. Die ins Interstitium ausgetretenen Blutbestandteile führen zu **bräunli**-

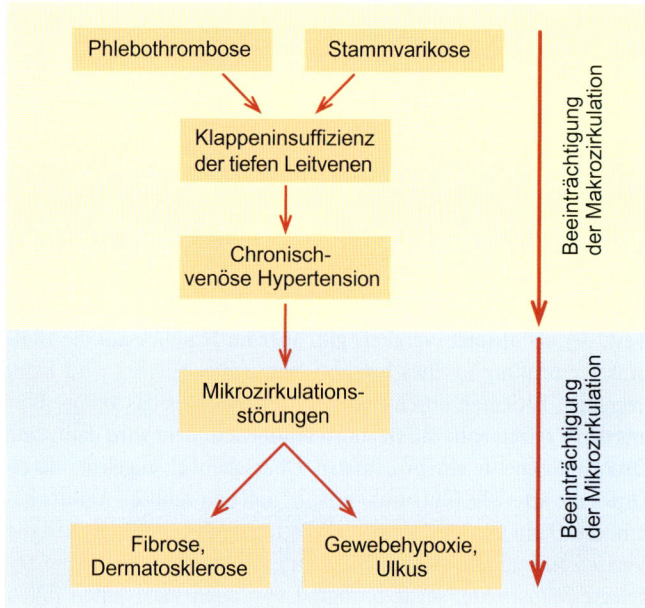

Abb. 5.45 Entstehung der CVI [L157]

chen **Verfärbungen** (Hämosiderin aus dem Erythrozytenabbau) im Bereich der Haut. Die Aktivierung der Fibroblasten im Bereich chronischer Ödeme bedingt ein zunehmend kollagenreiches, sklerotisches Gewebe ähnlich einem Narbengewebe. Die Hautareale sind in diesen Bereichen, sofern kein Hämosiderin abgelagert ist, **depigmentiert**, erscheinen also weißlich.

Nicht so selten entsteht bei der CVI auch am distalen Unterschenkel eine abakterielle, also „sterile" Entzündung mit flächiger Rötung und Überwärmung der Haut, die **Hypodermitis**. Ursache ist der Versuch des Immunsystems in Gestalt seiner Phagozyten, abgelagerte Blutbestandteile wegzuräumen. Differenzialdiagnostisch muss hier das ähnlich aussehende Erysipel (> Fach Dermatologie) ausgeschlossen werden, bei dem allgemeine Entzündungszeichen mit Fieber auftreten sowie bestimmte Laborparameter verändert sind.

Zusammenfassend entsteht also im Bereich der CVI ein buntes Bild aus De- und Hyperpigmentierungen, Ödemen und teilweise Rötungen. Die Haut ist darüber hinaus durch die mangelnde Durchblutung trocken und sehr empfindlich. Oft entstehen **Juckreiz** oder auch eine Anfälligkeit für **allergische Ekzeme**.

Einteilung

Die CVI wird in 3 Schweregrade eingeteilt:
- **Grad I: Ödeme** sowie ein Kranz von Varizen v.a. im Bereich der Knöchel
- **Grad II: Hyper- und Depigmentierungen**, umfangreichere Ödeme und eventuell eine Hypodermitis (> Abb. 5.46)
- **Grad III:** zusätzliches Auftreten eines **Ulcus cruris** (> Abb. 5.47)

Beim Grad III besteht also als wesentlichster Komplikation der CVI ein chronisches **Ulcus cruris** (Unterschenkelgeschwür), zumeist in der am schlechtesten durchbluteten Region im Bereich der **Knöchel**. Bereits nach Bagatelltraumen bricht hier das mangelversorgte,

5.4 Erkrankungen der Venen

vorgeschädigte Gewebe auf (> Abb. 5.48). Es entstehen teilweise sehr **umfangreiche Gewebedefekte**, die therapeutisch Schwierigkeiten bereiten (1 Million Menschen in Deutschland mit einem chronischen Ulcus cruris auf dem Boden einer CVI).

> **MERKE**
>
> **Hauptursachen** von Unterschenkelgeschwüren sind **arterielle** und v.a. **venös** verursachte Mangelsituationen sowie die **diabetische Mikroangiopathie**. **Seltener** finden sich lokale, meist bakterielle Entzündungen (z.B. Abszesse) oder umfangreiche, bakteriell superinfizierte Traumen oder Brandwunden. Sporadisch entstehen sie durch zerfallende Tumoren (Spinaliom, Basaliom) oder Tumormetastasen. Eine Sonderform stellt bei bettlägerigen Patienten der **Dekubitus** dar.
> Auf dem Boden eines chronischen Ulcus cruris kann, ähnlich wie bei Ulcera anderer Lokalisation, sehr selten ein **Karzinom** entstehen.

> **EXKURS**
>
> Hinsichtlich trophischer Störungen mit Ulkus- oder Nekrosenbildung sollte Folgendes beachtet werden: Bei einer **arteriellen Mangelversorgung** (pAVK) ist dasjenige Gewebe zuerst und am ausgeprägtesten betroffen, das ganz am Ende der ischämischen Strecke liegt und bei dem deshalb am wenigsten Sauerstoff ankommt. Bevorzugt betroffen sind demnach die distalen Extremitätenabschnitte (Ulkusbildung) mit Bevorzugung der **Akren** (Gangrän an Zehen bzw. Fingern).
> Bei einer Mangelversorgung, die im Rahmen eines **venösen Rückstaus** entsteht (CVI, Rechtsherzinsuffizienz), kommt es dagegen bevorzugt im Bereich der **Knöchel** bzw. direkt proximal davon zu Gewebeschäden, weil dort Stau und Ödembildung zumeist besonders ausgeprägt sind.
> Beim fortgeschrittenen **Diabetes mellitus** ist jegliches Gewebe mangelversorgt und deshalb gefährdet. Das Ulkus wird sich dementsprechend dort bilden, wo Infektionen der Haut, Verletzungen oder auch nur Mikrotraumen entstehen, die nicht mehr repariert werden können. Begünstigt wird die Ulkusbildung aus Bagatellverletzungen durch die diabetische Po-

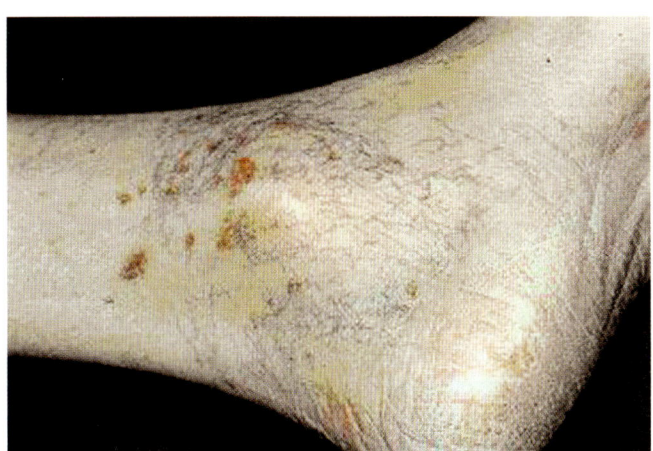

Abb. 5.46 CVI Grad II [R168]

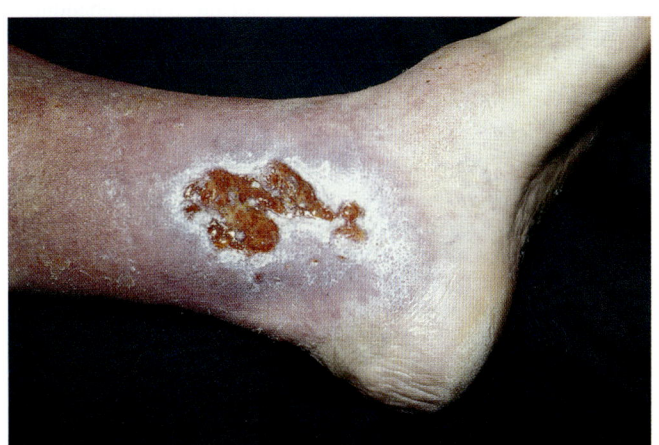

Abb. 5.47 Ulcus cruris venosum [R168]

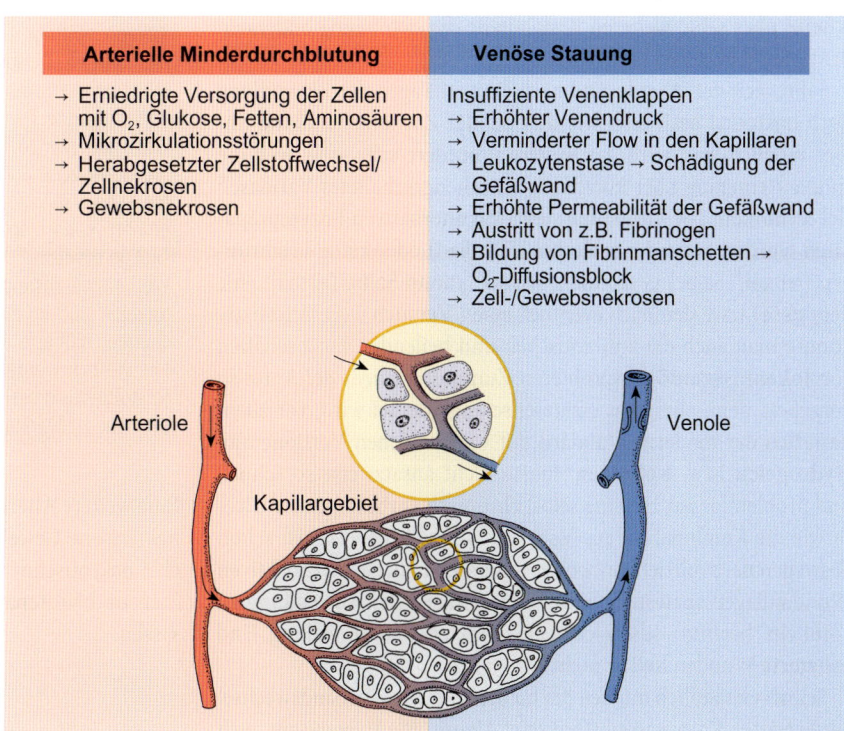

Abb. 5.48 Entstehung des Ulcus cruris [L190]

lyneuropathie, wodurch Traumen nicht mehr bemerkt und deswegen auch nicht versorgt werden.

Eine weitere Variante bietet der **Dekubitus** (➤ Fach Dermatologie). Hier entstehen Nekrosen mit Ulkusbildung v.a. bei bettlägerigen Patienten an Lokalisationen, an denen aufliegendes Körpergewebe zusammengepresst und dadurch druckbedingt von der Durchblutung abgeschnitten wird. Besonders leicht passiert dies durch den entstehenden Gegendruck in Bereichen, in denen sich relativ dünne Gewebeschichten über oberflächlich liegenden Knochen befinden, also an Ferse, Knöchel und über LWS bzw. Sakrum.

Therapie

Lokal wurde in früheren Jahren so lange mit dem **Enzympräparat** Varidase® Gel behandelt, bis die ausnahmslos bakteriell infizierten Ulcera einen sauberen Wundgrund aufwiesen. Antibiotische Salben oder chirurgische Nekrosenabtragungen wurden so niemals erforderlich. Selbst eine Wundreinigung oder -spülung vor dem Verbandswechsel war überflüssig. Nach der enzymatischen Reinigung des Geschwürs (innerhalb weniger Tage) konnte die Granulierung bis zum Hautniveau durch **Haushaltszucker**, den man in die Wunde streute und mit steriler **NaCl-Lösung** befeuchtete, erheblich beschleunigt werden. Das ist nun Vergangenheit, denn **das Varidase® Gel wurde vom Markt genommen**. Laut Hersteller ist dieses Ideal einer Ulkusbehandlung lediglich deshalb nicht mehr herstellbar, weil einer der enzymatischen Inhaltsstoffe, die Streptodornase, nicht mehr in der benötigten Reinheit geliefert wurde.

Stellvertretend für den Zucker kann man natürlich (ohne eigene Erfahrungen des Autors) auch **Honig** verwenden, aufgrund der besonders hervorstechenden antimikrobiellen Eigenschaften idealerweise **Manuka-Honig** mit einem möglichst hohen Gehalt an Methylglyoxal (MGO). Manuka-Honig bildet mit Wasser H_2O_2 und scheint über seine weiteren Bestandteile die sich häufig bildenden Bakterienfilme zu verhindern.

Sollte sich der Wundgrund nach einigen Tagen der Behandlung doch bakteriell besiedeln, wie dies bei der Zuckerbehandlung immer möglich war, wird das weitere Procedere schwierig, weil die simple Reinigung über kurzfristig zwischengeschaltetes Varidase® Gel nicht mehr zur Verfügung steht. Mit alternativen Enzympräparaten wurden entweder schlechte (Fibrolan) oder keine Erfahrungen (Iruxol® Salbe) gesammelt. **Iruxol® mono Salbe** (enthält eine Peptidase) wäre demnach eventuell einen **Versuch** wert. Alternativ könnte man auch die antibiotischen und heilenden Eigenschaften von **Johanniskrautöl** ausprobieren. Zumindest würde der Autor so vorgehen, denn alles, was ersatzweise angewendet wird, vor allem natürlich der moderne Standard mit verschiedenen Versionen an **Hydrogelen** bzw. **Kolloiden**, führte nicht ansatzweise so schnell und problemlos zur Heilung selbst chronisch vorbestehender Ulcera wie die Kombination aus Varidase® und Zucker. Das ist schon deswegen nachvollziehbar, weil es unter den üblichen hydroaktiven Wundauflagen spätestens nach einigen Tagen der Anwendung zu „muffeln" beginnt – als Zeichen einer bakteriellen Besiedlung. Und **infizierte** Wunden **heilen nicht!**

Selbstverständlich müssen die für die täglichen Verbandswechsel verwendeten Kompressen steril sein. Allergrößte Hygiene gilt auch für weiteres Material und für die Hände. Die **Haut der Ulkusumgebung** sollte z.B. durch Panthenol- oder Zinksalben oder Hametum® Creme gut gepflegt werden, damit das Gewebe hier nicht auch noch aufbricht. Für die Pflege von Wundgrund und Umgebung sind Holzmundspatel ideal geeignet. Varidase® ließ sich mit einer sterilen Spritze applizieren.

Im **Vordergrund** jeglicher Therapie steht die **sorgfältige Kompression**, um den Rückstau aufzuheben. Mit weitgehend **unelastischen Kurzzugbinden** (z.B. Pütter® Verband) wird das betroffene Bein nach dem täglichen Verbandswechsel jeweils frisch gewickelt. Die korrekte Technik muss man üben bzw. zunächst erlernen! Das ist im Alltag alles andere als selbstverständlich – mit dem Ergebnis, dass das Abheilen komplizierter Ulcera, z.B. beim Diabetiker, allein daran scheitern kann. Dies bedeutet auch, dass man die Behandlung nur dann delegieren darf, wenn die korrekte Technik gewährleistet ist. Grundsätzlich sollte man sich für die Wundbehandlung in den ersten Wochen auch am Wochenende Zeit nehmen – zumindest so lange, bis der Geschwürsgrund sauber granuliert. Dann kann der Verband auch einmal 2 Tage verbleiben.

> **ACHTUNG**
> Beim **arteriell** verursachten Ulcus cruris, einschließlich der Makroangiopathie des Diabetikers, ist jegliche Kompressionstherapie **streng kontraindiziert**, weil man damit die ohnehin bereits mangelhafte Restdurchblutung weiter reduzieren würde. In Zweifelsfällen wie unsicher tastbaren Fußpulsen sollte deshalb zunächst sonographisch eine ungestörte arterielle Duchblutungssituation nachgewiesen werden.

> **HINWEIS DES AUTORS**
> Eine orale Substitution mit **Zink**, **Enzymen** (Karazym® und andere) und **Ginkgo-Präparaten** ist bei chronisch gewordenen Geschwüren zumindest dann erforderlich, wenn schwere Grundleiden wie z.B. ein Diabetes mellitus vorliegen. **Vitamin C** und Mg verbessern als Co-Faktoren der Kollagensynthese die Wundheilung. Begleitende **Homöopathie** ist immer hilfreich. Diesbezüglich muss nicht unbedingt klassisch mit Einzelmitteln therapiert werden; Komplexmittel wie Traumeel® leisten ebenfalls hervorragende Dienste. **Vitamin D** (mindestens 50 μg/Tag) könnte im Licht moderner Forschungsergebnisse einen Zusatznutzen bieten. Dies gilt möglicherweise auch für Resveratrol, doch ist klar, dass man den Patienten andererseits auch nicht überfordern sollte. Sofern er sich ausgewogen ernährt, kann man sicherlich auf Zink, Mg und Vitamine verzichten, auf Ginkgo sowieso.
> Weder eine ausreichende Kompression noch die angesprochene Begleittherapie sind im medizinischen Alltag selbstverständlich. Mit aus diesen Gründen gibt es Millionen von Patienten mit nicht heilenden Ulcera cruris. Immer noch werden mechanisch Nekrosen abgetragen, Ulcera mit Wasserstoffperoxid desinfiziert und gespült und antibiotische Salben ohne wesentliche Heilwirkung aufgetragen.

Eine weitere Alternative sind Beinbäder mit **Kangalfischen**, die das nekrotische Gewebe abknabbern, oder **Fliegenmaden**, deren Speichel nekrotisches Gewebe lysiert. In der Summe wird ein enormer Zeit- und Kostenaufwand betrieben – mit durchwachsenen Ergebnissen.

> **Zusammenfassung**
>
> **Chronisch-venöse Insuffizienz**
>
> Rückstau venösen Blutes in abhängige Bereiche aufgrund insuffizienter Venenklappen
>
> **Ursachen**
> - Varikose
> - Phlebothrombose (→ postthrombotisches Syndrom)
>
> **Einteilung**
> - Grad I: Ödeme im Knöchelbereich, v.a. abends
> - Grad II: bleibende und umfangreiche Ödeme, De- und Hyperpigmentierung, Nykturie, trockene und empfindliche Haut, Hypodermitis
> - Grad III: zusätzliches Auftreten eines Ulcus cruris venosum
>
> **Ulcus cruris**
> - **Hauptursachen:** venöse Insuffizienz, Diabetes mellitus, arterielle Verschlusskrankheit
> - **seltenere Ursachen:** infizierte Wunden einschließlich Brandwunden, lokale Infektionen, zerfallende lokale Tumoren oder Tumormetastasen
> - **Sonderform:** Dekubitus bei Bettlägerigkeit
>
> **Therapie**
> - Kompression mit Kurzzugbinden (elastische Binden sind sinnlos), bei arterieller Ischämie kontraindiziert
> - pflanzliche Präparate aus z.B. Rosskastanien
> - Ulkusbehandlung: enzymatische Wundreinigung im Wechsel mit Haushaltszucker, sterile Verbandswechsel
> - bei chronischen, schlecht heilenden Ulzera zusätzliche Maßnahmen

5.4.2 Phlebothrombose

Man unterscheidet die **oberflächliche** Venenentzündung (= Thrombophlebitis) von der Thrombose der **tiefen Venen** (= Phlebothrombose). Die Thrombophlebitis ist äußerlich sichtbar, verursacht zumeist deutliche Schmerzen und ist harmlos. Die Phlebothrombose **(tiefe Beinvenenthrombose)** wird evtl. erkennbar an den entstehenden Symptomen und Begleiterscheinungen, führt nur teilweise zu mehr oder weniger ausgeprägten Schmerzen und ist **gefährlich**.

Krankheitsentstehung

Die Thrombose der tiefen Venen des Beines oder Beckens (andere Lokalisationen sind eher selten) wird durch einen oder mehrere Faktoren der **Virchow-Trias** verursacht (➤ Kap. 5.3.9). Im Vordergrund steht hier die **Stase des Blutes**, begünstigt durch den hydrostatischen Gegendruck und verursacht durch **defekte Venenklappen** und/oder **Fehlen der Muskelpumpe** bei Immobilisierung. Das **linke** Bein ist **häufiger** betroffen als das rechte, weil die linke V. iliaca auf ihrem Weg zur rechts der Wirbelsäule befindlichen Hohlvene Kontakt zur rechten Iliakalarterie bekommt und komprimiert werden kann.

Die **Thrombenbildung** führt in tiefen oder oberflächlichen Venen zur **Entzündung** im Bereich der betroffenen Venenwand, sodass je nach deren Umfang **allgemeine Entzündungszeichen** wie mäßiges Fieber und Leukozytose entstehen können.

Risikofaktoren

Die Virchow-Trias gilt sowohl für die arterielle als auch venöse Seite, doch unterscheiden sich die jeweiligen Schwerpunkte und Hauptursachen. Die mit weitem Abstand wichtigste Ursache des venösen Schenkels stellt aufgrund der ohnehin bereits langsamen Fließgeschwindigkeiten die **Stase des Blutes** dar. **Immobilisierung**, **kardiale Insuffuzienz**, **defekte Klappen** oder **Abflussbehinderungen** durch Knickung und Kompression der dünnwandigen Gefäße wirken ebenfalls **nur auf der venösen Seite**. Zusätzliche Risikofaktoren sind:
- Östrogene (Pille, Schwangerschaft, Wochenbett)
- Hypercortisolismus (als Morbus Cushing oder therapeutisch, in der Schwangerschaft)
- Diabetes mellitus
- Rauchen
- Malignome (= paraneoplastisches Symptom)
- chronische systemische Entzündungen, z.B. Autoimmunkrankheiten
- abnehmende Fließgeschwindigkeit bei Polyglobulie – u.a. bei kardialer oder pulmonaler Insuffizienz, längerem Aufenthalt in großer Höhe, erhöhtem Erythropoetin-Serumspiegel (z.B. Doping) oder als Polycythaemia vera, aber auch bei Exsikkose durch unzureichende Flüssigkeitszufuhr, Diarrhö (oder Laxanzienabusus), vermehrtem Schwitzen oder durch Diuretika
- Adipositas (BMI > 30)
- angeborener oder erworbener Mangel an antithrombotischen, in der Leber gebildeten Faktoren:
  - AT III
  - Proteine C und S
  - **APC-Resistenz** als **wichtigste kongenitale Ursache** (Resistenz gegenüber **a**ktiviertem **P**rotein **C**) mit einer Prävalenz in der Bevölkerung von rund 7 % und bei etwa 30 % aller Thromboembolien ursächlich (begünstigend) mitbeteiligt (➤ Fach Hämatologie).

Die Eindickung des Blutes bei Exsikkose führt zur Verlangsamung des Blutstroms, bei der Adipositas finden sich u.a. erhöhte Östrogenspiegel aus dem Fettgewebe. Die weiteren Zusammenhänge wurden bei der Virchow-Trias (➤ Kap. 5.3.9) besprochen.

Symptomatik

Typische Zeichen der akuten Phlebothrombose eines Beines sind die Zeichen der Abflussbehinderung bzw. -verlegung:
- Ödem
- Überwärmung
- Schmerzen
- Zyanose

Die Schmerzen entwickeln sich, im Gegensatz zum hochakuten Beginn des arteriellen, embolischen Verschlusses, **allmählich** über Stunden bzw. zumeist **mehrere Tage**. Das Bein ist durch den Rückstau des (warmen) Blutes häufig **überwärmt**, während es beim arteriellen Verschluss kalt ist. Schmerzen und livide Verfärbung nehmen bei herabhängendem Bein zu – im Gegensatz zum arteriellen Verschluss, bei dem sie im Falle einer erhaltenen Restdurchblutung nachlassen.

Während Schmerzen in der Wade zumindest als **leichtes Ziehen** praktisch immer bestehen, gilt dies für Ödem, Überwärmung und Zyanose (nach der Heilpraktikerprüfung!) keineswegs, solange der Thrombus nicht das Nadelöhr der V. poplitea erreicht hat. Beim Verschluss einer von mehreren tiefen Unterschenkelvenen kann das Blut sehr wohl über die weiteren Venen abgeleitet werden. Häufig findet man dann nur dezente Hinweise wie **Schweregefühl** im Bein oder ein Ziehen in der Wade, teilweise auch **Allgemeinsymptome** wie subfebrile Temperaturen und eine Tachykardie.

HINWEIS PRÜFUNG

In der Prüfung hat eine **Umfangsdifferenz** von **mindestens 1,5 cm** zur Gegenseite als besonders wesentlicher und regelhaft anzutreffender Befund zu gelten. Früher waren hier sogar 3 cm definiert.

Komplikationen

Das eigentliche Risiko der Phlebothrombose besteht im **Losreißen des Thrombus**, der dann regelmäßig über das rechte Herz in den Lungenkreislauf geschwemmt wird und hier zur evtl. tödlichen **Lungenembolie** (> Fach Atmung) führt, abhängig von der Größe des Embolus. Kleinere Emboli verursachen thorakalen Druck, Angst und Unruhe und durch die Sympathikusaktivierung eine Tachykardie, Tachypnoe und kalten Schweiß. Die Atmung ist erschwert (**Dyspnoe**). Bei einem Infarkt von Lungengewebe entstehen thorakale Schmerzen. Der Embolus führt lokal zur Entzündung, woraus Fieber, eine Leukozytose sowie Husten mit evtl. bräunlich-blutigem Sputum resultieren können. Während Schmerzen (in 10 % der Fälle) oder Fieber allerdings eher seltene Symptome darstellen, findet man die Dyspnoe regelmäßig. Die akut einsetzende **Dyspnoe** ist damit der **wichtigste Hinweis** auf eine Lungenembolie. Die Lungenembolie durch einen sehr großen Thrombus mit Verlegung einer A. pulmonalis führt zum Tode, weil der rechte Ventrikel durch den massiven Rückstau des Blutes überfordert wird. Es kommt zum **akuten Rechtsherzversagen**.

Die Wahrscheinlichkeit für das Auftreten einer Lungenembolie ist in den ersten Tagen am größten und nimmt danach stetig ab. Spätestens nach 2 Wochen ist der Thrombus soweit organisiert und im Gefäß befestigt, dass sein Losreißen praktisch nicht mehr möglich ist. Die Hauptgefahr ist allerdings bereits gebannt, wenn der Patient durch die entstehenden Schmerzen sowie das sich zumeist ausbildende Ödem auf die Erkrankung aufmerksam wird. Dies ist meist erst nach 3–5 Tagen der Fall. Da sich nach dieser Zeitdauer Thromben des Unterschenkels nicht mehr losreißen, kann in diesen Fällen unter guter Kompression sofort mobilisiert und der Heilungsfortgang hiermit beschleunigt werden.

Die wichtigste **Spätkomplikation** der Phlebothrombose besteht in der Entwicklung des **postthrombotischen Syndroms**, einer sekundären Varikose und CVI durch den aufgrund der zerstörten Klappen ständig vorhandenen Rückstau in den tiefen Beinvenen.

Phlegmasia coerulea dolens

Als Phlegmasia coerulea dolens bezeichnet man den **akuten Verschluss sämtlicher Venen** eines Beines (z.B. postoperativ), ausgehend z.B. von einer Beckenvenenthrombose. Äußere Zeichen sind ein **heftiger Schmerz** und ein **schnelles Anschwellen** des Beines mit massiver **Zyanose** (> Abb. 5.49). Aufgrund der Größe des Thrombus und seiner leichten Ablösung von der Gefäßwand besteht **unmittelbare Lebensgefahr** in Gestalt einer besonders **umfangreichen Lungenembolie**.

Diagnostik

Bei der Palpation des zumeist betroffenen Unterschenkels kann man bei einiger Übung den verhärteten, **druckschmerzhaften Venenstrang** zwischen den Bäuchen der Gastrocnemius-Muskulatur heraustasten. Entsprechend lässt sich auch die Oberschenkelthrombose im Adduktorenkanal einwandfrei palpieren, wobei erst dann eine ausreichende diagnostische Sicherheit erreicht ist, wenn das eigene Erkennen verhärteter Bereiche bzw. der verhärtet tastbaren V. femo-

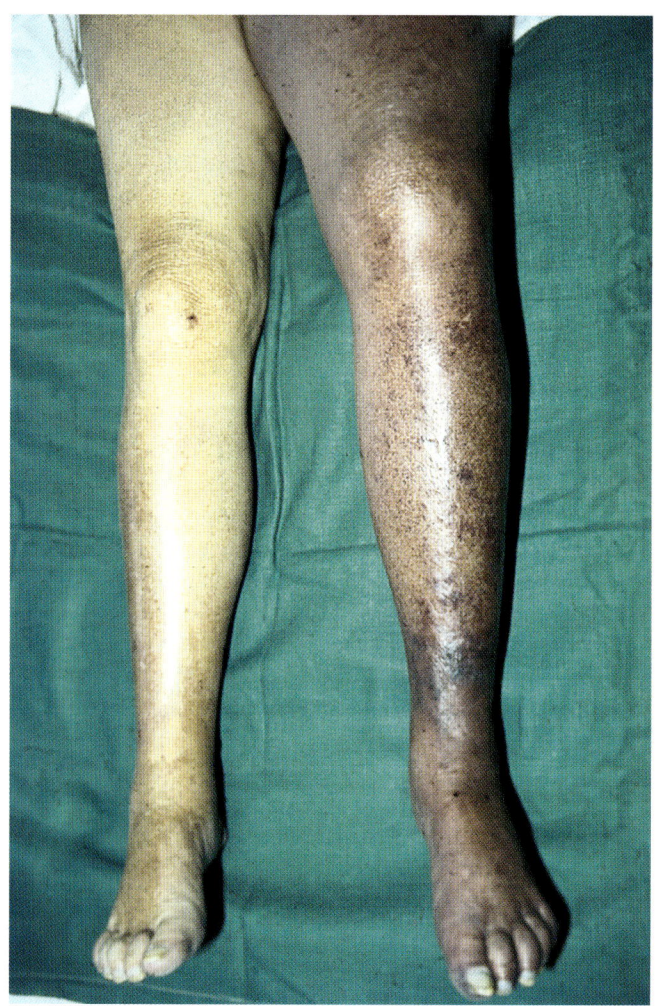

Abb. 5.49 Phlegmasia coerulea dolens [R186]

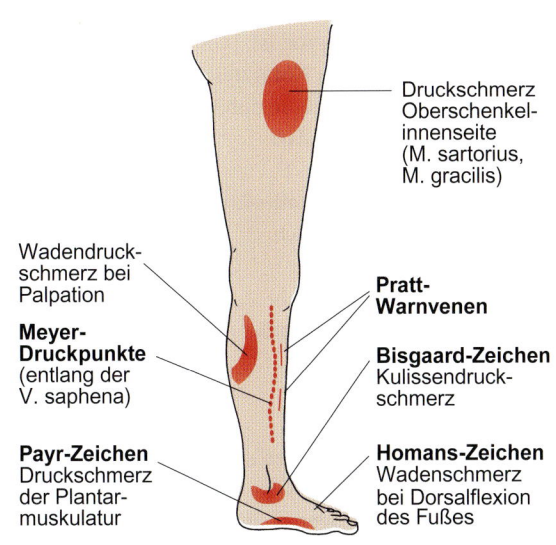

Abb. 5.50 Klinisch wichtigste Zeichen der Phlebothrombose [L157]

ralis mit der Schmerzangabe des Patienten perfekt übereinstimmt. Man palpiert also ausgehend von der Leiste im Adduktorenkanal nach distal über weichem, schmerzfreiem Gewebe, bis die Finger bei positivem Befund über verhärtetes Gewebe gelangen. Exakt in diesem Augenblick wird der Druck für den Patienten schmerzhaft.

Weitere Hinweise (> Abb. 5.50) erhält man durch den Druckschmerz in Fußgewölbe (**Payr-Zeichen**) oder Kulisse (**Bisgaard-Zeichen**), durch den bei Dorsalflexion des Fußes entstehenden Wadenschmerz (**Homans-Zeichen**) oder durch den Kompressionsschmerz beim Aufpumpen einer Blutdruckmanschette an der Wade (**Lowenberg-Zeichen**). Der Rückstau in die oberflächlichen Venen führt zu deren Erweiterung (**Pratt-Warnvenen**).

Die Vielzahl klinischer Zeichen kann als Hinweis auf die häufig zu beobachtende Unsicherheit, um nicht zu sagen Hilflosigkeit bei der Diagnostik einer Phlebothrombose gewertet werden. Etliche von diesen mit dem Namen des Beschreibers belegten Zeichen sind genau genommen mehr als überflüssig: Wenn bereits der Fingerdruck über der betroffenen Vene Schmerzen bereitet, bedarf es keines Kompressionsschmerzes (Lowenberg) mehr zur Bestätigung. Die Zeichen nach Rielander, Tschmarke usw. stehen lediglich für den Druckschmerz dort, wo sich der Thrombus befindet, und sind nicht vorhanden, solange lediglich der Unterschenkel betroffen ist.

Abzugrenzen von der Phlebothrombose ist die **muskuläre Schmerzhaftigkeit** des Unterschenkels, z.B. nach Überlastungen, bei der die ebenfalls positiven Zeichen nach Homans, Lowenberg oder Meyer in die Irre führen. Es ist gerade bei alltäglichen Erkrankungen wie einer Appendizitis oder einer Phlebothrombose auch eine alltägliche, manchmal beinahe grotesk anmutende Fehldiagnostik zu beobachten, die evtl. auf der Basis des Vertrauens auf klinische Zeichen interpretiert werden kann. Wer beim Appendizitis-Verdacht auf Lanz, Blumberg und Temperaturdifferenzen vertraut (> Fach Verdauungsapparat), der übersieht die Adnexitis. Wer nicht lernt, dass es bei der Phlebothrombose um palpatorisch verhärtetes Gewebe in den Weichteilen *zwischen* den Gastrocnemius-Bäuchen geht und nicht um eine schmerzhaft verhärtete Waden-

muskulatur, der missversteht das Bild der Phlebothrombose und wird ohne Apparatemedizin keine klare Diagnose treffen können.

Seit einigen Jahren besitzen medizinische Kompetenz und sensible Hände nicht mehr dieselbe Bedeutung wie zuvor, weil mit der Bestimmung der **D-Dimere** ein **Laborparameter** hoher Aussagekraft zur Verfügung steht, der als weitgehend **sicherer Hinweis** auf eine Thrombosierung sowie deren Umfang anzusehen ist. Die Lokalisierung des Thrombus, z.B. die Frage, ob eine vorhandene tiefe Beinvenenthrombose bereits zur Lungenembolie geführt hat, muss in Zweifelsfällen allerdings apparativ definiert werden. D-Dimere sind Spaltprodukte des Fibrinnetzes, die bereits im Verlauf der Thrombenbildung entstehen (> Fach Hämatologie).

Der lokale Nachweis, soweit bei diagnostischer Unsicherheit erforderlich, wird überwiegend durch die nichtinvasive **Doppler- oder Duplexsonographie** erbracht. Nur wenn Zweifel bestehen bleiben, wird ergänzend eine Phlebographie durchgeführt.

Therapie

ACHTUNG
Die Kompressionstherapie einer tiefen Venenthrombose sollte auch bei noch unsicherer Diagnose ohne Zeitverzögerung begonnen werden, weil die Thromben häufig nach proximal weiterwachsen, wodurch das Risiko einer Lungenembolie zunimmt.

Prophylaktisch ist z.B. bei längeren Reisen mit angewinkelten Beinen oder bei Immobilisierung daran zu denken, dass neben **ausreichender Flüssigkeitszufuhr** die **Muskelpumpe** regelmäßig eingesetzt werden sollte, z.B. durch isometrische Kontraktion. Eine medikamentöse Prophylaxe mit niedermolekularen **Heparinen**, z.B. Enoxaparin, könnte bei **Risikopatienten** vor längeren Reisen in Flieger oder Bus erwogen werden; besonders wirksam ist das prophylaktische Tragen von **Kompressionsstrümpfen**.

Die Therapie der **akuten Phlebothrombose** besteht in der Fibrinolyse mittels **Heparin** (Anfangsdosis 10.000 Einheiten i.v., anschließend niedermolekulare Heparine s.c.). Solange der Thrombus noch eindeutig auf den Bereich von Unterschenkel und/oder Oberschenkel beschränkt ist, die Leiste also noch nicht erreicht hat, sollte der Patient nach wenigen Tagen der Ruhigstellung mit gut sitzendem **Kompressionsverband und Heparin** (1–2-mal/Tag s.c.) **mobilisiert** werden. Dies gilt bei jeder Thrombose, die auf den Unterschenkel beschränkt ist, während man bei einer leistennahen Oberschenkelthrombose die Zeit der Immobilisation so lange ausdehnt, bis der Thrombus medikamentös aufgelöst oder wandständig organisiert ist. Anschließend wird in diesen Fällen, zumindest beim Vorliegen von Risikofaktoren, marcumarisiert.

Wichtig ist das allmorgendliche, sorgfältige und korrekte Wickeln des betroffenen Beines mit **unelastischen Kompressionsbinden** (Kurzzugbinden, z.B. Pütter-Verband®), wobei die Kompression auch nachts bestehen bleiben sollte. Wenn hierbei Schmerzen auftreten, müssen die Patienten so lange umhergehen, bis dieselben nachgelassen haben. Die Wickeltechnik muss erlernt werden. Der Sinn des Wickelns liegt in der **Fixierung des Thrombus** und damit Prophylaxe einer Lungenembolie. Zusätzlich werden der venöse Rückfluss verbessert, Ödeme und Schmerzen vermindert und einem postthrombotischen Syndrom vorgebeugt. Ein **Kompressionsstrumpf** reicht zur Kompression des Beines bei der akuten Phlebothrombose **nicht** aus, sollte aber nach der Ausheilung getragen werden, sofern Risikofaktoren weiter bestehen.

HINWEIS PRÜFUNG
Wenn in der Prüfung danach gefragt wird, ob Therapie und Prophylaxe mit „elastischen" Binden erfolgen sollten, ist dies nicht zum Hereinlegen der Prüflinge gemeint. Es ist lediglich als **Ungenauigkeit** zu verstehen und muss deswegen **bejaht** werden. Leider entspricht dieses Missverständnis sowohl einschlägiger Literatur als auch dem medizinischen Alltag, in dem es häufig nicht nur an der korrekten Wickeltechnik mangelt, sondern wo auch noch weitgehend sinnlose elastische Binden verwendet werden. Eine ausreichende Kompression kann damit jedenfalls nicht bewirkt werden.

Entgegen der weit verbreiteten Meinung müssen derart versorgte Patienten, solange sich die Thrombose noch auf den Unterschenkel beschränkt, keinesfalls eingewiesen werden. In aller Regel gelingt die Ausheilung **ambulant** schneller und sicherer als in der Klinik (innerhalb von 1 bis maximal 2 Wochen). Dies gilt wegen der Verschreibungspflicht des Heparin allerdings nicht für den Heilpraktiker. Die tiefe Beinvenenthrombose hat deswegen für den **Heilpraktiker** als **Notfall** zu gelten, zu dem der Notarzt hinzugezogen werden muss. Ist der Hausarzt zuverlässig erreichbar, und ist der Oberschenkel eindeutig noch nicht erreicht, kann der Patient auch zunächst mit seinem Hausarzt Rücksprache halten. Im Idealfall sollte trotzdem ein Kompressionsverband angelegt werden, damit Fahrt bzw. Transport zum Hausarzt gefahrlos möglich werden.

Stationäre Patienten werden ebenfalls gewickelt und nach kurzzeitiger Immobilisierung mobilisiert. Die Therapie erfolgt mittels niedermolekularer Heparine oder, falls erfolglos, operativ. Was in der Klinik erfahrungsgemäß nicht ausnahmslos gewährleistet ist, ist die korrekte Wickeltechnik. Oft genug wird lediglich ein unzureichend wirksamer Strumpf angelegt.

HINWEIS DES AUTORS
Hilfreich ist **Magnesium** hoch dosiert (abends 400 mg) sowie, entgegen der Lehrmeinung, auch **ASS** in analgetischer bzw. antiphlogistischer Dosierung (3-mal 500 mg/Tag), während die Prophylaxe mit 100 mg ASS/Tag auf der venösen Seite keine deutliche Wirkung besitzt. Das lässt sich damit erklären, dass ASS als Thrombozytenaggregationshemmer entzündlich oder fibrotisch z.B. an arteriosklerotischen Plaques wegen der direkten Wirkung auf die Thrombozytenfunktion effektiv deren gegenseitige Verzahnung unterbindet, während die Thrombenbildung in der Folge einer Stase des Blutes (venöser Schenkel) überwiegend durch die Gerinnungsfaktoren initiiert wird, auf die ASS keine Wirkung hat. Eine effektive medikamentöse Prophylaxe ist damit nur über eine Hemmung der Blutgerinnung zu erreichen, z.B. durch Heparin oder Marcumar®. Bei der Anwendung hoch dosierter ASS oder verwandten NSAID wie Ibuprofen ist stets das Risiko von Magenblutungen zu beachten. **Enzympräparate** wie Karazym® können die Heilung weiter beschleunigen.

Patienten mit einer Thrombose der **proximalen Oberschenkelvenen** oder gar einer **Phlegmasia coerulea dolens** müssen immer als **hochakuter Notfall** betrachtet und stationär behandelt werden. Diese Patienten werden niemals mobilisiert, sondern unter Bettruhe lysiert bzw. operiert, weil in diesen Fällen die **Gefahr einer Lungenembolie** außerordentlich groß ist. Diese Patienten gehören also ausnahmslos in die Hand des **Notarztes**, während man Patienten mit einer Unterschenkelthrombose durchaus, evtl. nach Rücksprache, zum Hausarzt überweisen darf.

Zusammenfassung

Phlebothrombose

Thrombotischer Verschluss einer oder mehrerer tiefer Beinvenen

Ursachen
- Virchow-Trias mit
  - **Stase des Blutes** (durch Fehlen der Muskelpumpe, defekte Venenklappen)
  - Immobilisierung (Bettlägerigkeit, Hemiplegie) bzw. Ruhigstellung (Gipsverband)
  - Rückstau des Blutes bei CVI, Rechtsherzinsuffizienz, Kompression der V. poplitea
- **veränderte Blutzusammensetzung:**
  - angeborene oder erworbene Gerinnungsstörungen (APC-Resistenz, Mangel an AT III oder den Proteinen C oder S)
  - erhöhte Spiegel an Gerinnungsfaktoren postoperativ, durch Östrogene (verstärkt in Verbindung mit Rauchen), systemische Entzündungen oder Malignome
  - Adipositas (Östrogene?)
  - verschlechterte Fließeigenschaften (Polyglobulie, Polyzythämie, Thrombozytose, Exsikkose)
- **Gefäßwandveränderung:**
  - mechanische Endotheldefekte
  - entzündliche Wandveränderung

Symptome (bei Oberschenkelbeteiligung)
- Schmerzen
- Ödem
- Überwärmung
- Zyanose
- oft keine deutlichen Symptome bei Beschränkung auf den Unterschenkel (Folge: große Zahl an Fehldiagnosen)

Komplikationen
- Losreißen des Thrombus → Lungenembolie mit Dyspnoe, akutem Rechtsherzversagen
- postthrombotisches Syndrom

Diagnostik
- druckschmerzhafter, verhärtet tastbarer Venenstrang (bei Unterschenkelthrombosen oft das einzige deutliche Zeichen!)
- Messung der Umfangsdifferenz
- Bisgaard-Zeichen: Druckschmerz der Kulisse zwischen Achillessehne und Knöchel
- Payr-Zeichen: Druckschmerz im Fußgewölbe zwischen 1. und 2. Strahl
- Homans-Zeichen: Wadenschmerz bei Dorsalflexion des Fußes

- Bestimmung der D-Dimere
- Sonographie (Doppler)

Therapie
- Unterschenkelthrombose: Kompressionsverband bis zur Kniekehle, Heparin, Mobilisation
- Thrombose des Oberschenkels oder der Beckenvenen (Phlegmasia coerulea dolens): hochakuter Notfall, Lageveränderungen des Patienten möglichst vermeiden; Kompressionsverband bis zur Leiste bei Oberschenkelthrombosen, Bettruhe, Lysetherapie, Operation

5.4.3 Thrombophlebitis

Die tiefe Venenthrombose wird auch dann, wenn sie wie üblich mit Entzündungen einhergeht, grundsätzlich als Phlebothrombose bezeichnet. Entsprechend benennt man die Thrombosierung einer **oberflächlichen Vene** mit begleitender Entzündung stets als Thrombophlebitis.

Symptomatik

Die Thrombophlebitis entsteht zumeist im Rahmen einer akuten Thrombosierung von oberflächlichen Varizen. Die Vene ist in diesem Abschnitt palpatorisch **verhärtet**. Die Entzündungsreaktion verursacht eine **Rötung** und **umschriebene Schwellung** (> Abb. 5.51). Ein Ödem des Beines entsteht dagegen nicht, weil der weit überwiegende Blutabfluss, der durch das tiefe System erfolgt, nicht behindert ist. Auch die Bildung eines venösen **Embolus** ist aus einer thrombosierten oberflächlichen Vene **nicht möglich**, weil all die Faktoren, die das Blut der tiefen Venen und damit auch einen etwaigen Thrombus herzwärts befördern (Muskelpumpe, arteriovenöse Kopplung), fehlen und der geringe Sog über die insuffizienten Perforansvenen samt deren vergleichsweise viel zu engem Lumen auch diesen Weg versperren. Es handelt sich also stets um ein **rein lokales Geschehen**.

Lokale **Schmerzen** bestehen nahezu immer. Dagegen kommt es nur bei umfangreicheren Prozessen zu **allgemeinen Entzündungszeichen** mit Temperaturerhöhung, Beschleunigung der BSG und Leukozytose.

Thrombophlebitis saltans

Die Thrombophlebitis saltans als **wiederholt** im Bereich **unterschiedlicher Varizen** auftretende entzündliche Thrombosierungen oberflächlicher Venen stellt auffallend häufig einen Hinweis auf ein **schweres Grundleiden** dar. Hierzu gehören v.a. Malignome und Autoimmunkrankheiten.

Jeder Patient mit Thrombophlebitis saltans, bei dem ein solches Grundleiden noch nicht bekannt ist, sollte demnach gründlich durchuntersucht werden.

Therapie

Die Therapie der Thrombophlebitis erfolgt, in Ruhephasen oder nachts, durch **Kühlung** (v.a. Alkoholumschläge) und **Heparin-Sal-**

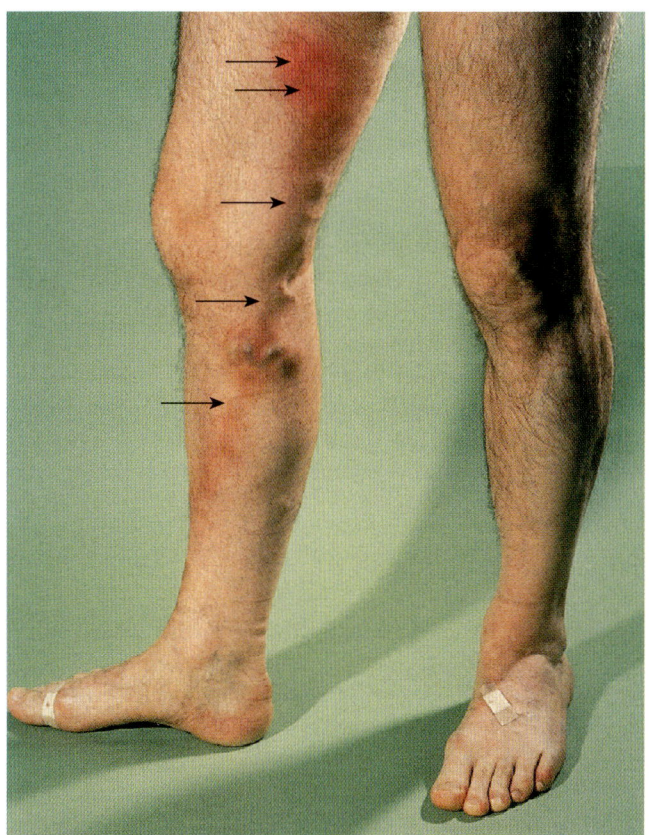

Abb. 5.51 Thrombophlebitis der V. saphena magna mit entzündlichen Rötungen an Ober- und Unterschenkel [M180]

benverbände. Bettruhe untertags ist unnötig. Ganz im Gegenteil sollte, abgesehen von zwischenzeitlichem Hochlegen des Beines zur Kühlung, ein **Kompressionsverband** angelegt und die Heilung durch **reichliche Bewegung** unter Einsatz der Muskelpumpe unterstützt werden, um dadurch den Rückstau in das oberflächliche Venensystem zu minimieren. Die Mobilisierung unter Kompression ist auch deswegen von Bedeutung, weil in der Ruhe ein Weiterwachsen des Thrombus über die Perforansvenen im (seltenen) Einzelfall möglich ist.

Zusammenfassung

Thrombophlebitis

Thrombosierung und Entzündung oberflächlicher Beinvenen

Symptomatik
- verhärteter Venenstrang
- Rötung
- nur umschriebene Schwellung, kein Ödem
- Schmerzen

Therapie
- Kühlung
- Heparin-Salbenverband
- Bewegung mit Kompressionsverband

5.5 Erkrankungen des Lymphsystems

5.5.1 Lymphödem

Lymphödeme sind angeboren (primäres Lymphödem) oder werden im Laufe des Lebens erworben (sekundäres Lymphödem). Beide Formen können einseitig oder beidseitig an den unteren oder oberen Extremitäten vorkommen. Die Schwellungen sind anfangs weich und werden nach einem Bestand von Monaten oder Jahren fibrotisch und „hölzern". In diesem Stadium ist eine wesentliche Rückbildung nicht mehr möglich.

Üblicherweise bestehen **keine Schmerzen**. Die Patienten klagen über ein **Schweregefühl**. Die Haut sowie die Nägel weisen degenerative Veränderungen auf. Im Vordergrund steht die **kosmetische Störung** durch die angeschwollene Extremität.

Primäres Lymphödem

Es gibt verschiedene Formen, die teilweise familiär gehäuft auftreten, evtl. mit autosomal-dominantem Erbgang. Einzelne Formen treten bereits im Kindesalter in Erscheinung, andere bevorzugt in der Pubertät. Wesentlich ist, dass es auch kongenitale Formen gibt, die sich erst im Erwachsenenalter etwa bis zum 30. Lebensjahr manifestieren. Bei noch späterem Beginn handelt es sich mit einiger Sicherheit um ein sekundäres Lymphödem.

Krankheitsentstehung

Angeborene, primäre Lymphödeme entstehen durch eine **verminderte Zahl** an **Lymphgefäßen** oder deren **dysplastische Fehlanlage** in den Extremitäten. Betroffen sind üblicherweise die **Beine**, nur sehr selten Arme, Kopf oder Stamm. **Frauen** erkranken **deutlich häufiger** als Männer.

Die im Bereich des perikapillären Interstitiums gebildete Lymphe wird über die hier entstehenden kleinen Lymphgefäße in immer größere Gefäße geleitet, bis sie zuletzt über den Ductus thoracicus oder den Ductus lymphaticus dexter im linken oder rechten Venenwinkel landet. Sind (angeboren) zu wenig Lymphgefäße vorhanden oder erfüllen dieselben durch Fehlbildungen ihre physiologische Funktion nicht im erforderlichen Umfang, bleibt Lymphe im Interstitium liegen.

Therapie

In frühen Stadien kann die eiweißhaltige Flüssigkeit durch **Hochlagerung** der betroffenen Extremitäten, in der Regel der Beine, sowie durch sehr straff sitzende **Kompressionsstrumpfhosen** (zumindest Klasse III) sowie **Lymphdrainage** zum beschleunigten Abtransport durch die verbliebenen Lymphgefäße oder zur Rückresorption in die Kapillaren gebracht werden.
Eine weitergehende Therapie oder gar Heilung ist nicht möglich.

Sekundäres Lymphödem

Sekundäre Lymphödeme (➤ Abb. 5.52) entstehen im Lauf des Lebens durch eine Ursache, welche die **Lymphgefäße komprimiert**, traumatisch oder entzündlich **zerstört** oder durch **Schädigung** der regionären **Lymphknoten** den **Lymphabfluss unmöglich** macht.

Krankheitsentstehung

Eine in den westlichen Ländern besonders häufige Ursache stellt das **chronisch rezidivierende Erysipel** des Unterschenkels dar. Die Streptokokken dringen durch kleinste Hautverletzungen bzw. im Rahmen einer erosiven Tinea pedis, eines Ulcus cruris oder einer Paronychie in das koriale Bindegewebe, wo sie im Rahmen der nachfolgenden Entzündungsreaktion auch zu einer Verlegung der Lymphspalten und zur Schädigung der Lymphgefäße führen (➤ Fach Dermatologie bzw. ➤ Fach Infektionskrankheiten). Jedes nachfolgende Rezidiv zerstört weitere Gefäßanteile, bis ein vollständiger Abtransport der Lymphflüssigkeit unmöglich geworden ist.

Die weltweit **häufigste Ursache** für sekundäre Lymphödeme ist die tropische **Filariose**. Die Filarien (kleine Fadenwürmer), häufig Wuchereria bancrofti, entwickeln sich in den Lymphgefäßen von Beinen und Genitale und bewirken im Verlauf von Monaten oder Jahren entzündliche oder degenerative Veränderungen, sodass die betroffenen Lymphgefäße funktionslos werden. Die Übertragung der Wurmlarven (Mik-

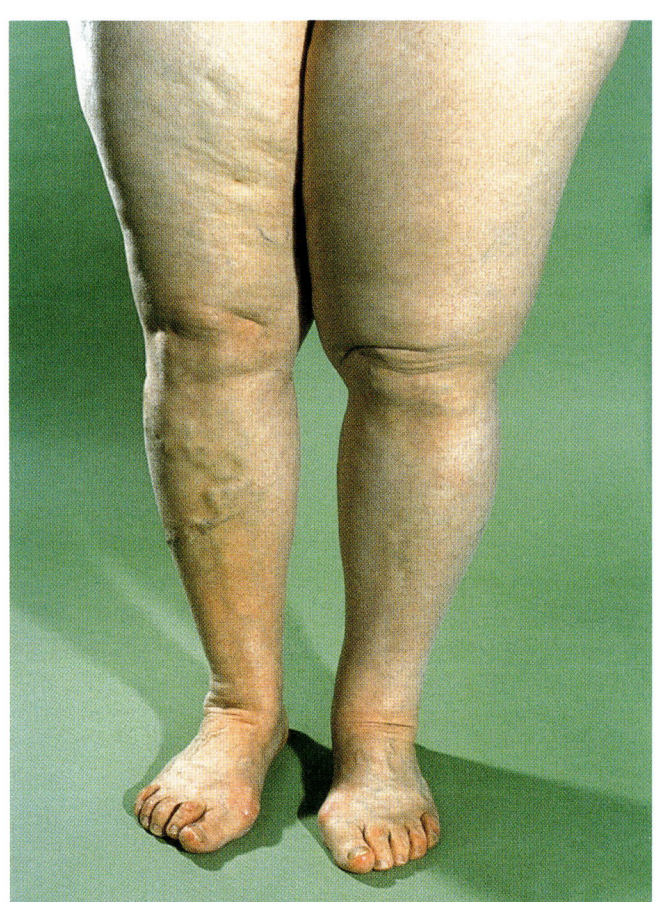

Abb. 5.52 Sekundäres Lymphödem am linken Oberschenkel [M180]

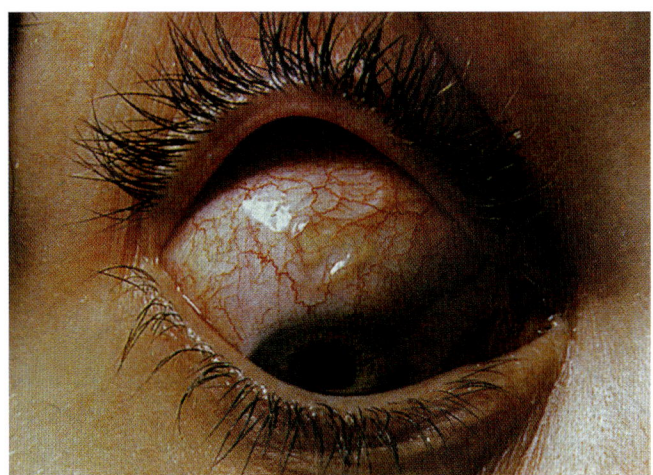

Abb. 5.53 Filarie in der Konjunktiva [M743]

rofilarien) erfolgt durch Insektenstiche. Die Larven gelangen dann in Blut und Unterhautgewebe, im Einzelfall auch einmal in die Konjunktiven (> Abb. 5.53), in denen sie sich entwickeln. Auffallend ist eine regelmäßig täglich zur selben Zeit (zumeist nachts) erfolgende Aussaat ins Blut, sodass sie in einer Blutprobe nachgewiesen werden können, sofern man den richtigen Zeitpunkt für die Blutentnahme erwischt hat.

Als **Elephantiasis** (> Abb. 5.54) bezeichnet man eine besonders monströse Anschwellung einer Extremität, wie sie besonders häufig im Rahmen der chronischen Filariose zu beobachten ist.

Werden im Rahmen einer Tumor-Operation (z.B. Mastektomie bei Mammakarzinom) die tumorbefallenen **regionären Lymphknoten entfernt**, entfernt man hierdurch gleichzeitig auch den Abfluss der hier mündenden Lymphgefäße. Die Folge ist bei radikaler Operation ein Lymphödem der betroffenen Extremität, das nur durch eine besonders konsequente physikalische Therapie vermindert oder aufgehalten werden kann. Dieselbe Folge wie eine Entfernung von Lymphknoten kann auch ein ausgedehnter entzündlicher oder tumoröser **Befall regionärer Lymphknoten**, z.B. inguinal, nach sich ziehen.

Schließlich kann auch die Schädigung des Gewebes durch eine **Strahlentherapie** zu einem sich entwickelnden Lymphödem führen.

EXKURS

Wird der Ductus thoracicus z.B. durch ein Trauma, einen Tumor oder ein Aortenaneurysma komprimiert oder verletzt, kann der Rückstau nicht nur zu Lymphödemen in den Beinen, sondern auch zu einem Aszites (Bauchwassersucht) führen. Es entsteht der **chylöse Aszites**.

Diagnostik

Lymphödeme sind im **Anfangsstadium weich** und **gut eindrückbar**. Bei **chronischem** Bestand erhalten sie eine **teigige** Konsistenz, um schließlich mit zunehmender Fibrosierung, ihrer Organisation, sehr **derb** bzw. fast hölzern zu werden. In diesem Stadium sind sie nicht mehr eindrückbar, hinterlassen also auf Fingerdruck auch **keine Dellen** mehr. Dies gilt allerdings grundsätzlich für nahezu jedes chronische Ödem.

Differenzialdiagnostisch ist an das **Myxödem** bei Hypothyreose zu denken. Auch dieses hinterlässt keine Dellen, weil es sich hierbei nicht um eine Flüssigkeitsvermehrung, sondern um eine Vermehrung der Grundsubstanz mit lediglich adäquaten Mengen an gebundener Flüssigkeit handelt. Diese „Ödeme" werden nicht organisiert, sodass sie auch nach langem Bestand ihre teigige Konsistenz nicht verlieren. Darüber hinaus sind sie durch Gabe von Schilddrüsenhormon jederzeit rückbildungsfähig, was bei bereits organisierten Ödemen anderer Ursache unmöglich geworden ist.

Die Unterscheidung eines Lymphödems vom **postthrombotischen Syndrom** oder einer **CVI** kann schwierig sein. Im Allgemeinen sind venös bedingte Ödeme weicher, zeigen Hyper- und Depigmentierungen der Haut sowie eine Varikosis. Die akute **Phlebothrombose** ist mit Schmerzen verbunden, die **Rechtsherzinsuffizienz** mit den zugehörigen kardialen Symptomen einschließlich einer Erhöhung des zentralen Venendrucks. Die Haut selbst ist infolge ihrer Mangelernährung in jedem Fall trocken und sehr empfindlich, beim Lymphödem aber zusätzlich aufgrund einer Hyperkeratose oft mit gelblichen Schuppen bedeckt.

MERKE

Als zusätzliches Unterscheidungskriterium kann die **Mitbeteiligung der Zehen** gelten: Während sie beim Lymphödem regelhaft angeschwollen sind, bleiben sie bei venösen Ödemen meistens frei.

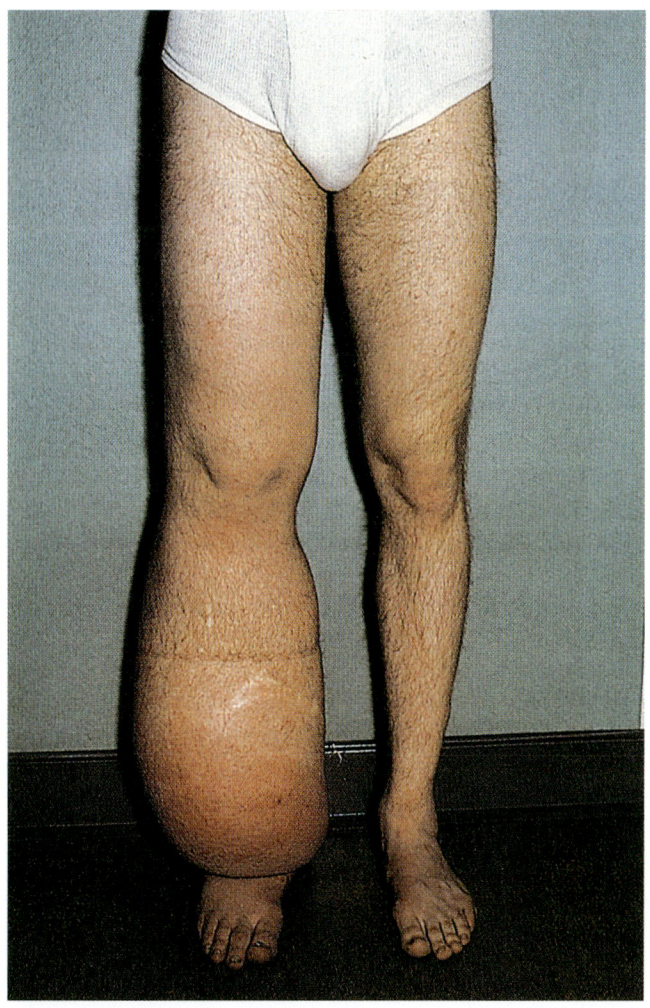

Abb. 5.54 Elephantiasis [M741]

Therapie

Entsprechend den primären müssen auch die sekundären Lymphödeme zunächst **gewickelt** und im Anschluss an die evtl. erreichte Rückbildung mit einem kräftigen **Kompressionsstrumpf** (Klasse III) versorgt werden, soweit die untere Extremität betroffen ist. Beengende Kleidung ist zu vermeiden. Lymphdrainage und wiederholtes Hochlagern der betroffenen Extremität sind in Grenzen wirksam. Eine orale Therapie mit homöopathischen Komplexmitteln (Lymphdiaral®, Lymphomyosot®, Lymphaden®) kann ergänzend versucht werden. Die Pflege der mangelversorgten Haut darf nicht vergessen werden.

> **ACHTUNG**
>
> Wird ein primäres oder sekundäres Lymphödem der Beine von symptomatischen arteriellen Stenosen (pAVK) begleitet, ist die **Kompressionstherapie kontraindiziert**, weil sie die Mangelversorgung des Gewebes weiter verstärken würde. In diesen Fällen sollte eine chirurgische Sanierung der Durchblutungssituation angestrebt werden, um das Lymphödem in der Folge wirksam therapieren zu können.

Zusammenfassung

Primäres Lymphödem

Angeboren

Ursachen
- verminderte Anzahl an Lymphgefäßen
- dysplastische Fehlanlage der Lymphgefäße

Therapie
- Hochlagerung der betroffenen Extremität
- Kompression
- Lymphdrainage

Sekundäres Lymphödem

Im Laufe des Lebens erworben; anfangs weich, später derb

Ursachen
- chronisch rezidivierendes Erysipel
- Filariose
- Zustand nach Lymphknotenentfernung, Bestrahlung

Differenzialdiagnosen
- Myxödem bei Hypothyreose ist von teigiger Konsistenz, nie derb, hinterlässt keine Dellen beim Eindrücken, typischer Gesamtaspekt der Betroffenen
- Ödem bei CVI: meist weicher, Haut zeigt De- und Hyperpigmentierungen, meist Seitendifferenzen, die Zehen bleiben frei
- Phlebothrombose: einseitig; mit Schmerzen, Überwärmung, rötlich-livider Verfärbung
- Rechtsherzinsuffizienz: beidseits; zeigt auch kardiale Symptome

Therapie
- Kompression
- Lymphdrainage
- Versuch mit homöopathischen oder pflanzlichen Medikamenten

5.5.2 Lymphangitis und Lymphadenitis

Eine **Lymphangitis** ist die **Entzündung der Lymphgefäße**. Dagegen bezeichnet der Begriff **Lymphadenitis** die **entzündliche Schwellung der Lymphknoten**, wie sie überwiegend bei bakteriellen Infektionen im Einzugsgebiet der betroffenen Lymphknoten entsteht. Es gibt Bakterien wie die Erreger der Pest (Yersinia pestis) oder des Lymphogranuloma inguinale (Chlamydia trachomatis), bei denen die Lymphknoten sogar eitrig einschmelzen können (➤ Fach Infektionskrankheiten).

Symptomatik

Hauptursache sind lokale, zumeist bakterielle Entzündungen mit Ausbreitung über die ableitende Lymphflüssigkeit.

Erkennbar wird die **Lymphangitis** an **roten, im Hautniveau liegenden Streifen**, begleitender Schwellung sowie **subfebrilen Temperaturen** (➤ Abb. 5.55).

Sind die Bakterien bis zu den regionären Lymphknoten gelangt, entsteht eine **Lymphadenitis**. Nach dem Durchbrechen dieser Schranke kommt es zur **Sepsis** (Blutvergiftung), erkennbar am nunmehr **hohen Fieber**. Jede Sepsis ist mit Lebensgefahr verbunden (➤ Fach Immunologie).

Eine chronisch rezidivierende Lymphangitis kann zum Lymphödem (➤ Kap. 5.5.1) führen.

Therapie

Die Therapie erfolgt durch **Ruhigstellung** der betroffenen Extremität und **Antibiotika**.

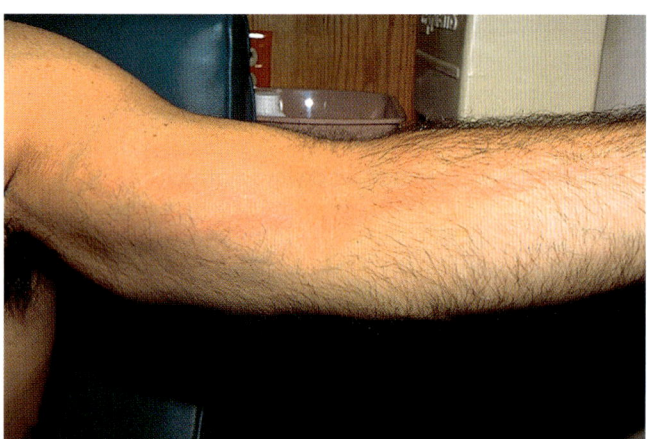

Abb. 5.55 Lymphangitis [E437]

Register

A

AABC-Regel, anaphylaktischer Schock 187
absolute Bradykardie 160
ACE (Angiotensin-Converting-Enzym) 63
ACE-Hemmer 64
– Aortenklappeninsuffizienz 130
– Herzinfarkt 153
– Herzinsuffizienz 142
– Hypertonie 174, 180
– koronare Herzkrankheit (KHK) 146
Adams-Stokes-Anfall
– Parasympatholytika 162
– Sinusbradykardie 161
Adduktorenkanal 25
Adduktorenlücke 25
Adenosin, Koronargefäße, Dilatation 65
Aderlass
– Hämochromatose 71
– Hypertonie, pulmonale 182
– Polyglobulie 71
ADH (antidiuretisches Hormon) 63
Adipositas
– Atherosklerose 171
– Hypertonie 177
Adrenalin
– Koronargefäße, Dilatation 65
– β_2-Rezeptoren 69
Adventitia
– Arterien 37
– Blutgefäße 67
afterload (Nachlast) 137
Aktionspotenzial
– Depolarisationsphase 55, 56
– diastolische Depolarisation 58
– Herzmuskulatur 55
– Plateauphase 55, 56
– Repolarisationsphase 55, 56
Albumin 36
Aldosteron 63
Alkoholabusus/Alkoholismus
– Hypertonie 177
– Kardiomyopathie, dilatative 160
– Polyneuropathie 144
Altersherz 184
anaphylaktischer Schock 184, 186
– AABC-Regel 187
– Fastjekt® Autoinjektor 188
– Injektionen 117
Anastomosen 28
– A. basilaris/A. carotis interna 19
– arteriovenöse 37, 121
– portokavale 32
Aneurysma 167
– Arteriosklerose 172
– dissecans 167
– Komplikationen 168
– Ruptur 168

– spurium 167
– verum 167
ANF (atrialer natriuretischer Faktor) 66
Angina pectoris 137
– Aortenklappeninsuffizienz 130
– Aortenklappenstenose 132
– Herzinfarkt 149
– koronare Herzkrankheit (KHK) 145
Angiotensin-Converting-Enzym (ACE) 63
Angiotensin I 63
Angiotensin II 63
Angiotensinogen 63
Angulus venosus 34, 45
ANP (atriales natriuretisches Peptid) 66, 141
Anspannungsphase, Herzaktion 10, 59
Anspannungston 12
antidiuretisches Hormon (ADH) 63
Anulus fibrosus, Herz 11
Anurie, Schock 186
Aorta
– abdominalis 18, 22
– abdominalis, Pulsationen 88
– ascendens 18
– descendens 18, 21
– reitende 120, 124
– thoracica 18
Aortenaneurysma 18, 45
– Differenzialdiagnose 150
Aortenbogen 18, 19
Aortendruck 60
Aorteninsuffizienz
– Auskultation 78
– Blutdruckamplitude 90
Aortenisthmusstenose 19, 21, 125, 133
– systolische Stenosegeräusche 127
Aortenklappe 10
– Auskultation 75
– Auskultationsstelle 12
Aortenklappeninsuffizienz 81, 129, 133
– akute 129
– chronische 129
Aortenklappenstenose 91, 120, 132, 133
– Auskultation 78
Arcus aortae 18, 19
ARDS 186
Arginin 65
Arm
– Arterien 21
– Injektionen 109
– Venen 33
Arteria(-ae)
– axillaris 21
– basilaris 19

– brachialis 21, 81, 88
– bronchiales 41
– carotis communis 19, 88
– carotis externa 19
– carotis interna 19
– coronaria dextra 16
– coronaria sinistra 16
– cubitalis 21
– femoralis 25
– gastrica dextra 22
– gastrica sinistra 22
– hepatica communis 22
– hepatica propria 22
– iliaca communis 25
– iliaca externa 25
– iliaca interna 25
– intercostales posteriores 19, 21
– intercostalis anterior 19
– mesenterica inferior 23
– mesenterica superior 22
– ovarica 25
– phrenicae 21
– poplitea 25
– pulmonalis dextra/sinistra 40
– radialis 21, 88
– renales 23
– splenica (lienalis) 22
– subclavia 19
– suprerenales superiores 25
– testicularis 25
– thoracica interna 19, 21
– tibialis anterior 25
– tibialis posterior 25, 89
– ulnaris 21
– umbilicales 42
– vertebralis 19
arterielle Embolie 192
arterielle Endstrecke 27
arterielle Hypertonie 175
arterielle Hypotonie 182
arterielle Verschlusskrankheit (AVK) 195
– Angiographie 196
– Claudicatio intermittens 195
– Faustschlussprobe 196
– Fontaine-Stadien 195
– Gehtraining 196
– Mesenterialarterien 196
– Mikroalbuminurie 196
– Nierenarterien 196
– periphere (pAVK) 195
– Ratschow-Lagerungsprobe 196
Arterien 16
– Arm 21
– Bein 25
– Eierstöcke/Hoden 25
– herznahe 37
– Kollateralen 27
– Körperkreislauf 16
– Nieren 23
– Oberbauch 22
– sauerstoffreiches Blut 40

– Sklerosierung 38
– Thoraxwand 21
– vom elastischen Typ 37
– vom muskulären Typ 38
– Wandaufbau 37
Arterienerkrankungen 167
Arterienverhärtung 168
Arteriitis 188
– temporalis 190, 195
Arteriolen 27
– Autoregulation 68
– Basistonus 68
– Lumenänderung 71
– Widerstandsgefäße 71
Arteriolosklerose 169
Arteriosklerose 168, 169
– Aneurysma 167
– Angiographie 173
– AVK 195
– Bewegungsmangel 174
– Blutfettspiegel, Absenkung 173
– Embolie 193
– Fetteinlagerungen (fatty streaks) 169
– fibröse Plaques 172
– Folgekrankheiten 173
– Hypercholesterinämie 171
– Hypertonie 177
– koronare Herzkrankheit (KHK) 144
– Krankheitsverlauf 172
– Laborwerte 173
– LDL/HDL-Relation 172
– Lutein/Lycopin 174
– Magnesium 174
– Omega-3-Fettsäuren 174
– Resveratrol 174
– Risikofaktoren 170
– Schaumzellen 172
– Selen/Zink 174
– Statine 173
– Stressabbau 174
– Symptomatik 173
– Thrombozytenaggregationshemmer 174
– Triglyceride 174
– Vitamin C/Vitamin E 174
arteriovenöse Anastomosen 28, 37
arteriovenöse Kopplung 38
Aschoff-Geipel-Knötchen, Myokarditis 160
Asthma cardiale 140
asympathikotone Dysregulation 183
Aszites 33, 209
– chylöser 45
– Herzinsuffizienz 138
AT_1-Antagonisten 64
– Herzinsuffizienz 142
Atherosklerose 169
atriales natriuretisches Peptid (ANP) 66
Atriopeptin 66

Atrium dextrum/sinistrum 7
Augenhintergrund, Arteriosklerose 169
Auskultation
– Herz 74
– Herzgeräusche 77
– Herzklappen 12, 75
– Herztöne 75
– Klappenfehler 78
Austreibungsgeräusche, systolische 77
Austreibungsphase, Herzaktion 10, 60
Autonomie, Herz 49
Autoregulation
– Arteriolen 68
– Blutgefäße 68
AV-Block 164
– EKG-Befund 96
– totaler 161
AV-Knoten 49, 59
– Besonderheiten 57
– elektrische Erregung, Weiterleitung 58
– Erregungsleitung 58
– gap junctions 55
AVK s. arterielle Verschlusskrankheit
Avogadro-Konstante/-Zahl 51
Azidose, metabolische 186

B

Ballondilatation, Herzinfarkt 152
Barorezeptoren, Sympathikusaktivierung 62
Basalmembran, Kapillaren 36
Bauchaorta 18
Bauchwassersucht 33
Beckenvenenthrombose 204
Bein
– Blutdruckmessung 83
– Injektionen 108
Beinvenen 29
– oberflächliche 29
– tiefe 29
Beinvenenthrombose, tiefe 29, 203
Belastungsdyspnoe
– Aortenklappeninsuffizienz 130
– Herzhypertrophie 134
– Herzinsuffizienz 139
– Hypertonie, pulmonale 181
– Mitralklappeninsuffizienz 128
Belastungs-EKG 98
– koronare Herzkrankheit (KHK) 145
Besenreiservarizen 197
Betablocker
– Herzinfarkt 153
– Herzinsuffizienz 142
– Hypertonie 180
– koronare Herzkrankheit (KHK) 146
Bikuspidalklappe 9
Bisgaard-Zeichen, Phlebothrombose 205
Blässe, Embolie 194

Blue baby, Fallot-Tetralogie 125
Blut
– arterielles, Sauerstoffgehalt 16
– Strömungsrichtung 7
– venöses, Sauerstoffgehalt 16
Blutbild, S-Monovette 103
Blutdruck
– Anpassung 87
– diastolischer 81, 84, 85, 87
– Lebensaltersabhängigkeit 84
– pathologischer 86
– Seitendifferenzen 84
– Spitzensportler 86
– systolischer 81, 84, 85, 87
Blutdruckabfall 175
– Sympathikus 64
Blutdruckamplitude 87
– große 86
– Puls, tastbarer 90
Blutdruckanstieg
– Adipositas 171
– Parasympathikus 64
Blutdruckerniedrigung 184
Blutdruckmanschette, Breite/Größe 81
Blutdruckmessung 79
– am Bein 83
– am Oberarm 84
– auskultatorische Lücke 81
– direkte (blutige) 79
– Fehler 81
– Manschette, aufblasbare 79
– Messgeräte 83
– nach Riva-Rocci 79
– Stenosegeräusche 80
– zu breite/zu schmale 82
Blutdruckregulation
– kurzfristige 64
– langfristige 64
– RAAS 63
Blutdrucksenkung, nächtliche 64
Blutdruckwerte 83
– Einteilung 175
– systolische 175
Blutentnahme 110
– geschlossene Systeme 103
– Punktion 111
– Venenpunktion 111
Blutgefäße
– Autoregulation 68
– glatte Muskulatur 67
– Innervation 67
– Neubildung 27, 72
– Strömungswiderstand 71
– Wandbau 36
Blutgerinnung
– intravasale 186, 187
– Schock 186, 187
Blut-Hirn-Schranke 36
Bluthochdruck 175
Bluthusten, Mitralklappeninsuffizienz 128
Blutkapillaren 16
Blutungen, zerebrale 126
Blutviskosität 71
Blutvolumen 16

BNP (brain natriuretic peptide) 66, 141
Bocksbeutelherz, Perikarditis 158
Borderline-Hypertonie 83
Bradykardie
– absolute 160
– Pulsfrequenz 89
– relative 160
– Vorhofflimmern 164
brain natriuretic peptide (BNP) 66, 141
Braunülen (Venen-Verweilkanülen) 113
Broken-Heart-Syndrom 150
Bronchialspastik, Schock, hypovolämischer 187
Bronchien, Sauerstoffversorgung 40
Brustaorta 18

C

Calciumantagonisten 54
– Hypertonie 180
– koronare Herzkrankheit (KHK) 146
Calciumkanalblocker 54
Calciumkanäle 50, 54
– oszillierendes Verhalten 54
– Plateauphase, Herzmuskulatur 56
Calciumpumpe 51, 54, 67
Caput medusae 32
Carotispuls 76
Chemorezeptoren, Sympathikusaktivierung 62
Cheyne-Stokes-Atmung 139
Chlamydia pneumoniae, Arteriosklerose 171
Chlorid 49
Chloridkanäle 50
Cholesterin
– Arteriosklerose 170
– Hypertonie 177
– KHK 144
– Senkung 173
Chordae tendineae 9
chronisch-ischämische Herzkrankheit 147
chronisch-venöse Insuffizienz (CVI) 197, 200
– Differenzialdiagnose 209
– Krankheitsentstehung 200
– Schweregrade 200
– Therapie 202
Chronotropie
– negative, Parasympathikus 61
– positiv 61
chylöser Aszites 45
Cisterna chyli 44
Claudicatio intermittens
– arterielle Verschlusskrankheit (AVK) 195
– Thrombangitis obliterans 189
Cor pulmonale 137, 140
– Hypertonie, pulmonale 181
CT-Angiographie 99
CVI 200

D

Da-Costa-Syndrom 167
D-Dimere, Phlebothrombose 205
Decrescendogeräusch, diastolisches 78
Dekubitus, CVI 202
Depolarisation(sphase)
– Aktionspotenzial, Herzmuskulatur 55, 56
– autonome 68
– diastolische 58
– Leckströme 58
– Muskulatur, glatte 67
Desinfektion
– Infusion 101
– Injektion 101
Diabetes mellitus
– Arteriolosklerose 169
– Arteriosklerose 171
– Herzinfarkt 148
– Hypertonie 177
– KHK 144
Diapedese, Leukozyten 37
Diastole 6, 10, 11
Diastolikum 79
diastolische Depolarisation 58
diastolischer Hochdruck 86
Diphtherie, Myokarditis 160
Distress-Syndrom
– Hypertonie 177
– KHK 144
Diuretika 142
Dromotropie
– negative 61
– positive 61
Druck
– hydrostatischer 70
– kolloidosmotischer 70
– onkotischer 70
Druckrezeptoren, Sympathikusaktivierung 62
Ductus
– lymphaticus 45
– thoracicus 44
Ductus arteriosus Botalli 42, 120
– apertus 78, 86, 121, 133
– Diagnostik 122
– operativer Verschluss 122
Dysphagie 4, 7
Dyspnoe 73
– Herzinsuffizienz 138
– Lungenembolie 204
– Perikarditis 158
– Vorhofflimmern 164
– Vorhofseptumdefekt 123
Dysregulation
– asympathikotone 183
– sympathikotone 183

E

Echokardiographie 99
– Herzinfarkt 151
– Herzinsuffizienz 141
– koronare Herzkrankheit (KHK) 146

Register

Einblutungen, intramuskuläre Injektionen 109
Einmalspritzen 102
Einthoven-Ableitung, EKG 93
Einthoven-Dreieck 94
Eisenmenger-Reaktion 123
– Ductus arteriosus Botalli apertus 122
– Vorhofseptumdefekt 123
EKG (Elektrokardiogramm) 93
– Analyse 95
– Brustwandableitungen 93
– Extremitätenableitungen 93
– Herzachse 94
– Herzinfarkt 151
– Potenzialdifferenz 94
– Summationsvektor 95
– Veränderungen 96
Elektrolytstörungen, EKG-Befund 98
elektromechanische Kopplung 57
– Herzmuskulatur 57
– Muskulatur 66
Elephantiasis 209
Embolie
– Aneurysma 168
– arterielle 192
– Arteriosklerose 173, 193
– AVK 195
– Folgen 193
– Lysetherapie 194
– Mitralklappeninsuffizienz 128
– paradoxe 193
– Schwangerschaft 192
– Symptomatik 194
– Vorhofflimmern 165
Emotionssynkope 162
Endangiitis obliterans 189
– AVK 195
Endarterien 28
Endocarditis
– acuta 156
– lenta 129, 155
Endokard 13
Endokarditis 155
– akute 156
– Aortenklappeninsuffizienz 129
– Aortenklappenstenose 132
– bakterielle, infektiöse 155
– Diagnostik 157
– Herzklappenfehler 127
– Mitralklappenstenose 130
– rheumatische 155
– subakute 155
– Vegetationen 156
endokriner Schock 184
Endothelzellen 36
– Fenestrationen 36
– Poren 36
Entlastungssyndrom 135
Entspannungsphase, Herzaktion 10, 60
Epikard 9, 14
Epistaxis 122
Erb-Punkt 12, 75

erregbare Membranen 49
– Ionenverteilung 49
Erregungsbildung, Herz 13, 49
Erregungsleitung, Herz 58
Erregungsleitungssystem 58
Erschlaffungsphase, Herzaktion 10
Erysipel, Lymphödem 208
Exsikkose, Embolie 193
Extrasystolen 56, 161, 163
– EKG-Befund 98
– Herzinsuffizienz 141
– supraventrikuläre 98, 163
– ventrikuläre 98, 163
Extrazellulärraum, Ionenverteilung 50
Extremitätenableitungen, EKG 93

F
Facies mitralis 74, 131
Fallot-Pentalogie 120
Fallot-Tetralogie 120, 124
Fallot-Trilogie 120
Faustschlussprobe, arterielle Verschlusskrankheit (AVK) 196
Fenestrationen, Endothelzellen 36
Ferritin, Mangel 141
Fetalkreislauf 41
– Mischblut 42
– Umstellung, postpartale 42
Fettembolie 193
Fibrinolyse, Herzinfarkt 152
Filariose, Lymphödem 208
Filtration 70
Fliegenmaden 202
Fontaine-Stadien, arterielle Verschlusskrankheit (AVK) 195
Foramen
– ovale 41, 42
– venae cavae 30
Frank-Starling-Mechanismus 60, 62, 134
Füllungsphase, Herzaktion 11, 60
Fundus hypertonicus 178
funktionelles Synzytium 14, 55
Fußpulse 25
– Ertasten 88
– Palpation 83

G
Galopprhythmus 141
– präsystolischer 76
– protodiastolischer 76
Gangrän, arterielle Verschlusskrankheit (AVK) 195
Gänsegurgelarterien 168
gap junctions 54
– AV-Knoten 55
– Herzmuskulatur 13, 54
Gefäßerkrankungen, entzündliche 188
Gefäßstenose 125
Gerinnungsstörungen, intramuskuläre Injektionen 109
Glanzstreifen, Herzmuskulatur 13
glatte Muskulatur 67

Globalinsuffizienz 136, 140
Glottisödem, Schock, hypovolämischer 187
Glykolyse, anaerobe 186
Goldblatt-Mechanismus, Hypertonie 176
Grenzwerthypertonie 83

H
Halsvenen, gestaute 72, 138
– Perikarditis 158
– Rechtsherzinsuffizienz 141
Halsvenen, pulsierende 74
Hämochromatose, Aderlass 71
Hämoperikard 149
Hämoptyse 128
– Mitralklappenstenose 131
Hämorrhoiden 32, 138
Harrison-Furche 3
Hauptschlagader 18
Hauteinblutungen, Schock 186
HbF 42
HDL-Cholesterin, Arteriosklerose 170
Heparin 205
hepato-jugulärer Reflux 141
Herz 2
– Atemverschieblichkeit 5
– Aufbau 6
– Auskultation 74
– Binnenräume 15
– Dilatation 135
– Durchblutung 18
– endokrine Drüse 66
– Erregungsbildung 13, 49
– Erregungsleitung 58
– Klappenebene 11
– körperliche Anstrengungen 62
– Lage 2
– Nachbarschaftsbeziehungen 3
– Normwerte 2
– Palpation 87
– Perkussion 92
– Projektion auf die Thoraxwand 5
– Restblutvolumen 60
– Rückwärtsversagen 136
– Schlagvolumen 60
– Venenkreuz 40
– Ventilebene 11, 94
– Volumenbelastung 135
– Vorwärtsversagen 136
– Wandaufbau 12
Herzachse 2, 5
– EKG 94
Herzaktion 10
– Druckverhältnisse/Phasen 10
Herzausgangsventile 7
Herzbasis 7
Herzbeschwerden, funktionelle 166
Herzbett 152, 180
Herzbeutel 14
Herzbeutelentzündung 157
Herzbeuteltamponade
– Herzinsuffizienz 137
– Perikarditis 157

Herzbuckel 3, 74
– Ventrikelseptumdefekt 124
– Vorhofseptumdefekt 123
Herzdämpfung
– absolute 3, 93
– relative 3, 93
Herzeingangsventile 7
Herzfehlerzellen 131, 140
Herzfrequenz 86
– Parasympathikus 61
Herzgeräusche 12
– akzidentelle 77
– Auskultation 77
– Austreibungsgeräusche, systolische 77
– Decrescendo, diastolisches 78, 130
– fortgeleitete 78
– funktionelle 77
– holosystolische 78, 129
– leise 77
– pathologische 78
– systolische 77
Herzgewicht, kritisches 14
Herzglykoside 52
Herzhypertrophie 134
– exzentrische 135
– konzentrische 134
– Symptomatik 135
Herzinfarkt 65
– Arteriosklerose 173
– Ballondilatation 153
– Diagnostik 151
– Differenzialdiagnose 150
– EKG-Befund 98
– Epidemiologie 147
– Herzbett 152
– Homocysteinspiegel 154
– Hypertonie 177, 180
– intramuskuläre Injektionen, Kontraindikation 152
– koronare Herzkrankheit (KHK) 143
– Krankheitsentstehung 148
– Lysetherapie 152
– Magnesium 153
– Risikofaktoren 148
– Schmerzausstrahlung 149
– Selen 154
– stummer 149
– Symptomatik 149
– Troponin 151
Herzinnervation
– Parasympathikus 61
– Sympathikus 61
Herzinsuffizienz 136
– akute 137
– chronische 137
– dekompensierte 136, 140
– Diagnostik 140, 141
– diastolische 137
– Herzhypertrophie 135
– Herztransplantation 142
– kompensierte 136
– Laboruntersuchungen 141
– NYHA-Einteilung 136

– Schock 186
– Therapie 142
– Ursachen 143
Herzkammern 7
Herzkatheter 99
– Druckdrahtmessung 99
Herzklappen 9
– Auskultation 75
– Auskultationsstellen 12
– Stenosen 77
Herzklappenfehler
– angeborene 119, 120
– Auskultationsbefunde, Projektion auf die vordere Brustwand 78
– erworbene 127
– Folgen 120
– Häufigkeit 120
– mit Shuntvolumen 120
– ohne Shuntvolumen 125
– Therapie 127
– Ursachen 119
Herzklappeninsuffizienz 127, 128
Herzklappenstenose 127
Herzkrankheit
– chronisch-ischämische 147
– koronare s. koronare Herzkrankheit (KHK)
Herzkranzgefäße 16
– Arteriosklerose 144
– Dilatation 65
– Sauerstoffausschöpfung 65
– Sauerstoffdifferenz 65
– Spastik 144
– Sympathikus 69
Herz-Kreislauf-Erkrankungen
– Anamnese 73
– Inspektion 74
– Systeme 73
– Untersuchung 73
Herzminutenvolumen (HMV) 16
Herzmuskelentzündung 159
Herzmuskulatur 13
– Aktionspotenzial 55
– Calciumkanäle 54
– Depolarisationsphase 55, 56
– elektromechanische Kopplung 57
– gap junctions 13, 54
– Glanzstreifen 13
– Kaliumkanäle 52
– Kaliumpotenzial 53
– Natriumkanäle 53
– Plateauphase 55, 56
– Refraktärzeit 57
– Repolarisationsphase 55, 56
– Ruhepotenzial 52
Herzneurose 166
Herzohren 15
Herzohrthromben, Vorhofflimmern 15
Herzrhythmusstörungen 161
– Herzinfarkt 149
– Herzinsuffizienz 139
– Langzeit-EKG 98
– Ursachen 161

Herzschatten, Röntgenthorax 7
Herzschrittmacher 49
– Reizbildung 57
Herzskelett 11
Herzspitze, Mitralauskultationspunkt 12
Herzspitzenstoß 87
Herzstolpern, Sinusarrhythmie 163
Herzszintigraphie 99
– koronare Herzkrankheit (KHK) 146
Herztätigkeit, Regulation 60
Herztod, plötzlicher 120
– Herzinfarkt 150
Herzton/-töne 11, 75
– Atemabhängigkeit 76
– Auskultation 75
– dritter 76
– erster 76
– Kinder 76
– Öffnungston 77
– Spaltung 76
– vierter 76
– zweiter 76, 77
Herztransplantation, Herzinsuffizienz 142
Herzvenen 34
Herzvitien 119
Herzwandaneurysma 149
Herzzeitvolumen (HZV) 16, 66, 86
Herzzyklus 59
– Anspannungsphase 59
– Austreibungsphase 60
– Entspannungsphase 60
– Füllungsphase 60
– Phasen 59
Hiatus
– aorticus 18, 45
– oesophageus 22
Hinterwandinfarkt 149
Hirnleistungsschwäche, Arteriosklerose 173
His-Bündel 58, 59
Histamin, anaphylaktischer Schock 186
Hochdruckkrise 71, 175, 180
Hochdrucksystem 69
Hochstetter-Injektion 106
Hochstetter-Punkt 106, 109
Hohlvene
– obere 28, 34
– untere 28, 30
Homans-Zeichen, Phlebothrombose 205
Homocystein, Arteriosklerose 171
Horton-Krankheit 190
hydrostatischer Druck 70
Hypercholesterinämie, Arteriosklerose 171
Hyperkaliämie 53
hypertensive Krise 71, 175
– bei Älteren 180
– Symptome 177
Hyperthyreose, Blutdruckamplitude 90

Hypertonie
– Adipositas 177
– Albumin im Urin 178
– arterielle 175
– Arteriolosklerose 169
– Arteriosklerose 170, 173, 177
– Augenhintergrundspiegelung 178
– bei Älteren 180
– Blutdruckmessung 177
– Blutdruckwerte 175
– diastolische 83, 169
– Distress-Syndrom 177
– essenzielle 87, 176
– Folgekrankheiten 177
– gefühlte 84
– Goldblatt-Mechanismus 176
– Herzinfarkt 148
– KHK 144
– Kochsalzzufuhr 179
– labile 175
– maligne 84
– medikamentöse Therapie 180
– Nierenarterienstenose 176
– primäre 176
– pulmonale 14, 181
– pulmonale, Ductus arteriosus Botalli apertus 122
– RAAS 176
– Risikofaktoren 177
– Salzrestriktion 179
– Schlafapnoe-Syndrom 176
– sekundäre 176
– Sympathikus 177
– Symptomatik 177
– systolische 83
– Therapie 178
– WHO-Stadieneinteilung 176
Hypervolämie
– Aldosteron 63
Hypodermitis, CVI 200
hypotone Dysregulation 39
Hypotonie
– arterielle 182
– Digitaloide 184
– essenzielle 182
– Krankheitsentstehung 182
– Kreislauftraining 184
– Schellong-Test 182
– sekundäre 182
– Sympathomimetika 184
– Ursachen 183
Hypovolämie, Schock 184
hypovolämischer Schock 186

I
Infusionen 101, 113
– Desinfektion 101
– Venenpunktion 113, 114
– zentraler Zugang 115
Infusionsbesteck 114
Injektionen 101
– am Oberarm 109
– am Oberschenkel 108
– anaphylaktischer Schock 117
– Aufklärung 103
– Desinfektion 101

– Dokumentation 103
– intraarterielle 103, 117
– intrakutane 104
– intramuskuläre 106, 109
– intravenöse 110
– Kanülen/Spritzen 102
– nach v. Hochstetter 106
– paravasale 116
– paravenöse 103
– Quaddelbildung 104
– subkutane 105
– Zwischenfälle 116
Inotropie
– negative 61
– positive 61
Inspektion, Herz-Kreislauf-Erkrankungen 74
Interkostalvenen 33
Intima, Arterien 37
Intimafibrose 121, 169, 172
intrakutane Injektionen 104
intramuskuläre Injektionen 106
– Komplikationen 109
intravenöse Injektionen 110
Intrazellulärraum, Ionenverteilung 50
Ionen, Geschwindigkeit 50
Ionenkanäle 50
– geöffnete 50
– passive 50
– verschlossene 50
Ionenleitfähigkeit 56
Ionenpumpen 50, 51
Ionentransport, aktiver 51
Ionenverteilung
– erregbare Membranen 49
– Extra-/Intrazellulärraum 50
Ischämie, Arteriosklerose 172

J
Jugularisvenen, Pulsationen 74

K
Kaliumionen 52
Kaliumkanäle 50
– Herzmuskulatur 52
Kaliumpotenzial, Herzmuskulatur 53
Kammereigenrhythmus, AV-Block III. Grades 164
Kammerflattern 165
Kammerflimmern 161, 165
– EKG-Befund 98
– Herzinfarkt 149
Kammerschenkel 58
Kammersystolen, einfallende 163
Kanülen 102
– Farben/Größen 102
Kapazitätsgefäße 69
Kapillaren 16, 27
– fenestrierte 36
– Leber 36
– Permeabilität 36
– ungefensterte (kontinuierliche) 36
– Wandbau 36

Register

Kapillarsprossung 72
kardiogener Schock 149, 152, 184
Kardiomyopathie 159
– dilatative 159, 160, 161
– hypertrophe 159
– primäre 134, 159
– restriktive 159
– sekundäre 159
Karditis 155
Karotisdruckversuch 162
Karotissinus 162
Karotissinus-Syndrom 162
Katheterablation, Vorhofflimmern 165
KHK s. koronare Herzkrankheit
Kinine 68
Klappenebene, Herz 11
Klappeninsuffizienz 128
Klappenschluss 9
Klappenstenosen 77
Knöchel-Arm-Index, koronare Herzkrankheit (KHK) 146
Kohlendioxid 68
– Koronargefäße, Dilatation 65
Kollapsneigung 39
– Hypotonie 182
Kollateralen 27
kolloidosmotischer Druck 70
kompetitive Hemmung 52
Kompressionstherapie
– CVI 202
– Lymphödem 208, 210
– Phlebothrombose 205
– Thrombophlebitis 207
– Varikose 199
Koronarangiographie 99
– koronare Herzkrankheit (KHK) 146
Koronardurchblutung 64
– Regulation 64
koronare Herzkrankheit (KHK) 18, 65, 137, 143, 147
– Angina pectoris 145
– Arginin 146
– Arteriosklerose 144, 173
– Belastungs-EKG 98
– Bypass-Operation 146
– Diagnose 145
– Echokardiographie 146
– instabile 143, 146, 147
– Kollateralenbildung 27
– medikamentöse Therapie 146
– Nitrate 146
– stumme 143
– Sympathikus 144
– Symptome 144
– Szintigraphie 146
– Ursachen 144
Koronargefäße 16
Koronarreserve 65
Koronarsklerose 144
Koronarstenose 148
Koronarsyndrom, akutes 143
– Differenzialdiagnose 147
Korotkow-Geräusche 80, 87

Körperkreislauf 1
– Arterien 16
– Blutflussrichtung 8
– Venen 28
körperliche Anstrengungen
– Herztätigkeit 62
– Sympathikusaktivierung 62
Krampfadern 39, 197
Kranzfurche 9
Kreatinkinase
– Herzinfarkt 151
– Myokarditis 160
Kreislauf
– fetaler 41
– großer 1
– kleiner 1
– Strömungsrichtung 7
Kreislaufanpassung, körperliche Arbeit 66
Kreislaufregulation 183
Kreislaufversagen, peripheres 184
Kreislaufzentralisation 63
– Schock 185
Kussmaul-Maier-Krankheit 189

L

Lacuna vasorum 25
Laktatdehydrogenase (LDH), Herzinfarkt 151
Langzeit-EKG 98
LDL-Cholesterin
– Arteriosklerose 170
– Herzinfarkt 148
Leber, Kapillaren 31, 36
Leberhilus 31
Leberpforte 31
Leberzirrhose
– Herzinsuffizienz 138
– Ösophagusvarizenblutung 32
– Pfortaderstenose 32
Leckströme 57
– Depolarisation 58
– Schrittmacherzellen 61
Leukozyten, Diapedese 37
Ligamentum
– arteriosum 42
– umbilicale 42
Linksherzhypertrophie 134
– Aortenklappenstenose 132
– exzentrische 128
Linksherzinsuffizienz 73, 91, 136, 138, 139, 181
– Aortenisthmusstenose 126
– Aortenklappeninsuffizienz 129
– Herzfehlerzellen 140
– Herzinfarkt 149
– Hypertonie 177
– Komplikationen 140
– Mitralklappeninsuffizienz 128
– Ursachen 143
– Vorwärtsversagen (afterload) 141
Linksherzversagen, Ductus arteriosus Botalli apertus 122
Links-rechts-Shunt 122
– Ductus arteriosus Botalli apertus 121

– Ventrikelseptumdefekt 123
– Vorhofseptumdefekt 123
Lipoprotein (a), Arteriosklerose 171
Locus Kiesselbachi 126
Lokomotivgeräusch 78
Lowenberg-Zeichen, Phlebothrombose 205
Lungenarterien 39, 40
– sauerstoffarmes Blut 40
Lungendurchblutung, fetale 41
Lungenembolie
– Differenzialdiagnose 150
– Herzinsuffizienz 137
– Hypertonie, pulmonale 181
– Phlebothrombose 204
Lungengefäße, Rarefizierung, Hypertonie, pulmonale 181
Lungenkreislauf 1, 10, 39
– Blutflussrichtung 8
– Blutvolumen 16
Lungenödem 140
– Herzinsuffizienz 138, 140
– Oberkörperhochlagerung 128
Lungenvenen 39, 40
Lungenversagen, Schock 186
Lymphadenitis 210
Lymphangitis 210
Lymphbahnen 44
Lymphe 43, 70
Lymphgefäße 43
– Klappen 43
Lymphkapillaren 43
Lymphknoten
– Filterstationen 43
– Stationen 45
– vergrößerte 46
Lymphödem 208
– Erysipel, chronisch rezidivierendes 208
– Hochlagerung 208
– Lymphangitis 210
– primäres 208
– sekundäres 208
– Strahlentherapie 209
Lymphsystem 43
Lysetherapie
– Embolie 194
– Herzinfarkt 152
– intramuskuläre Injektionen 109

M

Magnesium, Herzinfarkt 153
Maschinengeräusch 78
– Ductus arteriosus Botalli apertus 122
Media
– Arterien 37
– Blutgefäße 67
Mediahypertrophie 121
Mediasklerose 169
Mediastinum 2
– Kompartimente 2
Medioklavikularlinie 5
Membrana elastica externa/interna 38

Mesenterialinfarkt, arterielle Verschlusskrankheit (AVK) 196
metabolische Azidose 186
Mikroalbuminurie, arterielle Verschlusskrankheit (AVK) 196
Mikroangiopathie
– Arteriolosklerose 169
– diabetische 201
Mikrothromben, Schock 186
Mikrozirkulation 70
Milchbrustgang 44
Milzarterie 22
Mitralisgesicht 131
Mitralklappe 9, 128
– Auskultation 75
– Auskultationsstelle 12
– Endokarditis 155
Mitralklappeninsuffizienz 128, 133
– Auskultation 78
– Mitralklappenprolaps 133
Mitralklappenprolaps 133
Mitralklappenstenose 77, 130, 133
– Auskultation 78
Mitralöffnungston 77, 78
– Mitralklappeninsuffizienz 131
Mitteldruck 16, 38
Mol 51
Molekulargewicht 51
Mönckeberg-Sklerose 168
Morbus Raynaud 191
Multiorganversagen 186
Muskelpumpe 29, 38
– Varikose 199
muskuläre Schmerzhaftigkeit, Unterschenkel 205
Muskulatur
– glatte 67
– quergestreifte 13, 66
– Sauerstoffmehrbedarf 66
Musset-Zeichen 74
– Aortenklappeninsuffizienz 130
Myoglobin
– Herzinfarkt 151
– Myokarditis 160
Myokard 9, 13
– Dicke 14
Myokarditis 159
– Diagnostik 160
– Symptomatik 160
Myxödem, Differenzialdiagnose 209

N

Nabelarterien 42
Nabelschnur 42
Nabelvene 41
Nachlast (afterload) 137
Nasenbluten
– Aortenisthmusstenose 126
– Blutstillung 126
– Ductus arteriosus Botalli apertus 122
– Hypertonie 177

Natriumionen 52
Natrium-Kalium-ATPase 52
Natrium-Kalium-Pumpe 52
Natriumkanäle 50
– Herzmuskulatur 53
– Schwellenpotenzial 54
Natriumkonzentration
– interstitielle Flüssigkeit 51
– Serum 51
Natriumpotenzial 54
Natriurese 66
natriuretisches Peptid, B-Typ (BNP) 66
Nebennierenmark, Sympathikusaktivierung 69
Nervus
– phrenicus 4
– vagus 4
neurogener Schock 184
Niederdrucksystem 69
Nieren, Arterien 23
Nierenarterienstenose
– arterielle Verschlusskrankheit (AVK) 196
– Hypertonie 176
Nikotinabusus
– Arteriosklerose 171
– KHK 144
Nitrate
– Herzinfarkt 153
– koronare Herzkrankheit (KHK) 146
Nitroglycerin 146
– Herzinfarkt 152
– Koronargefäße, Dilatation 65
Non ST-elevation myocardial infarction (Non-STEMI, NSTEMI) 98, 147, 151
Noradrenalin, Sympathikus 68
Nykturie
– CVI 200
– Herzinsuffizienz 139
– Rechtsherzinsuffizienz 141

O
Oberbauch, Arterien 22
Ödeme 71
– CVI 200
– druckbedingte 71
– Herzinsuffizienz 138, 139
– Phlebothrombose 203
– Rechtsherzinsuffizienz 141
Öffnungston, Herztöne 77
Oligurie, Schock 185
onkotischer Druck 70
Orthopnoe
– Aortenklappenstenose 132
– Herzinsuffizienz 138
Orthostase-Syndrom 182
Osler-Knötchen, Endocarditis lenta 156
Ösophagus 4
Ösophagusenge, mittlere 18
Ösophagusvarizen 32
Ösophagusvarizenblutung, Leberzirrhose 32

P
Palpation
– Fußpuls 25
– Pulse 88
Palpitationen 73
– Sinusarrhythmie 163
– Sinustachykardie 163
– Vorhofflimmern 164
Panarteriitis nodosa 189
– AVK 195
Pankarditis 155
Panzerherz 158
Papillarmuskelabriss 149
Papillarmuskeln 9
Parästhesien, Embolie 194
Parasympathikus
– Blutdruckanstieg 64
– Blutgefäße, Innervation 67
– Gefäßdilatation 68
– Herzinnervation 61
– negativ chronotrope Wirkung 61
– negativ dromotrope Wirkung 61
– negativ inotrope Wirkung 61
Payr-Zeichen, Phlebothrombose 205
Pendelvolumen, Mitralklappeninsuffizienz 128
Periarteriitis nodosa 189
Pericarditis
– calcarea 158
– constrictiva 158
– exsudativa 79, 137, 157
– sicca 79, 157
Perikard 14, 15
Perikarderguss 15, 158
Perikarditis 15, 157
– Auskultationsbefund 79
– Differenzialdiagnose 150
– Reibegeräusche 158
Periumbilikalvenen 32
Perizyten 36
Perkussion
– Herz 92
– Plessimeter 74
Pfortader 30
Pfortaderstenose, Leberzirrhose 32
Pfortadersystem 31
Phäochromozytom
– Blutdruckamplitude 90
– Herzinsuffizienz 137
Phlebitis 188, 189
Phlebographie, Varikose 199
Phlebothrombose 203, 204
– akute 205
– ASS 206
– CVI 200
– D-Dimere 205
– Differenzialdiagnose 209
– Druckschmerzhaftigkeit 204
– Komplikationen 204
– Kompressionstherapie 205
– Magnesium 206
– Risikofaktoren 203
– Thrombozytenaggregationshemmer 206

Phlegmasia coerulea dolens 204, 206
Phosphationen 49
Pille, Embolie 192
Plateauphase, Aktionspotenzial, Herzmuskulatur 55, 56
Plessimeter 92
– Perkussion 74
Pleuraerguss 138
Polyglobulie
– Aderlass 71
– Embolie 193
– Fallot-Tetralogie 125
– Ventrikelseptumdefekt 123
Polymyalgia rheumatica, Arteriitis temporalis 191
Polyzythämie 71
– Embolie 193
Poren, Endothelzellen 36
portokavale Anastomosen 32
poststenotische Ischämie 27
postthrombotisches Syndrom 200
– Differenzialdiagnose 209
– Phlebothrombose 204
prästenotischer Druck 27
Pratt-Warnvenen 205
preload (Vorlast) 137
Prinzmetal-Angina 144, 148
psychogene Organneurose 166
pulmonale Hypertonie 14, 181
– Ductus arteriosus Botalli apertus 121
Pulmonalisdruck 60
Pulmonalklappe 10
– Auskultation 75
– Auskultationsstelle 12
– inspiratorische Verspätung 76
Pulmonalklappenstenose 120, 133
– Fallot-Tetralogie 124
Pulsationen
– Aneurysma 167
– Aorta abdominalis 88
– Aortenklappeninsuffizienz 130
– epigastrische 135
Pulsdefizit, peripheres 92
Pulse, periphere 88
Pulsfrequenz 89
– Sympathikus 86
Pulslosigkeit, Embolie 194
Pulsmessung 88
Pulsqualitäten 90
Pulsus
– alternans 91
– celer et altus 91, 130
– contractus 92
– deficiens 92
– durus 92
– filiformis 91, 186, 187
– frequens 91
– intermittens 92
– irregularis 91
– mollis 92
– rarus 91
– tardus et parvus 91, 132
Punctum maximum 12
Punktion, Venen 110

Punktionsschmerz 102
Purkinje-Fasern 58, 59
Purpura Schoenlein-Henoch 190
P-Welle, EKG 95

Q
QRS-Komplex, EKG 95
Quaddelbildung, Injektionen 104
Q-Zacke, EKG 95

R
RAAS (Renin-Angiotensin-Aldosteron-System) 63
Radialispuls 76
Ramus
– circumflexus 18
– interventricularis anterior (RIVA) 16
Rasselgeräusche, feuchte, feinblasige 141
Ratschow-Lagerungsprobe, arterielle Verschlusskrankheit (AVK) 196
Raynaud-Krankheit 191
Raynaud-Syndrom 191
– AVK 195
– sekundäres 192
Reabsorption 70, 71
Rechtsherzhypertrophie
– Fallot-Tetralogie 124
– Hypertonie, pulmonale 181
– Mitralklappeninsuffizienz 128
– Ventrikelseptumdefekt 123
– Vorhofseptumdefekt 123
Rechtsherzinsuffizienz 72, 73, 136, 137, 138, 139
– Differenzialdiagnose 209
– Embolie 193
– Hypertonie, pulmonale 181
– Komplikationen 140
– Mitralklappenstenose 131
– Nykturie 139
– Stauungsdermatose 139
– Unterschenkelödem 139
– Ursachen 143
Rechtsherzversagen
– Ductus arteriosus Botalli apertus 122
– Lungenembolie 204
Rechts-links-Shunt 122, 125
– Ductus arteriosus Botalli apertus 122
Reflux, hepato-jugulärer 141
Refraktärzeit
– absolute 57
– Herzmuskulatur 57
– relative 57
Reizbildung, Herzschrittmacher 57
relative Bradykardie 160
Renin 63
Renin-Angiotensin-Aldosteron-System (RAAS) 63
– Sympathikus 63
Repolarisationsphase, Aktionspotenzial, Herzmuskulatur 55, 56

Register   217

Restblutvolumen 60
Resveratrol, Arteriosklerose 174
β₂-Rezeptoren, Adrenalin 69
rheumatisches Fieber
– Aortenklappeninsuffizienz 129
– Endokarditis 155
– Herzklappenfehler 127
– Mitralklappenstenose 130
– Myokarditis 160
– Perikarditis 157
Riesenzellarteriitis 190
Rippenusuren, Aortenisthmusstenose 22, 126
RIVA (Ramus interventricularis anterior)
– arteriosklerotische Stenosen 18
Riva-Rocci (RR) 79
RIVA-Stenose 144
Rötelnembryopathie 120
Rückwärtsversagen 136, 137
Ruhedyspnoe
– Aortenklappenstenose 132
– Fallot-Tetralogie 125
– Mitralklappenstenose 131
Ruhepotenzial
– glatte Muskulatur 67
– Herzmuskulatur 52
– Kaliumverschiebungen 53
R-Zacke, EKG 95

S

Salbenverband, Injektionen, paravasale 116
Sauerstoffmangel
– EKG-Befund 98
– Skelettmuskulatur 69
Sauerstoffversorgung, Bronchien 40
Schaufensterkrankheit, AVK 195
Schaumzellen, Arteriosklerose 172
Schellong-Test, Hypotonie 182
Schenkelhernie 25
Schlafapnoe-Syndrom, Hypertonie 176
Schläfenkopfschmerz, Blockade der 5. Rippe 191
Schlagadern 16
Schlaganfall
– Herzohrthromben 15
– Hypertonie 177, 180
– Vorhofflimmern 165
Schlagvolumen 16, 60
– Pulsqualitäten 90
Schluckstörungen 4
Schock 184
– anaphylaktischer 184, 186, 187
– Blutdruck 187
– Embolie, arterielle 194
– endokriner 184
– hypovolämischer 184, 186
– kardiogener 149, 152, 184
– neurogener 184
– psychisches Trauma 188
– RAAS 185
– septischer 184, 187
– Sludge-Phänomen 186

– Sympathikusaktivierung 186
– Symptome 185
– Therapie 187
– ZVD 187
Schockindex 187
Schocklagerung 187
Schocklunge 186
Schockniere 186
Schoenlein-Henoch-Purpura 190
Schrittmacher, Herz 49
Schrittmacherzellen, Leckströme 61
Schwangerschaft
– Embolie 192
– Varikose 197
Schwellenpotenzial, Natriumkanäle 54
Schwindel 39
– Hypotonie 182
Segelklappen 9
– Auskultation 76
– Öffnung 76
– Schlusston 12
Segmentarterien, Lunge 40
Selen, Herzinfarkt 154
Semilunarklappen 10
septischer Schock 184, 187
Shunt 120
Shunt-Umkehr 120, 123
– Ductus arteriosus Botalli apertus 122
– Vorhofseptumdefekt 123
Shuntvolumen 120
Sick-Sinus-Syndrom 161
Sinusarrhythmie 161, 163
Sinusbradykardie 161
Sinus coronarius 34
Sinusknoten 49, 55, 59
– Besonderheiten 57
– Depolarisationsphase 56
– Erregungsleitung 58
Sinusoide 31
– Leber 36
Sinustachykardie 163
– paroxysmale 163
Situs inversus 120
Skelettmuskulatur 13, 66
– Sauerstoffmangel 69
Sklerosierung, Arterien 38
Sludge-Phänomen, Schock 186
S-Monovette, Blutbild 103
Spontanpneumothorax, Differenzialdiagnose 150
Sportler, Blutdruck 86
Spritzen 102
Stammvarikose 197
– Varizenstripping 199
Stauungsdermatose, Herzinsuffizienz 140
Stauungsgastritis 138
Stauungsleber, Herzinsuffizienz 141
Stauungslunge, Mitralklappeninsuffizienz 128
ST-elevation myocardial infarct (STEMI) 98, 147, 151

Stenosegeräusche, Blutdruckmessung 80
Stentimplantation
– Aneurysma 168
– Herzinfarkt 152
– koronare Herzkrankheit (KHK) 146
Stethoskop 74
Stickstoffmonoxid 65, 68
Stress-Echokardiographie 99
Stress-Kardiomyopathie 150
Stress-MRT 99
Strömungsgeräusche 77
Strömungswiderstand, Gefäßsystem 71
ST-Strecken-Senkung, EKG 98
subkutane Injektion 105
Sulcus
– coronarius 9
– interventricularis anterior/posterior 9
Summationsvektor, EKG 95
Surfactant-Faktor 141
Sympathikus
– Aktivierung, Baro-/Druckrezeptoren 62
– Blutdruckabfall 64
– Blutdruck, systolischer 85
– Blutgefäße, Innervation 67
– Herzinnervation 61
– Herzkranzgefäße 69
– Hypertonie 177
– koronare Herzkrankheit (KHK) 144
– körperliche Anstrengungen 62
– Nebennierenmark 69
– Noradrenalin 69
– positiv chronotrope Wirkung 61
– positiv dromotrope Wirkung 61
– positiv inotrope Wirkung 61
– Pulsfrequenz 86
– RAAS 63
– Schock 186
Syndrom
– des gebrochenen Herzens 150
– des kranken Sinusknotens 161
Synkope 162
– Fallot-Tetralogie 125
– Hypotonie 182
– vasovagale 162
Synzytium, funktionelles 14, 66
Systole(n) 6, 10
– frustrane 92
Systolikum 79
S-Zacke, EKG 95
Szintigraphie, Herz 99

T

Tachyarrhythmie
– Mitralklappeninsuffizienz 129
– Vorhofflimmern 164
Tachykardie
– Herzinsuffizienz 138, 141
– Hypertonie 177
– Mitralklappeninsuffizienz 128
– Perikarditis 158

– Pulsfrequenz 89
– Schock 185
– Sympathikusaktivierung 62, 65
– Vorhofseptumdefekt 123
Tachypnoe
– Herzinsuffizienz 141
– Perikarditis 158
– Schock 185
Takotsubo-Syndrom (TTS) 147, 150
Taschenklappen 9
– Auskultation 76
– Öffnung 76
– Schlusston 12
TAVI (Transkatheter-Aortenklappen-Implantation) 99
Tawara-Schenkel 58, 59
Temperaturzentrum 69
Thoraxwand
– Arterien 21
– Venen 33
Thrombangiitis obliterans 189
Thrombenbildung 148
– Aneurysma 168
– Arteriosklerose 172
– Beinvenen 29
– Embolie, arterielle 192
– Phlebothrombose 203
– Varikose 197
– Vorhofflimmern 165
Thrombophlebitis 203, 207
– Heparin-Salbenverbände 207
– Kompressionstherapie 207
– saltans 189, 207
Thromboseprophylaxe, Vorhofflimmern 165
Thrombozytenaggregationshemmer, Phlebothrombose 206
Thrombozytose, Embolie 193
Thymus 3
Tibia-Punktion 115
Tinnitus
– Hypertonie 177
– Hypotonie 182
Transaminasen, Herzinfarkt 151
Transkatheter-Aortenklappen-Implantation (TAVI) 99
Transmuralinfarkt 149
Transposition der großen Arterien 120
Trauma, psychisches 188
Trendelenburg-Test, Varikose 199
Tricolor-Phänomen, Raynaud-Syndrom 27
Trikuspidalklappe 9
– Auskultation 75
– Auskultationsstelle 12
Trikuspidalklappeninsuffizienz 74
Trommelschlägelfinger
– Ductus arteriosus Botalli apertus 122
– Fallot-Tetralogie 125
– Ventrikelseptumdefekt 123

Troponin
– Herzinfarkt 151
– Myokarditis 160
– NSTEMI 147
– STEMI 147
Truncus
– brachiocephalicus 19
– coeliacus 19, 22
– intestinalis 44
– jugularis sinister 45
– lumbalis dexter/sinister 44
– pulmonalis 10, 19, 39
– subclavius sinister 45
T-Welle, EKG 95

U
Überleitungsstörungen 161
Uhrglasnägel
– Ductus arteriosus Botalli apertus 122
– Fallot-Tetralogie 125
– Ventrikelseptumdefekt 123
Ulcus cruris venosum 200
Unterschenkelgeschwür, CVI 200
Unterschenkelödem, Beinvenenthrombose 29

V
Vagotonus 135
Valsalva-Manöver 39
Valva
– aortae 10
– bicuspidalis 9
– tricuspidalis 9
– trunci pulmonalis 10
Varikose 197
– CVI 200
– Kompressionsstrümpfe/-verband 199
– Muskelpumpe 199
– Phlebographie 199
– Rosskastanienextrakt 199
– Trendelenburg-Test 199
Varizen 39, 197
Varizenstripping 199
Vasa vasorum, Arterien 37
Vaskulitis 188
– Embolie 193
Vasopressin 63
vasovagale Synkope 162

Vegetationen, Endokarditis 156
Vena(-ae)
– axillaris 33
– azygos 33
– basilica 33, 110
– brachiocephalica 33, 34
– bronchiales 41
– cava inferior 28, 30, 40
– cava superior 28, 34, 40
– cephalica 33, 110
– femoralis 29
– fibulares 29
– gastricae 30
– hemiazygos 33
– iliaca communis 29
– iliaca externa 29
– iliaca interna 29
– intercostales 33
– jugularis externa 34
– jugularis interna 34
– mediana antebrachii 110
– mediana cubiti 110
– mesenterica inferior 30
– mesenterica superior 30
– perforantes 29
– poplitea 29
– portae 30
– pulmonales 40
– renales 30
– saphena magna 29
– saphena parva 29
– splenica 30
– subclavia 33
– thoracica interna 33
– tibialis 29
– umbilicalis 41, 42
Venen 16
– Arm 33
– Bein 29
– Herz 34
– Kapazitätsgefäße 69
– Körperkreislauf 28
– Thoraxwand 33
– Wandaufbau 38
Venendruck, zentraler (ZVD) 59, 72
Venenentzündung
– oberflächliche 203
– tiefe 203
Venenerkrankungen 197

Venenklappen 29, 39
– insuffiziente 39
Venenklappeninsuffizienz, Varikose 197
Venenkreuz, Herz 40
Venenpuls 59
Venenpunktion
– Armlagerung 111
– Blutentnahme 111
– Infusionen 113, 114
Venenstau, Venenpunktion 111
Venenthrombose, tiefe 207
Venen-Verweilkanülen (Braunülen) 113
Venenwinkel 34, 45
– linker 45
– rechter 45
Venolen 28
– postkapilläre 37
– Wandaufbau 38
venöse Insuffizienz 197
– chronische (CVI) 200
venöser Rückstrom 38
– Hilfseinrichtungen 38
venovenöse Anastomosen 28
Ventilebene, Herz 7, 11, 94
Ventriculus dexter/sinister 7
Ventrikel 7
– rechter/linker 9
Ventrikelhypertrophie 14
– exzentrische, Ductus arteriosus Botalli apertus 121
Ventrikelseptum 7
– Dicke 14
Ventrikelseptumdefekt 120, 123, 133
– Fallot-Tetralogie 124
– Symptomatik 123
Verbrauchskoagulopathie, Schock 186
Vertebralarterien 21
Virchow-Trias
– Embolie, arterielle 192
– Phlebothrombose 203
Vitamin C, Tagesbedarf 174
Vitium, kardiales 119
Volumenbelastung 135
Volumenhochdruck 175, 181
Volumenmangelschock 184
von-Hochstetter-Injektion 106

Vorderwandinfarkt 18, 149
Vorhofflattern 164
Vorhofflimmern 161, 164
– EKG-Befund 98
– Embolie 193
– Herzinfarkt 149
– Herzinsuffizienz 137
– Herzohrthromben 15
– Katheterablation 165
– Mitralklappeninsuffizienz 128
Vorhofhypertrophie, EKG-Befund 96
Vorhofkontraktion 59
Vorhof, rechter/linker 7
Vorhofseptum 7
Vorhofseptumdefekt 120, 123, 133
Vorhofsystole 59
Vorlast (preload) 137
Vorwärtsversagen 136, 137

W
Wasserhammerpuls 91
Weißfingerkrankheit 192
Widerstandsgefäße, Arteriolen 71
Widerstandshochdruck 175
Wilson-Ableitung, EKG 93
Windkesselarterien 37
Windkesselfunktion 38
Windkesselhochdruck 86
Winiwarter-Buerger-Krankheit 189
Wolf-Parkinson-White-Syndrom (WPW) 165

Z
Zielblutdruck 84
ZVD (zentraler Venendruck) 59, 72
Zwischenkammerfurche, Herz 9
Zwischenrippenarterie 19
Zyanose 74
– Ductus arteriosus Botalli apertus 122
– Fallot-Tetralogie 124
– Herzinsuffizienz 139
– Mitralklappeninsuffizienz 128
– Ventrikelseptumdefekt 123